U0308033

本套丛书被国家新闻出版广电总局评为：
向全国推荐优秀古籍整理图书

□明清名医全书大成

尤在泾医学全书

主　　编　孙中堂

副主编　陆小左　李庆和　魏　平　欧阳斌
　　　　　胡思源　郑　林

编　　委　（以姓氏笔画为序）

　　　　　马佐英　马德发　孙中堂　李士旺

　　　　　李庆和　吴金荣　张丽莙　张国骏

　　　　　陆小左　苑书凤　欧阳斌　郑　林

　　　　　胡思源　高学全　傅　娟　魏　平

　　　　　魏延华

中国中医药出版社

·北　京·

图书在版编目（CIP）数据

尤在泾医学全书/孙中堂主编．—2版．—北京：中国中医药出版社，2015.3(2018.6重印)
（明清名医全书大成）
ISBN 978 - 7 - 5132 - 2344 - 7

Ⅰ．①尤…　Ⅱ．①孙…　Ⅲ．①中国医药学 - 古籍 - 中国 - 清代
Ⅳ．①R2 - 52

中国版本图书馆 CIP 数据核字（2015）第 020641 号

中 国 中 医 药 出 版 社 出 版
北京市朝阳区北三环东路 28 号易亨大厦 16 层
邮政编码　100013
传真　010 64405750
山东临沂新华印刷物流集团有限责任公司印刷
各地新华书店经销
*
开本　787×1092　1/16　印张　27　字数　615 千字
2015 年 3 月第 2 版　　2018 年 6 月第 3 次印刷
书　号　ISBN 978 - 7 - 5132 - 2344 - 7
*
定价　80.00 元
网址　www.cptcm.com

社长热线　010 64405720
购书热线　010 64065415　010 64065413
微信服务号　zgzyycbs
书店网址　csln. net/qksd/
官方微博　http://e. weibo. com/cptcm
淘宝天猫网址　http://zgzyycbs. tmall. com

明清名医全书大成丛书编委会

审定委员会 （按姓氏笔画排列）

马继兴　史常永　李今庸　李经纬　余瀛鳌

张灿玾　俞长荣　郭霭春　裘沛然

总　主　编 胡国臣

副总主编 傅　芳　宋志恒　张年顺　樊正伦　吴少祯

编　　委 （按姓氏笔画排列）

于　杰　于淑芬　王　燕　王　键　王　璟

王兴华　王国辰　王岱平　王育学　王咪咪

王振国　王晓平　包来发　田思胜　成肇仁

朱立专　乔海法　竹剑平　任春荣　齐　昉

刘　炜　刘　虹　刘　洋　刘华东　刘宏光

刘学义　刘明礼　刘振荣　孙中堂　孙洽熙

李　林　李　颖　李玉清　李世华　李庆和

李刘坤　李刘周　李志庸　李桂兰　李继明

李敬林　苏　礼　杨　利　杨　震　杨金萍

汪正宜　汪幼一　汪桂范　张　敏　张玉杰

张东超　张印生　张民庆　张志斌　张朝阳

陆　拯　　陆小左　　陈　钢　　陈　熠　　邵金阶

林慧光　　欧阳斌　　招萼华　　易　杰　　罗根海

周玉萍　　姜典华　　郑　林　　郑怀林　　郑洪新

项长生　　柳长华　　胡思源　　俞宜年　　施仁潮

祝建华　　姚昌绥　　秦建国　　袁红霞　　徐　麟

徐又芳　　徐春波　　高　萍　　高尔鑫　　高传印

高新民　　郭君双　　黄英志　　曹爱平　　盛　良

盛维忠　　盛增秀　　韩学杰　　焦振廉　　傅沛藩

傅海燕　　薛　军　　戴忠俊　　魏　平

学术秘书　芮立新

前　言

《明清名医全书大成》系列丛书是集明清30位医学名家医学著作而成。中医药学是一个伟大的宝库，其学术源远流长，发展到明清时期，已日臻成熟，在继承前代成就的基础上，并有许多发展，是中医的鼎盛时期。突出表现在：名医辈出，学派林立，在基础学科和临床各科方面取得了很大成就，特别是本草学和临床学尤为突出。同时著书立说很活跃，医学著作大量面世，对继承发扬中医药学起到了巨大的推动作用。

本草学在明代的发展达到了空前的高峰，其著述之多，内容之丰，观点之新，思想之成熟，都是历代难以与之媲美的。尤其是明代李时珍的《本草纲目》被誉为"天下第一药典"。全书52卷、62目，载药1892种，附本草实物考察图谱1110幅，附方万余首。他"奋编摩之志，僭纂述之权"，"书考八百余家"，"剪繁去复，绳谬补遗，析族区类，振纲分目"，在药物分类、鉴定、生药、药性、方剂、炮制、编写体例等许多方面均有很大贡献，其刊行以来，受到国内外医药界的青睐，在中国药学史上起到了继往开来的作用，多种译本流传于世界诸多国家，其成就已远远超出医药学的范围，曾被英国生物学家达尔文誉为"中国的百科全书"。除时珍之卓越贡献之外，还有缪希雍的《神农本草经疏》，是对《神农本草经》的阐发和注释，与其一生药学经验的总结，详明药理及病忌、药忌，为明代本草注疏药理之先。更有清代张璐的《本经逢原》，其药物分类舍弃《神农本草经》三品窠臼，而遵《本草纲目》按自然属性划分，体例以药物性味为先，次以主治、发明，内容广泛，旁征博引，参以个人体会。全书以《神农本草经》为主，引申发明，凡性味效用，诸家治法以及药用真伪优劣的鉴别，都明确而扼要地作了叙述，使"学人左右逢源，不逾炎黄绳墨"而"足以为上工"也。另外，尚有薛己的《本草约言》，汪昂的《本草备要》，徐灵胎之《神农本草经百种录》，陈修园之《神农本草经读》，张志聪之《本草崇原》等，这些书也都各具特点，流传甚广。

明清时期基础理论的研究仍以《内经》以来所形成的自发唯物论和朴素辩

证法理论体系为基础，不断地总结医疗实践经验，有所发明，有所创造，从不同方面丰富和发展了中医学的理论。如明代的张景岳等十分强调命门在人体的重要作用，把命门看成是人体脏腑生理功能的动力，并受朱震亨相火论的影响，把命门、相火联系起来，在临床上对后世医学有相当影响。清代叶天士、吴鞠通、王孟英等对温热病发生、发展规律的探讨，以及对卫气营血辨证和三焦辨证的创立等。关于人体解剖生理的认识：有些医家对脑的功能有新的记述。如李时珍有"脑为元神之府"，汪昂记有"人之记性在脑"，喻嘉言有"脑之上为天门，身中万神集会之所"等记述，对于中医学理论体系的丰富和发展，都作出了很大的贡献。

临床各科在明清时期得到了很大发展，因此时医学十分注意临床观察，临床经验丰富。很多医家都非常重视辨证论治及四诊八纲，如李时珍的《濒湖脉学》，是这一时期重要的脉学著作，该书以歌诀形式叙述介绍了27种脉象，便于学习、理解、诵读和记忆，流传甚广。孙一奎在《赤水玄珠·凡例》中概括地指出："凡证不拘大小轻重，俱有寒热、虚实、表里、气血八个字。苟能于此八个字认得真切，岂必无古方可循？"张景岳在《景岳全书》中强调以阴阳为总纲，以表里、虚实、寒热为六变。他使中医基础理论和临床实践结合得更加紧密，形成了理、法、方、药的完整理论体系。

内科医著明清时期很多。薛立斋的《内科摘要》一书，首开中医"内科"书名之先河。也正式明确中医内科的概念，使内科病证的诊治有了很大提高。具有代表性的著作有王肯堂的《证治准绳》，张景岳的《景岳全书》等。从学术理论方面，以温补学派的出现和争论为其特点。其主要倡导者有薛立斋、孙一奎、张景岳、李中梓等，主要观点是重视脾肾。薛立斋注重脾肾虚损证，重视肾中水火和脾胃的关系，因而脾肾并举，注重温补。温补派的中坚张景岳的《类经附翼》《景岳全书》，原宗朱震亨说，后转而尊崇张元素和李杲，反对朱说，力倡"阳非有余，阴常不足"。极力主张温补肾阳在养生和临床上的重要性。李中梓则在薛立斋、张景岳的影响下，既重视脾胃，也重滋阴养阳。温补之说，成为明清时期临床医学发展上的一大特点。

温病学派的兴起是明清时期医学的突出成就之一。叶天士的《温热论》，创温病卫气营血由表入里的传变规律，开卫气营血辨证论治法则。吴鞠通的《温病条辨》，乃继承叶氏温病学说，但提出了温病的传变为"三焦由上及下，由浅入深"之说，成为温病三焦辨证的起始。其他如王孟英的《温热经纬》等著作都丰富了温病学说。

骨伤科、外科在明清时期也有了一定的发展。这一时期外科闻名的医家和医学专著空前增多。如薛立斋的《外科枢要》，汪石山的《外科理例》等，记述外科病证，论述外科证治，各有特点。骨伤科有王肯堂的《疡医证治准绳》，是继《普济方》之后对骨伤科方药诊治的进一步系统归纳。

妇产科在明清时期发展很快，成就比较显著。如万密斋的《广嗣纪要》对影响生育的男女生殖器畸形、损伤，以及妊娠等做了记述。薛立斋在《保婴撮要》中强调妇科疾病之养正，记述有烧灼断脐法，以预防脐风；王肯堂的《女科证治准绳》收录和综合前人对妇产科的论述。武之望的《济阴纲目》列述了经、带、胎、产等项，纲目分明，选方实用。

儿科在明清时期内容较前更加充实，专著明显增多。如万密斋的《全幼心鉴》《幼科发挥》《育婴秘诀》《广嗣纪要》《痘疹世医心法》等儿科专著，继承了钱乙之说，强调小儿肝常有余，脾常不足的特点，治疗重视调补脾胃，除药物外，还注意推拿等法。王肯堂的《幼科证治准绳》综合历代儿科知识，采集各家论述，对麻痘、热症等多种小儿疾病论述颇详，流传甚广。

眼、耳鼻咽喉及口腔科在这一时期也有一定的进展。如王肯堂的《证治准绳》论述眼疾171症，详述证治，是对眼病知识的较好汇集。薛立斋的《口齿类要》记述口、齿、舌、唇、喉部的疾患，注重辨证治疗，简明扼要，介绍医方604首，为现存以口齿科为名的最早专书之一。

气功及养生方面，在此期也较为重视，出现了不少有影响、有特色的养生学专著。如万密斋的《养生四要》。张景岳在《类经·摄生》中也阐发了《内经》的有关养生论述，对养神和养形做了精辟论述，富有唯物辩证精神。另如叶天士在《临证指南医案》中记述300例老年病的验案，强调颐养功夫，寒温调摄和戒烟酒等。

清朝末年，西方医学开始传入中国，因此，西医学术对中医学术产生很大影响，在临床上中西医病名相对照，并以此指导临床诊治，中西医汇通学派形成。如其代表人物唐容川，立足中西医汇通，发扬祖国医学，精研中医理论，遵古而不泥古，建立了治疗血证的完整体系。

综上所述，明清时期名医辈出，医学确有辉煌成就，在中医药学发展的长河中占有重要的位置，这就是我们编辑出版《明清名医全书大成》之目的所在。

全书共收录了30位医家，集成30册医学全书，其中明代13位，清代17

位。收录原则为成名于明清时期（1368～1911）的著名医家，其医学著作在两部以上（包括两部）；每位医家医学全书的收书原则：医家的全部医学著作；医家对中医经典著作（《内经》《难经》《神农本草经》《伤寒论》《金匮要略》）的注疏；其弟子或后人整理的医案。整理本着搞清版本源流、校注少而精，做到一文必求其确。整理重点在学术思想研究部分，力求通过学术思想研究达到继承发扬的目的。

　　本书为新闻出版署"九五"重点图书之一，在论证和编写过程中，得到了马继兴、张灿玾、李今庸、郭霭春、李经纬、余瀛鳌、史常永等审定委员的指导和帮助，在此表示衷心感谢。本书30位主编均为全国文献整理方面有名望的学科带头人，经过几年努力编撰而成。虽几经修改，但因种种原因，如此之宏篇巨著错误之处在所难免，敬请各位同仁指正。

编著者

1999 年 5 月于北京

内容提要

　　尤怡（? ~ 1749），字在泾，号拙吾，别号饲鹤山人，清代长洲（今江苏吴县）人，清代医家。本书对尤在泾的五部医学著作给予整理校注，计有《伤寒贯珠集》8卷、《金匮要略心典》3卷、《金匮翼》8卷、《医学读书记》3卷附《续记》1卷、《静香楼医案》2卷。其中《伤寒贯珠集》对张仲景《伤寒论》原书做了逐条注解和阐发，并对《伤寒论》原书的有些内容次序做了重新的编排归类。《金匮要略心典》对张仲景《金匮要略》原文做了逐条注解和阐发。《贯珠集》与《心典》二书对张仲景的原著颇多阐发与提示，是后人研读《伤寒论》与《金匮要略》的重要参考书。《金匮翼》以内科杂病的证治方药为主要内容，选取历代医家医著的有关内容分类编排，并附以尤怡本人的医学观点和治病方药，具有较高的临床实用价值。《医学读书记》是尤怡读书与临床的心得笔记，书中所载不乏精微切要之论。《静香楼医案》是尤怡临床治病用药的病案实录，记载32个门类病证的辨证分析及治法方药，可为研究探讨尤怡的治病用药方法提供佐证。

校 注 说 明

1．关于校注版本：此次校注所使用的版本，《伤寒贯珠集》以清嘉庆十五年庚午（1810）朱陶性活字本为底本，民国曹炳章辑《中国医学大成》本为主校本，上海千顷堂书局石印本为参校本。《金匮要略心典》以清雍正十年壬子（1732）遂初堂刻本为底本，清书业堂刻本为主校本，清同治八年己巳（1869）陆氏双白燕堂刻本为参校本。《金匮翼》以清嘉庆十八年癸酉（1813）赵亮彩刻本为底本，民国曹炳章辑《中国医学大成》本为主校本，上海文瑞楼石印本为参校本。《医学读书记》以清光绪十四年戊子（1888）朱氏刻槐庐丛书本为底本，民国曹炳章辑《中国医学大成》本为主校本，江苏科技出版社 1983 年王新华据清光绪十四年朱氏家塾刊成都昌福公司本点注本为参校本。《静香楼医案》以清光绪三十年甲辰（1904）上海文瑞楼石印本为底本，民国上海文瑞楼石印本为主校本，江苏科技出版社 1983 年许履和等整理《增评柳选四家医案》本为参校本。

2．关于校注方法：校注语以简捷、明了为原则，不做繁琐考证。凡底本与校本内容不同，而底本较优或相近者，不做校改，仍保持底本原貌。凡底本与校本内容不同，而难以确定优劣，或义可两存者，出具校语，不改原文。凡底本与校本内容不同，而以文理、医理衡量校本优于底本，或底本系明显讹误者，径改原文，出具校语。校勘方法以对校、他校为主，本校辅之，底本疑有讹误，而对校、他校又无旁证可采者，酌情使用理校或存疑待考。为便于眉目清晰，校注时对原书目录的字体及排列格式做了适当调整，不出校语。因版式由竖排改做横排，原方位词"左"、"右"均径改为"下"、"上"，不出校语。校注以后的本书文字原则上均以现今通行规范的简体字排印，但中医古籍中一些特有的文字如"瘀"、"疠"、"蚘"等，则均仍其旧。对原文中大多数异体字、古今字及中医古籍中比较常见的通假字，如"并"之为"竝"、"俯"之为"俛"、"蚓"之为"蚓"、"肢"之为"支"、"纹"之为"文"、"脏"之为"藏"等，均径改为现代通行简化字，不出校语。对原文中一些比较少见的通假字，如"该"之通"赅"、"为"之通"谓"等，则保留原字，出具注语。对中医古籍中颇为常见的一些古今字、通假字，如"瘥"之为"差"、"纳"之为"内"等，因出现颇繁，亦为人所熟知，故不做校改，一仍其旧。本书《金匮翼》中所载治病方剂有尤怡新定之方，原书"新定"二字均为小字，此次校注整理之后均以方剂名称格式统一字体，不出校语。《医学读书记》一书原底本及校本最后均附有《静香楼医案》31 条，考虑到这一部分内容与《静香楼医案》原书有不尽相同之处，故予以保留，供读者互参。《静香楼医案》于每则病案之后，大都附有晚清医家柳宝诒的案语，此次校注均予保留。

编　者

总 目 录

伤寒贯珠集

清·尤在泾 编注

魏　平　马德发
孙中堂　张国骏　校注

校刻《伤寒贯珠集》序

尝读仲景先师《伤寒论》序曰：夫天布五行，以运万类。人秉五常，以有五脏。经络腑俞，阴阳会通，玄[1]冥幽微，变化难极。自非才高识妙，安能探其理致哉。医学之难，有自来矣。其曰：勤求古训，博采众方，撰[2]用《素问》、《九卷》、《八十一难》、《阴阳大论》、《胎胪药录》，并平脉辨证，为《伤寒杂病论》一十六卷。虽未能尽愈诸疾，庶可以见病知原，若能寻余所集，思过半矣。观此则知其探索钩提，实究天人合一之理，是以立法制方，神妙不测，持脉辨证，不可思议。故后世尊之为医圣。自晋王叔和分为二书，割裂颠倒，冠以序例，后贤有窥其谬妄者，削例辨驳，率意改编各成一家言。虽亦有裨后学，要不能无买椟还珠之弊。况乎立言愈多，其理愈晦，致学者益增歧路之悲，遂不免追憾于叔和矣。饲鹤山人尤在泾先生，所注《伤寒贯珠集》八卷，汇诸家之学，悟仲景之意，遂能提其纲挈其领，不愧轮珠在手，惜乎其书尚未镂板，世之传写者，不无亥豕之误。兹细加校核，用活字版印成，以公同好云。

嘉庆庚午畅月[3] 二然朱陶性识

---

① 玄：底本作"元"，避清"玄烨"名讳而然，今径改。
② 撰："选"之通假。
③ 畅月：阴历十一月的别称。

目　录

卷一　太阳篇上

卷二　太阳篇下

卷三　阳明篇上

卷四　阳明篇下

卷五　少阳篇

卷六　太阴篇

卷七　少阴篇

卷八　厥阴篇

卷一 太阳篇上

辨列太阳条例大意

伤寒一证，古称大病，而太阳一经，其头绪之繁多，方法之庞杂，又甚于他经，是以辨之非易。然非不可辨也，盖太阳之经，其原出之病，与正治之法，不过二十余条而已，其他则皆权变法、斡旋法、救逆法、类病法也。假使治伤寒者，审其脉之或缓或急，辨其证之有汗无汗，而从而汗之解之，如桂枝、麻黄等法，则邪却而病解矣。其或合阳明，或合少阳，或兼三阳者，则从而解之清之，如葛根、黄芩、白虎等法，亦邪分而病解矣，此为正治之法。顾人气体有虚实之殊，脏腑有阴阳之异，或素有痰饮痞气，以及咽燥淋疮汗衄之疾，或适当房室金刃产后亡血之余，是虽同为伤寒之候，不得竟从麻桂之法矣。于是乎有小建中、炙甘草、大小青龙及桂枝二、麻黄一等汤也，是为权变之法。而用桂枝、麻黄等法，又不能必其无过与不及之弊，或汗出不彻，而邪不外散，则有传变他经，及发黄蓄血之病，或汗出过多，而并伤阳气，则有振振擗地，肉𥆧筋惕等证，于是乎有可更发汗、更药发汗、及真武四逆等法也，是为斡旋之法。且也医学久芜，方法罕熟，或当汗而反下，或既下而复汗，以及温针、艾灼、水渍种种混施，以致结胸痞满，挟热下利，或烦燥不得眠，或内烦饥不欲食，或

惊狂不安，或肉上粟起，于是乎有大小陷胸、诸泻心汤、文蛤散等方也，此为救逆之法。至于天之邪气，共有六淫，六阳受邪，亦非一种，是以伤寒之外，又有风温、温病、风湿、中湿、湿温、中暍、霍乱等证，其形与伤寒相似，其治与伤寒不同，于是乎有桂附、术附、麻黄、白术、瓜蒂、人参、白虎等方，此为伤寒类病法也。夫振裘者，必挈其领，整网者，必提其纲。不知出此，而徒事区别，纵极清楚，亦何适于用哉。兹略引大端于前，分列纲目于后，而仲景之方与法，罔不备举，然后太阳一经，千头万绪，统归一贯，比于百八轮珠，个个在手矣。六经仿此，详见各篇。

太阳正治法第一 计三十三条

太阳病脉证三条

太阳之为病，脉浮，头项强痛而恶寒。

人身十二经络，本相联贯，而各有畔界，是以邪气之中，必各有所见之证，与可据之脉。仲景首定太阳脉证，曰脉浮，头项强痛恶寒。盖太阳居三阳之表，而其脉上额交巅，入络脑，还出别下项，故其初病，无论中风伤寒，其脉证皆如是也。后阳明篇云：阳明之为病，胃家实也。少阳篇云：少阳之为病，口苦，咽干，目眩

也，三阴篇云：太阴之为病，腹满而吐，食下不，自利益甚，时腹自痛，少阴之为病，脉微细，但欲寐，厥阴之为病，消渴，气上冲心，心中疼热，饥而不欲食，食即吐蛔，暨本文共六条，递举六经受病之脉证，故柯氏目为六经之纲领，而此则太阳之纲领也。然阳明条下无口干恶热之文，少阳证中无往来寒热之目，少阴欲寐，仅举一端，太阴厥阴，多言脏病，学者当参合他条，毋徒执一可也。

太阳病，发热，汗出。恶风，脉缓者，名为中风。

此太阳中风之的脉的证也。太阳篇中，原有伤寒、中风、风温、温病、中湿、风湿、湿温、痉暍等证，仲景盖以诸病，皆有发热，皆能传变，与伤寒同，其实所受之邪则不同，故特列而辨之，所以清伤寒之源也。王叔和氏分出痉、湿、暍三种，以为与伤寒相似，宜应别论。其中风、风温等病，仍汇太阳篇中。要之中风、风温、温病，虽并得称伤寒，而其病发之状，与治之之法，实与伤寒不同。叔和汇列于此者，又以正中风、风温、温病之始也。然详仲景篇中，每多风寒互举之处，似有不容分别而出者，岂非以风寒之气恒相兼，与阴阳之致可互参耶！余故以中风伤寒，并列于此，而风温、温病，则隶于类病法下，遵先圣之旨也。至于汗出脉缓之理，成氏暨诸贤所谓风性解缓，而卫不外固者，赜矣。兹不复赘。

太阳病，或已发热，或未发热，必恶寒，体痛，呕逆，脉阴阳俱紧者，名曰伤寒。

此太阳伤寒之的脉的证也，与前中风条参之自别。盖风为阳邪，寒为阴邪，阳气疾，阴气徐，故中风身热，而伤寒不即热也。风性解缓，寒性劲切，故中风汗出脉缓，而伤寒无汗脉紧也。恶寒者，伤于寒则恶寒，犹伤于风则恶风，伤于食则恶食也。体痛呕逆者，寒伤于形则痛，胃气得寒则逆也。然窃尝考诸条，中湿、风湿，并兼体痛，中风、中暍，俱有恶寒，风邪上壅，多作干呕，湿家下早，亦成哕逆，故论太阳伤寒者，当以脉紧无汗，身不即热为主，犹中风以脉缓多汗身热为主也，其恶寒、体痛、呕逆，则以之合证焉可耳，不言无汗者，以脉紧该[①]之也。此二条乃太阳病之条目也。

桂枝汤脉证七条

太阳中风，阳浮而阴弱，阳浮者，热自发，阴弱者，汗自出，啬啬恶寒，淅淅恶风，翕翕发热，鼻鸣干呕者，桂枝汤主之。

太阳中风者，阳受风气而未及乎阴也，故其脉阳浮而阴弱。阳浮者，不待闭郁而热自发，阴弱者，不必攻发而汗自出。所以然者，风为阳邪而上行，卫为阳气而主外，以阳从阳，其气必浮，故热自发，阳得风而自强，阴无邪而反弱，以弱从强，其气必馁，故汗自出。啬啬恶寒，淅淅恶风者，肌腠疏缓，卫气不谐，虽无寒而若不能御，虽无风而常觉洒淅也。翕，越也，动也，盛也，言其热时动而盛，不似伤寒之一热至极也。鼻鸣干呕，不特风气上壅，亦邪气暴加，里气上争之象。是宜桂枝汤助正以逐邪，抑攘外以安内也。

桂枝汤方

桂枝三两，去皮　甘草二两，炙　芍药三两
生姜三两，切　大枣十二枚，擘

上五味，㕮咀，以水七升，微火煮取三升，去滓，适寒温，服一升，服已须臾，啜热稀粥一升余，以助药力，温覆令

① 该：通"赅"。概括。

一时许，遍身漐漐，微似有汗者益佳，不可令如水流漓，病必不除。若一服汗出病差，停后服，不必尽剂。若不汗，重服，依前法，又不汗，后服小促其间①，半日许，令三服尽。若病重者，一日一夜服，周时观之。服一剂尽，病证犹在者，更作服。若汗不出者，乃服至二三剂。禁生冷、粘滑、肉面、五辛、酒酪、臭恶等物。

按：风之为气，能动阳气而泄津液，所以发热，汗自出，与伤寒之发热无汗不同。此方用桂枝发散邪气，即以芍药摄养津气，炙甘草合桂枝之辛，足以攘外，合芍药之酸，足以安内，生姜、大枣，甘辛相合，补益营卫，亦助正气，去邪气之用也。盖以其汗出而邪不出，故不用麻黄之发表，而以桂枝助阳以为表，以其表病而里无热，故不用石膏之清里，而用芍药敛阴以为里，此桂枝汤之所以异于麻黄、大青龙也。服已须臾，啜稀粥一升余，所以助胃气，即所以助药力，盖药力必藉胃气以行也。温覆令微汗，不使流漓如水者，所谓汗出少者为自和，汗出多者为太过也。一服汗出病差，停后服者，中病即止，不使过之以伤其正也。若不汗，后服小促，及服至二三剂者，期在必克，以汗出为和而止也。仲景示人以法中之法如此。

太阳病，头痛，发热，汗出，恶风者，桂枝汤主之。

太阳受邪，无论中风伤寒，俱有头痛，俱有发热。但伤于寒，则表实无汗，伤于风，则表疏自汗，是头痛发热者，伤寒所同，而汗出恶风者，中风所独也。中风必以风剂治之，云桂枝汤主之者，见非他药所得而更者耳。

太阳病，外证未解，脉浮弱者，当以汗解，宜桂枝汤。

太阳外证，即头痛、发热、恶风寒之属，外证未解，宜从汗解。然必审其脉之强弱而施治，若脉浮弱，则是中风阳浮阴弱之候，治宜桂枝汤，助正以逐邪。

太阳病，外证未解者，不可下也，下之为逆。欲解外者，宜桂枝汤主之。

伤寒在表者宜汗，在里者宜下，此大法也。是以外证未解者不可下，下之是病在表而攻其里也，故曰逆。本论云，本发汗而复下之，此为逆也，若先发汗，治不为逆，此之谓也。而欲解外，则桂枝成法，不可易矣。仲景于当汗之证，随示不可下之戒如此。

病常自汗出者，此为营气和，营气和者，外不谐，以卫气不共营气和谐故耳。以营行脉中，卫行脉外，复发其汗，营卫和则愈，宜桂枝汤。

此即前条阴弱者，汗自出之意而发明之。谓营未病而和，则汗液自通，卫中风而不谐，则阴气失护，宜其汗常自出也。夫营与卫，常相和谐者也，营行脉中，为卫之守，卫行脉外，为营之护，何有发热恶寒之证哉，惟卫得风而自强，营无邪而反弱，邪正不同，强弱异等，虽欲和谐，不可得矣，故曰营气和者外不谐，不谐则岂特卫病而已哉！故欲营之安，必和其卫，欲卫之和，必逐其风，是宜桂枝汤助阳取汗，汗出则邪去而卫和，卫和则营不受扰而愈。

病人脏无他病，时发热，自汗出，而不愈者，此卫气不和也。先其时发汗则愈，宜桂枝汤主之。

人之一身，经络纲维于外，脏腑传化于中，而其为病，从外之内者有之，从内之外者有之，脏无他病，里无病也。时发热自汗，则有时不发热无汗可知。而不愈

① 其间：底本原无，据中国医学大成本补。

者，是其病不在里而在表，不在营而在卫矣。先其时发汗则愈者，于不热无汗之时，而先用药取汗，则邪去卫和而愈，不然，汗液方泄而复发之，宁无如水淋漓之患耶！

太阳病，发热汗出者，此为营弱卫强，故使汗出，欲救邪风者，宜桂枝汤。

此即前条卫不谐、营自和之意，而申其说，救邪风者，救卫气之为风邪所扰也。然仲景营弱卫强之说，不过发明所以发热汗出之故，后人不察，遂有风并于卫，卫实而营虚，寒中于营，营实而卫虚之说。不知邪气之来，自皮毛而入肌肉，无论中风伤寒，未有不及于卫者，其甚者，乃并伤于营耳，郭白云所谓涉卫中营者是也。是以寒之浅者，仅伤于卫，风而甚者，并及于营，卫之实者，风亦难泄，卫而虚者，寒犹不固。无汗必发其汗，麻黄汤所以去表实而发邪气，有汗不可更发汗，桂枝汤所以助表气而逐邪气。学者但当分病证之有汗无汗，以严麻黄桂枝之辨，不必执营卫之孰虚孰实，以证伤寒中风之殊。且无汗为表实，何云卫虚，麻黄之去实，宁独遗卫！能不胶于俗说者，斯为豪杰之士。

桂枝汤禁三条

桂枝本为解肌，若其人脉浮紧，发热汗不出者，不可与也。当须识此，勿令误也。

仲景既详桂枝之用，后申桂枝之禁，曰桂枝本为解肌，而不可用以发汗。解肌者，解散肌表之邪，与麻黄之发汗不同。故惟中风发热，脉浮缓，自汗出者，为宜，若其人脉浮紧，发热汗不出，则是太阳麻黄汤证，设误与桂枝，必致汗不出而烦躁，甚则斑黄狂乱，无所不至矣。此桂枝汤之大禁也，故曰不可与也。当须识

此，勿令误也，仲景叮咛之意至矣。

若酒客病，不可与桂枝汤，得汤则呕，以酒客不喜甘故也。

《本草》云，酒性热而善上，又忌诸甜物。饮酒之人，甘味积中而热气时上，故虽有桂枝证，不得服桂枝汤，得之则呕，以酒客不喜甘，而桂枝汤味甘，能增满而致呕，亦一大禁也。

凡服桂枝汤吐者，其后必吐脓血也。

凡服桂枝汤吐者，不必尽是酒客，此其脾胃素有温热蕴蓄。可知桂枝汤，其甘足以酿湿，其温足以助热。设误服之而致吐，其湿热之积，上攻肺中，与表之邪风相得，蒸郁不解，发为肺痈，咳吐脓血，势有必至者矣。仲景因酒客，复申其说如此。

麻黄汤脉证七条

太阳病，头痛发热，身疼腰痛，骨节疼痛，恶风无汗而喘者，麻黄汤主之。

足之太阳，其脉上际巅顶，而下连腰足，而寒之为气，足以外闭卫阳，而内郁营血，故其为病，有头痛发热，身疼腰痛，骨节疼痛，恶风无汗而喘之证。然惟骨痛、脉紧、无汗，为麻黄汤之证，其余则太阳中风，亦得有之。学者若不以骨痛、脉紧、无汗为主，而但拘头痛发热等证，必致发非所当发矣。虽本文不言脉紧，然可从无汗而推，犹太阳伤寒条，不言无汗，而以脉紧该之也。

麻黄汤方

麻黄三两，去节　桂枝三两，去皮　甘草一两，炙　杏仁七十个，去皮尖

上四味，以水九升，先煮麻黄减二升，去上沫，内诸药，煮取二升半，去滓，温服八合。覆取微似汗，不须啜粥，余如桂枝法将息。

人之伤于寒也，阳气郁而成热，皮肤

闭而成实。麻黄轻以去实，辛以散寒，温以行阳，杏仁佐麻黄，达肺气，泄皮毛，止喘急，王好古谓其治卫实之药是也，然泄而不收，升而不降，桂枝、甘草，虽曰佐之，实以监之耳。

脉浮者，病在表，可发汗，宜麻黄汤。

脉浮而数者，可发汗，宜麻黄汤。

二条凭脉以言治，而不及证，且但举浮与数，而不言紧，而云可与麻黄汤发汗，殊为未备。然仲景自有太阳伤寒条，与麻黄汤证，在学者当会通全书而求之，不可拘于一文一字间也。

太阳病，脉浮紧，无汗，发热，身疼痛，八九日不解，表证仍在，此当发其汗。服药已，微除，其人发烦目瞑，剧者必衄，衄乃解。所以然者，阳气重故也。麻黄汤主之。

脉浮紧，无汗发热，身疼痛；太阳麻黄汤证也。至八九日之久而不解，表证仍在者，仍宜以麻黄汤发之，所谓治伤寒，不可拘于日数，但见表证脉浮者，虽数日，犹宜汗之是也。乃服药已，病虽微除，而其人发烦目瞑者，卫中之邪得解，而营中之热未除也。剧者，血为热搏，势必成衄，衄则营中之热亦除，而病乃解。所以然者，阳气太重，营卫俱实，故须汗血并出而后邪气乃解耳。阳气，阳中之邪气也。郭白云云：麻黄汤主之五字，当在此当发其汗下是。

伤寒脉浮紧，不发汗，因致衄者，麻黄汤主之。

太阳病，脉浮紧，发热，身无汗，自衄者愈。

伤寒脉浮紧者，邪气在表，法当汗解，而不发汗，则邪无从达泄，内搏于血，必致衄也，衄则其邪当去，而犹以麻黄汤主之者。此亦营卫并实，如上条所云

阳气重之证。上条卫已解而营未和，故虽已发汗，犹须得衄而解，此条营虽通而卫尚塞，故既已自衄，而仍与麻黄汤发汗而愈。然必欲衄而血不流，虽衄而热不解者，乃为合法，不然，靡有不竭其阴者。于是仲景复著夺血无汗之例曰：脉浮紧，发热，身无汗，自衄者愈，谓阳气重者，须汗血并出，以泄其邪，其稍轻者，设得衄血，邪必自解，身虽无汗，固不必更以麻黄汤发之也。

太阳病，十日已去，脉浮细而嗜卧者，外已解也。设胸满胁痛者，与小柴胡汤；脉但浮者，与麻黄汤。

太阳病，至十余日之久，脉浮不紧而细，人不躁烦而嗜卧，所谓紧去人安，其病为已解也。下二段，是就未解时说，谓脉浮细，不嗜卧而胸满胁痛者，邪已入少阳，为未解也，则当与小柴胡汤；若脉但浮而不细，不嗜卧者，邪犹在太阳而未解也，仍当与麻黄汤，非外已解，而犹和之发之之谓也。

合病证治六条

太阳与阳明合病，喘而胸满者，不可下，宜麻黄汤主之。

胸中为阳之位，喘而胸满者，病发于阳而盛于阳也。邪在阳则可汗，在阴则可下，此以阳邪盛于阳位，故不可下之以虚其里，里虚则邪且陷矣。而宜麻黄汤汗之以疏其表，表疏则邪自解矣。合病者，两经同病，邪气盛者，其伤必多，甚则遍及三阳也。

太阳与阳明合病者，必自下利，葛根汤主之。太阳与阳明合病，不下利，但呕者，葛根加半夏汤主之。

伤寒之邪，在上则为喘满，入里则为下利，两阳合病，邪气盛大，不特充斥于上，抑且浸淫于里，故曰必自下利，其不

下利者，则必上逆而呕。晰而言之，合病下利者，里气得热而下行也；不下利但呕者，里气得热而上行也。夫邪盛于外而之内者，仍当先治其邪，葛根汤合用桂枝、麻黄而加葛根，所以解经中两阳相合之邪，其不下利而但呕者，则加半夏以下逆气，而葛根解外，法所不易矣。

葛根汤方

葛根四两　生姜三两，切　甘草二两，炙芍药二两　桂枝二两，去皮　麻黄三两，去节，汤炮去黄汁，焙干称　大枣十二枚，擘

上七味，以水一斗，先煮葛根、麻黄减二升。去上沫，内诸药，煮取三升，去滓，温服一升，覆取微似汗，不须啜粥。余如桂枝法将息及禁忌。

葛根加半夏汤方　于葛根汤内，加半夏半升，洗。

太阳与少阳合病，自下利者，与黄芩汤。若呕者，黄芩加半夏生姜汤主之。

少阳居表里之间，视阳明为较深，其热气尤易内侵，是以太阳与少阳合病，亦自下利，而治法则不同矣。太阳阳明合病者，其邪近外，驱之使从外出为易，太阳少阳合病者，其邪近里，治之使从里和为易，故彼用葛根，而此与黄芩也。夫热气内淫，黄芩之苦，可以清之，肠胃得热而不固，芍药之酸，甘草之甘，可以固之。若呕者，热上逆也，故加半夏、生姜，以散逆气。而黄芩之清里，亦法所不易矣。

黄芩汤方

黄芩三两　甘草二两，炙　芍药二两　大枣十二枚，擘

上四味，以水一斗，煮取三升，去滓，温服一升，日再，夜一服。

黄芩加半夏生姜汤方

于黄芩汤内，加半夏半升，生姜三两。余依前法。

三阳合病，腹满，身重，难以转侧，口不仁而面垢，谵语，遗尿。发汗则谵语，下之则额上生汗，手足逆冷。若自汗出者，白虎汤主之。此条叔和隶阳明篇中。

三阳合病，脉浮大，上关上，但欲眠睡，目合则汗。此条隶少阳篇中。

三阳合病，视诸合病邪气为较大矣。而太阳之腑膀胱，阳明之腑胃，少阳之腑胆，热邪盛满，自经入腑，故腹满身重，口不仁而面垢，谵语遗尿，及但欲眠睡，目合则汗，皆为里为热之征也。夫里而不表，故不可汗，汗之则津亡，胃燥而谵语，热而不实，复不可下，下之则中伤气竭，而额上生汗，手足逆冷。若自汗出句，顶腹满身重四句来，谓有腹满身重等证而自汗出者，则虽三阳合病，而邪聚于阳明者较太阳为多，故宜白虎汤清而解之。若不自汗出者，则太阳为多，白虎不可与矣。脉浮大，上关上者，病盛于阳经，故脉亦盛于阳位也。但欲眠睡者，热胜而神昏也。目合则汗者，胆热则液泄也。此条盖补上条之所未备，而热之聚于少阳者，视太阳阳明较多矣，设求治法，岂白虎汤所能尽哉。

白虎汤方

石膏一斤　知母六两　甘草二两　粳米六合

上先煮石膏数十沸，再投药、米，米熟汤成，温服。

辨伤寒受病阴阳不同一条

病有发热恶寒者，发于阳也；无热恶寒者，发于阴也。发于阳者，七日愈，发于阴者，六日愈，以阳数七，阴数六故也。

此条特举阳经阴经受邪之异，而辨其病状，及其愈期。发于阳者，病在阳之经也，以寒加阳，阳气被郁，故发热而恶寒。发于阴者，病在阴之经也，以阴加

阴，无阳可郁，故无热而但恶寒耳。夫阳受邪者，必阳气充而邪乃解，阴受病者，必阴气盛而病始退，七日为阳气来复之日，六日为阴气盛满之候，故其病当愈耳。然六日七日，亦是概言阴阳病愈之法，大都如此，学者勿泥可也。

太阳病愈时日及欲解之候与传经之证六条

太阳病，头痛，至七日以上自愈者，以行其经尽故也。若欲作再经者，针足阳明，使经不传则愈。

太阳病头痛，所谓病发于阳也，法当七日愈，云以上者，该常与变而言之也。行其经尽者，邪行诸经尽而当解也。设不解，则将从太阳而复入阳明，所谓作再经也。故针足阳明，以引邪外出，邪出则经不传而愈矣。盖伤寒之邪，有在经、在腑、在脏之异，行其经尽者，邪行诸经而未入脏腑之谓，而经脉阴阳相贯，如环无端，是以行阴极而复行阳者有之，若入厥阴之脏，则病深热极而死耳，其或幸而不死者，则从脏出腑而愈，未闻有作经再传者也。此条诸注释俱误，盖于经、腑、脏未审耳。

再按《内经》云：伤寒一日，巨阳受之云云，又云：七日太阳病衰，头痛少愈云云，盖伤寒之邪，有离太阳而入阴明者，有遍体诸经而犹未离太阳者，此太阳病头痛，至七日以上自愈，正与《内经》之旨相合。盖六日邪遍六经，至七日而太阳先受者，当先解耳。则是所谓行其经尽者，不但未入腑脏，亦并未离太阳，所以当有头痛。所谓作再经者，七日不愈，而欲至十四日也。针足阳明者，以其经多气多血，可以任受针石，且离太阳未远，尤易逐邪外出耳。

太阳病，欲解时，从巳至未止。

太阳经为诸阳之长，巳午未时为阳中之阳，太阳病解，必从巳至未，所谓阳受病者，必阳气充而邪乃解也，与发于阳者，七日愈同意。

风家，表解而不了了者，十二日愈。

风家表解，邪退而正安矣，而犹不能霍然无患者，邪去未尽故也。十二日，经气已周，余邪毕达，故必自愈。

欲自解者，必当先烦，乃有汗而解，何以知之？脉浮，故知汗出解也。

邪气欲解之候，必先见之于证与脉，若其人自烦而脉浮者，知其邪必将从汗而解。盖自烦为邪正相争之候，而脉浮为邪气外达之征也，设脉不浮而沉，则虽烦，岂能作汗，即汗亦岂得解哉。

伤寒一日，太阳受之，脉若静者，为不传；颇欲吐，若躁烦，脉数急者，为传也。

伤寒二三日，阳明少阳证不见者，为不传也。

寒气外入，先中皮肤，太阳之经，居三阳之表，故受邪为最先。而邪有微甚，证有缓急，体有强弱，病有传与不传之异。邪微者，不能挠乎正，其脉多静，邪甚者，得与正相争，其脉则数急，其人则躁烦而颇欲吐。盖寒邪稍深，即变而成热，胃气恶邪，则逆而欲吐也。然邪既传经，则必递见他经之证，伤寒二三日，阳明少阳受病之时，而不见有身热、恶热、口苦、咽干、目眩等证，则邪气止在太阳，而不更传阳明少阳可知，仲景示人以推测病情之法如此。

太阳权变法第二<small>计二十三条</small>

不可发汗例十条

咽喉干燥者，不可发汗。

病寒之人，非汗不解，而亦有不可发汗者，不可不审。咽喉者，诸阴之所集，而干燥则阴不足矣。汗者，出于阳而生于阴也，故咽喉干燥者，虽有邪气，不可以温药发汗，若强发之，干燥益甚，为咳，为咽痛，为吐脓血，无所不至矣。云不可发汗者，谓本当汗而不可发之，非本不当汗之证也。此所谓之变也。下文仿此。

淋家不可发汗，发汗必便血。

巢氏云：淋者肾虚而膀胱热也，更发其汗，损伤脏阴，增益腑热，则必便血，如强发少阴汗而动其血之例也。

疮家虽身疼痛，不可发汗，汗出则痉。

身疼痛，表有邪也。疮家，脓血流溢，损伤阴气，虽有表邪，不可发汗，汗之血虚生风，必发痉也。

衄家不可发汗，汗出必额上陷脉紧急，目直视，不能眴，不得眠。

额上陷脉紧急者，额上两旁之动脉，陷伏不起，或紧急不柔也。《灵枢》云：两跗之上，脉陷竖者，足阳明。陷谓陷伏，竖即紧急，与此正相发明。目直视，不能眴，不得眠，皆亡阴之证也。

亡血家不可发汗，发汗则寒栗而振。

阴亡者阳不守，亡血复汗，寒栗而振者，阴气先虚，而阳气后竭也。按疮家、衄家，并属亡血，而此条复出亡血家者，该吐、下、跌仆、金刃、产后等证为言也。

汗家重发汗，必恍忽心乱，小便已，阴疼，与禹余粮丸。

五液在心为汗，心液亡者，心阳无附，则恍惚心乱。心虚生热，下流所合，则小便已，阴疼。禹余粮丸方缺。常器之云：只禹余粮一味，火煅服亦可。按禹余粮，体重可以去怯，甘寒可以除热，又性涩，主下焦前后诸病也。

病人有寒，复发汗，胃中冷，必吐蛔。

有寒，里有寒也。里有寒者，虽有表邪，必先温里而后攻表，如后四逆汤之法。乃不与温里而反发汗，损伤阳气，胃中虚冷，必吐蛔也。

形作伤寒，其脉不弦紧而弱，弱者必渴，被火者必谵语。弱者发热，脉浮，解之，当汗出愈。

形作伤寒，其脉当弦紧而反弱，为病实而正虚也。脉弱为阴不足，而邪气乘之，生热损阴，则必发渴。及更以火劫汗，两热相合，胃中燥烦，汗必不出，而谵语立至矣。若发热脉浮，则邪欲出表，阴气虽虚，可解之，使从汗而愈，如下条桂枝二越婢一等法。若脉不浮，则邪热内扰，将救阴之不暇，而可更取其汗耶！

脉浮数者，法当汗出而愈。若下之，身重心悸者，不可发汗，当自汗出乃解。所以然者，尺中脉微，此里虚，须表里实，津液自和，便自汗出愈。

脉浮数者，其病在表，法当汗出而愈，所谓脉浮数者，可发汗，宜麻黄汤是也。若下之，邪入里而身重，气内虚而心悸者，表虽不解，不可以药发汗，当俟其汗自出而邪乃解。所以然者，尺中脉微，为里虚不足，若更发汗，则并虚其表，里无护卫，而散亡随之矣。故必候其表里气复，津液通和，而后汗出而愈，岂可以药强迫之哉！

脉浮紧者，法当身疼痛，宜以汗解之。假令尺中迟者，不可发汗，何以知之？然以营气不足，血少故也。

脉浮紧者，寒邪在表，于法当身疼痛，而其治宜发汗，假令尺中脉迟，知其营虚而血不足，则虽身疼痛，而不可发汗。所以然者，汗出于阳而生于阴，营血不足而强发之，汗必不出，汗即出而筋惕肉瞤，散亡随之矣。可不慎哉！

桂枝二越婢一汤脉证一条

太阳病，发热恶寒，热多寒少。脉微弱者，此无阳也，不可发汗。宜桂枝二越婢一汤。

无阳与亡阳不同，亡阳者，阳外亡而不守也，其根在肾，无阳者，阳内竭而不用也，其源在胃。发热恶寒，热多寒少，病须得汗而解，而脉微弱，则阳无气矣，阳者，津液之根，犹水之气也，无气则水不至，无阳则津不化，而汗之源绝矣，虽发之，其可得乎！故用桂枝二分，生化阴阳，越婢一分，发散邪气，设得小汗，其邪必解，乃伤寒发汗之变法也。

桂枝二越婢一汤方 论见后。

桂枝去皮 芍药 甘草炙 麻黄去节，各十八铢 生姜一两三钱，切 大枣四枚，擘 石膏二十四铢，碎，绵裹

上七味，㕮咀，以水五升，煮麻黄一二沸，去上沫，内诸药，煮取二升，去滓，温服一升。

桂枝麻黄各半汤脉证一条

太阳病，得之八九日，如疟状，发热恶寒，热多寒少，其人不呕，清便欲自可，一日二三度发。脉微缓者，为欲愈也。脉微而恶寒者，此阴阳俱虚，不可更发汗、更下、更吐也。面色反有热色者，未欲解也。以其不能得小汗出，身必痒，宜桂枝麻黄各半汤。

病在太阳，至八九日之久，而不传他

经，其表邪本微可知。不呕，清便欲自可，则里未受邪可知。病如疟状，非真是疟，亦非传少阳也，乃正气内胜，数与邪争故也。至热多寒少，一日二三度发，则邪气不胜而将退舍矣。更审其脉而参验之，若得微缓，则欲愈之象也；若脉微而恶寒者，此阴阳俱虚，当与温养，如新加汤之例，而发汗吐下，均在所禁矣；若面色反有热色者，邪气欲从表出，而不得小汗，则邪无从出，如面色缘缘正赤，阳气怫郁在表，当解之熏之之类也。身痒者，邪盛而攻走经筋则痛，邪微而游行皮肤则痒也。夫既不得汗出，则非桂枝所能解，而邪气又微，亦非麻黄所可发，故合两方为一方，变大制为小制，桂枝所以为汗液之地，麻黄所以为发散之用，且不使药过病，以伤其正也。

桂枝麻黄各半汤方

桂枝去皮 麻黄去节 甘草炙 芍药 生姜各一两 大枣四枚 杏仁二十四个，汤浸去皮

上七味，以水五升，先煮麻黄一二沸，去上沫，内诸药，煮取一升八合，去滓，温服六合。

合论桂枝麻黄各半汤、桂枝二麻黄一汤、桂枝二越婢一汤三方：

按：桂枝麻黄各半汤，桂枝二麻黄一汤，桂枝二越婢一汤，三方并两方合用，乃古之所谓复方也。细审其制，桂枝麻黄各半汤，助正之力，侔于散邪，桂枝二麻黄一汤，则助正之力多，而散邪之力少，于法为较和矣，其桂枝二越婢一汤，本无热证而加石膏者，以其人无阳，津液不足，不胜桂枝之任，故加甘寒于内，少变辛温之性，且滋津液之用，而其方制之小，示微发于不发之中，则三方如一方也。故桂枝汤不特发散邪气，亦能补助正气，以其方甘酸辛合用，具生阳化阴之

妙，与麻黄合剂，则能尽麻黄之力，而并去其悍，与石膏同用，则能资石膏之益，而不挠乎权，是虽麻石并行，而实以桂枝为主，盖非滋养营卫，则无以为发汗散邪之地耳。凡正气不足，邪气亦微，而仍须得汗而解者，宜于此三方取则焉。后人不能尽桂枝之用，而求之人参、归、地之属，立意则同，而用药悬殊矣。

大青龙汤脉证二条

太阳中风，脉浮紧，发热恶寒，身疼痛，不汗出而烦躁者，大青龙汤主之。若脉微弱，汗出恶风者，不可服，服之则厥逆，筋惕肉瞤，此为逆也。

此治中风而表实者之法。表实之人，不易得邪，设得之，则不能泄卫气，而反以实阳气，阳气既实，表不得通，闭热于经，则脉紧身痛，不汗出而烦躁也。是当以麻黄桂姜之属，以发汗而泄表实，加石膏，以除里热而止烦躁，非桂枝汤所得而治者矣。盖其病已非中风之常病，则其法亦不得守桂枝之常法，仲景特举此者，欲人知常知变，不使拘中风之名，而拘解肌之法也。若脉微弱，汗出恶风，则表虚不实，设与大青龙汤发越阳气，必致厥逆筋惕肉瞤，甚则汗多而阳亡矣，故曰此为逆。逆者，虚以实治，于理不顺，所以谓之逆也。

大青龙汤方

麻黄六两，去节　桂枝二两，去皮　甘草二两，炙　大枣十二枚，擘　石膏如鸡子大，碎生姜三两，切　杏仁四十个，去皮尖

上七味，以水九升，先煮麻黄减二升，去上沫，内诸药，煮取三升，去滓，温服一升，取微似汗。汗出多者，温粉扑之。一服汗者，停后服。汗多亡阳，遂虚，恶风，烦躁，不得眠也。

按：伤寒分立三纲，桂枝主风伤卫，麻黄主寒伤营，大青龙主风寒两伤营卫，其说始于成氏、许氏，而成于方氏，喻氏。以愚观之，桂枝主风伤卫则是，麻黄主寒伤营则非。盖有卫病而营不病者矣，未有营病而卫不病者也。至于大青龙证，其辨不在营卫两病，而在烦躁一证，其立方之旨，亦不在并用麻、桂，而在独加石膏，王文禄谓风寒并重，闭热于经，故加石膏于发散药中是也。若不过风寒并发，则麻黄、桂枝已足胜其任矣，何必更须石膏哉！须知中风而或表实，亦用麻黄，伤寒而或表虚，亦用桂枝，其表不得泄，而闭热于中者，则用石膏，其无热者，但用麻、桂，此仲景心法也。炫新说而变旧章，其于斯道，不愈趋而愈远哉。

伤寒脉浮缓，身不疼但重，乍有轻时，无少阴证者，大青龙汤发之。

伤寒脉浮缓者，脉紧去而成缓，为寒欲变热之证，经曰：脉缓者，多热是也。伤寒邪在表则身痛，邪入里则身重，寒已变热而脉缓，经脉不为拘急，故身不疼而但重，而其脉犹浮，则邪气在或进或退之时，故身体有乍重乍轻之候也。是以欲发其表，则经已有热，欲清其热，则表犹不解，而大青龙汤，兼擅发表解热之长，苟无少阴汗出厥逆等证者，则必以此法为良矣。不云主之而云发之者，谓邪欲入里，而以药发之，使从表出也。旧注谓伤寒见风，故并用麻黄者，非。

小青龙汤脉证二条

伤寒表不解，心下有水气，干呕，发热而咳，或渴，或利，或噎，或小便不利，少腹满，或喘者，小青龙汤主之。

表寒不解，而心下有水饮，饮寒相搏，逆于肺胃之间，为干呕发热而咳，乃伤寒之兼证也。夫饮之为物，随气升降，无处不到，或壅于上，或积于中，或滞于

下，各随其所之而为病，而其治法，虽各有加减，要不出小青龙之一法。麻黄、桂枝，散外入之寒邪，半夏、细辛、干姜，消内积之寒饮，芍药、五味、监麻、桂之性，且使表里之药，相就而不相格耳。

小青龙汤方

麻黄 桂枝 芍药 细辛 干姜 炙甘草各三两 五味 半夏各半升

上八味，以水一半，先煮麻黄减二升，去上沫，内诸药，煮取三升，去滓，温服一升。

按《说文》云：龙之为灵，能幽能明，能大能小，或登于天，或入于川，布雨之师，亦行水之神也。大青龙合麻、桂而加石膏，能发邪气，除烦躁，小青龙无石膏，有半夏、干姜、芍药、细辛、五味，能散寒邪，行水饮，而通谓之青龙者，以其有发汗蠲饮之功，如龙之布雨而行水也。夫热闭于经，而不用石膏，汗为热隔，宁有能发之者乎！饮伏于内，而不用姜、夏，寒与饮搏，宁有能散之者乎！其芍药、五味，不特收逆气而安肺气，抑以制麻、桂、姜、辛之势，使不相惊而相就，以成内外协济之功耳。

加减法

若微利者，去麻黄，加芫花如鸡子大，熬令赤色。

微利者，水渍入胃也。下利者，不可攻其表，故去麻黄之发表，而加芫花之行水。

若渴者，去半夏，加括蒌根三两。

渴者，津液不足，故去半夏之辛燥，而加括蒌之苦润。若饮结不布而渴者，似宜仍以半夏流湿而润燥也。

若噎者，去麻黄，加附子一枚，炮。

噎者，寒饮积中也。附子温能散寒，辛能破饮，故加之。麻黄发阳气，增胃冷，故去之。

若小便不利，小腹满，去麻黄，加茯苓四两。

小便不利，小腹满，水蓄于下也，故加茯苓以泄蓄水，不用麻黄，恐其引气上行，致不不下也。

若喘者，去麻黄，加杏仁半升，去皮尖。

喘者，水气在肺，故加杏仁下气泄肺。麻黄亦能治喘，而不用者，恶其发气也。

伤寒，心下有水气，咳而微喘，发热不渴，服汤已，渴者，此寒去欲解也。小青龙汤主之。

内饮外寒，相得不解，气凌于肺，为咳而微喘，发热不渴，如上条之证也，是必以小青龙外解寒邪，内消水饮为主矣。若服汤已渴者，是寒外解而饮内行也，故为欲解。小青龙汤主之六字，当在发热不渴下。

或问水饮之证，或渴或不渴云何？曰：水积于中，故不渴也。其渴者，水积一处，而不得四布也。然而不渴者，常也，其渴者，变也，服小青龙汤已而渴者，乃寒去饮消之常道也。

十枣汤证治一条

太阳中风，下利呕逆。表解者，乃可攻之。其人漐漐汗出，发作有时，头痛，心下痞硬满，引胁下痛，干呕短气，汗出不恶寒者，此表解里未和也。十枣汤主之。

此外中风寒，内有悬饮之证。下利呕逆，饮之上攻而复下注也。然必风邪已解，而后可攻其饮。若其人漐漐汗出，而不恶寒，为表已解；心下痞硬满，引胁下痛，干呕短气，为里未和。虽头痛而发作有时，知非风邪在经，而是饮气上攻也。故宜十枣汤，下气逐饮。

十枣汤方

芫花熬　甘遂　大戟　大枣十枚

上三味等分，各别捣为散，以水一升半，先煮大枣肥者十枚，取八合，去滓，内诸药末。强人服一钱匕，羸人服半钱。温服之，平旦服。若下少，病不除者，明日更服，加半钱。得快下利后，糜粥自养。

按《金匮》云：饮后水流在胁下，咳吐引痛，谓之悬饮。又云：病悬饮者，十枣汤主之。此心下痞硬满，引胁下痛，所以知其为悬饮也。悬饮非攻不去，芫花、甘遂、大戟，并逐饮之峻药，而欲攻其饮，必顾其正，大枣甘温以益中气，使不受药毒也。

五苓散证治一条

中风发热，六七日不解而烦，有表里证，渴欲饮水，水入则吐者，名曰水逆。五苓散主之。

太阳风邪，至六七日之久而不解，则风变热而传里，故烦而渴。有表里证，即身热烦渴之谓。渴欲饮水，水气不行，而反上逆则吐。名水逆者，言因水气而逆，非火逆气逆之谓。故当以五苓散，辛甘淡药，导水而泄热也。

五苓散方

猪苓　茯苓　白术各十八铢　桂枝半两
泽泻一两六铢

上五味，为末，以白饮和服方寸匕，日三服，多饮暖水，汗出愈。

表实里虚四逆汤先救里一条

病发热头痛，脉反沉。若不差，身体疼痛，当救其里，宜四逆汤。

发热，身疼痛，邪在表也。而脉反沉，则脉与病左矣。不差者，谓以汗药发之而不差也。以其里气虚寒，无以为发汗散邪之地，故与四逆汤，舍其表而救其里，如下利身疼痛之例也。

四逆汤方

生附子一枚　干姜一两半　炙甘草二两

上三味，㕮咀，以水三升，煮取一升二合，去滓，分温再服。强人可大附子一枚，干姜三两。

阳微先汗阴微先下随脉施治一条

太阳病未解，脉阴阳俱停，必先振栗汗出而解。但阳脉微者，先汗出而解；但阴脉微者，下之而解。若欲下之，宜调胃承气汤主之。

脉阴阳俱停者，阴阳诸脉，两相停匀，而无偏胜也。既无偏胜，则必有相持不下之势，故必至于战而汗出，而后邪气乃解。振栗者，阴阳相争之候也。但阳脉微者，阳邪失衰，故当汗出而解；但阴脉微者，阴邪先衰，故可下之而解，所谓攻其坚而不入者，攻其瑕而立破也。然本论云，尺中脉微者，不可下，此又云，但阴脉微者，下之而解，盖彼为正虚而微，此为邪退而微也，脉微则同，而辨之于邪与正之间，亦未易言之矣。调胃承气，乃下药之最轻者，以因势利导，故不取大下而取缓行耳。夫伤寒先汗后下者，法之常也；或先汗，或先下，随脉转移者，法之变也，设不知此而汗下妄施，宁不为逆耶！

调胃承气汤方

大黄四两，去皮　炙甘草二两　芒硝半斤

上三味，以水三升，煮取一升，去滓，内芒硝，更上火微煮令沸，少少温服之。

伤寒里虚法先补里二条

伤寒二三日，心中悸而烦者，小建中汤主之。

伤寒里虚则悸，邪扰则烦，二三日悸而烦者，正虚不足，而邪欲入内也。是不可攻其邪，但与小建中汤，温养中气，中气立则邪自解。即不解，而攻取之法，亦可因而施矣。仲景御变之法如此，谁谓伤寒非全书哉。

小建中汤方

桂枝去皮　炙甘草　生姜各三两　芍药六两　胶饴一升　大枣十二枚，擘

上五味，以水六升，煮取三升，去滓，内胶饴，更上微火消解，温服一升，日三服。

伤寒脉结代，心动悸，炙甘草汤主之。

脉结代者，邪气阻滞而营卫涩少也，心动悸者，神气不振而都城震惊也，是虽有邪气，而攻取之法，无所施矣。故宜人参、姜、桂，以益卫气，胶、麦、麻、地、甘、枣，以益营气，营卫既充，脉复神完，而后从而取之，则无有不服者矣。此又扩建中之制，为阴阳并调之法如此。今人治病，不问虚实，概与攻发，岂知真气不立，病虽去，亦必不生，况病未必去耶。

炙甘草汤方　一名复脉汤

甘草四两，炙　生姜三两　桂枝三两，去皮　人参二两　阿胶二两　麦冬半升，去心　生地一斤　麻仁半升　大枣三十枚

上九味，以清酒七升，水八升，先煮八味，取三升，去滓，内胶，烊消尽，温服一升，日三服。

结阴代阴脉法一条

脉按之来缓，而时一止复来者，名曰结。又脉来动而中止，更来小数，中有还者反动，名曰结，阴也。脉来动而中止，不能自还，因而复动，名曰代，阴也。得此脉者，必难治。

脉来数，时一止复来者，名曰促。脉来缓，时一止复来者，名曰结，结者，邪气结滞，而脉之行不利也。又结与代，相似而实不同，结脉止而即还，不失至数，但少差迟耳，代脉止而不还，断已复动，有此绝而彼来代之意，故名曰代，而俱谓之阴者，结代脉皆为阴，故谓之结阴代阴也。凡病得此脉者，攻之，则邪未必去，而正转伤，补之，则正未得益而邪反滞，故曰难治。仲景因上条脉结代，而详言其状如此。以上并太阳权变之法。权变者，谓有汗证而不得迳用汗药也，而其间或取小汗，或待其自解，或兼清热，或兼消饮，或先救里，或建中气，或养营卫，种种不同。世道日降，人心不古，凡所患病，类多兼证，学者于此等变法，尤当着意，故特类列于此，凡二十三条。

太阳斡旋法第三计三十一条

服桂枝汤后证治六条

太阳病，初服桂枝汤，反烦不解者，先刺风池、风府，却与桂枝汤则愈。

太阳病与桂枝汤，于法为当矣。乃初服之，反加烦热而不解者，阳邪痹于阳而不去也。风池、风府，阳维之会，阳维者，诸阳之所维，刺之所以通阳痹，痹通，然后与桂枝，取汗则愈，此仲景法中之法也。

服桂枝汤，大汗出，脉洪大者，与桂枝汤，如前法。若形如疟，日再发者，汗出必解，宜桂枝二麻黄一汤。

服桂枝汤，汗虽大出而邪不去，所谓如水淋漓，病必不除也。若脉洪大，则邪犹甚，故宜更与桂枝。取汗如前法者，如啜热稀粥，温覆取汗之法也。若其人病形如疟，而一日再发，则正气内胜，邪气欲

退之征，设得汗出，其邪必从表解，然非重剂所可发者，桂枝二麻黄一汤，以助正而兼散邪，而又约小其制，乃太阳发汗之轻剂也。

桂枝二麻黄一汤方　论见前

桂枝去皮，一两十七铢　大枣五枚，擘　炙甘草　芍药　生姜各一两六铢　麻黄十六铢，去节　杏仁十六个，去皮尖

上七味，以水五升，先煮麻黄一二沸，去上沫，内诸药，煮取二升，去滓，温服一升，日再服。

服桂枝汤，大汗出后，大烦渴不解，脉洪大者，白虎加人参汤主之。

服桂枝汤后，大汗出，脉洪大，与上条同，而大烦渴不解，则其邪去表而之里，不在太阳之经，而入阳明之府矣。阳明者，两阳之交，而津液之府也，邪气入之，足以增热气而耗津液，是以大烦渴不解。方用石膏，辛甘大寒，直清胃热为君，而以知母之咸寒佐之，人参、甘草、粳米之甘，则以之救津液之虚，抑以制石膏之悍也，曰白虎者，盖取金气彻热之义云耳。

白虎加人参汤方

人参三两　知母六两　甘草二两　粳米六合　石膏一斤，碎

上五味，以水一斗，煮米熟汤成①，去滓，温服一升，日三服。

服桂枝汤，或下之，仍头项强痛，翕翕发热，无汗，心下满微痛，小便不利者，桂枝去桂加茯苓白术汤主之。

头项强痛，翕翕发热，无汗，邪在表也。心下满微痛，饮在里也。此表间之邪，与心下之饮，相得不解，是以发之而不从表出，夺之而不从下出也。夫表邪挟饮者，不可攻表，必治其饮，而后表可解。桂枝汤去桂，加茯苓、白术，则不欲散邪于表，而但逐饮于里，饮去则不特满

痛除，而表邪无附，亦自解矣。

桂枝汤去桂加茯苓白术汤方

于桂枝汤内去桂枝，加茯苓、白术各三两。余依前法煮服。小便利即愈。

伤寒脉浮，自汗出，小便数，心烦，微恶寒，脚挛急，反与桂枝汤欲攻其表，此误也。得之便厥，咽中干，烦躁吐逆者，作甘草干姜汤与之，以复其阳。若厥愈足温者，更作芍药甘草汤与之，其脚即伸。若胃气不和，谵语者，少与调胃承气汤。若重发汗，复加烧针者，四逆汤主之。

脉浮，自汗出，微恶寒者，虽伤于寒，而表不实，乃桂枝汤证也。然小便数，心烦，脚挛急，则阴虚而里热矣。是当以甘辛攻表，而以甘寒顾里，乃反与桂枝汤，治表而遗里，宜其得之而便厥也。咽中干，烦躁吐逆，皆阴虚阳逆之象，设非以温药徒攻其表，何至此哉？夫既阴虚于下，而又阳逆于上，则必先复阳气，而后复阴气，故作甘草干姜汤，甘辛复阳之剂，阳复则厥愈而足温矣。更作芍药甘草汤，甘酸复阴之剂，阴生则两脚自伸矣。阴阳既复，而或胃气有未和，因而谵语者，则少与调胃承气汤，以和其胃，胃和则谵语止矣。盖甘草、干姜，固足以救虚阳之逆，而亦能伤胃气之和，此咸寒调胃之法，不得不斡旋于阴阳既复之后也。若重发汗，复加烧针，是逆而再逆，其厥逆之象，必有加于前，而补救之法，必非甘草、干姜所能胜任者矣，四逆汤，甘辛大热，乃克复阳气之大药也。此条前后用药，温凉补泻，绝不相谋，而适以相济，非深造自得，卓有成见者，乌能及此。

甘草干姜汤方

甘草四两，炙　干姜二两

---

① 成：底本原误作"或"，据医学大成本改。

上㕮咀，以水三升，煮一升五合，去滓，分温再服。

芍药甘草汤方

芍药四两　甘草四两，炙

上二味，以水三升，煮一升五合，去滓，分温再服。

问曰：证象阳旦，按法治之而增剧，厥逆，咽中干，两胫拘急而谵语，师言夜半手足当温，两脚当伸，后如师言，何以知之？答曰：寸口脉浮而大，浮则为风，大则为虚，风则生微热，虚则两胫挛，病证象桂枝，因加附子参其间，增桂令汗出，附子温经，亡阳故也。厥逆咽中干，烦躁，阳明内结，谵语烦乱，更饮甘草干姜汤，夜半阳气还，两足当热。胫尚微拘急，重与芍药甘草汤，尔乃胫伸。以承气汤微溏，则止其谵语，故知病可愈。

此即前条之意，而设为问答，以明所以增剧，及所以病愈之故。然中间语意，殊无伦次，此岂后人之文耶？昔人读《考工记》，谓不类于周官，余于此条亦云。成氏云，阳旦，桂枝汤别名。

发汗后脉证治法十五条

太阳病发汗，遂漏不止，其人恶风，小便难，四肢微急，难以屈伸者，桂枝加附子汤主之。

发汗伤阳，外风复袭，汗遂不止，《活人》所谓漏风是也。夫阳者，所以实腠理，行津液，运肢体者也，今阳已虚，不能护其外，复不能行于里，则汗出，小便难。而邪风之气，方外淫而旁溢，则恶风，四肢微急，难以屈伸。是宜桂枝汤解散风邪，兼和营卫，加附子补助阳气，并御虚风也。

桂枝加附子汤方

于桂枝汤内，加附子一枚，破八片，炮去皮。余依前法。

发汗后，身疼痛，脉沉迟者，桂枝加芍药生姜各一两人参三两新加汤主之。

发汗后，邪痹于外，面营虚于内，故身痛不除而脉转沉迟，经曰：其脉沉者，营气微也。又曰：迟者，营气不足，血少故也。故以桂枝加芍药、生姜、人参，以益不足之血，而散未尽之邪。东垣云：仲景于病人汗后身热，亡血，脉沉迟者，下利身凉，脉微，血虚者，并加人参，古人血脱者，必益气也。然人参味甘气温，温固养气，甘亦实能生血，汗下之后，血气虚衰者，非此不为功矣。

发汗过多，其人叉手自冒心，心下悸，欲得按者，桂枝甘草汤主之。

心为阳脏，而汗为心之液，发汗过多，心阳则伤。其人叉手自冒心者，里虚欲为外护也；悸，心动也；欲得按者，心中筑筑不宁，欲得按而止之也。是宜补助心阳为主，桂枝、甘草，辛甘相合，乃生阳化气之良剂也。

桂枝甘草汤方

桂枝四两，去皮　甘草二两，炙

上二味，以水三升，煮取一升，去滓，顿服。

按：发汗过多，有动肾中之阳者，以阳为汗之根，而肾为阳之宅，枝伤者，其本必戕也。有动心中之阳者，以汗为心之液，而心为阳之脏，液亡者，气必从之也。救肾阳者，必以咸温，救心阳者，必以甘辛，咸性善下，而温能返阳，故四逆为救肾之剂，甘辛相合，而阳气乃生，故桂、甘为益心之法也。

未持脉时，病人叉手自冒心，师因教试令咳，而不咳者，此必两耳聋无闻也。所以然者，以重发汗，虚故如此。

病人叉手自冒心者，心阳内虚，欲得外护，如上条所云也。耳聋者，阳气上虚，阴反得而实之也。师因叉手冒心，而更试耳之聪否，以求阳之虚实。若耳聋无闻，其为过汗致虚，当与温养无疑。临病之工，宜如是详审耳。许叔微曰：伤寒耳聋，发汗过多者，正气虚也；邪不出者，邪气闭也。虚之与闭，治法悬殊，学者更宜详审。

太阳病，发汗，汗出不解，其人仍发热，心下悸，头眩，身𥆧动，振振欲擗地者，真武汤主之。

发汗过多，不能解太阳之邪，而反动少阴之气，于是身仍发热，而悸眩𥆧动等证作矣。少阴之气，水气也，心属火而水乘之，故悸。头为阳而阴加之，故眩。经脉纲维一身，以行血气，故水入之，则振振𥆧动也。擗，犹据也。眩动之极，心体不安，思欲据地以自固也。此与阳虚外亡有别，阳虚者，但须四逆以复阳，此兼水饮，故必真武以镇水。方用白术、茯苓之甘淡，以培土而行水，附子、生姜之辛，以复阳而散邪，芍药之酸，则入阴敛液，使汛滥之水，尽归大壑而已耳。

真武汤方

茯苓三两　芍药三两　白术二两　生姜三两　附子一枚，炮，去皮，破八片

上五味，以水八升，煮取三升，去滓，温服七合，日三服。

发汗后，其人脐下悸者，欲作奔豚。茯苓桂枝甘草大枣汤主之。

发汗后，脐下悸者，心气不足而肾气乘之也。奔豚，肾之积，发则从少腹上冲心胸，如豕之突，故名奔豚。又肾为水脏，豚为水蓄，肾气上冲，故名奔豚。茯苓能泄水气，故以为君，桂枝能伐肾邪，故以为臣。然欲治其水，必防其土，故取甘草、大枣，补益土气为使。甘澜水者，扬之令轻，使水气去，不益肾邪也。

茯苓桂枝甘草大枣汤方

茯苓半斤　桂枝四两　甘草三两　大枣十

五枚

上四味，以甘澜水一斗，先煮茯苓，减二升，内诸药，煮取三升，去滓，温服一升，日三服。

作甘澜水法，取水二斗，置大盆内，以杓扬之，水上有珠子五六千颗相逐，取用之。

病人脉数，数为热，当消谷引食，而反吐者，此以发汗，令阳气微，膈气虚，脉乃数也。数为客热，不能消谷。以胃中虚冷，故吐也。

脉数为热，乃不能消谷而反吐者，浮热在上，而虚冷在下也。浮热不能消谷，为虚冷之气，逼而上浮，如客之寄，不久即散，故曰客热。是虽脉数如热，而实为胃中虚冷，不可更以寒药益其疾也。

发汗后，腹胀满者，厚朴生姜甘草半夏人参汤主之。

发汗后，表邪虽解而腹胀满者，汗多伤阳，气窒不行也。是不可以徒补，补之则气愈窒，亦不可以迳攻，攻之则阳益伤。故以人参、甘草、生姜，助阳气，厚朴、半夏，行滞气，乃补泄兼行之法也。

厚朴生姜甘草半夏人参汤方

生姜半斤，切　半夏半斤，洗　甘草二两，炙　人参一两　厚朴半斤，去皮，炙

上五味，以水一斗，煮取三升，去滓，温服一升，日三服。

伤寒发汗，解，半日许复烦，脉浮数者，可更发汗，宜桂枝汤主之。

伤寒发汗，解，半日许复烦者，非旧邪去而新邪复乘也，余邪未尽，复集为病，如余寇未尽，复合为乱耳。脉浮数者，邪气在表之征，故可更发其汗，以尽其邪。但以已汗复汗，故不宜麻黄之峻剂，而宜桂枝之缓法，此仲景随时变易之妙也。

发汗，病不解，反恶寒者，虚故也，

芍药附子甘草汤主之。

发汗不解，反加恶寒者，邪气不从汗而出，正气反因汗而虚也。是不可更逐邪气，当先复其正气。是方芍药之酸，可以益血，附子之辛，可以复气，甘草甘平，不特安中补虚，且与酸合而化阴，与辛合而生阳也。

芍药甘草附子汤方

芍药三两　甘草三两，炙　附子一枚，炮，破八片

上三味，以水五升，煮取一升五合，去滓，分温服。

发汗后，恶寒者，虚故也。不恶寒，但热者，实也。当和胃气，与调胃承气汤。

汗出而恶寒者，阳不足而为虚也，芍药甘草附子汤治之是已。汗出，而不恶寒，但热者，邪入里而成实也。然不可以峻攻，但与调胃承气汤，和其胃气而已。

发汗后，不可更行桂枝汤。汗出而喘，无大热者，可与麻黄杏仁甘草石膏汤。

发汗后，汗出而喘，无大热者，其邪不在肌腠，而入肺中。缘邪气外闭之时，肺中已自蕴热，发汗之后，其邪不从汗而出之表者，必从内而并于肺耳。故以麻黄、杏仁之辛而入肺者，利肺气，散邪气，甘草之甘平，石膏之甘辛而寒者，益肺气，除热气，而桂枝不可更行矣。盖肺中之邪，非麻黄、杏仁不能发，而寒郁之热，非石膏不能除，甘草不特救肺气之困，抑以缓石膏之悍也。

麻黄杏仁甘草石膏汤方

麻黄四两，去节　杏仁五十枚，去皮尖　炙甘草二两　石膏半斤，碎，绵裹

上四味，以水七升，先煮麻黄减二升，去上沫，内诸药，煮取二升，去滓，温服一升。

发汗后，饮水多，必喘。以水灌之，亦喘。

发汗之后，肺气必虚。设饮水过多，水气从胃，上射肺中，必喘。或以水灌洗致汗，水寒之气，从皮毛而内侵其所合，亦喘，成氏谓喘为肺疾是也。

发汗后，水药不得入口为逆。若更发汗，必吐下不止。

发汗后吐逆，至水药不得入口者，必其人素有积饮，乘汗药升浮之性而上行也。是当消饮下气，虽有表邪，不可更发其汗。设更发之，重伤阳气，其饮之在中者，不特上逆而仍吐呕，亦且下注而成泄利矣。

太阳病，小便利者，以饮水多，必心下悸。小便少者，必苦里急也。

病在太阳之时，里热未甚，水液尚通，其外虽病，而其内犹晏①如也，故不可多饮水。设饮水多，必停于心下为悸，所以然者，里无热，不能消水，心属火而畏水，水多凌心，故惕惕然跳动不宁也。然使小便自利，则停水自行，虽悸，犹当自愈。若小便不利而少，则水不下行，积于膀胱，必苦里急，里急者，小便欲行而不能，则小腹奔迫急痛也。此以饮水所致，比于汗下之过，而非太阳本病，故附于斡旋法下。以上十五条，并发汗后证，而或伤卫阳，或损营血，或亡心阳，或动肾水，或伤胃阳，及伤脾气，或邪仍不解，或解而转属阳明，及传膀胱，或动饮气，或伤肺气，或入肺中，其变种种不同，其治因之各异，学者谙练在心，亦可以应变无穷矣。

发汗吐下解后病脉证治三条

伤寒发汗，若吐若下，解后，心下痞

————

① 晏：安宁。

硬，噫气不除者，**旋覆代赭石汤主之**。

伤寒发汗，或吐或下，邪气则解，而心下痞硬，噫气不除者，胃气弱而未和，痰气动而上逆也。旋覆花咸温，行水下气，代赭石味苦质重，能坠痰降气，半夏、生姜辛温，人参、大枣、甘草甘温，合而用之，所以和胃气而止虚逆也。

旋覆代赭石汤方

旋覆花三两　人参二两　炙甘草三两　生姜五两，切　半夏半升，洗　代赭石一两　大枣十二枚，擘

上七味，以水一斗，煮取六升，去滓，再煎取三升，温服一升，日三服。

伤寒若吐若下后，心下逆满，气上冲胸，起则头眩，脉沉紧，发汗则动经，身为振振摇者，**茯苓桂枝白术甘草汤主之**。

此伤寒邪解而饮发之证。饮停于中则满，逆于上则气冲而头眩，入于经则身振振而动摇。《金匮》云：膈间支饮，其人喘满，心下痞坚，其脉沉紧。又云：心下有痰饮，胸胁支满，目眩。又云：其人振振身瞤剧，必有伏饮是也。发汗则动经者，无邪可发，而反动其经气。故与茯苓、白术，以蠲饮气，桂枝、甘草，以生阳气，所谓病痰饮者，当以温药和之也。

茯苓桂枝白术甘草汤方

茯苓四两　桂枝三两　白术　炙甘草各二两

上四味，以水六升，煮取三升，分温三服。

凡病若发汗，若吐，若下，若亡津液，阴阳自和者，必自愈。

阴阳自和者，不偏于阴，不偏于阳，汗液自出，便溺自调之谓。汗吐下亡津液后，邪气既微，正气得守，故必自愈。

太阳传本证治七条

太阳病，发汗后，大汗出，胃中干，烦躁不得眠，欲得饮水者，少少与饮之，令胃气和则愈。若脉浮，小便不利，微热消渴者，**与五苓散主之**。

伤寒之邪，有离太阳之经，而入阳明之府者，有离太阳之标，而入太阳之本者，发汗后，汗出胃干，烦燥饮水者，病去表而之里，为阳明府热证也。脉浮，小便不利，微热消渴者，病去标而之本，为膀胱府热证也。在阳明者，热能消水，与水即所以和胃。在膀胱者，水与热结，利水即所以去热。多服暖水汗出者，以其脉浮而身有微热，故以此兼彻其表，昔人谓五苓散为表里两解之剂，非以此耶？

五苓散方　见权变法

按古法从经腑言，则太阳为经，而膀胱为腑，从标本言，则太阳为标，膀胱为本，病去太阳而之膀胱，所以谓之太阳传本也。然膀胱本病，有水结、血结之不同，水结，宜五苓散，导水泄热，血结，宜桃核承气及抵当汤丸，导血除热，具如下文。

发汗已，脉浮数烦渴者，**五苓散主之**。

伤寒汗出而渴者，**五苓散主之**。不渴者，**茯苓甘草汤主之**。

发汗已，脉浮数烦渴者，太阳经病传府，寒邪变热之候。故与五苓散，导水泄热。

王宇泰云：太阳，经也，膀胱，府也，膀胱者，溺之室也，故东垣以渴为膀胱经本病，然则治渴者，当泻膀胱之热，泻膀胱之热者，利小便而已矣。然府病又有渴与不渴之异，由府阳有盛与不足之故也。渴者，热盛思水，水与热结，故宜五苓散导水泄热；不渴者，热虽入里，不与水结，则与茯苓甘草汤，行阳化气。此膀胱热盛热微之辨也。

茯苓甘草汤方

茯苓二两 桂枝二两，去皮 生姜二两，切
甘草一两，炙

上四味，以水四升，煮取二升，去
滓，分温三服。

太阳病不解，热结膀胱，其人如狂。
血自下，下者愈。其外不解者，尚未可
攻，当先解外，外解已，但少腹急结者，
乃可攻之。宜桃核承气汤。

太阳之邪，不从表出，而内传于府，
与血相搏，名曰蓄血，其人当如狂，所谓
蓄血在下，其人如狂是也。其证当下血，
血下，则热随血出而愈，所谓血病见血自
愈也。如其不愈而少腹急结者，必以法攻
而去之。然其外证不解者，则尚未可攻，
攻之恐血去而邪复入里也，是必先解其外
之邪，而后攻其里之血，所谓从外之内而
盛于内者，先治其外，而后调其内也。以
下三条，并太阳传本，热邪入血，血蓄下
焦之证，与太阳传本，热与水结，烦渴小
便不利之证，正相对照，所谓热邪传本
者，有水结、血结之不同也。

桃核承气汤方

桃核五十枚，去皮尖 桂枝二两，去皮 芒
硝二两 甘草二两，炙 大黄四两

上五味，以水七升，煮取二升五合，
去滓，内芒硝，更上火微沸，下火，先
食，温服五合，日三服，当微利。

愚按：此即调胃承气汤加桃仁、桂
枝，为破瘀逐血之剂。缘此证热与血结，
故以大黄之苦寒，荡实除热为君，芒硝之
咸寒，入血软坚为臣，桂枝之辛温，桃仁
之辛润，擅逐血散邪之长为使，甘草之
甘，缓诸药之势，俾去邪而不伤正为佐
也。

太阳病，六七日，表证仍在，脉微而
沉，反不结胸，其人发狂者，以热在下
焦，少腹当硬满，小便自利者，下血乃
愈。所以然者，以太阳随经，瘀热在里故

也。抵当汤主之。

此亦太阳热结膀胱之证。六七日，表
证仍在，而脉微沉者，病未离太阳之经，
而已入太阳之府也。反不结胸，其人发狂
者，热不在上，而在下也。少腹硬满，小
便自利者，不结于气而结于血也，下血则
热随血去，故愈。所以然者，太阳，经
也，膀胱，府也，太阳之邪，随经入里，
与血俱结于膀胱，所谓经邪入府，亦谓之
传本是也。抵当汤中，水蛭、虻虫，食血
去瘀之力，倍于芒硝，而又无桂枝之甘
辛，甘草之甘缓，视桃仁承气汤为较峻
矣。盖血自下者，其血易动，故宜缓剂，
以去未尽之邪；瘀热在里者，其血难动，
故须峻药以破固结之势也。

抵当汤方

水蛭三十个，熬 虻虫三十个，熬，去翅
大黄四两，酒浸 桃仁三十个，去皮尖

上四味为末，以水五升，煮取三升，
去滓，温服一升，不下，再服。

太阳病，身黄，脉沉结，少腹硬，小
便不利者，为无血也。小便自利，其人如
狂者，血证谛也。抵当汤主之。

身黄，脉沉结，少腹硬，水病、血病
皆得有之。但审其小便不利者，知水与热
蓄，为无血而有水，五苓散证也。若小便
自利，其人如狂者，乃热与血结，为无水
而有血，抵当汤证也，设更与行水，则非
其治矣。仲景以太阳热入膀胱，有水结、
血结之分，故反复明辨如此。

伤寒有热，少腹满，应小便不利，今
反利者，为有血也。当下之，不可余药，
宜抵当丸。

有热，身有热也，身有热而少腹满，
亦太阳热邪传本之证。膀胱者，水溺所由
出，其变为小便不利，今反利者，乃血瘀
而非水结，如上条抵当汤下之之例也。云
不可余药者，谓非抵当丸，不能以治之

耳。

抵当丸方

水蛭二十个　虻虫二十五个　大黄三两
桃仁二十个，去皮尖

上四味，杵，分为四丸，以水一升，
煮一丸，取七合，服之，晬[①]时当下血。
若不下者，更服。

愚按：此条证治，与前条大同，而变
汤为丸，未详何谓。尝考其制，抵当丸中
水蛭、虻虫，减汤方三分之一，而所服之
数，又居汤方十分之六，是缓急之分，不
特在汤丸之故矣。此其人必有不可不攻，
而又有不可峻攻之势，如身不发黄，或脉
沉结之类，仲景特未明言耳。有志之士，
当不徒求之语言文字中也。

---

① 晬（zuì音最）：晬时，周时。此指一个时辰。

卷二 太阳篇下

太阳救逆法第四 计六十三条

论胸结脏结之异三条

问曰：病有结胸，有脏结，其状如何？答曰：按之痛，寸脉浮，关脉沉，名曰结胸也。何谓脏结？答曰：如结胸状，饮食如故，时时下利，寸脉浮，关脉小细沉紧，名曰脏结。舌上白胎滑者，难治。

此设为问答，以辨结胸、脏结之异。结胸者，邪结胸中，按之则痛。脏结者，邪结肠间，按之亦痛。如结胸者，谓如结胸之按而痛也。然胸高而脏下，胸阳而脏阴，病状虽同，而所处之位则不同。是以结胸不能食，脏结则饮食如故；结胸不必下利，脏结则时时下利；结胸关脉沉，脏结则更小细紧。而其病之从表入里，与表犹未尽之故，则又无不同。故结胸、脏结，其寸脉俱浮也。舌上白胎滑者，在里之阳不振，入结之邪已深。结邪非攻不去，而脏虚又不可攻，故曰难治。

脏结无阳证，不往来寒热，其人反静，舌上胎滑者，不可攻也。

邪结在脏，必阳气内动，或邪气外达，而后可施攻取之法。若无阳证，不往来寒热，则内动外达之机俱泯，是以其人反静，其舌胎反滑，邪气伏而不发，正气弱而不振，虽欲攻之，无可攻已。盖即上文难治之端，而引其说如此。

病胁下素有痞，连在脐旁，痛引少腹入阴筋者，此名脏结，死。

脏结之证，不特伤寒，即杂病亦有之。曰胁下素有痞，则其病久，而非暴矣；曰连在脐旁，痛引少腹入阴筋，则其邪深，而非浅矣。既深且久，攻之不去，补之无益，虽不卒死，亦无愈期矣，故曰死。

论结胸及痞之源一条

病发于阳而反下之，热入因作结胸。病发于阴而反下之，因作痞。所以成结胸者，以下之太早故也。

此原所以结胸与痞之故。病发于阳者，邪在阳之经，病发于阴者，邪在阴之经也。阳经受邪，郁即成热，其气内陷，则为结胸。阴经受邪，未即成热，其气内陷，则作痞。所以然者，病邪在经，本当发散，而反下之，里气则虚，邪气因入，与饮相搏而为病也。要之阳经受邪，原有可下之例，特以里未成实，而早行下法，故有结胸之变证，审其当下而后下之，何至是哉！仲景复申明所以成结胸之故，而不及痞，岂非以阴经受邪，则无论迟早，俱未可言下耶。

论结胸证治十条

太阳病，脉浮而动数，浮则为风，数则为热，动则为痛，数则为虚，头痛发热，微盗汗出，而反恶寒者，表未解也。

医反下之，动数变迟，膈内拒痛，胃中空虚，客气动膈，短气躁烦，心中懊憹，阳气内陷，心下因硬，则为结胸，大陷胸汤主之。若不结胸，但头汗出，余无汗，剂颈而还，小便不利，身必发黄也。

脉浮动数，皆阳也，故为风为热为痛而数，则有正为邪迫，失其常度之象，故亦为虚。头痛发热，微盗汗出，而复恶寒，为邪气在表，法当发散而反下之，正气则虚，邪气乃陷。动数变迟者，邪自表而入里，则脉亦去阳而之阴也。膈内拒痛者，邪欲入而正拒之，正邪相击则为痛也。胃中空虚，客气动膈者，胃气因下而里虚，客气乘虚而动膈也。短气躁烦，心中懊憹者，膈中之饮，为邪所动，气乃不舒，而神明不宁也。由是阳邪内陷，与饮相结，痞硬不消，而结胸之病成矣。大陷胸汤，则正治阳邪内结胸中之药也。若其不结胸者，热气散漫，既不能从汗而外泄，亦不得从溺而下出，蒸郁不解，浸淫肌体，势必发黄也。

大陷胸汤方

大黄六两　芒硝一升　甘遂一钱匕

上三味，水六升。先煮大黄取二升，去滓，内芒硝，煮一二沸，内甘遂末，温服一升，得快利，止后服。

按：大陷胸与大承气，其用有心下与胃中之分。以愚观之，仲景所云心下者，正胃之谓，所云胃中者，正大小肠之谓也。胃为都会，水谷并居，清浊未分，邪气入之，夹痰杂食，相结不解，则成结胸。大小肠者，精华已去，糟粕独居，邪气入之，但与秽物结成燥粪而已。大承气专主肠中燥粪，大陷胸并主心下水食。燥粪在肠，必藉推逐之力，故须枳、朴，水食在胃，必兼破饮之长，故用甘遂。且大承气先煮枳、朴，而后内大黄，大陷胸先煮大黄，而后内诸药，夫治上者制宜缓，治下者制宜急，而大黄生则行速，熟①则行迟，盖即一物，而其用又有不同如此。

伤寒六七日，结胸热实，脉沉而紧。心下痛，按之石硬者，大陷胸汤主之。

邪气内结，既热且实，脉复沉紧，有似大承气证。然结在心下，而不在腹中，虽按之石硬而痛，亦是水食互结，与阳明之燥粪不同。故宜甘遂之破饮，而不宜枳、朴之散气，如上条之说也。

伤寒十余日，热结在里，复往来寒热者，与大柴胡汤。但结胸无大热者，此为水结在胸胁也。但头微汗出者，大陷胸汤主之。

热结在里，而复往来寒热，是谓表里俱实，不得以十余日之久，而独治其里也，故宜大柴胡表里两解之法。若但结胸而无大热，如口燥渴心烦等证者，此为水饮结在胸胁之间，所谓水结胸者是也。盖邪气入里，必挟身中所有，以为依附之地，是以在肠胃则结于糟粕，在胸膈则结于水饮，各随其所有而为病耳。水结在胸，而但头汗出者，邪膈于上而气不下通也，故与大陷胸汤，以破饮而散结。

太阳病，重发汗，而复下之，不大便五六日，舌上燥而渴，日晡所小有潮热，从心下至少腹硬满而痛不可近者，大陷胸汤主之。

汗下之后，津液重伤，邪气内结。不大便五六日，舌上燥而渴，日晡所小有潮热，皆阳明胃热之征也。从心下至少腹，硬满而痛不可近，则不特征诸兆，抑且显诸形矣。乃不用大承气而用大陷胸者，亦以水食互结，且虽至少腹，而未离心下故也。不然，下证悉具，下药已行，何以不臣枳、朴而臣甘遂哉。

---

① 熟：底本原误作"热"，据医学大成本改。

结胸者，项亦强，如柔痓状，下之则和，宜大陷胸丸。

痓病之状，颈项强直。结胸之甚者，热与饮结，胸膈紧贯，上连于项，但能仰而不能俯，亦如痓病之状也。曰柔而不曰刚者，以阳气内陷者，必不能外闭，而汗常自出耳。是宜下其胸中结聚之实，则强者得和而愈。然胸中盛满之邪，固非小陷胸所能去，而水热互结之实，亦非承气汤所可治，故与葶苈之苦，甘遂之辛，以破结饮而泄气闭，杏仁之辛，白蜜之甘，以缓下趋之势，而去上膈之邪，其芒硝、大黄，则资其软坚荡实之能。

大陷胸丸方

大黄半斤　葶苈半斤　芒硝半斤　杏仁半升，去皮尖，熬

上四味，捣筛二味，内杏仁、芒硝，合研加脂，和散，取如弹丸一枚，别捣甘遂末一钱匕，白密二合，水二升，煮取一升，温顿服之。一宿乃下。如不下，更服，取下为效，禁如药法。

按：汤者，荡也，荡涤邪秽，欲使其净尽也。丸者，缓也，和理脏腑，不欲其速下也。大陷胸丸，以荡涤之体，为和缓之用。盖以其邪结在胸，而至如柔痓状，则非峻药不能逐之，而又不可以急剂一下而尽，故变汤为丸，煮而并渣服之，及峻药缓用之法，峻则能胜破坚荡实之任，缓则能尽际上迄下之邪也。

小结胸病，正在心下，按之则痛，脉浮滑者，小陷胸汤主之。

胸中结邪，视结胸较轻者，为小结胸。其证正在心下，按之则痛，不似结胸之心下至少腹硬满，而痛不可近也。其脉浮滑，不似结胸之脉沉而紧也。是以黄连之下热，轻于大黄，半夏之破饮，缓于甘遂，栝蒌之润利，和于芒硝，而其蠲除胸中结邪之意，则又无不同也，故曰小陷胸汤。

小陷胸汤方

黄连一两　半夏半升，洗　栝蒌实大者一枚

上三味，以水六升，先煮栝蒌实，取三升，去滓，内诸药，煮取二升，去滓，分温三服。

病在阳，应以汗解之，反以冷水潠之，若灌之，其热被劫不得去，弥更益烦，肉上粟起，意欲饮水，反不渴者，服文蛤散。若不差者，与五苓散。寒实结胸，无热证者，与三物小陷胸汤，白散亦可服。

病在阳者，邪在表也，当以药取汗，而反以冷水潠之，或灌灌之，其热得寒，被劫而又不得竟去，于是热伏水内，而弥更益烦，水居热外，而肉上粟起。而其所以为热，亦非甚深而极盛也，故意欲饮水，而口反不渴。文蛤咸寒而性燥，能去表间水热互结之气。若服之而不差者，其热渐深，而内传入本也。五苓散，辛散而淡渗，能去膀胱与水相得之热。若其外不郁于皮肤，内不传于膀胱，则水寒之气，必结于胸中，而成寒实结胸。寒实者，寒邪成实，与结胸热实者不同，审无口燥渴烦等证见者，当与三物白散温下之剂，以散寒而除实也。本文小陷胸汤及亦可服七字，疑衍。盖未有寒热而仍用黄连、栝蒌者，或久而变热者，则亦可与服之耳。

文蛤散方

文蛤五两为散，以沸汤和一钱匕服，汤用五合。

三物白散

桔梗三分　贝母三分　巴豆一分，去皮心，熬黑

上三味，为末，内巴豆，更于白中杵之，以白饮和服。强人半钱匕，羸者减之。病在膈上必吐，在膈下必利。下利，

进热粥一杯。利过不止，进冷粥一杯，身热皮粟不解，欲引衣自覆者，若水以㵸之洗之，益令热劫不得出，当汗而不汗则烦。假令汗出已，腹中痛，与芍药三两，如上法。

太阳少阳并病，而反下之，成结胸，心下硬，下利不止，水浆不下，其人心烦。

太阳病未罢[1]而并于少阳，法当和散，如柴胡加桂枝之例，而反下之，阳邪内陷，则成结胸，亦如太阳及少阳误下之例也。但邪既上结，则当不复下注，乃结胸心下硬，而又下利不止者，邪气甚盛，而淫溢上下也。于是胃气失其和，而水浆不下，邪气乱其心，而烦扰不宁，所以然者，太少二阳之热，并而入里，充斥三焦心胃之间，故其为病，较诸结胸有独甚焉，仲景不出治法者，非以其盛而不可制耶。

结胸证，其脉浮大者，不可下，下之则死。

结胸证，原有可下之例，如大陷胸汤及丸诸法是也。若其脉浮大者，心下虽结而表邪犹盛，则不可迳与下法，下之则脏气重伤，邪气复入，既不能受，又不可制，则难为生矣。故曰下之则死。

结胸证悉具，烦躁者死，下利者亦死。

伤寒邪欲入而烦躁者，正气与邪争也。邪既结而烦躁者，正气不胜而将欲散乱也。结胸证悉具，谓脉沉紧，心下痛，按之石硬，及不大便，舌上燥而渴，日晡所潮热，如上文所云是也。而又烦躁不宁，则邪结甚深。而正虚欲散，或下利者，是邪气淫溢，际上极下，所谓病胜脏者也，虽欲不死，其可得乎。

痞证七条

脉浮而紧，而复下之，紧反入里，则作痞。按之自濡，但气痞耳。

此申言所以成痞之故。浮而紧者，伤寒之脉，所谓病发于阴也。紧反入里者，寒邪因下而内陷，与热入因作结胸同意。但结胸心下硬满而痛，痞则按之濡而不硬且痛。所以然者，阳邪内陷，止于胃中，与水谷相结，则成结胸，阴邪内陷，止于胃外，与气液相结，则为痞，是以结胸为实，而按之硬痛，痞病为虚，而按之自濡耳。

心下痞，按之濡，其脉关上浮者，大黄黄连泻心汤主之。

按：成氏云：心下硬，按之痛，关脉沉者，实热也；心下痞，按之濡，关上浮者，虚热也，与大黄、黄连以导其虚热。成氏所谓虚热者，对燥屎而言也，非阴虚阳虚之谓。盖热邪入里，与糟粕相结，则为实热，不与糟粕相结，即为虚热。本方以大黄、黄连为剂，而不用枳、朴、芒硝者，盖以泄热，非以荡实也。麻沸汤者，煮水小沸如麻子，即以煮药，不使尽药力也。

大黄黄连泻心汤方

大黄二两　黄连一两

上二味，以麻沸汤二升渍之，须臾，绞去滓，分温再服。

心下痞，而复恶寒汗出者，附子泻心汤主之。

此即上条而引其说，谓心下痞，按之濡，关脉浮者，当与大黄黄连泻心汤，泻心下之虚热，若其人复恶寒而汗出，证兼阳虚不足者，又须加附子以复表阳之气。乃寒热并用，邪正兼治之法也。

---

① 罢：底本原作"能"，据医学大成本改。

附子泻心汤方

大黄二两 黄连一两 黄芩一两 附子一枚炮，去皮，破，别煮取汁

上四味，切三味，以麻沸汤二升渍之，须臾，绞去滓，内附子汁，分温三服。

按此证，邪热有余而正阳不足，设治邪而遗正，则恶寒益甚，或补阳而遗热，则痞满愈增，此方寒热补泻，并投互治，诚不得已之苦心。然使无法以制之，鲜不混而无功矣，方以麻沸汤渍寒药，别煮附子取汁，合和与服，则寒热异其气，生熟异其性，药虽同行，而功则各奏，乃先圣之妙用也。

伤寒五六日，呕而发热者，柴胡汤证具，而以他药下之，柴胡证仍在者，复与柴胡汤。此虽已下之，不为逆，必蒸蒸而振，却发热汗出而解。若心下满而硬痛者，此为结胸也，大陷胸汤主之，但满而不痛者，此为痞，柴胡不中与之，宜半夏泻心汤。

结胸及痞，不特太阳误下有之，即少阳误下亦有之。柴胡汤证具者，少阳呕而发热，及脉弦口苦等证具在也。是宜和解而反下之，于法为逆。若柴胡证仍在者，复与柴胡汤，和之即愈，此虽已下之，不为逆也。蒸蒸而振者，气内作而与邪争胜，则发热汗出而邪解也。若无柴胡证，而心下满而硬痛者，则为结胸，其满而不痛者，则为痞，均非柴胡所得而治之者矣。结胸宜大陷胸汤，痞宜半夏泻心汤，各因其证而施治也。

半夏泻心汤方

黄芩三两 人参三两 甘草三两 黄连一两 半夏半升，洗 干姜三两 大枣十二枚

上七味，以水一斗，煮取六升，去滓，再煮取三升，温服一升，日三服。

按痞者，满而不实之谓。夫客邪内陷，即不可从汗泄，而满而不实，又不可从下夺，故惟半夏、干姜之辛，能散其结，黄连、黄芩之苦，能泄其满，而其所以泄与散者，虽药之能，而实胃气之使也。用参、草、枣者，以下后中虚，故以之益气，而助其药之能也。

伤寒汗出解之后，胃中不和，心下痞硬，干噫食臭，胁下有水气，腹中雷鸣下利者，生姜泻心汤主之。

汗解之后，胃中不和，既不能运行真气，并不能消化饮食，于是心中痞硬，干噫食臭，《金匮》所谓中焦气未和，不能消谷，故令人噫是也。噫，嗳食气也。胁下有水气，腹中雷鸣下利者，土德不及而水邪为殃也。故以泻心消痞，加生姜以和胃。

按上条本少阳病，不宜入太阳篇中，此条汗解后病，亦不得谓之逆，而俱列于此者，所以备诸泻心之用也。

生姜泻心汤方

生姜四两，切 人参三两 半夏半升，洗 甘草三两，炙 黄芩三两 大枣十二枚，擘 黄连一两 干姜一两

上八味，以水一斗，煮取六升，去滓，再煮取三升，温服一升，日三服。

伤寒中风，医反下之，其人下利日数十行，谷不化，腹中雷鸣，心下痞硬而满，干呕，心烦不得安，医见心下痞，谓病不尽，复下之，其痞益甚，此非结热，但以胃中虚，客气上逆，故使硬也。甘草泻心汤主之。

伤寒中风者，成氏所谓伤寒或中风者是也。邪盛于表而反下之，为下利谷不化，腹中雷鸣，为心下痞硬而满，为干呕心烦不得安，是表邪内陷心间，而复上攻下注，非中气空虚，何致邪气淫溢至此哉！医以为结热未去，而复下之，是已虚而益虚也，虚则气不得化，邪愈上逆，而

痞硬有加矣。故与泻心消痞，加甘草以益中气。

甘草泻心汤方

甘草四两　黄芩三两　干姜三两　黄连一两　半夏半升，洗　大枣十二枚，擘

上六味，以水一斗，煮取六升，去滓，再煮取三升，温服一升，日三服。

按：生姜泻心汤，甘草泻心汤二方，虽同为治痞之剂，而生姜泻心，意在胃中不和，故主生姜以和胃，甘草泻心，意在下利不止，与客气上逆，故不用人参之增气，而须甘草之安中也。

伤寒大下后，复发汗，心下痞，恶寒者，表未解也，不可攻痞①，当先解表，表解②乃可攻痞③。解表宜桂枝汤④，攻痞宜大黄黄连泻心汤。

大下复汗，正虚邪入，心下则痞，当与泻心汤如上法矣。若其人恶寒者，邪虽入里，而表犹未罢，则不可逐攻其痞。当先以桂枝汤解其表，而后以大黄黄连泻心汤攻其痞，不然，恐痞虽解，而表邪复入里为患也，况痞亦未必能解耶。

按：伤寒下后，结胸痞满之外，又有懊憹、烦满、下利等证。盖邪入里而未集，而其位又高，则为懊憹；其已集而稍下者，则为结胸及痞；其最下而亦未结者，则为下利、结胸、痞满。具如上文，凡十六条。以下凡十一条，则备举懊憹、下利诸证也。

懊憹烦满证治六条

发汗吐下后，虚烦不得眠，若剧者，必反覆颠倒，心中懊憹，栀子豉汤主之。若少气者，栀子甘草豉汤主之。若呕者，栀子生姜豉汤主之。

发汗吐下后，正气既虚，邪气亦衰，乃虚烦不得眠，甚则反覆颠倒，心中懊憹者，未尽之邪，方入里而未集，已虚之气，欲胜邪而不能，则烦乱不宁，甚则心中懊憹，郁闷而不能自已也。栀子体轻，味苦微寒，豉经蒸闷，可升可降，二味相合，能彻散胸中邪气，为除烦止躁之良剂。少气者，呼吸少气不足以息也，甘草之甘可以益气。呕者，气逆而不降也，生姜之辛，可以散逆。得吐则邪气散而当愈，不可更吐以伤其气，故止后服。

栀子豉汤方

栀子十四枚，擘　香豉四合，绵裹

上二味，以水四升，先煮栀子，得二升半，内豉，煮取一升半，去滓，分二服，温进一服，得吐，止后服。

栀子甘草豉汤方

于栀子豉汤内，加入甘草二两，余依前法。

栀子生姜豉汤方

于栀子豉汤内，加入生姜五两。余依前法。

发汗若下之，而烦热，胸中窒者，栀子豉汤主之。

伤寒五六日，大下之后，身热不去，心中结痛者，未欲解也，栀子豉汤主之。

烦热者，心烦而身热也。胸中窒者，邪入胸间而气窒不行也。盖亦汗下后，正虚邪入，而犹未集之证，故亦宜栀子豉汤散邪彻热为主也。心中结痛者，邪结心间而为痛也。然虽结痛而身热不去，则其邪亦未尽入，与结胸之心下痛而身不热者不同。此栀子豉汤之散邪彻热，所以轻于小陷胸之荡实除热也。

伤寒下后，心烦腹满，卧起不安者，栀子厚朴汤主之。

---

① 痞：底本无，据医学大成本补。
② 表解：底本无，据医学大成本补。
③ 痞：底本无，据医学大成本补。
④ 汤：底本无，据医学大成本补。

下后心烦，证与上同，而加腹满，则邪入较深矣，成氏所谓邪气壅于心腹之间者是也。故去香豉之升散，而加枳、朴之降泄。若但满而不烦，而邪入更深，又当去栀子之轻清，而加大黄之沉下矣。此栀子厚朴汤所以重于栀豉而轻于承气也。

栀子厚朴汤方

栀子十四枚，擘 厚朴四两，姜汁炒 枳实四枚，水浸，去穰炒

上三味，以水三升半，煮取一升半，去滓，分二服。温进一服，得吐者，止后服。

伤寒，医以丸药大下之，身热不去，微烦者，栀子干姜汤主之。

大下后，身热不去，证与前同。乃中无结痛，而烦又微而不甚。知正气虚，不能与邪争，虽争而亦不能胜之也。故以栀子彻胸中陷入之邪，干姜复下药损伤之气。

栀子干姜汤方

栀子十四枚 干姜二两

上二味，以水三升半，煮取一升半，去滓，分二服。温进一服，得吐，止后服。

凡用栀子汤，病人旧微溏者，不可与服之。

病人旧微溏者，未病之先，大便本自微溏，为里虚而寒在下也。栀子汤，本涌泄胸中客热之剂，旧微溏者，中气不固，与之，恐药气乘虚下泄，而不能上达，则膈热反因之而深入也，故曰不可与服之。

下利脉证五条

太阳病，桂枝证，医反下之，利遂不止。脉促者，表未解也。喘而汗出者，葛根黄连黄芩汤主之。

太阳中风发热，本当桂枝解表，而反下之，里虚邪入，利遂不止，其脉则促，其证则喘而汗出。夫促为阳盛，脉促者，知表未解也。无汗而喘，为寒在表，喘而汗出，为热在里也。是其邪陷于里者十之七，而留于表者十之三。其病为表里并受之病，故其法亦宜表里两解之法。葛根黄连黄芩汤，葛根解肌于表，芩、连清热于里，甘草则合表里而并和之耳。盖风邪初中，病为在表，一入于里，则变为热矣。故治表者，必以葛根之辛凉，治里者，必以芩、连之苦寒也。而古法汗者不以偶，下者不以奇，故葛根之表，则数多而独行，芩、连之里，则数少而并须，仲景矩矱，秩然不紊如此。

葛根黄连黄芩汤方

葛根半斤 甘草二两，炙 黄芩二两 黄连三两

上四味，以水八升，先煮葛根，减二升，内诸药，煮取二升，去滓，分温再服。

太阳病，外证未除，而数下之，遂协热而利。利下不止，心下痞硬，表里不解者，桂枝人参汤主之。

太阳误下自利，而又表里不解，与上条同。然曰数下，则气屡伤矣，曰利下不止，则虚复甚矣，虽心下痞硬，亦是正虚失运之故，是宜桂枝之辛，以解其表，参、术、姜、草之甘温，以安其里，而不可以葛根攻表，亦不得以芩、连清里[①]，治如上条之例矣。

桂枝人参汤方

桂枝四两 干姜三两 白术三两 人参三两 炙甘草四两

上五味，以水九升，先煮四味，取五升，内桂，更煮取三升，温服一升，日再，夜一服。

伤寒，医下之，续得下利清谷不止，

---

① 清里：底本原作"利"，据医学大成本改。

身疼痛者，急当救里，后身疼痛，清便自调者，急当救表。救里宜四逆汤，救表宜桂枝汤。

伤寒下后，邪气变热，乘虚入里者，则为挟热下利，其邪未入里而脏虚生寒者，则为下利清谷，各因其人邪气之寒热，与脏气之阴阳而为病也。身疼痛者，邪在表也。然脏气不充，则无以为发汗散邪之地，故必以温药，舍其表而救其里，服后清便自调，里气已固，而身痛不除，则又以甘辛发散为急，不然，表之邪又将入里而增患矣。而救里用四逆，救表用桂枝，与厥阴篇下利、腹胀满身疼痛条略同，彼为寒邪中阴，此为寒药伤里，而其温中散邪，先表后里之法则一也。

太阳病，二三日，不能卧，但欲起，心下必结，脉微弱者，此本有寒分也。反下之，若利止，必作结胸；未止者，四日复下之，此作协热利也。

太阳病，二三日，为病未久也。不能卧，但欲起者，心下结满，卧则气愈壅而不安也。脉微弱，阳气衰少也。夫二三日，为病未久，则寒未变热，而脉又微弱，知其结于心下者，为寒分而非热分矣。寒分者，病属于寒，故谓寒分，犹《金匮》所谓血分、气分、水分也。寒则不可下，而医反下之，里虚寒入，必为下利不止。若利止，必作结胸者，寒邪从阳之化，而上结于阳位也。若未止，四日复下之者，寒已变热，转为协热下利，故须复下，以尽其邪，所谓在下者，引而竭之也。总之，寒邪中人，久必变热，而邪不上结，势必下注，仲景反覆详论，所以诏示后人者深矣。

伤寒服汤药，下利不止，心下痞硬。服泻心汤已，复以他药下之，利不止。医以理中与之，利益甚。理中者，理中焦，此利在下焦，赤石脂禹余粮汤主之。复利

不止者，当利其小便。

汤药，亦下药也。下后下利痞硬，泻心汤是已，而复以他药下之，以虚益虚，邪气虽去，下焦不约，利无止期，故不宜参、术、姜、草之安中，而宜赤脂、禹粮之固下也。乃服之而利犹不止，则是下焦分注之所，清浊不别故也，故当利其小便。

赤石脂禹余粮汤方

赤石脂一斤，碎　禹余粮一斤，碎

上二味，以水六升，煮取二升，去滓，分温三服。

下后诸变证治八条

太阳病下之，其脉促，不结胸者，此为欲解也。脉浮者，必结胸也。脉紧者，必咽痛。脉弦者，必两胁拘急。脉细数者，头痛未止。脉沉紧者，必欲呕。脉沉滑者，协热利。脉浮滑者，必下血。

此因结胸，而并详太阳误下诸变。谓脉促为阳盛，而不结于胸，则必无下利痞满之变，其邪将从外解。若脉浮者，下后邪已入里，而犹在阳分，则必作结胸矣。脉紧者，太阳之邪，传入少阴之络，故必咽痛，所谓脉紧者属少阴，又邪客于足少阴之络，令人咽痛，不可内食是也。脉弦者，太阳之邪，传入少阳之经，故必两胁拘急，所为① 尺寸俱弦者，少阳受病，其脉循胁络于耳故也。脉细为气少，数为阳脉，气不足而阳有余，乃邪盛于上也，故头痛未止。脉沉为在里，紧为寒脉，邪入里而正不容，则内为格拒，故必欲呕。脉沉滑者，热胜而在下也，故协热利。脉浮滑者，阳胜而阴伤也，故必下血。经曰：不宜下而更攻之，诸变不可胜数，此之谓也。以下并太阳下后之证，而或胸

---

① 为：疑当作"谓"。音误。

满，或喘，或烦惊谵语，或胁痛发黄，是结胸、痞满、烦躁、下利外，尚有种种诸变如此。

太阳病，下之后，脉促胸满者，桂枝去芍药汤主之。若微恶寒者，去芍药方中，加附子汤主之。

阳邪被抑，不复浮盛于表，亦未结聚于里，故其胸满，其脉促。促者，数而时一止也。夫促为阳脉，胸中为阳之府，脉促胸满，则虽误下，而邪气仍在阳分，故以桂、甘、姜、枣甘辛温药，从阳引而去之，去芍药者，恐酸寒气味，足以留胸中之邪，且夺桂枝之性也。若微恶寒者，其人阳不足，必加附子，以助阳气而逐阳邪，设徒与前法，则药不及病，虽病不增剧，亦必无济矣。

桂枝去芍药汤方

于桂枝汤内，去芍药。余依前法。

桂枝去芍药加附子汤方

于桂枝汤方内，去芍药，加附子一枚，炮去皮，破八片。余依前法。

太阳病，下之微喘者，表未解故也，桂枝加厚朴杏仁汤主之。喘家作桂枝汤，加厚朴、杏仁佳。

太阳误下，无结胸下利诸变，而但微喘，知其里未受病，而其表犹未解，胸中之气为之不利也。故与桂枝汤，解表散邪，加厚朴、杏仁，下气定喘。然喘之为病，所关非细，而误下之后，其变实多，仲景此条，盖可以互证，而难以独引，亦如太阳病，脉浮者，可发汗，宜麻黄汤之文也，学者辨诸。

太阳病，下之后，其气上冲者，可与桂枝汤，方用前法。若不上冲者，不可与之。

病在太阳，而反下之，正气遂虚，邪气则陷，乃其气反上冲者，阳邪被抑而复扬，仍欲出而之表也。故可与桂枝汤，从

阳引而去之，因其轻而扬之之意也。用前法者，即啜热稀粥，以助药力之法，盖欲以救被伤之气，而引欲出之邪耳。若不上冲者，邪已内陷，不复外攻，当随脉证而调其内，不可更以桂枝攻其表也。

伤寒八九日，下之，胸满烦惊，小便不利，谵语，一身尽重，不可转侧者，柴胡加龙骨牡蛎汤主之。

伤寒下后，其邪有并归一处者，如结胸下利诸候是也。有散漫一身者，如此条所云诸证是也。胸满者，邪痹于上；小便不利者，邪痹于下；烦惊者，邪动于心；谵语者，邪结于胃，此病之在里者也。一身尽重，不可转侧者，筋脉骨肉，并受其邪，此病之在表者也。夫合表里上下而为病者，必兼阴阳合散以为治，方用柴胡、桂枝，以解其外而除身重，龙、蛎、铅丹，以镇其内而止烦惊，大黄以和胃气，止谵语，茯苓以泄膀胱，利小便，人参、姜、枣，益气养营卫，以为驱除邪气之本也。如是表里虚实，泛应曲当，而错杂之邪，庶几尽解耳。

柴胡加龙骨牡蛎汤方

半夏二合，洗　柴胡四两　人参　龙骨　铅丹　牡蛎熬　茯苓　桂枝　生姜各一两半　大枣六枚　大黄二两

上十一味，以水八升，煮取四升，内大黄，切如棋子，更煮一二沸，去滓，温服一升。

得病六七日，脉迟浮弱，恶风寒，手足温，医二三下之，不能食，而胁下满痛，面目及身黄，颈项强，小便难者，与柴胡汤，后必下重。本渴而饮水呕者，柴胡汤不中与也，食谷者哕。

病六七日，脉浮不去，恶风寒不除，其邪犹在表也。医反二三下之，胃气重伤，邪气入里，则不能食而胁下满痛，且面目及身黄，颈项强，小便难。所以然

者，其人脉迟弱而不数，手足温而不热，为太阴本自有湿，而热又入之，相得不解，交蒸互郁，而面目身体悉黄矣。颈项强者，湿痹于上也；胁下满痛者，湿聚于中也；小便难者，湿不下走也，皆与热相得之故也。医以其胁下满痛，与柴胡汤以解其邪。后必下重者，邪外解而湿下行，将欲作利也。设热湿并除，则汗液俱通而愈矣，何至下重哉？本渴而饮水呕者，《金匮》所谓先渴却呕者，为水停心下，此属饮家也。饮在心下，则食谷必哕，所谓诸呕吐，谷不得下者，小半夏汤主之是也，岂小柴胡所能治哉？

本以下之，故心下痞，与泻心汤，痞不解，其人渴而口燥烦，小便不利者，五苓散主之。

下后成痞，与泻心汤，于法为当矣。乃痞不解，而其人口燥烦渴，小便不利者，此非痞也，乃热邪与水蓄而不行也。水蓄不行，则土失其润，而口燥烦渴，下迷其道，而小便不利，泻心汤不中与矣。五苓散，散水泄热，使小便利，则痞与烦渴俱止耳。

下后，不可更行桂枝汤。汗出而喘，无大热者，可与麻黄杏子甘草石膏汤。

此与汗后不可更行桂枝汤条大同，虽汗下不同，其为邪入肺中则一，故其治亦同。

误汗下及吐后诸变脉证十三条

本发汗而复下之，此为逆也；若先发汗，治不为逆。本先下之，而反汗之，此为逆也；若先下之，治不为逆。

此泛言汗下之法，各有所宜，当随病而施治，不可或失其度也。如头痛发热恶寒者，本当发汗而反下之，是病在表而治其里也，故曰逆；腹满便闭恶热者，本当下之而反汗之，是病在里而治其表也，故

亦为逆。若审其当汗而汗之，或当下而下之，则亦何逆之有。《外台》云：表病里和，汗之则愈，下之则死；里病表和，下之则愈，汗之则死。不可不慎也。

太阳病，先发汗不解，而复下之，脉浮者不愈。浮为在外而反下之，故令不愈。今脉浮，故知在外，当须解外则愈，宜桂枝汤主之。

既汗复下，邪气不从表散，而又不从里出者，以其脉浮而邪在外，故虽复下之，而病不愈也。夫病在外者，仍须从外引而去之，今虽已汗下，而其脉仍浮，知其邪犹在外，故须桂枝汤解散外邪则愈。少阳篇云：柴胡汤证具，而以他药下之，柴胡证仍在者，复与柴胡汤，必蒸蒸而振，却发热汗出而解，与此同意，所当互参。

太阳病，先下之而愈，因复发汗，以此表里俱虚，其人因致冒，冒家汗出自愈。所以然者，汗出表和故也。得里未和，然后复下之。

下之则伤其里，汗之则伤其表，既下复汗，表里俱虚，而邪仍不解，其人则因而为冒。冒，昏冒也，以邪气蔽其外，阳气被郁，欲出不能，则时自昏冒，如有物蒙蔽之也。若得汗出，则邪散阳出，而冒自愈，《金匮》云：冒家欲解，必大汗出也。然亦正气得复，而后汗自出耳，岂可以药强发之哉！若汗出冒解，而里未和者，然后复下之，以和其里，所谓里病表和，下之而愈是也。

大下之后，复发汗，小便不利者，亡津液故也，勿治之，得小便利，必自愈。

既下复汗，重亡津液，大邪虽解，而小便不利，是未可以药利之。俟津液渐回，则小便自行而愈。若强利之，是重竭其阴也，况未必即利耶。

下之后，复发汗，必振寒，脉微细。

所以然者，以内外俱虚故也。

振寒，振栗而寒也，脉微为阳气虚，细为阴气少，既下复汗，身振寒而脉微细者，阴阳并伤，而内外俱虚也。是必以甘温之剂，和之、养之为当矣。

下之后，复发汗，昼日烦躁不得眠，夜而安静，不呕、不渴，无表证，脉沉微，身不大热者，干姜附子汤主之。

大法昼静夜剧，病在肾阴，夜静昼剧，病在胃阳，汗下之后，昼日烦躁不得眠，夜而安静者，邪未尽而阳已虚。昼日阳虚欲复，而与邪争，则烦躁不得眠，夜而阴旺阳虚，不能与邪争，则反安静也。不呕不渴，里无热也，身无大热，表无热也，而又无头痛恶寒之表证，其脉又不浮而沉，不洪而微，其为阳气衰少无疑，故当与干姜、附子，以助阳虚而逐残阴也。以上三条，并是汗下后小便不利者，伤其阴也，振寒脉微细者，阴阳并伤也，昼日烦躁不得眠，夜而安静者，伤阳而不及阴也，于此见病变之不同。

干姜附子汤方

干姜一两　附子一枚，生用，去皮，切八片

上二味，以水三升，煮取一升，去滓，顿服。

发汗若下之，病仍不解，烦躁者，茯苓四逆汤主之。

发汗若下，不能尽其邪，而反伤其正于是正气欲复而不得复，邪气虽微而不即去，正邪交争，乃生烦躁，是不可更以麻、桂之属逐其邪，及以栀、豉之类止其烦矣。是方干姜、生附之辛，所以散邪，茯苓、人参、甘草之甘，所以养正，乃强主弱客之法也。

茯苓四逆汤方

茯苓六两　人参一两　干姜一两半　甘草二两，炙　附子一枚，生用，去皮，破八片

上五味，以水五升，煮取三升，去滓，温服七合，日三服。

按：汗下后烦躁一证，悉是正虚邪扰之故，而有邪多虚少，或虚多邪少之分。邪多者，宜逐邪以安正，虚多者，宜助正以逐邪。仲景既著栀豉汤之例，复列茯苓四逆之法，其于汗下后烦躁一证，虚实互举，补泻不遗如此，学者所当究心也。

伤寒胸中有热，胃中有邪气，腹中痛，欲呕吐者，黄连汤主之。

此上中下三焦俱病，而其端实在胃中。邪气即寒淫之气，胃中者，冲气所居，以为上下升降之用者也，胃受邪而失其和，则升降之机息，而上下之道塞矣，成氏所谓阴不得升而独治其下，为下寒，腹中痛，阳不得降而独治于上，为胸中热，欲呕吐者是也。故以黄连之苦寒，以治上热，桂枝之甘温，以去下寒，上下既平，升降乃复。然而中焦不治，则有升之而不得升，降之而不得降者矣，故必以人参、半夏、干姜、甘草、大枣，以助胃气而除邪气也。此盖痞证之属，多从寒药伤中后得之，本文虽不言及，而其为误治后证可知，故其药亦与泻心相似，而多桂枝耳。

黄连汤方

黄连　桂枝去皮　干姜　甘草炙，各三两　人参二两　半夏半升，洗　大枣十二枚，擘

上七味，以水一斗，煮取六升，去滓，温服一升，日三服，夜二服。

太阳病，当恶寒发热，今自汗出，不恶寒发热，关上脉细数者，以医吐之故也。一二日吐之者，腹中饥，口不能食，三四日吐之者，不喜糜粥，欲食冷食，朝食暮吐，以医吐之所致也，此为小逆。

病在表而医吐之，邪气虽去，胃气则伤，故自汗出，无寒热而脉细数也。一二日，胃气本和，吐之则胃空思食，故腹中饥，而胃气因吐而上逆，则又口不能食

也。三四日，胃气生热，吐之则其热上动，故不喜糜粥，欲食冷食，而胃气自虚，不能消谷，则又朝食而暮吐也。此非病邪应尔，以医吐之所致，曰小逆者，谓邪已去而胃未和，但和其胃，则病必自愈。

伤寒吐下后，复发汗，虚烦，脉甚微，八九日，心下痞硬，胁下痛，气上冲咽喉，眩冒，经脉动惕者，久而成痿。

吐下复汗，津液叠伤，邪气陷入，则为虚烦。虚烦者，正不足而邪扰之为烦，心不宁也。至八九日，正气复，邪气退，则愈，乃反心下痞硬，胁下痛，气上冲咽喉，眩冒者，邪气搏饮，内聚而上逆也。内聚者，不能四布，上逆者，无以逮下。夫经脉者，资血液以为用者也，汗吐下后，血液之所存几何，而复搏结为饮，不能布散诸经，譬如鱼之失水，能不为之时时动惕耶？且经脉者，所以纲维一身者也，今既失浸润于前，又不能长养于后，必将筋膜干急而挛，或枢折胫纵而不任地，如《内经》所云脉痿筋痿之证也，故曰久而成痿。

太阳病吐之，但太阳病当恶寒，今反不恶寒，不欲近衣，此为吐之内烦也。

病在表而吐之，邪气虽去，胃气生热，则为内烦。内烦者，热从内动而生烦也。

太阳病，过经十余日，心下温温欲吐，而胸中痛，大便反溏，腹微满，郁郁微烦，先此时自极吐下者，与调胃承气汤。若不尔者，不可与。但欲呕，胸中痛，微溏者，此非柴胡证，以呕，知极吐下也。

过经者，病过一经，不复在太阳矣，详见阳明篇中。心下温温欲吐而胸中痛者，上气因吐而逆，不得下降也，与病人欲吐者不同。大便溏而不实者，下气因下

而注，不得上行也，与大便本自溏者不同。设见腹满，郁郁微烦，知其热积在中者犹甚，则必以调胃承气，以尽其邪矣，邪尽则不特腹中之烦满释，即胸中之呕痛亦除矣，此因势利导之法也。若不因吐下而致者，则病人欲吐者，与大便自溏者，均有不可下之戒，岂可漫与调胃承气汤哉！但欲呕，腹下痛，有似柴胡证，而系在极吐下后，则病在中气，非柴胡所得而治者矣。所以知其为极吐大下者，以大便溏而仍复呕也，不然，病既在下，岂得复行于上哉！

太阳病，三日，已发汗，若吐、若下、若温针，仍不解者，此为坏病，桂枝不中与也。观其脉证，知犯何逆，随证治之。

若，与或同，言或汗，或吐、或下，或温针，而病仍不解，即为坏病，不必诸法杂投也。坏病者，言为医药所坏，其病形脉证不复如初，不可以原法治也，故曰桂枝不中与也。须审其脉证，知犯何逆，而后随证依法治之。

火逆十条

脉浮，宜以汗解。用火灸之，邪无从出，因火而盛，病从腰以下必重而痹，名火逆也。

脉浮者，病在表，不以汗解，而以火攻，肌凑未开，则邪无从出，反因火气而热乃盛也。夫阳邪被迫而不去者，则必入而之阴，痛从腰以下，重而痹者，邪因火迫而在阴也，故曰火逆。

微数之脉，慎不可灸，因火为邪，则为烦逆，追虚逐实，血散脉中，火气虽微，内攻有力，焦骨伤筋，血难复也。

脉微数者，虚而有热，是不可以火攻，而反灸之，热得火气，相合为邪，则为烦逆。烦逆者，内烦而火逆也。血被火

迫，谓之追虚，热因火动，谓之逐实，由是血脉散乱而难复，筋骨焦枯而不泽，火之为害何如耶。

脉浮，热甚，反灸之，此为实。实以虚治，因火而动，必咽燥唾血。

此火邪迫血，而血上行者也。脉浮热甚，此为表实，古法泻多用针，补多用灸，医不知，而反灸之，是实以虚治也。两实相合，迫血妄行，必咽燥而唾血。

太阳病，以火熏之，不得汗，其人必躁，到经不解，必圊血，名为火邪。

此火邪迫血，而血下行者也。太阳表病，用火熏之，而不得汗，则邪无从出，热气内攻，必发躁也。六日传经尽，至七日则病当解，若不解，火邪迫血，下走肠间，则必圊血，圊血，便血也。

太阳伤寒者，加温针，必惊也。

寒邪在表，不以汗解，而以温针，心虚热入，必作惊也。成氏曰：温针损营血而动心气。

太阳病中风，以火劫发汗，邪风被火热，血气流溢，失其常度，两阳相熏灼，其身发黄。阳盛则欲衄，阴虚则小便难，阴阳俱虚竭，身体则枯燥。但头汗出，剂颈而还，腹满微喘，口干咽烂，或不大便，久则谵语，甚者至哕，手足躁扰，捻衣摸床。小便利者，其人可治。

风为阳邪，火为阳气，风火交煽，是为两阳，阳盛而热胜为发黄。阳盛则血亡而阴竭，为欲衄，为小便难也。阴阳俱虚竭，非阳既盛而复虚也，盛者，阳邪自盛，虚者，阳气自虚也。身体枯燥以下，并阴阳虚竭，火气熏灼之征，于法不治。乃小便本难而反利，知其阴气未绝，犹可调之使复也，故曰其人可治。

太阳病，二日，反躁，反熨其背，而大汗出。火热入胃，胃中水竭，躁烦，必发谵语。十余日，振栗，自下利者，此为欲解也。故其汗，从腰已下不得汗，欲小便不得，反呕，欲失溲，足下恶风，大便硬，小便当数，而反不数。反多，大便已，头卓然而痛，其人足心必热，谷气下流故也。

太阳病二日，不应躁而反躁者，热气行于里也，是不可以火攻之，而反熨其背，汗出热入，胃干水竭，为躁烦，为谵语，势有所必至者。至十余日，火气渐衰，阴气复生，忽振栗，自下利者，阳得阴而和也，故曰欲解。因原其未得利时，其人从腰以下无汗，欲小便不得者，阳不下通于阴也，反呕者，阳邪上逆也，欲失溲，足下恶风者，阳上逆，足下无气也，大便硬，津液不下行也，诸皆阳气上盛，升而不降之故。及乎津液入胃，大便得行，于是阳气暴降而头反痛，谷气得下而足心热，则其腰下有汗，小便得行可知。其不呕不失溲，又可知矣。

火逆下之，因烧针烦躁者，桂枝甘草龙骨牡蛎汤主之。

火逆复下，已误复误，又加烧针，火气内迫，心阳内伤，则生烦躁，桂枝、甘草，以复心阳之气，牡蛎、龙骨，以安烦乱之神。此与下条参看更明。

桂枝甘草龙骨牡蛎汤方

桂枝　炙甘草各一两　牡蛎　龙骨各二两

上为末，以水五升，煮取二升半，去滓，温服八合，日三服。

伤寒脉浮，医以火迫劫之，亡阳，必惊狂，起卧不安，桂枝去芍药加蜀漆牡蛎龙骨救逆汤主之。

阳者，心之阳，即神明也，亡阳者，火气通于心，神被火迫而不守。此与发汗亡阳者不同，发汗者，摇其精则厥逆，筋惕肉瞤，故当用四逆，被火者，动其神则惊狂，起卧不安，故当用龙蛎，其去芍药者，盖欲以甘草急复心阳，而不须酸味更益营气也，与发汗后，其人叉手自冒心，心下悸，欲得按者，用桂枝甘草汤同意。蜀漆，即常山苗，味辛，能去胸中邪结气，此证火气内迫心胞，故须之以逐邪而安正耳。

桂枝去芍药加蜀漆牡蛎龙骨救逆汤方

桂枝三两　生姜三两，切　蜀漆三两，洗去腥　甘草二两，炙　牡蛎五两，熬　龙骨四两　大枣十二枚，擘

上为末，以水一斗二升。先煮蜀漆减二升，内诸药，煮取三升，去滓，温服一升。

烧针令其汗，针处被寒，核起而赤者，必发奔豚，气从少腹上冲心者，灸其核上各一壮，与桂枝加桂汤。

烧针发其汗，针处被寒者，故寒虽从汗而出，新寒复从针孔而入也。核起而赤者，针处红肿如核，寒气所郁也。于是心气因汗而内虚，肾气乘寒而上逆，则发为奔豚，气从少腹上冲心也。灸其核上，以杜再入之邪，与桂枝加桂，以泄上逆之气。

桂枝加桂汤方

于桂枝汤方内，更加桂三两，共五两，余依前法。

太阳类病法第五 计三十三条

温病一条

太阳病，发热而渴，不恶寒者，为温病。

此温病之的证也。温病者，冬春之月，温暖太甚，所谓非节之暖，人感之而即病者也。此正是伤寒对照处，伤寒变乃成热，故必传经而后渴，温邪不待传变，故在太阳而即渴也。伤寒，阳为寒郁，故

身发热而恶寒，温病，阳为邪引，故发热而不恶寒也。然其脉浮，身热，头痛，则与伤寒相似，所以谓之伤寒类病云。

风温一条

若发汗已，身灼热者，名曰风温。风温为病，脉阴阳俱浮，自汗出，身重多眠睡，鼻息必鼾，语言难出。若被下者，小便不利，直视失溲。若被火者，微发黄色，剧则如惊痫，时瘛疭。若火熏之，一逆尚引日，再逆促命期。

此风温之的脉的证也，亦是伤寒反照处。伤寒，寒邪伤在表，汗之则邪去而热已，风温，温与风得，汗之则风去而温胜，故身灼热也。且夫风温之病，风伤阳气而温损阴气，故脉阴阳俱浮，不似伤寒之阴阳俱紧也。风泄津液，而温伤肺气，故自汗出身重，不同伤寒之无汗而体痛也。多眠睡者，热胜而神昏也。鼻息鼾，语言难出者，风温上壅，凑于肺也。是当以辛散风而凉胜温，乃不知而遽下之，则适以伤脏阴而陷邪气，脏阴阳，则小便难，目直视，邪气陷，则时复失溲也。被火如温针灼艾之属，风温为阳邪，火为阳气，以阳遇阳，所谓两阳相熏灼，其身必发黄也。然火微则熏于皮肤，而身发黄色，火剧则逼入心脏，而如发惊痫，且风从火出，而时时瘛疭，乃所以为逆也。若已被火而复以火熏之，是谓逆而再逆，一逆尚延时日，再逆则促命期，此医家之大罪也。仲景示人风温、温病之大戒如此。

按：伤寒序例云：从霜降以后，至春分以前，凡有触冒霜露，体中寒即病者，谓之伤寒。至冬有非节之暖者，名曰冬温，冬温之毒，与伤寒大异。从立春节后，其中无暴大寒，又不冰雪，而有人壮热为病者，此属春时阳气发外，冬时伏寒变为温病。从春分以后，至秋分节前，天

有暴寒者，皆为时行寒疫也。又曰：若更感异气，变为他病者，当依坏证病而治之。若脉阴阳俱盛，重感于寒者，变为温疟。阳脉浮滑，阴脉濡弱者，更遇于风，变为风温。阳脉洪数，阴脉实大者，更遇温热，变为温毒，温毒为病最重也。阳脉濡弱，阴脉弦紧者，更遇温气，变为温疫。夫所谓冬温寒疫者，皆非其时而有其气，即所谓天行时气也。所谓变为温病者，乃是冬时伏寒，发于春时，阳气即春温也。所谓变为温疟者，本是温热之病，重感新寒，热为寒郁，故为疟也。所谓变为风温者，前风未绝，而后风继之，以阳遇阳，相得益炽也。所谓变为温毒者，前热未已，而又感温热，表里皆热，蕴隆为患，故谓毒也。所谓变为温疫者，本有温病，而又感厉气，故为温疫也。夫治病者，必先识病，欲识病者，必先正名，名正而后，证可辨，法可施矣。惜乎方法并未专详，然以意求之，无不可得，在人之致力何如耳。

痉病七条

太阳病，发热无汗，反恶寒者，名曰刚痉。太阳病，发热汗出，不恶寒者，名曰柔痉。

此分痉病刚柔之异，以无汗恶寒者，为阴为刚，有汗不恶寒者，为阳为柔，阴性劲切，而阳性舒散也。然必兼有头动面赤，口噤，背反张，颈项强等证，仲景不言者，以痉字该之也。不然，何异太阳中风伤寒证，而谓之痉证耶？《活人》亦云：痉证发热恶寒，与伤寒相似，但其脉沉迟弦细，而项背反张为异耳。

太阳病，发热，脉沉而细者，名曰痉，为难治。

太阳脉本浮，今反沉者，风得湿而伏也。痉脉本紧弦，今反细者，真气适不足

也。攻则正不能任，补则邪不得去，此痉病之难治者也。

太阳病，发汗太多，因致痉。

痉病有太阳风寒不解，重感寒湿而成者，亦有亡血竭气，损伤阴阳，筋脉不荣而变成痉者。病在太阳，发汗太多，因致成痉，知其为液脱筋急之痉，而非风淫湿郁之痉矣。经云：气主煦之，血主濡之。又云：阳气者，精则养神，柔则养筋。阴阳既衰，筋脉失其濡养，而强直不柔也。此痉病标本虚实之辨也。

病者身热足寒，颈项强急，恶寒，时头热面赤，目赤，独头动摇，卒口噤，背反张者，痉病也。

痉病不离乎表，故身热恶寒。痉为风强病，而筋脉受之，故口噤，头项强，背反张，脉强直，经云：诸暴强直，皆属于风也。头热足寒，面目赤，头动摇者，风为阳邪，其气上行而又主动也。

按：以上五条，五叔和本编入痉湿暍篇中，在三百九十七法之外，兹特录之，所以广类病之法也。以下二条，系太阳原文，而实为痉病，故移置此篇，以资辨证，非好为变乱前文也，学者辨诸。

太阳病，项背强几几，反汗出恶风者，桂枝加葛根汤主之。

太阳病，项背强几几，无汗恶风，葛根汤主之。

二条本是痉症，而有表虚表实之分，表实者无汗，表虚者汗反自出，即所谓刚痉柔痉也。然痉，筋病也，亦风病也，故虽有刚柔之异，而其项背强几几，恶风，则一也。几几，项强连背，不能展顾之貌。桂枝加葛根汤，如太阳桂枝汤例，葛根汤，如太阳麻黄汤例，而并加葛根者，以项背几几，筋骨肌肉，并痹而不用，故加葛根以疏肌肉之邪，且并须桂、芍、姜、枣，以通营卫之气。

桂枝加葛根汤方

葛根四两　桂枝二两，去皮　芍药二两
甘草二两　生姜三两，切　大枣十二枚

上六味，以水一斗，先煮葛根减二升，去上沫，内诸药，煮取三升，去滓，温服一升。覆取微似汗，不须啜粥，余如桂枝汤法。原方有麻黄三两，成氏云：麻黄主表实。后葛根汤证云：太阳病，项背强几几，无汗恶风，葛根汤主之，药性正与此方同。其无汗者，当用麻黄，今自汗出，恐不加麻黄，但加葛根也。葛根汤方见正治法下。

湿病五条

太阳病，关节疼痛而烦，脉沉而细者，此名湿痹。其候小便不利，大便反快，但当利其小便。

湿为六淫之一，故其感人，亦如风寒之先在太阳，但风寒伤于肌腠，而湿则流入关节，风脉浮，寒脉紧，而湿脉则沉而细，湿性濡滞而气重者，故名湿痹，痹者，闭也。然中风者，必先有内风，而后召外风，中湿者，亦必先有内湿，而后感外湿。由其人平日土德不及，而湿动于中，由是气化不速，而湿侵于外，外内合邪，为关节疼痛，为小便不利，大便反快。治之者，必先逐内湿，而后可以除外湿，故当利其小便，东垣亦云：治湿不利小便，非其治也。

湿家之为病，一身尽疼，发热，身色如熏黄。

湿外盛者，其阳必内郁，湿外盛为身疼，阳内郁则发热，热与湿合，交蒸互郁，则身色如熏黄。熏黄者，如烟之熏，色黄而晦，湿气沉滞故也。若热黄则黄而明，所谓身黄如橘子色也。

湿家，其人但头汗出，背强，欲得被覆向火，若下之早则哕，或胸满，小便不利。舌上如胎者，以丹田有热，胸上有寒。渴欲得水，而不能饮，则口燥烦也。

寒湿居表，阳气不得外通，而但上越，为头汗出，为背强，欲得被覆向火，是宜用温药以通阳，不可与攻法以逐湿，乃反下之，则阳更被抑而哕乃作矣，或上焦之阳不布，而胸中满，或下焦之阳不化，而小便不利，随其所伤之处而为病也。舌上如胎者，本非胃热，而舌上津液燥聚如胎之状，实非胎也。盖下后，阳气反陷于下，而寒湿仍聚于上，于是丹田有热，而渴欲得水，胸上有寒，而复不能饮，则口舌燥烦，而津液乃聚耳。

湿家下之，额上汗出，微喘，小便利者，死。若下利不止者，亦死。

湿病在表者，宜汗，在里者，宜利小便，苟非湿热蕴积成实，未可遽用下法。额汗出，微喘，阳已离而上行，小便利，下利不止，阴复决而下走，阴阳离决，故死。一作小便不利者死，谓阳上浮而阴不下济也，亦通。

湿家病，身疼痛，发热，面黄而喘，头痛，鼻塞而烦，其脉大，自能饮食，腹中和无病，病在头中寒湿，故鼻塞，内药鼻中则愈。

寒湿在上，则清阳不布。身疼头痛鼻塞者，湿上盛也，发热面黄烦喘者，阳被郁也。而脉大，则非沉细之比，腹和无病，则非小便不利，大便反快之比，是其病不在腹中而在头，疗之者，宜但治其头而无犯其腹。内药鼻中，如瓜蒂散之属，使黄水出，则寒湿去而愈，不必服药，以伤其中也。

风湿四条

病者一身尽疼，发热，日晡所剧者，此名风湿。此病伤于汗出当风，或久伤取冷所致也。

一身尽疼，发热者，湿也，日晡所剧者，风也。盖湿无来去，而风有休作，故疼痛发热，每至日晡则剧也。成氏曰：若汗出当风而得之者，则先客湿而后感风，若久伤取冷所致者，则先感风而后客湿，风与湿合，故曰此名风湿。

问曰：风湿相搏，一身尽疼痛，法当汗出而解，值天阴雨不止，医云此可发汗，汗之病不愈者，何也？答曰：发其汗，汗大出者，但风气去，湿气在，是故不愈也。若治风湿者，发其汗，但微微似欲汗出者，风湿俱去也。

风湿虽并为六淫之一，然风无形而湿有形，风气迅而湿气滞，值此雨淫湿胜之时，自有风易却而湿难驱之势，而又发之速而驱之过，宜其风去而湿不与俱去也。故欲湿之去者，但使阳气内蒸而不骤泄，肌肉关节之间，充满流行，而湿邪自无地可容矣，此发其汗，但微微似欲汗出之旨软。

以上七条，亦从王叔和痉湿暍篇中录出，非太阳原文也。

伤寒八九日，风湿相搏，身体疼烦，不能自转侧，不呕不渴，脉浮虚而涩者，桂枝附子汤主之。若其人大便硬，小便自利者，去桂枝加白术汤主之。

伤寒至八九日之久，而身痛不除，至不能转侧，知不独寒淫为患，乃风与湿相合而成疾也。不呕不渴，里无热也。脉浮虚而涩，风湿外持，而卫阳不振也。故于桂枝汤，去芍之酸寒，加附子之辛温，以振阳气而敌阴邪。若大便坚，小便自利，知其人在表之阳虽弱，而在里之气自治，则皮中之湿，所当驱之于里，使从水道而出，不必更出之表，以危久弱之阳矣。故于前方，去桂枝之辛散，加白术之苦燥，合附子之大力健行者，于以并走皮中，而逐水气，此避虚就实之法也。

桂枝附子汤方

桂枝四两，去皮　生姜二两，切　大枣十二枚，擘　甘草二两，炙　附子三枚，炮，去皮，破八片

上五味，以水六升，煮取二升，去滓分温三服。

风湿相搏，骨节烦疼掣痛，不得屈伸，近之则痛剧，汗出短气，小便不利，恶风不欲去衣，或身微肿者，甘草附子汤主之。

此亦湿胜阳微之证，其治亦不出助阳驱湿，如上条之法也。盖风湿在表，本当从汗而解，而汗出表虚者，不宜重发其汗，恶风不欲去衣，卫虚阳弱之征，故以桂枝、附子助阳气，白术、甘草崇土气，云得微汗则解者，非正发汗也，阳胜而阴自解耳。

甘草附子汤方

甘草二两，炙　附子二枚，炮，去皮，破　白术二两　桂枝四两，去皮

上四味，以水六升，煮取三升，去滓，温服一升，日三服。初服得微汗而解，能食汗出，复烦者，服五合，多者宜服六七合，为妙。

暍病三条

太阳中暍者，发热恶寒，身重而疼痛，其脉弦细而迟，小便已，洒洒然毛耸，手足逆冷，小有劳，身即热，口开，前板齿燥。若发其汗，则恶寒甚。加温针，则发热甚。数下之，则淋甚。

中暍，即中暑，暑亦六淫，太阳受之，则为寒热也。然暑，阳邪也，乃其证反身重疼痛，脉反弦细而迟者，虽名中暍，而实兼湿邪也。小便已，洒洒毛耸者，太阳主表，内合膀胱，便已而气馁也。手足逆冷者，阳内聚而不外达，故小有劳，即气出而身热也。口开前板齿燥

者，热盛于内，而气淫于外也。盖暑虽阳邪，而气恒与湿相合，阳求阴之义也。暑因湿入，而暑反居湿之中，阴包阳之象也。治之者，一如分解风湿之法，辛以散湿；寒以清暑可矣。若发汗则徒伤其表，温针则更益其热，下之则热且内陷，变证随出，皆非正治暑湿之法也。

太阳中热者，暍是也。汗出恶寒，身热而渴也。

中热，亦即中暑，暍即暑之气也。恶寒者，热气入则皮肤缓，腠理开，开则洒洒然寒，与伤寒恶寒者不同。汗出发热而渴，知其表里热炽，胃阴待涸，求救于水，乃中暑而无湿者之证也。

太阳中暍，身热疼重，而脉微弱，此以夏月伤冷水，水行皮中所致也。

暑之中人也，阴虚而多火者，暑即寓于火之中，为汗出而烦渴；阳虚而多湿者，暑即伏于湿之内，为身热而疼重。故暑病恒以湿为病，而治湿即所以治暑。故《金匮》以一物瓜蒂，去身面四肢之水，水去而暑无所依，将不治而自解，此中暑兼湿之证也。

霍乱十一条

问曰：病有霍乱者何？答曰：呕吐而利，名曰霍乱。

此设为问答，以明霍乱之病。谓邪在上者多吐，邪在下者，多利，邪在中焦，上逆为呕吐，复下注而利者，则为霍乱。霍乱，挥霍撩乱，成于顷刻，变动不安，而其发热恶寒，亦与阳明相类也。

问曰：病发热头痛，身疼恶寒，吐利者，此属何病，答曰：此名霍乱，自吐下，又利止，复更发热也。

此即上条之意而详言之。盖霍乱之病，本自外来，以其人中气不足，邪得乘虚入里，伤于脾胃而作吐利，所以有发热头痛，身疼恶寒之证。或邪气直侵脾胃，先自吐下，迨利止里和，则邪气复还之表，而为发热，今人吐利之后，往往发热烦渴者是也。

伤寒脉微而涩者，本是霍乱，今是伤寒，却四五日，至阴经上转入阴，必利。本呕下利者，不可治也。欲似大便而反矢气，仍不利者，属阳明也，便必硬，十三日愈。所以然者，经尽故也。

脉微为少气，涩为无血，伤寒脉不应微涩，而反微涩者，以其为霍乱吐下之后也。本是霍乱，今是伤寒者，吐不止而复更发热，如上条所云也，热则邪还于表，常从阳而解矣。乃四五日，至阴经上转入阴必利者，邪气不从阳而解，而复入阴为利也。夫霍乱之时，既呕且利，里气已伤，今邪转入里而复作利，则里气再伤，故不可治。若欲大便而反矢气，仍不利者，胃气复而成实，邪气衰而欲退也，故可期之十三日愈。所以然者，十二日经气再周，大邪自解，更过一日，病必愈耳。

下利后，当便硬，硬则能食者，愈。今反不能食，到后经中颇能食，复过一经能食，过之一日当愈。不愈者，不属阳明也。

下利后便硬者，病从太阴而转属阳明也。阳明病，能食为胃和，不能食者为胃未和，是以下利后，便硬而能食者，愈。或始先不能食，继复转而能食者，过于前一日亦愈。其不愈者，则病不属阳明，虽能食，不得为胃和，故病不愈也。

恶寒，脉微而利，利止亡血也。四逆加人参汤主之。

恶寒脉紧者，寒邪在外也，恶寒脉微者，阳虚而阴胜也，则其利为阴寒而非阳热，其止亦非邪尽而为亡血矣。故当与四逆以温里，加人参以补虚益血也。按此条本非霍乱证，仲景以为霍乱之后，多有里虚不足而当温养者，故特隶于此欤。

四逆加人参汤方

于四逆汤方内，加人参一两。余依四逆汤法服。

霍乱，头痛发热，身疼痛，热多欲饮水者，五苓散主之。寒多不用水者，理中丸主之。

霍乱该吐下而言，头痛发热，身疼痛，则霍乱之表证也，而有热多寒多之分，以中焦为阴阳之交，故或从阳而多热，或从阴而多寒也，热多则渴欲饮水，故与五苓散，去水而泄热，寒多则不能胜水而不欲饮，故与理中丸，煖土以胜水。

理中丸方

人参三两　甘草三两　白术三两　干姜三两

上四味，捣筛为末，蜜和丸，如鸡黄大，以沸汤数合，和一丸，碎研，温服之，日三，夜二服，腹中未热，益至三四丸。然不及汤，汤法以四物依两数切，用水八升，煮取三升，去滓，温服一升，日三服。

加减法

若脐上筑者，肾气动也，去术加桂四两。

脐上筑者，脐上筑筑然跳动，肾气上而之脾也。脾方受气，术之甘能壅脾气，故去之，桂之辛能下肾气，故加之。

吐多者，去术，加生姜三两。

吐多者，气方上壅，甘能壅气，故去术，辛能散气，故加生姜。

下多者，还用术。悸者，加茯苓二两。

下多者，脾气不守，故须术以固之。悸者，肾水上逆，故加茯苓以导之。

渴欲得水者，加术，足前成四两半。

渴欲得水者，津液不足，白术之甘，足以生之。

腹中痛者，加人参，足前成四两半。

腹中痛者，里虚不足，人参之甘，足以补之。

寒者加干姜，足前成四两半。

寒者，腹中气寒也，干姜之辛，足以温之。

腹满者，去术，加附子一枚。服汤后，如食顷，饮热粥一升许，微自温，勿发揭衣被。

腹满者，气滞不行也，气得甘则壅，得辛则行，故去术加附子。

吐利止，而身痛不休者，当消息和解其外，宜桂枝汤小和之。

吐利止，里已和也，身痛不休者，表未解也，故须桂枝和解其外，所谓表病里和，汗之则愈也。曰消息，曰小和之者，以吐利之余，里气已伤，故必消息其可汗而后汗之，亦不可大汗，而可小和之也。

吐利汗出，发热恶寒，四肢拘急，手足厥逆者，四逆汤主之。

此阳虚霍乱之候。发热恶寒者，身虽热而恶寒，身热为阳格之假象，恶寒为虚冷之真谛也。四肢拘急，手足厥逆者，阳气衰少，不柔于筋，不温于四末也。故宜四逆汤，助阳气而驱阴气。

既吐且利，小便复利，而大汗出，下利清谷，内寒外热，脉微欲绝者，四逆汤主之。

此亦虚冷霍乱之候。四肢拘急，手足厥冷，虚冷之著于外者也；下利清谷，脉微欲绝，虚冷之著于里者也，而其为霍乱则一。故吐利汗出，内寒外热，与上条同，而其用四逆驱内胜之阴，复外散之阳，亦无不同也。

吐下已断，汗出而厥，四肢拘急，脉微欲绝者，通脉四逆加猪胆汁汤主之。

吐下已止，阳气当复，阴邪当解，乃汗出而厥，四肢拘急，而又脉微欲绝，则阴无退散之期，阳有散亡之象，于法为较危矣。故于四逆加干姜一倍，以救欲绝之阳。而又虑温热之过，反为阴气所拒而不入，故加猪胆汁之苦寒，以为向导之用，《内经》盛者从之之意也。

四逆加猪胆汁汤方

于四逆汤方内，加入猪胆汁半合，余依前法服。如无猪胆，以羊胆代之。

吐利发汗，脉平，小烦者，以新虚不胜谷气故也。

吐利之后，发汗已而脉平者，为邪已解也。邪解则不当烦，而小烦者，此非邪气所致，以吐下后，胃气新虚，不能消谷，谷盛气衰，故合小烦。是当和养胃气，而不可更攻邪气者也。

饮证一条

病如桂枝证，头不痛，项不强，寸脉微浮，胸中痞硬，气上冲咽喉不得息者，此为胸有寒也。当吐之，宜瓜蒂散。

此痰饮类伤寒证。寒为寒饮，非寒邪也，《活人》云：痰饮之为病，能令人憎寒发热，状类伤寒，但头不痛，项不强为异，正此之谓。脉浮者，病在膈间，而非客邪，故不盛而微也。胸有寒饮，足以阻清阳而碍肺气，故胸中痞硬，气上冲咽喉，不得息也。经曰：其高者因而越之。《千金》云：气浮上部，顿塞心胸，胸中满者，吐之则愈。瓜蒂散，能吐胸中与邪相结之饮也。

瓜蒂散方

瓜蒂熬黄　赤小豆各一分，即粮食中蟹眼紧细之赤豆是也。

上二味，各别捣筛为散，合治之，取一钱匕，以香豉一合，用热汤七合，煮作稀糜，去滓，取汁，和散，温顿服之。不吐者，少少加，得快吐乃止。诸亡血虚家，不可与之。

卷三 阳明篇上

辨列阳明条例大意

太阳病从外入，是以经病多于腑病，若阳明则腑病多于经病，以经邪不能久留，而腑邪常聚而不行也，故仲师以胃家实为阳明正病。本篇先列腑病于前，次列经病于后，遵先圣之法也。而经病有传经、自受之不同，腑病有宜下、宜清、宜温之各异，详见各条，要皆不出为正治之法也。此为上篇，凡五十条。其次则为明辨法。盖阳明以胃实为病之正，以攻下为法之的，而其间有经腑相连，虚实交错，或可下，或不可下，或可下而尚未可下，及不可大下之时，故有脉实，潮热，转失气，小便少等辨，及外导润下等法。又其次为杂治法，谓病变发黄、蓄血诸候，非复阳明胃实，及经邪留滞之时，所可比例，或散或下，所当各随其证，而异其治者也，此为下篇，凡三十三条。

阳明正治法第一

阳明腑病证十二条

阳明之为病，胃家实也。

胃者，汇也，水谷之海，为阳明之腑也。胃家实者，邪热入胃，与糟粕相结而成，实非胃气自盛也。凡伤寒腹满便闭，潮热，转失气，手足濈濈汗出等证，皆是阳明胃实之证也。

问曰：病有太阳阳明，有正阳阳明，有少阳阳明，何谓也？答曰：太阳阳明者，脾约是也。正阳阳明者，胃家实是也。少阳阳明者，发汗，利小便已，胃中燥烦实，大便难是也。

太阳阳明者，病在太阳，而兼阳明内实，以其人胃阳素盛，脾阴不布，屎小而硬，病成脾约，于是太阳方受邪气，而阳明已成内实也。正阳阳明者，邪热入胃，糟粕内结，为阳明自病，《活人》所谓病人本谷盛气实是也。少阳阳明者，病从少阳而转属阳明，得之发汗，利小便，津液去，而胃燥实，如本论所谓伤寒十余日，热结在里，复往来寒热者，与大柴胡汤是也。此因阳明之病，有是三者之异，故设为问答以明之，而其为胃家实则一也。

问曰：阳明病，外证云何？答曰：身热，汗自出，不恶寒，反恶热也。

问曰：病有得之一日，不发热而恶寒者，何也？答曰：虽得之一日，恶寒将自罢，即自汗出而恶热也。

问曰：恶寒何故自罢？答曰：阳明居中，土也，万物所归，无所复传。始虽恶寒，二日自止，此为阳明病也。

经邪未变，故恶寒，入腑则变热而不寒。经邪不能聚，故传入腑，则聚而不传，曰万物所归者，谓邪气离经入腑，聚而不行，如万物之归于土也。是以恶寒为伤寒在表之的证，恶热为阳明入腑之的证。始虽恶寒，不久即止，岂若太阳始终有寒者哉。此三条，并论阳明受病之证也。

问曰：何缘得阳明病？答曰：太阳病发汗，若下，若利小便，此亡津液，胃中干燥，因转属阳明，不更衣，内实，大便难者，此名阳明也。

胃者，津液之腑也，汗、下、利小便，津液外亡，胃中干燥，此时寒邪已变为热，热，犹火也，火必就燥，所以邪气转属阳明也。而太阳转属阳明，其端有二：太阳初得病时，发其汗，汗先出不彻，因转属阳明者，为邪气未尽，而传其病在经。此太阳病，若汗，若下，若利小便，亡津液，胃中干燥，因转属阳明者，为邪气变热，而传其病在腑也。此阳明受病之因也。

伤寒四五日，脉沉而喘满，沉为在里，而反发其汗，津液越出，大便为难，表虚里实，久则谵语。

脉沉，病在里也，喘满，因满而为喘，病之实也。伤寒四五日，病在里而成实，法当攻里，而反发其汗，津液外亡，肠胃内燥，大便为难，所必然矣。表虚里实，亦即表和里病之意，久则谵语者，热气乘虚，必归阳明而成胃实也。

脉阳微而汗出少者，为自和也，汗出多者，为太过。阳脉实，因发其汗出多者，亦为太过。太过为阳绝于里，亡津液，大便因硬也。

脉阳微者，诸阳脉微，即正之虚也。故汗出少者，邪适去而正不伤，为自和，汗出多者，邪虽却而正亦衰，为太过也。阳脉实者，邪之实也。然发其汗出多者，亦为太过，为其津亡于外，而阳绝于里也。夫阳为津液之源，津液为阳之根，汗出过多，津液竭矣，阳气虽存，根本则离，故曰阳绝。阳绝津亡，大便焉得不硬

耶。

脉浮而芤，浮为阳，芤为阴，浮芤相搏，胃气生热，其阳则绝。

脉浮为盛于外，脉芤为歉于内，浮为阳，谓阳独盛也，芤为阴，谓阴不足也，浮芤相搏，阳有余而阴不足也。胃液枯竭，内虚生热，虽有阳气，无与为偶，亦如上条之意也，故曰其阳则绝。以上三条，乃因阳明受病之因而申言之，其下三条，则申言阳明受病之证也。

伤寒发热无汗，呕不能食，而反汗出濈濈然者，是转属阳明也。

伤寒转系阳明者，其人濈濈然微汗出也。

发热无汗，为太阳病在表。呕不能食者，邪欲入里而正气拒之也。至汗出濈濈，则太阳之邪，阳明已受之矣，故曰转系阳明。太阳寒在皮毛，腠理闭塞，故无汗，阳明热在肌肉，腠开液泄，故濈然汗自出也。

病人不大便五六日，绕脐痛，烦躁，发作有时者，此有燥屎，故使不大便也。

热结阳明，为不大便五六日，为绕脐痛，烦躁，发作有时，皆燥屎在胃之征。有时，谓阳明王时，为日晡也。阳明燥结，不得大便，意非大承气不为功矣。

调胃承气汤证四条

太阳病三日，发汗不解，蒸蒸发热者，属胃也，调胃承气汤主之。

发汗不解，邪不外散，而欲内传，为太阳而之阳明之候也。蒸蒸发热者，热聚于内，而气蒸于外，与太阳邪郁于外，热盛于表者不同。故彼宜外解，此宜清里也。然无燥实等证，则所以治之者，宜缓而不宜急矣。调胃者，调其胃气，返于中和，不使热盛气实，而劫夺津气也。

调胃承气汤方见太阳权变法。

伤寒十三日不解，过经谵语者，以有热也，当以汤下之。若小便利者，大便当硬，而反下利，脉调和者，知医以丸药下之，非其治也。若自下利者，脉当微厥，今反和者，此为内实也，调胃承气汤主之。

此亦邪气去太阳而之阳明之证。过经者，邪气去此而之彼之谓，非必十三日不解，而后谓之过经也。观少阳篇第二十条云：太阳病，过经十余日，又本篇第六十一条云，此为风也，须下之，过经乃可下之，则是太阳病罢而入阳明，或传少阳者，即谓之过经，其未罢者，即谓之并病耳。谵语，胃有热也，则热当以汤下之。若小便利者，津液偏渗，其大便必硬，而反下利，脉调和者，医知宜下，而不达宜汤之旨，故以丸药下之，非其治也。脉微厥，脉乍不至也。言自下利者，里气不守，脉发微厥，今反和者，以其内实，虽下利而胃有燥屎，本属可下之候也，故当以调胃承气汤下其内热。此条太阳篇移入。

阳明病，不吐不下，心烦者，可与调胃承气汤。

病在阳明，既不上涌，又不下泄，而心烦者，邪气在中土，郁而成热也。经曰：上郁则夺之。调胃承气，盖以通土气，非以下燥屎也。

伤寒吐后，腹胀满者，与调胃承气汤

吐后腹胀满者，邪气不从吐而外散，反因吐而内陷也。然胀形已具，自必攻之使去，而吐后气伤，又不可以大下，故亦宜大黄、甘草、芒硝调之，俾反于利而已。设遇庸工，见其胀满，必以枳、朴为急矣。

小承气汤证二条

太阳病，若吐，若下，若发汗，微烦，小便数，大便因硬者，与小承气汤和之愈。

若，与或同，病在太阳，或吐或下或汗，邪仍不解而兼微烦，邪气不之表而之里也。小便数，大便因硬者，热气不之太阳之本而之阳明之府。可与小承气，和胃除热为主，不取大下者，以津液先亡，不欲更伤其阴耳。

小承气汤方

大黄四两　厚朴二两，去皮，炙　枳实三枚，炙

上三味，以水四升，煮取一升二合，去滓，分温二服。初服汤，当更衣，不尔者，尽饮之。若更衣者，勿服之。

阳明病，其人多汗，以津液外出，胃中燥，大便必硬，硬则谵语，小承气汤主之。若一服谵语止，更莫复服。

汗生于津液，津液资于谷气，故阳明多汗，则津液外出也。津液出于阳明，而阳明亦藉养于津液，故阳明多汗，则胃中无液而燥也。胃燥则大便硬，大便硬则谵语，是宜小承气汤，以和胃而去实。若一服谵语止，更莫复服者，以津液先亡，不欲多下，以竭其阴，亦如上条之意也。

大承气汤证九条

阳明病，谵语，有潮热，反不能食者，胃中必有燥屎五六枚也。若能食者，但硬耳。宜大承气汤下之。

伤寒胃热而虚者，能食，胃寒而实者，则不能食，而阳明病有燥屎者，可攻，无燥屎者，则不可攻。谵语潮热，胃之热也，是当能食，而反不能食者，中有燥屎，气窒而不行，法当大承气下之者也。若能食者，屎未成燥而但硬耳，设欲攻之，则必以小承气和之，如上二条所云而已。本文宜大承气汤下之七字，当在胃中有燥屎句下。

大承气汤方

大黄四两，酒洗　厚朴半斤，炙，去皮　枳实五枚，炙　芒硝二合

上四味，以水一斗，先煮二物，取五升，去滓，内大黄，煮取二升，去滓，内芒硝，更上微火一两沸，分温再服，得下。余勿服。

病人小便不利，大便乍难乍易，时有微热，喘冒不能卧者，有燥屎也，宜大承气汤。

小便不利者，其大便必溏，而有燥屎者，水液虽还入胃，犹不足以润之，故大便乍有难时，而亦乍有易时也。若时有微热，喘冒不得卧，则热气外攻内扰，而复上逆，知其聚于中者，盛也，故曰有燥屎也。大便虽有易时，亦必以大承气为主矣。

大下后，六七日不大便，烦不解，腹满痛者，此有燥屎也。所以然者，本有宿食故也。宜大承气汤。

大下之后，胃气复实，烦满复增者，以其人本有宿食未去，邪气复得而据之也。不然，下后胃虚，岂得更与大下哉！盖阳明病，实则邪易聚而不传，虚则邪不得聚而传，是以虽发潮热，而大便溏者，邪气转属少阳，为胸胁满不去；虽经大下而有宿食者，邪气复集胃中，为不大便，烦满，腹痛有燥屎。而彼与小柴胡，此宜大承气，一和一下，天然不易之法也。小柴胡证见本篇四十一条，宜互参。

伤寒若吐若下后，不解，不大便五六日，上至十余日，日晡所发潮热，不恶寒，独语如见鬼状，若剧者，发则不识人，循衣摸床，惕而不安，微喘直视，脉弦者生，涩者死。微者，但发热谵语者，大承气汤主之。若一服利，止后服。

吐下之后，邪气不从外解，而仍内结，热入胃府，聚而成实，致不大便五六日，或十余日也。阳明内实，则日晡所发潮热，盖申酉为阳明王时，而日晡为申酉时也。表和里病，则不恶寒，伤寒以恶热为里，而恶寒为表也。热气熏心，则独语如见鬼状，盖肾藏于心，而阳明之络通于心也。若热甚而剧者，发则不识人，循衣摸床，惕而不安，微喘直视，是不特邪盛而正亦衰矣。若脉弦，则阴未绝而犹可治，脉涩，则阴已绝而不可治，所谓伤寒阳胜而阴绝者，死也。其热微而未至于剧者，则但发热，谵语，不大便而已，是可以大承气下之而愈也。一服利，止后服者，以热未至剧，故不可过下，以伤其正耳。

二阳并病，太阳证罢，但发潮热，手足漐漐汗出，大便难而谵语者，下之则愈。宜大承气汤。

此太阳并于阳明之证。然并病有并而未罢之证，虽入阳明，未离太阳，则可汗而不可下，如本篇第三十九条之证是也。此条为并而已罢之证，虽曰并病，实为阳明，故可下而不可汗。潮热。手足漐漐汗出，大便难，谵语，皆胃实之征，故曰下之则愈，宜大承气汤。

阳明少阳合病，必下利，其脉不负者，顺也，负者，失也。互相克贼，名为负也。脉滑而数者，有宿食也，当下之，宜大承气汤。

阳明少阳合病，视太阳阳明合病为尤深矣，故必下利。而阳明土，少阳木，于法又有互相克贼之机，故须审其脉不负者，为顺，其有负者，为失也，负者，少阳王而阳明衰，谓木胜乘土也。若脉滑而数，则阳明王而少阳负，以有宿食在胃，故邪气得归阳明，而成可下之证。不然，胃虚风动，其下利宁有止期耶。

伤寒六七日，目中不了了，睛不和，无表里证，大便难，身微热者，此为实

也。急下之，宜大承气汤。

目中不了了者，目光不精而视物不明也。睛不和者，目直视而不圆转也。六七日，热盛而阴伤，故其证如此。无表里证，无头痛恶寒，而又无腹满谵语等证也。然而大便难，身微热，则实证已具，合之目中不了了，睛不和，其为热极阴伤无疑。故虽无大满大实，亦必以大承气汤急下之，见稍迟，则阴竭不复而死耳。

阳明病，发热汗多者，急下之，宜大承气汤。

发热汗多者，热盛于内，而津迫于外也。不下则热不除，不除则汗不止，而阴乃亡矣，故宜急下。然必有实满之证，而后可下，不然，则是阳明白虎汤证，宜清而不宜下矣，学者辨诸。

发汗不解，腹满痛者，急下之，宜大承气汤。

发汗不解，腹满痛者，病去表之里而盛于里矣。夫正气与邪气相击则痛，治之者，如救斗然，迟则正被伤矣，故亦宜急下。

以上下法共十五条。然其间，或曰和，或曰下，或曰急下，或一服利，止后服，各随病之大小缓急而异其治，学者所当明辨也。

合论三承气汤方

承者，顺也，顺而承者，地之道也。故天居地上，而常卑而下行，地处天下，而常顺承乎天。人之脾胃，犹地之上也，乃邪热入之，与糟粕结，于是燥而不润，刚而不柔，滞而不行，而失其地之道矣，岂复能承天之气哉！大黄、芒硝、枳、朴之属，涤荡脾胃，使糟粕一行，则热邪毕出，地道既平，天气乃降，清宁复旧矣。曰大，曰小，曰调胃，则各因其制而异其名耳。盖以硝黄之润下，而益以枳、朴之推逐，则其力颇猛，故曰大。其无芒硝，

而但有枳、朴者，则下趋之势缓，故曰小。其去枳、朴之苦辛，而加甘草之甘缓，则其力尤缓，但取和调胃气，使归于平而已，故曰调胃。

白虎加人参汤证三条

伤寒病，若吐若下后，六七日不解，热结在里，表里俱热，时时恶风，大渴，舌上干燥而烦，欲饮水数升者，白虎加人参汤主之。

以下三条，王叔和本在太阳篇中，今移置此。

伤寒若下若吐后，至七八日不解，而燥渴转增者，邪气去太阳之经，而入阳明之府也。阳明经为表，而府为里，故曰热结在里。府中之热，自内际外，为表里俱热。热盛于内，阴反外居，为时时恶风。而胃者，津液之原也，热盛而涸，则舌上干燥。故既以白虎除热，必加人参以生津，尚从善所谓邪热结而为实者，则无大渴。邪气散漫，熏蒸焦膈，故舌上干燥而烦，大渴欲饮水数升是也。是以白虎承气，并为阳明府病之方，而承气苦寒，逐热荡实，为热而且实者设，白虎甘寒，逐热生津，为热而不实者设。乃阳明邪热入府之两大法门也，故从太阳分出三条，并列于此云。

白虎加人参汤，方见太阳斡旋法。

伤寒无大热，口燥渴，心烦，背微恶寒者，白虎加人参汤主之。

无大热，表无大热也。口燥渴心烦，里热极盛也。背微恶寒，与时时恶风同意。盖亦太阳经邪，传入阳明胃腑，熏蒸焦膈之证。故宜白虎加人参，以彻热而生津也。

伤寒脉浮，发热无汗，其表不解者，不可与白虎汤。渴欲饮水，无表证者，白虎加人参汤主之。

前二条，即著白虎之用，此条复示白虎之戒，谓邪气虽入阳明之府，而脉证犹带太阳之经者，则不可便与白虎汤，与之则适以留表邪，而伤胃气也。而又申之曰，渴欲饮水，无表证者，白虎加人参汤主之。其丁宁反覆之意，可谓至矣。

阳明经病脉因证治十一条

伤寒三日，阳明脉大。

邪气并于太阳则浮，并于阳明则大。云三日者，举传经次第之大凡也。又阳明之脉，人迎趺阳皆是，伤寒三日，邪入阳明，则是二脉当大，不得独诊于右手之附上也。

本太阳病，初得时，发其汗，汗先出不彻，因转属阳明也。

彻，达也，汗虽欲出，而不达于皮肤，则邪不外出而反内入。此太阳之邪，传阳明之经，与汗下后入府者不同也。

阳明病，脉浮而紧者，必潮热，发作有时。但浮者，必盗汗出。

太阳脉紧，为寒在表，阳明脉紧，为实在里。里实则潮热，发作有时也。若脉但浮而不紧者，为里未实而经有热，经热则盗汗出。盖杂病盗汗，为热在脏，外感盗汗，为邪在经，《易简方》用防风治盗汗不止，此之谓也。

阳明病，反无汗而小便利，二三日，呕而咳，手足厥者，必苦头痛。若不咳不呕，手足不厥者，头不痛。

无汗而小便利，邪不外散，而气但下趋也。二三日，呕而咳者，邪复从上行也。手足厥者，气仍不外达也，故必苦头痛。所以然者，下趋而极，势必上行，外达无由，上攻必猛也。若不咳不呕，则气且下行。手足不厥，则气得四达，何至上逆而头痛哉？读此，可以知阳明邪气上下进退之机。

阳明病，口燥，但欲漱水不欲咽者，此必衄。

阳明口燥，欲饮水者，热在气而属府。口燥，但欲漱水不欲咽者，热在血而属经，经中热甚，血被热迫，必妄行为衄也。

脉浮发热，口干鼻燥，能食者则衄。

脉浮发热，口干鼻燥，亦热邪壅盛于经之证。能食者，风多热迫，安得不胜阴血被衄耶。

阳明病，脉迟，汗出多，微恶寒者，表未解也。可发汗，宜桂枝汤。

阳明病，脉浮，无汗而喘者，发汗则愈，宜麻黄汤。

此二条，乃风寒初中阳明之证，其见证与太阳中风伤寒相类，而阳明比太阳稍深。故中风之脉，不浮而迟，伤寒之脉，不紧而浮。以风寒之气，入肌肉之分，则闭固之力少，而壅遏之力多也。而其治法，则必与太阳少异，见有汗而恶寒者，必桂枝可解，无汗而喘者，非麻黄不发矣。

二阳并病，太阳初得病时，发其汗，汗先出不彻，因转属阳明，续自微汗出，不恶寒。若太阳病证不罢者，不可下，下之为逆，如此可小发汗。设面色缘缘正赤者，阳气怫郁在表，当解之熏之。若发汗不彻，不足言，阳气怫郁不得越，当汗不汗，其人躁烦，不知痛处，乍在腹中，乍在四肢，按之不可得，其人短气但坐，以汗出不彻故也，更发汗则愈。何以知汗出不彻？以脉涩，故知也。

此篇从太阳篇移入。

二阳并病者，太阳病未罢，而并于阳明也。太阳得病时，发汗不彻，则邪气不得外出，而反内走阳明，此并之由也。续自微汗出，不恶寒，此阳明证续见，乃并之证也。若太阳证不罢者，不可下，下之为逆，所谓本当发汗而反下之，此为逆是也。如是者，可小发汗，以病兼阳明，故不可大汗而可小发，此并病之治也。若发其小汗已，面色缘缘正赤者，阳气怫郁在表而不得越散，当解之熏之，以助其散，又并病之治也。发汗不彻下，疑脱一彻字，谓发汗不彻，虽彻而不足云彻，犹腹满不减，减不足言之文。汗出不彻，则阳气怫郁不得越，阳不得越，则当汗而不得汗，于是邪无从出，攻走无常，其人躁烦，不知痛处，乍在腹中，乍在四肢，按之而不可得也。短气者，表不得泄，肺气不宣也。坐，犹缘也，言躁烦短气等证，但缘汗出不彻所致。故当更发其汗，则邪气外达而愈，非特熏解所能已其疾矣。以面色缘缘正赤者，邪气怫郁躯壳之表，躁烦短气者，邪气怫郁躯壳之里也，按《内经》云：脉滑者多汗。又曰：脉涩者，阴气少阳气多也。夫汗出于阳而生于阴，因诊其脉涩，而知其汗出不彻也，此又并病之治也。

阳明病，发潮热，大便溏，小便自可，胸胁满不去者，小柴胡汤主之。

潮热者，胃实也，胃实圆大便硬，乃大便溏，小便自可，胸胁满不去，知其邪不在于阳明之府，而入于少阳之经。由胃实而肠虚，是以邪不得聚而复传也。是宜小柴胡以解少阳邪气。

阳明病，胁下硬满，不大便而呕，舌上白胎者，可与小柴胡汤。上焦得通，津液得下，胃气因和，身濈然而汗出解也。

此亦阳明传入少阳之证。胁下硬满而呕，舌上胎白，皆少阳经病见证，虽不大便，不可攻之，亦宜小柴胡，和解少阳邪气而已。夫胁下满痛而呕，则邪方上壅，而津液不得下行，与小柴胡和散其邪，则上焦得通，而胁不满硬矣。津液得下，而呕不作矣。气通津下，胃气因和，便从里

出，汗从表出，而邪自涣然冰释矣。是以胃中硬满，不大便，而无少阳证者，可攻，其有少阳证者，虽不大便，亦不可攻而可和也。

阳明病风寒不同证治八条

阳明病，若能食，名中风；不能食，名中寒。

阳明腑病，有传经、自受之异。传经者，风寒已变，其病多热，自受者，风寒初入，其病多冷。而风之与寒，则又有辨。此条盖阳明胃腑自中风寒之辨也。太阳主肌表，故有有汗无汗之分，阳明为胃腑，故有能食不能食之辨。风为阳而寒为阴，阳能消谷而阴不能消谷之意也。夫风寒中人，无有常经，是以伤寒不必定自太阳，中寒不必定自三阴。论中凡言阳明中风，阳明病，若中寒，及少阳中风，太阴少阴厥阴中风等语，皆是本经自受风寒之证，非从太阳传来者也，学者辨诸。

阳明病，若中寒，不能食，小便不利，手足濈然汗出，此欲作固瘕，必大便初硬后溏。所以然者，以胃中冷，水谷不别故也。

手足濈然汗出，于法为胃家实，而寒邪适中，小便复不利，则是胃有坚积，而水寒胜之，所以知其欲作固瘕。固瘕者，胃寒成聚，久泄不已也。以下四条，并阳明胃腑，自中寒邪之证。

脉浮而迟，表热里寒，下利清谷者，四逆汤主之。若胃中虚冷，不能食，与水则哕。

脉迟为寒，而病系阳明，则脉不沉而浮也。寒中于里，故下利清谷，而阳为阴迫，则其表反热也。四逆汤，为复阳散寒之剂，故得主之。而阳明土也，土恶水而喜温，若胃虚且冷，不能纳谷者，土气无权，必不能胜水而禁冷，设与之水，水与

寒搏，必发为哕，哕，呃逆也。

食谷欲呕者，属阳明也，吴茱萸汤主之。得汤反剧者，属上焦也。

食谷欲呕，有中焦与上焦之别。盖中焦多虚寒，而上焦多火逆也。阳明中虚，客寒乘之，食谷则呕，故宜吴茱萸汤，以益虚而温胃。若得汤反剧，则仍是上焦火逆之病，宜清降而不宜温养者矣。仲景于疑似之间，细心推测如此。

吴茱萸汤方

吴茱萸一斤，洗　人参三两　生姜六两，切　大枣十二枚，擘

上四味，以水七升，煮取二升，去滓，温服七合，日三服。

阳明中风，口苦咽干，腹满微喘，发热恶寒，脉浮而紧。若下之，则腹满，小便难也。

口苦咽干，阳邪内侵也。腹满微喘，里气不行也。发热恶寒，表邪方盛也。夫邪在里者已实，而在表者犹盛，于法则不可下，下之则邪气尽陷，脾乃不化，腹加满而小便难矣。此阳明自中风邪，而表里俱受之证，是以脉浮而紧。盖太阳脉紧，为表有寒，阳明脉紧，为里有实，前第三十条云：阳明病，脉浮而紧者，必潮热，发作有时，意可参考。

阳明中风，脉弦浮大，而短气，腹都满，胁下及心痛，久按之，气不通，鼻干，不得汗，嗜卧，一身及面目悉黄，小便难，有潮热，时时哕，耳前后肿。刺之小差，外不解。病过十日，脉续浮者，与小柴胡汤。脉但浮，无余证者，与麻黄汤。若不尿，腹满加哕者，不治。

此条虽系阳明，而已兼少阳，虽名中风，而实为表实，乃阳明少阳，邪气闭郁于经之证也。阳明闭郁，故短气腹满，鼻干，不得汗，嗜卧，一身及面目悉黄，小便难，有潮热；少阳闭郁，故胁下及心痛，久按之气不通，时时哕，耳前后肿。刺之小差，外不解者，脉证少平，而大邪不去也。病过十日，而脉续浮，知其邪犹在经，故与小柴胡和解邪气。若脉但浮，而无少阳证兼见者，则但与麻黄汤发散邪气而已。盖以其病兼少阳，故不与葛根而与柴胡，以其气实无汗，故虽中风而亦用麻典。若不得尿，故腹加满，哕加甚者，正气不化，而邪气独盛，虽欲攻之，神不为使，亦无益矣，故曰不治。

阳明病，但头眩，不恶寒，故能食而咳，其人必咽痛。若不咳者，咽不痛。

但头眩不恶寒，能食而咳者，阳明风邪变热，聚于胃而逆于肺也。咽居肺上，故必咽痛。若不咳者，肺不受热，则咽必不痛。不恶寒而头眩者，气方外淫而不内炽，亦何至能食而咳哉。

阳明病，能食，小便反不利，大便自调，其人骨节疼，翕然如有热状，奄然发狂，濈然汗出而解者，此水不胜谷气，与汗共并。脉紧则愈。

此阳明风湿为痹之证，《金匮》云：湿痹之候，小便不利，大便反快。又，湿病，关节疼痛而烦是也。奄然发狂者，胃中阳胜，所谓怒狂生于阳也。濈然汗出者，谷气内盛，所为汗出于谷也。谷气盛而水湿不能胜之，则随汗外出，故曰与汗共并。汗出邪解，脉气自和，故曰脉紧则愈。前第四十三条，中寒不能食，所以虽有坚屎，而病成固瘕，此条胃强欲食，所以虽有水湿，而忽从汗散，合而观之，可以知阴阳进退之机。

卷四 阳明篇下

阳明明辨法第二

表里虚实生死之辨九条

病人烦热，汗出则解，又如疟状，日晡所发热者，属阳明也。脉实者，宜下之，脉浮虚者，宜发汗。下之与大承气汤，发汗宜桂枝汤。

烦热，热而烦也，是为在里。里则虽汗出，不当解，而反解者，知表犹有邪也。如疟者，寒热往来，如疟之状，是为在表。表则日晡所不当发热，而反发热者，知里亦成实也，是为表里错杂之候。故必审其脉之浮沉，定其邪之所在，而后从而治之。若脉实者，知气居于里，故可下之，使从里出。脉浮而虚者，知气居于表，故可汗之，使从表出。而下药宜大承气汤，汗药宜桂枝汤，则天然不易之法矣。

阳明病，脉浮而紧，咽燥口苦，腹满而喘，发热汗出，不恶寒，反恶热，身重。若发汗则躁，心愦愦，反谵语；若加烧针，必怵惕烦躁不得眠；若下之，则胃中空虚，客气动膈，心下懊侬，舌上胎白者，栀子豉汤主之。若渴欲饮水，口干舌燥者，白虎加人参汤主之。若脉浮发热，渴欲饮水，小便不利者，猪苓汤主之。

浮而紧，阳明表里之脉然也。咽燥口苦，腹满而喘，发热汗出，不恶寒，反恶

热，身重，阳明入里之证然也。是为邪已入里，而气连于表，内外牵制，汗下俱碍。是以汗之而邪不能出于表，则躁，心愦愦然昏乱而谵语，火之而热且扰于中，则怵惕烦躁不得眠，下之而邪不尽于里，则胃气徒虚，客气内动，心中懊侬。若舌上胎白者，邪气盛于上焦，故与栀子豉汤，以越胸中之邪，所谓病在胸中，当须吐之是也。若渴欲饮水，口干舌燥者，则邪气不在上而在中，故以白虎加人参，以清胃热，益胃液，所谓热淫于内，治以甘寒也。若脉浮发热，渴欲饮水，小便不利者，邪热不在上中，而独在下，故与猪苓汤，以利水泄热，兼滋阴气，所谓在下者，引而竭之也。

猪苓汤方

猪苓去皮　茯苓　阿胶　滑石碎　泽泻

上五味，各一两，以水四升，先煮四味，取二升，去滓，内阿胶，烊消，温服七合，日三服。

阳明病，汗出多而渴者，不可与猪苓汤。以汗多，胃中燥，猪苓汤复利小便故也。

上条于脉浮发热，渴而小便不利之证，既著猪苓汤之用矣。此条复示猪苓汤之戒，谓虽渴欲饮水，而汗出多者，则不可以猪苓利其小便。所以然者，汗之与溺，同出而异归者也。《灵枢》云：水谷入于口，输于肠胃，其液别为五：天寒衣薄，则为溺与气，天暑衣厚则为汗，故虽

清浊不同，其为府中之液则一也。汗出既多，胃液已耗，而复以猪苓利之，是已燥而益燥也，故曰不可与猪苓汤。

阳明病，下之，其外有热，手足温，不结胸，心中懊憹，饥不能食，但头汗出者，栀子豉汤主之。

阳明下后，其邪既不从里而出，又不因下而结。其外有热，手足温者，邪虽陷而未深也。心中懊憹，饥不能食者，热客胸中，而胃虚不能纳谷也。但头汗出者，胸中之热熏蒸于上，而阳受邪气，复不能降而下行也。是为邪气入里，而未成聚之证。故宜栀子豉汤，以彻胸中之邪，亦高者因而越之之意也。

阳明病，法多汗，反无汗，其身如虫行皮中状者，此以久虚故也。

阳明者，津液之府也，热气入之，津为热迫，故多汗，反无汗，其身如虫行皮中状者，气内蒸而津不从之也，非阳明久虚之故，何致是哉？

夫实则谵语，虚则郑声。郑声，重语也。

实者，邪气盛也，虚者，精气夺也。邪盛则狂妄多言，变乱不测。正夺者，语不能多，惟平时心事，言讫复言而已，故曰重语。重，犹叠也。

直视谵语，喘满者，死。下利者，亦死。

直视谵语，为阴竭热盛之候，此为邪气日损，或阴气得守，犹或可治。若喘满，则邪内盛，或下利，则阴内泄，皆死证也。

发汗多，若重发汗者，亡其阳。谵语脉短者，死；脉自和者，不死。

汗多复汗，阳气重伤，而邪复不解，为谵语而脉短。谵语为邪之盛，脉短为气之少，病盛胜脏，故死。脉自和者，邪气虽盛，而正气犹足相持，故得不死。

阳明病，欲解时，从申至戌上。

申酉戌时，日晡时也。阳明潮热，发于日晡，阳明病解，亦于日晡，则申酉戌为阳明之时。其病者，邪气于是发，其解者，正气于是复也。

阳明可下不可下之辨十五条

阳明病，脉迟，虽汗出不恶寒者，其身必重。短气，腹满而喘，有潮热者，此外欲解，可攻里也。手足濈然而汗出者，此大便已硬也，大承气汤主之。若汗多，微发热恶寒者，外未解也，其热不潮，未可与承气汤。若腹大满不通者，可与小承气汤，微和胃气，勿令大泄下。

伤寒以身热恶寒为在表，身热不恶寒为在里，而阳明病无表证者，可下，有表证者，则不可下。此汗出不恶寒，身重短气，腹满而喘，潮热，皆里证也，脉虽迟，犹可攻之。以腹满便闭，里气不行，故脉为之濡滞不利，非可比于迟则为寒之例也。若手足濈然汗出者，阳明热甚，大便已硬，欲攻其病，非大承气不为功矣。若汗多，微发热，恶寒，则表犹未解，其热不潮，则里亦未实，岂可漫与大承气，遗其表而攻其里哉！即腹大满不通，而急欲攻之者，亦宜与小承气微和胃气，而不可以大承气大泄大下，恐里虚邪陷，变证百出，则难挽救矣。以下七条，于可攻证，而复审其小便之多少，大便之溏硬，脉之实与不实，经之过与不过，热之潮与不潮，而后从而治之。故知下法，不可不慎也。

阳明病，潮热，大便微硬者，可与大承气汤，不硬者，不可与之。若不大便，六七日，恐有燥屎。欲知之法，少与小承气汤，汤入腹中，转失气者，此有燥屎，可攻之。若不转失气者，此但初头硬，后必溏，不可攻之，攻之必胀满，不能食也。欲饮水者，与水则哕。其后发热者，必大便复硬而少也，以小承气汤和之。不转失气者，慎不可攻也。

阳明病，有潮热者，为胃实，热不潮者，为胃未实。而大承气汤，有燥屎者，可与，初硬后溏者，则不可与。故欲与大承气，必先与小承气，恐胃无燥屎，邪气未聚，攻之则病未必去，而正已大伤也。服汤后，转失气者，便坚药缓，屎未能出，而气先下趋也，故可更以大承气攻之。不转失气者，胃未及实，但初头硬，后必溏，虽小承气已过其病，况可以大承气攻之哉！胃虚无气，胀满不食，所必至矣。又阳明病，能饮水者为实，不能饮水者为虚，如虽欲饮，而与水则哕，所谓胃中虚冷，欲饮水者，与水则哕也。其后却发热者，知热气还入于胃，则大便硬，而病从虚冷所变，故虽硬而仍少也，亦不可与大承气汤，但与小承气，微和胃气而已。盖大承气为下药之峻剂，仲景恐人不当下而误下，或虽当下而过下，故反覆辨论如此。而又申之曰，不转失气者，慎不可攻也。呜呼！仁人之心，可谓至矣。

阳明病，下之，心中懊憹而烦，胃中有燥屎者，可攻；腹微满，初头硬，后必溏，不可攻之。若有燥屎者，宜大承气汤。

阳明下后，心中懊憹而烦，胃中有燥屎者，与阳明下后，心中懊憹，饥不能食者有别矣。彼为邪扰于上，此为热实于中也。热实则可攻，故宜大承气。若腹微满，初头硬，后必溏者，热而不实，邪未及结，则不可攻，攻之必胀满不能食也。

阳明病，谵语，发潮热，脉滑而疾者，小承气汤主之。因与承气汤一升，腹中转失气者，更服一升，若不转失气，勿更与之。明日不大便，脉反微涩者，里虚也，为难治，不可更与承气汤也。

谵语，发潮热，胃实之征也。脉滑而疾，则与滑而实者差异矣。故不与大承气，而与小承气也。若服一升而转失气者，知有燥屎在胃中，可更服一升。若不转失气者，此必初硬后溏，不可更与服之，一如前二条之意也。乃明日不大便，而脉反微涩，则邪气未去，而正气先衰，补则碍邪，攻则伤正，故曰难治，便虽未通，岂可更以承气攻之哉！

得病二三日，脉弱，无太阳、柴胡证，烦躁，心下硬，至四五日，虽能食，以小承气汤，少少与微和之，令小安，至六日，与承气汤一升。若不大便六七日，小便少者，虽不能食，但初头硬，后必溏，未定成硬，攻之必溏，须小便利，屎定硬，乃可攻之，宜大承气汤。

伤寒能食者，为胃热而不实，不能食者，为胃热而实。而胃实之证，小便数者，可攻，小便少者，则不可攻。得病二三日，脉不浮而弱，而又无太阳、柴胡之证，知其病独在阳明之表也。烦躁，心下硬，至四五日不解，则里证复具，故虽能食，亦必以小承气微和胃气，至六日，热渐成实，当更与大承气一升，以尽其病也。若不大便六七日，于法当下，而小便少者，则水谷不分，知其初硬后溏，然虽不能食，亦不可便与攻法，须俟其小便利，屎硬，然后以大承气与之。夫不大便而津液竭者，不可下，须俟其津液还入胃中，而大便自行。不大便而小便少者，亦不可下，必俟其津液偏渗水道，而后可与下法。盖津液已竭而强攻之，则正虚不复，大便未硬而辄攻之，则邪去不尽，学者不可不审，而轻用下药也。

伤寒不大便六七日，头痛有热者，与承气汤。其小便清者，知不在里，仍在表也，当须发汗。若头痛者，必衄。宜桂枝汤。

太阳风寒外束，令人头痛，阳明热气上冲，亦令人头痛，伤寒不大便六七日，头痛有热证者，知其热盛于里，而气蒸于上，非风寒在表之谓矣，故可与承气汤下之，然热盛于里者，其小便必短赤，若小便清者，知其热不在于里，而仍在于表，当以桂枝汤发其汗，而不可以承气汤攻其里也。若头痛不除者，热留于经，必发鼻衄。宜桂枝汤四字，疑在当须发汗句下。此条从太阳篇中移入。

汗出谵语者，以有燥屎在胃中。此为风也，须下之，过经乃可下之。下之若早，语言必乱，以表虚里实故也。下之则愈，宜大承气汤。

汗出谵语，谓风未去表，而胃已成实也，故曰有燥屎在胃中。又曰：此为风也，须下之，过经乃可下之。见胃实须下，而风未去表，则必过经而后可下，不然，表间邪气，又将入里，胃益增热，而语言错乱矣。表虚里实，即表和里病之意，言邪气入而并于里也。《外台》云：里病表和，下之则愈，汗之则死。故宜大承气以下里实。

阳明病，不能食，攻其热必哕，所以然者，胃中虚冷故也。以其人本虚，故攻其热必哕。

天之邪气，中人则同，而人之脏气，虚实则不同。此下三条，乃为阳明病之中虚不足者设也。阳明病，当攻其热，而胃中虚冷不能食者，则不可攻其热，攻之则中寒益甚，而气乃上逆，故必作哕。哕，呃逆也。以下不可攻之证，凡七条。

伤寒呕多，虽有阳明证，不可攻之。

夫阳明病，必下硬满者，不可攻之。攻之，利遂不止者，死，利止者，愈。

阳明病，面合赤色，不可攻之。攻之必发热色黄，小便不利。

阳明虽有可下之例，然必表证全无，而热结在肠中者，方可攻之。若呕多者，邪在膈也，心下硬满者，邪未下于胃也，面合赤色者，邪气怫郁在表也，故皆不可攻之，攻之则里虚而热入。其淫溢于下者，则下利不止，其蓄聚于中者，则发热色黄，小便不利，其或幸而不死者，邪气竟从下夺而愈耳，然亦难矣。

阳明病，脉迟，食难用饱，饱则微烦，头眩，必小便难，此欲作谷疸，虽下之，腹满如故。所以然者，脉迟故也。

脉迟者，气弱而行不利也。气弱不行，则谷化不速，谷化不速，则谷气郁而生热，其热上冲，则作头眩，气上冲者，不下走，则小便难，而热之郁于中者，不得下行浊道，必将蒸积为黄，故曰欲作谷疸。然以谷气郁而成热，而非胃有实热，故虽下之，而腹满不去，不得与脉数胃实者同论也。

阳明病，本自汗出，医更重发汗，病已差，尚微烦不了了者，此大便必硬故也。以亡津液，胃中干燥，故令大便硬。当问其小便日几行，若本小便日三四行，今日再行，故知大便不久出。今为小便数少，以津液当还入胃中，故知不久必大便也。

阳明病，不大便，有热结与津竭两端，热结者，可以寒下，可以咸软，津竭者，必津回燥释，而后便可行也。兹已汗复汗，重亡津液，胃燥便硬，是当求之津液，而不可复行攻逐矣。小便本多而今数少，则肺中所有之水精，不直输于膀胱，而还入于胃府，于是燥者得润，硬者得软，结者得通，结曰不久必大便出，而不可攻之意，隐然言外矣。

阳明病，自汗出，若发汗，小便自利者，此为津液内竭，虽硬，不可攻之，当须自欲大便，宜蜜煎导而通之。若土瓜根及大猪胆汁，皆可为导。

前条汗多复汗，亡津液，大便硬者，已示不可攻之意，谓须其津液还入胃中，而大便自行。此条复申不可攻之戒，而出蜜煎等润导之法，何虑之周而法之备也！总之津液内竭之人，其不欲大便者，静以需之，其自欲大便者，则因而导之，仲景成法，后人可以守之而无变也。

蜜煎导方

蜜七合，一味，内铜器中，微火煎之，稍凝似饴状，搅之，勿令焦著，欲可丸，并手捻作挺，令头锐，大如指，长二寸许。当热时急作，冷则硬。以内谷道中，以手急抱，欲大便时，乃去之。

猪胆汁方

大猪胆一枚，泻汁和醋少许，以灌谷道中，如一食顷，当大便出。

趺阳脉浮而涩，浮则胃气强，涩则小便数，浮涩相搏，大便则艰，其脾为约，麻仁丸主之。

浮者，阳气多，涩者，阴气少，而趺阳见之，是为胃强而脾弱。约，约束也，犹弱者受强之约束，而气馁不用也。脾不用而胃独行，则水液并趋一处，而大便失其润矣。大黄、枳实、厚朴，所以泻令胃弱，麻仁、杏仁、芍药，所以滋令脾厚，用蜜丸者，恐速下而伤其脾也。盖即取前条润导之意，而少加之力，亦伤寒下药之变法也。

麻仁丸方

麻仁二升　芍药半升　枳实半升　大黄一斤　杏仁一升　厚朴一尺，炙，去皮

上六味，为末，炼蜜为丸，桐子大，饮服十丸，日三服，渐加，以知为度。

阳明杂治法第三 计九条

发黄证治七条

阳明病，无汗，小便不利，心中懊恼者，身必发黄。

阳明病，被火，额上微汗出，小便不利者，必发黄。

邪入阳明，寒已变热，若更被火，则邪不得去，而热反内增矣。且无汗，则热不外越，小便不利，则热不下泄，蕴蓄不解，集于心下，而聚于脾间，必恶热，为懊恼不安。脾以湿应，与热相合，势必蒸郁为黄矣。额上虽微汗，被火气劫，从炎上之化也，岂能解其火邪哉！

阳明病，发热汗出，此[①]为热越，不能发黄也。但头汗出，身无汗，剂颈而还，小便不利，渴饮水浆者，此为瘀热在里，身必发黄。茵陈蒿汤主之。

热越，热随汗而外越也，热越则邪不蓄而散，安能发黄哉！若但头汗出而身无汗，剂颈而还，则热不得外达，小便不利，则热不得下泄，而又渴饮水浆，则其热之蓄于内者方炽，而湿之引于外者无已，湿与热得，瘀郁不解，则必蒸发为黄矣。茵陈蒿汤，苦寒通泄，使病从小便出也。

茵陈蒿汤方

茵陈蒿六两　栀子十四枚，擘　大黄二两，去皮

上三味，以水一斗二升，先煎茵陈减六升，内二味，煮取三升，去滓，分温三服。小便当利，尿如皂角汁状，色正赤。一宿腹减，黄从小便去也。

伤寒发汗已，身目为黄，所以然者，以寒湿在里不解故也。以为不可下也，于寒湿中求之。

伤寒发汗已，热与汗越，不能发黄，

①　此：底本原误作"世"，据医学大成本改。

而反身目为黄者，以寒湿深入在里，汗虽出，而寒湿不与俱出也。寒湿在里，必伤于脾，脾伤而色外见，则身目为黄，是不可比于瘀热在里之例，而辄用下法也。云于寒湿中求之者，意非温脾燥湿不可耳。

伤寒七八日，身黄如橘子色，小便不利，腹微满者，茵陈蒿汤主之。

此则热结在里之证也。身黄如橘子色者，色黄而明，为热黄也。若湿黄则色黄而晦，所谓身黄如熏黄也。热结在里，为小便不利，腹微满，故宜茵陈蒿汤，下热通瘀为主也。

伤寒身黄，热者，栀子柏皮汤主之。

此热瘀而未实之证。热瘀，故身黄，热未实，故发热而腹不满。栀子彻热于上，柏皮清热于下，而中未及实，故须甘草以和之耳。

栀子柏皮汤方

栀子十五枚，擘　甘草一两，炙　柏皮二两

上三味，以水四升，煮取一升半，去滓，分温再服。

伤寒瘀热在里，身必发黄，麻黄连轺赤小豆汤主之。

此亦热瘀而未实之证。瘀热在里者，汗不得出而热瘀于里也。故与麻黄、杏仁、生姜之辛温，以发越其表，赤小豆、连轺、梓白皮之苦寒甘，以清热于里，大枣、甘草，甘温悦脾，以为散湿驱邪之用，用潦水者，取其味薄，不助水气也。合而言之，茵陈蒿汤，是下热之剂，栀子柏皮汤，是清热之剂，麻黄连轺赤小豆汤，是散热之剂也。

麻黄连轺赤小豆汤方

麻黄二两　生姜二两，切　生梓白皮一升
连轺二两　甘草二两，炙　大枣十二枚，擘
赤小豆一升　杏仁四十粒，去皮尖

上八味，以潦水一斗，先煮麻黄再沸，去上沫，内诸药，煮取三升，分温三服，半日服尽。

蓄血证治二条

阳明证，其人喜忘者，必有蓄血。所以然者，本有久瘀血，故令喜忘。屎虽硬，大便反易，其色必黑，宜抵当汤下之。

喜忘，即善忘。蓄血者，热与血蓄于血室也。以冲任之脉，并阳明之经，而其人又本有瘀血，久留不去，适与邪得，即蓄积而不解也。蓄血之证，其大便必硬，然虽硬而其出反易者，热结在血，而不在粪也。其色必黑者，血瘀久而色变黑也。是宜入血破结之剂，下其瘀血，血去则热亦不留矣。

病人无表里证，发热七八日，虽脉浮数，自可下之。假令已下，脉数不解，合热则消谷善饥，至六七日不大便者，有瘀血也，宜抵当汤。若脉数不解，而下不止，必协热而便脓血也。

无表里证，与前第二十二条同。发热七八日，而无太阳表证，知其热盛于内，而气蒸于外也。脉虽浮数，亦可下之，以除其热，令身热去，脉数解则愈。假令已下，脉浮去而数不解，知其热不在气，而在血也。热在血，则必病于血，而其变亦有二：合，犹并也，言热气并于胃，为消谷善饥，至六七日不大便者，其血必蓄于中，若不并于胃，而下利不止者，其血必走于下。蓄于中者，为有瘀血，宜抵当汤，结者散之，亦留者攻之也；走于下者，为协热而便脓血，则但宜入血清热而已。

卷五 少阳篇

辨列少阳条例大意

少阳居表里之间，当肓膜之处，外不及于皮肤，内不及于脏腑，汗之而不从表出，下之而不从里出，故有汗吐下之戒。而惟小柴胡一方，和解表里，为少阳正治之法，凡十六条。其次则有和解而兼汗下之法，谓证兼太阳之表，则宜兼汗，或证兼阳明之里，则宜兼下，如柴胡加桂枝汤，柴胡加芒硝汤，大柴胡汤，柴胡桂枝汤等方是也。夫有汗下之禁，而或汗之，或下之，此亦少阳权变法也，凡四条。又其次为刺法，如纵横胁满，合并之病，当刺期门、大椎、肺俞、肝俞诸穴是也，凡四条。

少阳正治法第一计十六条

少阳证一条

少阳之为病，口苦，咽干，目眩也。

足少阳，胆也，胆盛精汁三合，而其味苦。胆受邪而热，其气上溢，故口苦。咽门者，肝胆之候，目锐眦者，胆脉之所起，故咽干目眩也。

小柴胡汤证九条

伤寒五六日，中风，往来寒热，胸胁苦满，默默不欲饮食，心烦喜呕，或胸中烦而不呕，或渴，或腹中痛，或胁下痞硬，或心下悸，小便不利，或不渴，身有微热，或咳者，与小柴胡汤主之。

伤寒五六日中风者，言或伤寒五六日，传至少阳，或少阳本经，自中风邪，非既伤寒五六日，而又中于风也。往来寒热者，少阳居表里之间，进而就阴则寒，退而从阳则热也。胸胁苦满者，少阳之脉，其直者，从缺盆下腋，循胸过季胁故也。默默不欲饮食，心烦喜呕者，木火相通，而胆喜犯胃也。或者，未定之辞，以少阳为半表半里，其气有乍进乍退之机，故其病有或然或不然之异。而少阳之病，但见有往来寒热，胸胁苦满之证，便当以小柴胡，和解表里为主，所谓伤寒中风，有柴胡证，但见一证便是，不必悉具是也。此条自太阳篇移入。

小柴胡汤方

柴胡半斤 黄芩三两 人参三两 甘草三两 生姜三两 半夏半升，洗 大枣十二枚，擘

上七味，以水一斗二升，煮取六升，去滓，再煎取三升，温服一升，日三服。

加减法

若胸中烦而不呕，去半夏、人参，加栝蒌实一枚。

胸中烦而不呕者，邪聚于膈而不上逆也。热聚则不得以甘补，不逆则不必以辛散，故去人参、半夏，而加栝蒌实之寒，以除热而荡实也。

若渴者，去半夏，加人参，合前成四

两半，栝蒌根四两。

渴者，木火内烦，而津虚气燥也，故去半夏之温燥，而加人参之甘润，栝蒌根之凉苦，以彻热而生津也。

若腹中痛者，去黄芩，加芍药三两。

腹中痛者，木邪伤土也。黄芩苦寒，不利脾阳，芍药酸寒，能于土中泻木，去邪气，止腹痛也。

若胁下痞硬，去大枣，加牡蛎四两。

胁下痞硬者，邪聚少阳之募。大枣甘能增满，牡蛎咸能软坚，好古云：牡蛎以柴胡引之，能去胁下痞也。

若心下悸，小便不利者，去黄芩，加茯苓四两。

心下悸，小便不利者，水饮蓄而不行也。水饮得冷则停，得淡则利，故去黄芩，加茯苓。

若不渴，外有微热者，去人参，加桂三两，温覆取微汗愈。

不渴，外有微热者，里和而表未解也。故不敢人参之补里，而用桂枝之解外也。

若咳者，去人参、大枣、生姜，加五味子半升，干姜二两。

咳者，肺寒而气逆也。经曰：肺苦气上逆，急食酸以收之，又曰：形寒饮冷则伤肺，故加五味之酸，以收逆气，干姜之温，以却肺寒，参、枣甘壅，不利于逆，生姜之辛，亦恶其散耳。

血弱气尽，腠理开，邪气因入，与正气相搏，结于胁下，正邪分争，往来寒热，休作有时，默默不欲饮食，脏腑相连，其痛必下，邪高痛下，故使呕也，小柴胡汤主之。服柴胡汤已，渴者，属阳明也。以法治之。

血弱气尽，腠理开，谓亡血新产劳力之人，气血不足，腠理疏豁，而邪气乘之也。邪入，必与正相搏，而结于胁下。胁

下者，少阴之募，而少阴者，阴阳之交也。邪气居之，阴出而与邪争则寒，阳入而与邪争则热，阴阳出入，各有其时，故寒热往来，休作有时也。默默不欲饮食，义如上条。脏腑相连四句，是原所以邪气入结之故，谓胆寄于肝，地逼气通，是以其邪必从腑而入脏。所谓其痛必下也，邪高谓病所来处，痛下谓病所结处，邪欲入而正拒之，则必上逆而呕也。至其治法，亦不出小柴胡和解表里之法。服后邪解气和，口必不渴。若渴者，是少阳邪气复还阳明也。以法治之者，谓当从阳明之法，而不可复从少阳之法矣。此亦从太阳篇移入。

伤寒四五日，身热恶风，颈项强，胁下满，手足温而渴者，小柴胡汤主之。

此条类似太阳与少阳并病，以太阳不得有胁下满，少阳不得有颈项强，且手足温而渴，知其邪不独在表，而亦在里也，欲合表里而并解，则非小柴胡不可耳。亦太阳篇移入。

伤寒中风，有柴胡证，但见一证便是，不必悉具。

柴胡证，如前条所谓往来寒热，胸胁苦满等证是也。伤寒中风者，谓无论伤寒中风，有柴胡证者，但见一证，便当以小柴胡和解之，不可谓其不具，而以他药发之也。前条云：身热恶风，颈项强，胁下满者，与小柴胡，不与桂枝，即此意。亦太阳篇移入。

凡柴胡汤病证而下之，若柴胡证不罢者，复与柴胡汤，必蒸蒸而振，却发热汗出而解。

柴胡证不应下而反下之，于法为逆。若柴胡证不罢者，仍宜柴胡汤和解，所谓此虽已下，不为逆也。蒸蒸而振者，气从内达，邪从外出，有战胜之义焉，是以发热汗出而解也。亦太阳篇移入。

伤寒阳脉涩，阴脉弦，法当腹中急痛者，先与小建中汤。不差者，与小柴胡汤主之。

阳脉涩，阳气少也，阴脉弦，阴有邪也，阳不足而阴乘之，法当腹中急痛，故以小建中汤，温里益虚散阴气。若不差，知非虚寒在里，而是风邪内干也，故当以小柴胡汤，散邪气，止腹痛。亦太阳篇移入。

伤寒五六日，头汗出，微恶寒，手足冷，心下满，口不欲食，大便硬，脉细者，此为阳微结，必有表，复有里也。脉沉，亦在里也。汗出为阳微，假令纯阴结，不得复有外证，悉入在里。此为半在里，半在外也，脉虽沉紧，不得为少阴病。所以然者，阴不得有汗，今头汗出，故知非少阴也，可与小柴胡汤。设不了了者，得屎而解。

头汗出，微恶寒，为表证。手足冷，心下满，口不欲食，大便硬，脉细，为里证。阳微结者，阳邪微结，未纯在里，亦不纯在表，故曰必有表，复有里也。伤寒阴邪中于阴者，脉沉，阳邪结于里者，脉亦沉，合之于证，无外证者，为纯在里，有外证者，为半在表也，无阳证者，沉为在阴，有阳证者，沉为在里也。夫头为阳之会，而阴不得有汗，今脉沉紧而头汗出，知其病不在少阴，亦并不纯在表，故可与小柴胡汤，合外内而并治之耳。设不了了者，必表解而里未和也，故曰得屎而解。

本太阳病不解，转入少阳者，胁下硬痛，干呕不能食，往来寒热，尚未吐下，脉沉紧者，与小柴胡汤。若已吐下，发汗，温针，谵语，柴胡汤证罢，此为坏病，知犯何逆，以法治之。

本太阳脉浮头痛恶寒之证，而转为胁下硬满，干呕不能食，往来寒热者，太阳不解，而传入少阳也。尚未吐下，不经药坏者，脉虽沉紧，可与小柴胡以和之，以证见少阳，舍脉而从证也。或云脉沉紧，连上未吐下看，言尚未经吐下，与脉未至沉紧者，知其邪犹在经，可与小柴胡以和之。或云沉当作浮，前阳明篇第四十八条云：病过十日，脉续浮者，与小柴胡汤是也，并通。若已吐下发汗温针，叠伤津液，胃燥谵语，而胁下硬满干呕等证反罢者，此众法尽投，正已大伤，而邪犹不解，谓之坏病，非小柴胡所得而治者，须审其因犯何逆，随证以法治之。

少阳汗吐下之禁二条

伤寒脉弦细，头痛发热者，属少阳。少阳不可发汗，发汗则谵语。此属胃，胃和则愈，胃不和则烦而悸。

经曰：少阳之至，其脉弦。故头痛发热者，三阳表证所同，而脉弦细，则少阳所独也。少阳经兼半里，热气已动，是以不可发汗，发汗则津液外亡，胃中干燥，必发谵语。云此属胃者，谓少阳邪气并干阳明胃府也。若邪去而胃和则愈，设不和，则木中之火，又将并入心脏，而为烦为悸矣。

少阳中风，两耳无所闻，目赤，胸中满而烦者，不可吐下，吐下则悸而惊。

此少阳自中风邪之证，不从太阳传来者也。少阳之脉，起于目锐眦，其支从耳后入耳中，以下胸中，少阳受邪，壅热于经，故耳聋目赤，胸中满而烦也。是不在表，故不可吐，复不在里，故不可下，吐则伤阳，阳虚而气弱则悸，下则伤阴，阴虚而火动则惊。

辨少阳邪气进退之机四条

伤寒六七日，无大热，其人躁烦者，此为阳去入阴故也。

邪气在表则发热，入里则躁烦，伤寒六七日，外无大热，而其人躁烦者，邪气去阳而之阴也。去又训作往，言阳邪往入阴中也。

伤寒三日，三阳为尽，三阴当受邪。其人反能食而不呕，此谓三阴不受邪也。

伤寒一日太阳，二日阳明，三日少阳，四日当传太阴，《内经》伤寒传变之常法然也。阳邪传阴，则当呕而不能食，若其人反能食，不呕，则邪气不传于阴，将从阳而解也。

伤寒三日，少阳脉小者，欲已也。

伤寒三日，少阳受邪，而其脉反小者，邪气已衰，其病欲解而愈，经云：大则病进，小则病退，此之谓也。

少阳病，欲解时，从寅至辰上。

少阳，胆木也，从寅至辰，为木旺之时，故其病欲解，必于是三时，亦犹太阳之解于巳午未，阳明之解于申酉戌也。

少阳权变法第二 计四条

柴胡桂枝汤证一条

伤寒六七日，发热，微恶寒，支节烦疼，微呕，心下支结，外证未去者，柴胡桂枝汤主之。

发热微恶寒，支节烦疼，邪在肌表，所谓外证未去也。伤寒邪欲入里，而正不容则呕，微呕者，邪入未多也。支结者，偏结一处，不正中也，与心下硬满不同。此虽表解，犹不可攻，况外证未去者耶。故以柴胡、桂枝合剂，外解表邪，内除支结，乃七表三里之法也。

柴胡桂枝汤方

柴胡半两　桂枝半两　甘草一两，炙　黄芩半两　人参一两　半夏二合半　白芍半两　生姜一两半　大枣六枚，擘

上九味，以水七升，煮取三升，去滓，温服。

柴胡桂枝干姜汤证一条

伤寒五六日，已发汗而复下之，胸胁满微结，小便不利，渴而不呕，但头汗出，往来寒热，心烦者，此为未解也，柴胡桂枝干姜汤主之。

王叔和本在太阳篇中，今移置此。

汗下之后，胸胁满微结者，邪聚于上也。小便不利，渴而不呕者，热胜于内也。伤寒汗出，周身染染，人静不烦者，为已解，但头汗出而身无汗，往来寒热，心烦者，为未欲解。夫邪聚于上，热胜于内，而表复不解，是必合表里以为治，柴胡、桂枝，以解在外之邪，干姜、牡蛎，以散胸中之结，栝蒌根、黄芩，除心烦而解热渴，炙甘草佐柴胡、桂枝以发散，合芩、栝蒌、姜、蛎以和里，为三表七里之法也。

柴胡桂枝干姜汤方

柴胡半斤　桂枝三两　干姜二两　黄芩三两　栝蒌根四两　牡蛎三两，熬　甘草二两，炙

上七味，以水一斗二升，煮取六升，去滓，再煎取三升，温服一升，日三[①]服。初服微烦，复服汗出愈。

柴胡加芒硝汤证一条

伤寒十三日不解，胸胁满而呕，日晡所发潮热，已而微利，此本柴胡证，下之而不得利，今反利者，知医以丸药下之，非其治也。潮热者，实也。先宜小柴胡汤以解外，后以柴胡加芒硝汤以治其里也。

此少阳经邪兼阳明内实之证。少阳病在经，故胸胁满而呕，所谓柴胡证也。下之而三字，疑衍。凡柴胡证不得利，今反

———————

① 三：医学大成本作"二"。

利者，知医以丸药下之，为医之误，非病之情也。潮热者，阳明之实也。实则可下，而证兼少阳，则不可下，故先宜小柴胡以解其外，后以柴胡加芒硝汤，以治其里，亦如下条之先与小柴胡，后与大柴胡之例也。亦太阳篇移入。

尚从善云：此本柴胡证，下之而不得利，仲景谓此本柴胡证，医设以大柴胡汤下之，则表里俱解，何至于有下利之证云。

柴胡加芒硝汤方

于小柴胡汤内，加芒硝六两，余依前法服，不解更服。

大柴胡汤证一条

太阳病，过经十余日，反二三下之，后四五日，柴胡证仍在者，先与小柴胡汤，呕不止，心下急，郁郁微烦者，为未解也，与大柴胡汤下之则愈。

太阳病，过经十余日，而有柴胡证，乃邪气去太阳之阳明，而复之少阳也。少阳不可下，而反二三下之，于法为逆。若后四五日，柴胡证仍在者，先与小柴胡汤，所谓柴胡汤病证而下之，若柴胡证不罢者，复与柴胡是也。若服汤已，呕不止，心下急，郁郁微烦者，邪气郁滞于里，欲出不出，欲结不结，为未解也。与大柴胡以下里热则愈，亦先表后里之意也。此条自太阳篇移入。

大柴胡汤方

柴胡八两　半夏八两　黄芩三两　生姜五两　枳实四枚　芍药三两　大枣十二枚，擘　大黄二两，酒浸

上八味，以水一斗二升，煮取六升，去滓，再煎取三升，温服一升，日三服。

按：大柴胡，有柴胡、生姜、半夏之辛而走表，黄芩、芍药、枳实、大黄之苦而入里，乃表里并治之剂。而此云大柴胡下之者，谓病兼表里，故先与小柴胡解之，而后以大柴胡下之耳。盖分言之，则大小柴胡，各有表里，合言之，则小柴胡主表，而大柴胡主里，古人之言，当以意逆，往往如此。

少阳刺法第三

刺 法 四 条

伤寒腹满谵语，寸口脉浮而紧，此肝乘脾也，名曰纵，刺期门。

伤寒发热，啬啬恶寒，大渴欲饮水，其腹必满，自汗出，小便利，其病欲解，此肝乘肺也，名曰横，刺期门。

腹满谵语，里之实也。其脉当沉实，而反浮紧，则非里实，乃肝邪乘脾，气窒而热也。纵，直也，以肝木制脾土，于理为直，故曰纵。发热恶寒，表有邪也。其病不当有渴，而反大渴，则非内热，乃肝邪乘肺，气郁而燥也。以里无热，不能消水，故腹满而汗出。小便利，则肺气以行，故愈。横，不直也，以木畏金而反乘金，于理为曲，故曰横。二者俱泻肝邪则愈，故刺期门，期门，肝之募也。设不知，而攻其实热则误矣。此病机之变，不可不审也。

太阳与少阳并病，头项强痛，或眩冒，时如结胸，心下痞硬者，当刺大椎第一节、肺俞、肝俞。慎不可发汗，发汗则谵语，脉弦。五六日谵语不止，当刺期门。

太阳少阳并病，心下硬，颈项强而眩者，当刺大椎、肺俞、肝俞，慎勿下之。

太阳之脉，其直者，从巅入络脑，还出别下项，少阳之脉，起目锐眦，上抵头角，其内行者，由缺盆下胸中，贯膈，络肝，属胆，故头项强痛者，太阳之邪未

罢，或眩冒，时如结胸，心下痞硬者，少阳之邪方盛也。大椎在脊骨第一节上，刺之所以泻太阳邪气，而除颈项之强痛，肺俞在脊骨第三节下两旁，肝俞在第九节下两旁，刺之所以泻少阳邪气，而除眩冒，时如结胸，及心下之痞硬。慎不可发汗，以亡胃液，液亡胃燥，必发谵语，且恐少阳之邪，得乘虚而干胃也。若脉弦，至五六日，谵语不止，是少阳胜而阳明负，亦如阳明与少阳合病之为失也，故当刺期门，以泻少阳之邪。亦慎勿下之，以虚其胃，胃虚邪陷，必作结胸，如本论云：太阳少阳并病，而反下之，成结胸也。

卷六 太阴篇

辨列太阴条例大意

太阴者，土也，在脏为脾，在气为湿。伤寒传经之热，入而与湿相搏，则为腹满吐利等证，直中之寒，入而与湿相搏，亦为腹满吐利等证，但有肢冷肢温，脉迟脉数，口渴不渴之异耳。又三阴为三阳之里，而三阴亦自有表里，是以风寒所中，不必尽入于脏，而亦留连于经，故有太阴中风之条，与桂枝发汗之法。又下利腹胀满，身体疼痛者，此为经脏俱病之证，故与先里先表之法。乃今之论三阴者，但云直中传经而已，是知有三阴之里，不知有三阴之表也。兹篇先列脏病，次列经病，又次为经脏俱病，凡十条为一卷。

太 阴 诸 法

太阴脏病脉证治六条

太阴之为病，腹满而吐，食不下，自利益甚，时腹自痛。若下之，必胸下结硬。

此足太阴病之的证也。太阴之脉，入腹属脾络胃，上膈侠咽，故其病有腹满而吐，食不下，自利腹痛等证。然太阴为病，不特传经如是，即直中亦如是，且不特伤寒如是，即杂病亦如是，但有属阴属

阳，为盛为虚之分耳。而太阴者，脏也，满而不实，法不可下。若下之，则胸下结硬，中气伤者，邪气必结也。

本太阳病，医反下之，因而腹满时痛者，属太阴也，桂枝加芍药汤主之。

病在太阳，不与解表，而反攻里，因而邪气乘虚陷入太阴之位，为腹满而时痛，陶氏所谓误下传者是也。夫病因邪陷而来者，必得邪解而后愈，而脏阴为药所伤者，亦必以药和之而后安，故须桂枝加芍药汤主之。桂枝所以越外入之邪，芍药所以安伤下之阴也。按《金匮》云：伤寒阳脉涩，阴脉弦，法当腹中急痛者，与小建中汤，不差者，与小柴胡汤。此亦邪陷阴中之故，而桂枝加芍药，亦小建中之意。不用胶饴者，以其腹满，不欲更以甘味增满耳。

桂枝加芍药汤方

于桂枝汤方内，更加芍药三两。随前共六两，余依桂枝汤法。

大实痛者，桂枝加大黄汤主之。

此承上条而言，腹满而未实，痛而不甚者，可以桂枝加芍药，和而解之，若大实大痛者，邪气成聚，必以桂枝加大黄，越陷邪而去实滞也。夫太阴，脾脏也，脏何以能实而可下？阳明者，太阴之表，以膜相连，脏受邪而腑不行则实。故脾非自实也，因胃实而实也。大黄所以下胃，岂以下脾哉？少阴厥阴，亦有用承气法，详见各篇，所当互考。

桂枝加大黄汤方

桂枝三两，去皮　甘草三两，炙　大黄一两
生姜三两，切　大枣十二枚　芍药六两

上六味，以水七升，煮取三升，去
滓，温服一升，日三服。

太阴病，脉弱，其人续自便利，设当
行大黄、芍药者，宜减之，以其人胃气
弱，易动故也。

此亦承上条，而言大黄、芍药之得以
用者，为其胃实而便坚也。若其人脉弱，
续自便利，则虽有大实痛证，此法不可用
矣。即欲用之，亦宜量减而与之。所以然
者，胃气弱而不振，邪气不聚而易动，故
可以缓图，而难以峻攻也。

伤寒脉浮而缓，手足自温者，是为系
在太阴。太阴者，身当发黄，若小便自利
者，不能发黄。至七八日，暴烦下利，日
十余行，必自止。以脾家实，秽腐当去故
也。

伤寒脉浮而缓者，脉紧去而成缓，为
寒欲变热之证，如太阳第四十七条之例
也。手足自温，非太阴定证，见太阴有
寒，手足必寒，有热，手足乃自温耳。又
阳明受热，则一身及手足热，太阴则身不
热，而手足温。兹寒已变热而手足自温，
则伤寒之邪，不之阳明，而之太阴，而其
脉仍浮，则其邪亦未尽入，故曰系在太
阴，谓以太阳而内连太阴也。于法，太阴
受热而汗不出者，热与湿搏，当发身黄，
若小便自利者，其热得通，不能蒸郁为黄
矣。至七八日，暴烦下利者，正气内作，
邪气欲去也，虽日十余行，继必自止。所
以然者，脾家本有秽腐当去，故为自利，
秽腐尽，则利亦必自止矣。

自利不渴者，属太阴，以其脏有寒故
也。当温之，宜四逆辈。

自利不渴者，太阴本自有寒，而阴邪
又中之也。曰属太阴，其脏有寒，明非阳

经下利，及传经热病之比。法当温脏祛
寒，如四逆汤之类，不可更以苦，寒坚之
清之，如黄芩汤之例也。

太阴经病证治二条

太阴中风，四肢烦疼，阳微阴涩而长
者，为欲愈。

此太阴自中风邪之证，不从阳经来
也。夫太阴，脾也，风，阳邪也，脾主行
气于四肢，而风淫为末疾，故太阴中风，
四肢烦热而疼痛也。脉阳微阴涩而长者，
阳无病而阴受邪，而涩又为邪气之将衰，
长为正气之方盛，正盛邪衰，故为欲愈。

太阴病，脉浮者，可发汗，宜桂枝
汤。

太阴脉浮有二义，或风邪中于太阴之
经，其脉则浮，或从阳经传入太阴，旋复
反而之阳者，其脉亦浮，浮者，病在经
也。凡阴病在脏者宜温，在经者则宜汗，
如少阴之麻黄附子细辛，厥阴之麻黄升麻
皆是也，桂枝汤甘辛入阴，故亦能发散太
阴之邪。

太阴经脏俱病一条

下利腹胀满，身体疼痛者，先温其
里，乃攻其表。温里宜四逆汤，攻表宜桂
枝汤。

此条叔和本列厥阴篇中，今移置此。

此太阴经脏并受寒邪之证，叔和编入
厥阴经中者，误也。下利腹胀满，里有寒
也，身体疼痛，表有寒也。然必先温其
里，而后攻其表。所以然者，脏气不充，
则外攻无力，阳气外泄，则里寒转增，自
然之势也。而四逆用生附，则寓发散于温
补之中，桂枝有甘芍，则兼固里于散邪之
内，用法之精如此。

太阴病愈期一条

太阴病，欲解时，从亥至丑上。

六经邪解之时，必于其经王之时。太阴者，土也，土王于辰戌丑未，而独于亥子丑时解者，脾为阴土，应王于阴，故其病欲解，必从亥至丑上也。

卷七　少阴篇

论列少阴条例大意

少阴为太阳之里，居厥、太二阴之间，故有邪在太阳，而已内及少阴者；有寒中少阴，而仍外连太阳者；有邪在少阴，而或兼厥阴，或兼太阴者。大抵连太阴者，多发热，连厥阴者，多厥利也，是传经直中之外，又有不同如此。且也直中之寒，久亦化热，传经之热，极必生阴。兹篇先列脉证于前，次清法，次温法，又次为生死法，欲学者明辨宜清宜温之实，不必但泥传经直中之名也。又其次为少阴病禁，以少阴为汗下之例，亦不得不著汗下之禁云。凡四十五条，为一卷。

少阴诸法

少阴脉证四条

少阴之为病，脉微细，但欲寐也。

经脉阳浅而阴深，阳大而阴小，邪传少阴，则脉之浮者转为微，大者转为细也。又多阳者多寤，多阴者多寐，邪传少阴则目不瞑者，转而为但欲寐也。夫少阴者，三阴之枢也，阳于是乎入，而阴于是乎出，故虽太阴厥阴，同为阴脏，而其为病，实惟少阴为然。而少阴之为病，亦非独脉微细，但欲寐二端，仲景特举此者，以为从阳入阴之际，其脉证变见有如此。

少阴病，欲吐不吐，心烦，但欲寐，五六日，自利而渴者，属少阴也，虚故引水自救。若小便色白者，少阴病形悉具。小便白者，以下焦虚有寒，不能制水，故令色白也。

此少阴自受寒邪之证，不从阳经来也。寒初到经，欲受不可，欲却不能，故欲吐不吐，心烦，但欲寐，而实不能寐也。至五六日，自利而渴，则其邪已入少阴之脏矣。然少阴，阴脏也，寒，阴邪也，以阴受阴，法当不渴，而渴者，此非有热，以脏虚故引水自救耳。更审其小便，若色白者，则少阴寒病，全体大露无疑。何以言之？热传少阴，自利而渴者，邪热足以消水，其小便色必赤，寒中少阴，自利而渴者，虽能饮而不能制，其小便色必白也。仲景辨证之精如此。

病人脉阴阳俱紧，反汗出者，亡阳也。此属少阴，法当咽痛而复吐利。

阴阳俱紧，太阳伤寒之脉也，法当无汗，而反汗出者，表虚亡阳，其病不属太阳，而属少阴矣。少阴之脉，上膈循喉咙，少阴之脏，为胃之关，为二阴之间，寒邪直入，经脏俱受，故当咽痛而复吐利。此为寒伤太阳，阳虚不任，因遂转入少阴之证。盖太阳者，少阴之表，犹唇齿也，唇亡则齿寒，阳亡则阴及，故曰少阴之邪，从太阳飞渡者多也。

少阴病，八九日，一身手足尽热者，以热在膀胱，必便血也。

此热传少阴，而复还入膀胱之证。膀胱者，太阳也，太阳为三阳之表，而多血少气，热在膀胱，则一身手足尽热。而热气有余，血为热迫，散而下行，则必便血也。

少阴清法七条

少阴病，得之二三日以上，心中烦，不得卧，黄连阿胶汤主之。

少阴之热，有从阳经传入者，亦有自受寒邪，久而变热者。曰二三日以上，谓自二三日至五六日，或八九日，寒极而变热也。至心中烦不得卧，则热气内动，尽入血中，而诸阴蒙其害矣。盖阳经之寒变，则热归于气，或入于血，阴经之寒变，则热入于血，而不归于气，此余历试之验也。故用黄连、黄芩之苦，合阿胶、芍药、鸡子黄之甘，并入血中，以生阴气，而除邪热，成氏所谓阳有余，以苦除之，阴不足，以甘补之是也。

黄连阿胶汤方

黄连四两 黄芩一两 芍药二两 阿胶三两 鸡子黄二枚

上五味，以水五升，先煮三物，取二升，去滓，内阿胶，烊尽，小冷，内鸡子黄，搅令相得，温服七合，日三服。

少阴病，四逆，其人或咳，或悸，或小便不利，或腹中痛，或泄利下重者，四逆散主之。

四逆，四肢逆冷也，此非热厥，亦太阳初受寒邪，未郁为热，而便入少阴之证。少阴为三阴之枢，犹少阳为三阳之枢也，其进而入则在阴，退而出则就阳，邪气居之，有可进可退，时上时下之势，故其为病，有或咳，或悸，或小便不利，或腹中痛，或泄利下重之证。夫邪在外者，可引而散之，在内者，可下而去之，其在外内之间者，则和解而分消之，分消者，半从外半从内之谓也。故用柴胡之辛，扬之使从外出，枳实之苦，抑之使其内消，而其所以能内能外者，则枢机之用为多，故必以芍药之酸益其阴，甘草之甘养其阳。曰四逆道，因其所治之病而命之名耳，而其制方大意，亦与小柴胡相似，四逆之柴胡、枳实，犹小柴胡之柴胡、黄芩也，四逆之芍药、甘草，犹小柴胡之人参、甘草也，且枳实兼擅涤饮之长，甘、芍亦备营卫两和之任，特以为病有阴阳之异，故用药亦分气血之殊，而其辅正逐邪，和解表里，则两方如一方也。旧谓此为治热深发厥之药，非是，夫果热深发厥，则属厥应下之之例矣，岂此药所能治哉！

四逆散方

柴胡 枳实破，水渍，炙干 芍药 甘草炙

上四味，各十分，捣筛，白饮和服方寸匕，日三服。

咳者，加五味子、干姜各五分，并主下利。

成氏曰：肺寒气逆则咳，五味子之酸，收逆气，干姜之辛，散肺寒。并主下利者，肺与大肠为表里，上咳下利，治则颇同。

悸者，加桂枝五分。

悸者寒多，心脉不通则心下鼓也。桂枝辛温，入心通阳气。

小便不利者，加茯苓五分。

小便不利，水聚于下也。茯苓甘淡，利窍渗水。

腹中痛者，加附子一枚，炮令拆①。

腹中痛，寒胜于里也。附子辛温，散寒止痛。

泄利下重者，先以水五升，煮薤白三

———————
① 拆：古音义同"坼"。裂开之

升，煮取三升，去滓，以散三方寸匕内汤中，煮取一升半，分温再服。

泄利下重，寒滞于下也。薤白辛温，散寒通阳气。

少阴病，下利六七日，咳而呕渴，心烦不得眠者，猪苓汤主之。

少阴中寒，下利至六七日，寒变为热，而气复上行，为咳，为呕，为渴，为心烦不得眠，所谓下行极而上也。夫邪气自下而上者，仍须从下引而出之，猪苓、茯苓、泽泻、滑石，并甘淡下行之药，足胜导水泄热之用。然以阴病而属邪热，设非得阿胶之咸寒入阴，何以驭诸阳药而泄阴中之热，导浮上之气哉！

少阴病，下利咽痛，胸满心烦者，猪肤汤主之。

少阴之脉，从肾上贯肝膈，入肺中，循喉咙，其支别者，从肺出络心，注胸中，阳邪传入少阴，下为泄利，上为咽痛，胸满心烦。热气充斥脉中，不特泄伤本脏之气，亦且消烁心肺之阴矣。猪，水畜，而肤甘寒，其气味先入少阴，益阴除客热，止咽痛，故以为君，加白蜜之甘以缓急，润以除燥而烦满愈，白粉之甘能补中，温能养脏而泄利止矣。

猪肤汤方

猪肤一斤，以水一斗，煮取五升，去滓，加白蜜一升，白粉五合，熬香，和相得，温分六服。

少阴病，咽中伤，生疮，不能语言，声不出者，苦酒汤主之。

少阴热气，随经上冲，咽伤生疮，不能语言，音声不出，东垣所谓少阴邪入于里，上接于心，与火俱化而克金也。故与半夏之辛以散结热，止咽痛，鸡子白甘寒入肺，清热气，通声音，苦酒苦酸，消疮肿，散邪毒也。

苦酒汤方

半夏十四枚，洗，破如枣核大。鸡子一枚，去黄，内上苦酒，著鸡子壳中，内半夏著苦酒中，以鸡子壳置刀环中，安火上，令三沸，去滓，少少含咽之。不瘥，更作三剂服之。

少阴病二三日，咽痛者，可与甘草汤；不差者，与桔梗汤。

此亦热传少阴，而上为咽痛之法。甘草汤，甘以缓急，寒以除热也。其甚而不瘥者，则必以辛发之，而以甘缓之。甘草、桔梗，甘辛合用，而甘胜于辛，治阴虚客热，其法轻重，当如是耳。

甘草汤方

甘草二两，以水三升，煮取一升半，去滓，温服七合，日二服。

桔梗汤方

桔梗一两　甘草二两

上二味，以水二升，煮取一升，去滓，分温再服。

少阴病，咽中痛，半夏散及汤主之。

少阴咽痛，甘不能缓者，必以辛散之，寒不能除者，必以温发之。盖少阴客邪，郁聚咽嗌之间，既不得出，复不得入，设以寒治，则聚益甚，投以辛温，则郁反通，《内经》微者逆之，甚者从之之意也。半夏散及汤，甘辛合用，而辛胜于甘，其气又温，不特能解客寒之气，亦能劫散咽喉怫郁之热也。

半夏散及汤方

半夏洗　桂枝去皮　甘草炙，各等分

以上三味，各别捣筛已，合治之，白饮和服方寸匕，日三服。若不能散服者，以水一升，煎七沸，内散两方寸匕，更煎三沸，下火令小冷，少少咽之。

少阴下法三条

少阴病，得之二三日，口燥咽干，急下之，宜大承气汤。

此少阴热并阳明之证。二三日，为病未久，而便口燥咽干，热气盛而阴气少矣。盖阳明土，少阴水，热并阳明，则土实而水虚，不特热气伤阴，即土气亦伤水也。故宜急下，以泻土而全水，不然，热盛伤阴，土实亦伤阴，其干槁可立而待。然非心下痛，腹胀不大便，如下二条所云，亦未可以大承气轻试也。

少阴病，自利清水，色纯青，心下必痛，口干燥者，急下之，宜大承气汤。

此亦少阴热并阳明，而气复下注之证。然虽下注而邪实不去，但水液从旁下转，为自利清水而已，故心下痛而口干燥也。色纯青者，土受水邪，玄黄合色，而色转纯青也。以大承气急下，则胃实去而肾病亦已矣。

少阴病六七日，腹胀不大便者，急下之，宜大承气汤。

腹胀不大便，土实之征也。土实则水干，故非急下不可。夫阳明居中，土也，万物所归，故无论三阳三阴，其邪皆得还入于胃，而成可下之证。然太阴传阳明，脏邪还府，为欲愈也。厥阴传阳明者，木邪归土，不能复木也。惟少阴则肾邪入胃，而胃实复将消肾，故虽并用下法，而少阴之法，视太阴厥阴为加峻矣。

少阴温法十五条

少阴病，始得之，反发热，脉沉者，麻黄附子细辛汤主之。

此寒中少阴之经，而复外连太阳之证，以少阴与太阳为表里，其气相通故也。少阴始得本无热，而外连太阳则反发热，阳病脉当浮而仍紧，少阴则脉不浮而沉，故与附子、细辛，专温少阴之经，麻黄兼发太阳之表，乃少阴经温经散寒，表里兼治之法也。

麻黄附子细辛汤方

麻黄二两，去节　附子一枚，炮，去皮破八片　细辛二两

上二味，以水一斗，先煮麻黄减二升，去上沫，内诸药，煮取三升，去滓，温服一升，日三服。

按：阳证有在经不在腑者，阴病亦有在经不在脏者，太阳篇云：脉浮者，桂枝汤，少阴篇，始得之，反发热，脉沉者，麻黄附子细辛汤，及得之二三日，麻黄附子甘草汤，厥阴篇，厥阴中风，脉微浮为欲愈，此皆阴病之在经，而未入于脏者。

少阴病，得之二三日，麻黄附子甘草汤，微发汗。以二三日无里证，故微发汗也。

少阴中寒二三日，为脉沉恶寒无热之时，故可与麻黄附子甘草汤，以取微汗而散寒邪。无里证者，无吐利心烦不得卧等证也。以二三日，病未入脏，而寒亦未变热，故得用温经散邪之法，如麻黄附子细辛之例。然去细辛之辛，而加甘草之甘，于法为较和矣。所以然者，寒邪不可不发，而阴病又不可过发汗耳。

麻黄附子甘草汤方

麻黄二两，去节　附子一枚，炮，去皮　甘草二两，炙

上三味，以水七升，先煮麻黄一二沸，去上沫，内诸药，煮取三升，去滓，温服一升，日三服。

少阴病，得之一二日，口中和，其背恶寒者，当灸之，附子汤主之。

口中和者，不燥不渴，为里无热也。背恶寒者，背为阳，而阴乘之，不能通于外也。阳不通，故当灸之以通阳痹，阳不足，故主附子汤以补阳虚，非如麻黄附子细辛之属，徒以温散为事矣。此阳虚受寒，而虚甚于寒者之治法也。

按：《元和纪用经》云：少阴中寒而背恶寒者，口中则和，阳明受热而背恶寒

者，则口燥而心烦。一为阴寒下乘，阳气受伤，一为阳热入里，津液不足，是以背恶寒虽同，而口中和与燥则异，此辨证之要也。

附子汤方

附子二枚，炮，去皮，破八片　茯苓　芍药各三两　人参二两　白术四两

上五味，以水八升，煮取三升，去滓，温服一升，日三服。

气虚者，补之必以甘，气寒者，温之必以辛，甘辛合用，足以助正气而散阴邪，人参、白术、茯苓、附子是也。而病属阴经，故又须芍药以和阴气，且引附子入阴散寒，所谓向导之兵也。

少阴病，身体痛，手足寒，骨节痛，脉沉者，附子汤主之。

身体痛，骨节痛，寒在阴也。手足寒，脉沉，病属阴也。若脉浮而手足热，则为太阳伤寒，可与汗解者矣。此为少阴血气不足，而寒邪侵之之证，故亦宜附子汤，复阳散阴，益精气也。

少阴病，二三日不已，至四五日，腹痛，小便不利，四肢沉重疼痛，自下利者，此为有水气。其人或咳，或小便利，或下利，或呕者，真武汤主之。

少阴中寒，二三日不已，至四五日，邪气递深而脏受其病矣。脏寒，故腹痛，寒胜而阳不行，故小便不利，于是水寒相搏，浸淫内外，为四肢沉重疼痛，为自下利，皆水气乘寒气而动之故也。其人或咳，或小便利，或下利，或呕者，水寒之气，或聚或散或止，三服。

后加减法

若咳者，加五味子半升，细辛、干姜各一两。

咳者，水寒射肺，气逆而不下也。成氏曰：五味子之酸，以收逆气，细辛、干姜之辛，以散水寒。

若小便利者，去茯苓。

小便利者，水已下趋，不必更利其水，故去茯苓。

若下利者，去芍药，加干姜二两。

下利者，寒盛于内也。故去芍药加干姜，避寒而就温也。

若呕者，去附子加生姜，足前成半斤。

呕者，气逆于上也。故去附子，加生姜。二物辛热则同，而生姜善降逆，附子能行而不能下，则不同也。

少阴病，下利清谷，里寒外热，手足厥逆，脉微欲绝，身反不恶寒，其人面赤色，或腹痛，或干呕，或咽痛，或利止脉不出者，通脉四逆汤主之。

此寒中少阴，阴盛格阳之证。下利清谷，手足厥逆，脉微欲绝者，阴盛于内也。身热不恶寒，面赤色，格阳于外也。为真阳之气，被阴寒所迫，不安其处，而游散于外，故显诸热象，而实非热也。通脉四逆，即四逆加干姜一倍，为阴内阳外，脉绝不通，故增辛热以逐寒邪，寒去则阳复反，而脉复出耳，故曰其脉即出者愈。

通脉四逆汤方

甘草二两，炙　附子大者一枚，生用，去皮，破八片　干姜三两。强人可四两

上三味，以水三升，煮取一升二合，去滓，分温再服。其脉即出者愈。

面色赤者，加葱九茎。

面色赤，阳格于上也。葱中空，味辛，能通阳气。

腹中痛者，去葱，加芍药二两。

腹中痛，阴滞于里也。芍药味酸，能利阴气，止腹痛，故加之。葱通阳而不利阴，故去之。

呕者，加生姜二两。

呕者，阴气上逆也。生姜之辛，可散

阴降逆。

咽痛者，去芍药，加桔梗一两。

咽痛者，阳气上结也。桔梗之辛，可开阳结，去芍药者，恶其收也。

利止脉不出者，去桔梗，加人参二两。

利止脉不出，亡血也。故不利桔梗之散，而利人参之甘而能补也。

少阴病，饮食入口则吐，心中温温欲吐，复不能吐。始得之，手足寒，脉弦迟者，此胸中实，不可下也，当吐之。若膈上有寒饮，干呕者，不可吐也。急温之，宜四逆汤。

肾者，胃之关也，关门受邪，上逆于胃，则饮食入口即吐，或心中温温欲吐，而复不能吐也。夫下气上逆而为吐者，原有可下之例，如本论之哕而腹满，视其前后，知何部不利者而利之。《金匮》之食已即吐者，大黄甘草汤主之是也。若始得之，手足寒，脉弦迟者，胸中邪实而阳气不布也，则其病不在下而在上，其治法不可下而可吐，所谓因其高者而越之也。若膈上有寒饮而致干呕者，则复不可吐而可温，所谓病痰饮者，当以温药和之也。故实可下，而胸中实则不可下，饮可吐，而寒饮则不可吐，仲景立法，明辨详审如此。

少阴病，脉沉者，急温之，宜四逆汤。

此不详何证，而但凭脉以论治，曰少阴病脉沉者，急温之，宜四逆汤。然苟无厥逆恶寒下利不渴等证，未可急与温法。愚谓学者当从全书会通，不可拘于一文一字之间者，此又其一也。

少阴病，下利，脉微涩，呕而汗出，必数更衣，反少者，当温其上，灸之。

少阴病，下利脉微涩，阴伤于下也。呕而汗出，阳虚于上也。阴阳并伤，法必上下并温矣。若更衣虽数，而所下无多，尤为阴亡之验，是但当温其上而不可温其下，即温上之法，亦不可以药伤其阴，而但宜灸以引其阳也。灸法未详。

少阴病吐利，手足厥冷，烦躁欲死者，吴茱萸汤主之。

此寒中少阴，而复上攻阳明之证。吐利厥冷，烦躁欲死者，阴邪盛极而阳气不胜也。故以吴茱萸温里散寒为主，而既吐且利，中气必伤，故以人参、大枣，益虚安中为辅也。然后条云，少阴病，吐利烦躁，四逆者死，此复以吴茱萸汤主之者，彼为阴极而阳欲绝，此为阴盛而阳来争也，病证则同，而辨之于争与绝之间，盖亦微矣。或云先厥冷而后烦躁者，阳欲复而来争也，先烦躁而四逆者，阳不胜而欲绝也，亦通。郭白云云：四逆而烦躁者，不问其余证，先宜服吴茱萸汤，四逆而不烦躁者，先宜服四逆汤，四逆下利，脉不出者，先宜服通脉四逆汤，此三者，治少阴之大法也。

少阴病下利，白通汤主之。

少阴病下利，脉微者，与白通汤。利不止，厥逆无脉，干呕烦者，白通加猪胆汁汤主之。服汤脉暴出者死，微续者生。

少阴病，下利脉微者，寒邪直中，阳气暴虚，既不能固其内，复不能通于脉，故宜姜、附之辛而温者，破阴固里，葱白之辛而通者，入脉引阳也。若服汤已，下利不止，而反厥逆无脉，乾呕烦者，非药之不中病也，阴寒太甚，上为格拒，王太仆所谓甚大寒热，必能与违性者争雄，异气者相格也。故即于白通汤中，加人尿之咸寒，猪胆汁之苦寒，反其佐以同其气，使不相格而适相成，《内经》所谓寒热温凉，反从其病是也。脉暴出者，无根之阳，发露不遗，故死，脉微续者，被抑之阳，来复有渐，故生。

白通汤方

葱白四茎　干姜一两　生附子一枚，去皮，
破

上三味，以水三升，煮取一升，去
滓，分温再服。

白通加猪胆汁汤方

葱白四茎　干姜一两　猪胆汁一合　人尿
五合　附子一枚，去皮，破八片

以上三味，以水三升，煮取一升，去
滓，内人尿、猪胆汁，和令相得，分温再
服。若无胆亦可用。

少阴病，下利便脓血者，桃花汤主
之。

少阴病，二三日至四五日，腹痛，小
便不利，下利不止，便脓血者，桃花汤主
之。

少阴病，下利便脓血者，可刺。

少阴病，下利便脓血者，脏病在阴，
而寒复伤血也。血伤故腹痛，阴病故小便
不利，与阳经挟热下利不同。故以赤石脂
理血固脱，干姜温里散寒，粳米安中益
气。用刺法者，以邪陷血中，刺之以行血
散邪耳。刺法未详。

桃花汤方

赤石脂一斤，一半全用，一半筛末　干姜一
两　粳米一升

上三味，以水七升，煎米令熟，去
滓，温服七合，内赤石脂末方寸七，日三
服。若一服愈，余勿服。

少阴生死法十二条

少阴中风，脉阳微阴浮者，为欲愈。

少阴中风者，少阴之经，自中风邪，
不从阳经传入者也。脉阳微者，邪气微，
阴浮者，邪气浅，而里气和，故为欲愈，
亦阴病得阳脉则生也。

少阴病，欲解，从子至寅上。

少阴，水藏也，少阴之病，阴邪也，

水王于子，而阳长于寅。少阴病欲解，从
子至寅上者，阴气待子则王，而阴邪得阳
则解也。

少阴病，脉紧，至七八日，自下利，
脉暴微，手足反温，脉紧反去者，为欲解
也。虽烦下利，必自止。

寒伤少阴之经，手足厥冷而脉紧，至
七八日，邪气自经入脏，自下利而脉微，
其病为较深矣。乃手足反温，脉紧反去
者，阳气内充，而阴邪不能自容也，故为
欲解。虽烦下利，必自止者，邪气转从下
出，与太阴之秽腐当去而下利者同意。设
邪气尽，则烦与利，亦必自止耳。

少阴病，下利，若利自止，恶寒而蜷
卧，手足温者。可治。少阴病，恶寒而
蜷，时自烦欲去衣被者，可治。

少阴病，吐利，手足不逆冷，反发热
者，不死。脉不至者，灸少阴七壮。

寒中少阴，或下利，或恶寒而蜷卧，
或吐利交作，而脉不至，阴邪盛而阳气衰
之候也。若利自止，手足温，或自烦欲去
衣被，或反发热，则阳气已复，而阴邪将
退，故皆得不死而可治。脉不至者，吐利
交作，元气暴虚，脉乍不至也。灸少阴以
引阳气，脉必自至。总之，传经之病，以
阴气之存亡为生死，直中之病，以阳气之
消长为生死也。

少阴病，恶寒身蜷而利，手足逆冷
者，不治。

少阴病，四逆，恶寒而身蜷，脉不
至，不烦而躁者，死。

恶寒身蜷而利，手足逆冷，阴气太
盛，阳气不振，与前利止手足温等证正相
反。盖手足温时，自烦发热者，阳道长，
阴道消也，手足逆冷，不烦而躁者，阴气
长，阳气消也。且四逆而脉不至，与手足
温而脉不至者不同，彼则阳气乍厥，引之
即出，此则阳气已绝，招之不返也。而烦

与躁又不同，烦者，热而烦也，躁者，乱而不必热也，烦而躁者，阳怒而与阴争，期在必胜则生，不烦而躁者，阳不能战，复不能安而欲散去，则死也。

少阴病，吐利烦躁，四逆者，死。

寒中少阴，吐利交作，阴邪已太盛矣。然或自烦发热，或手足不逆冷，则阳气犹在，阴邪虽盛，犹或可治，所谓吐利，手足不逆冷，反发热者，不死也。若更烦躁四逆，则阳气有散亡之象，阴邪无退舍之期，虽欲不死，乌可得耶！

少阴病，下利止而头眩，时时自冒者，死。

下利止，非利自愈也，脏阴尽也。眩，目黑而转也，冒，昏冒也，阴气既尽，孤阳无附，而浮乱于上，故头眩，时时自冒也。而阴气难以卒复，孤阳且易上散，虽有良药，亦无及矣，是以少阴病，阳复利止则生，阴尽利止则死也。

少阴病，六七日，息高者死。

息高，气高而喘也。少阴为真气之源，呼吸之根，六七日病不愈而息高者，邪气不去体，而真气已离根也，故死。

少阴病，脉微细沉，但欲卧，汗出不烦，自欲吐，至五六日自利，复烦躁，不得卧寐者，死。

脉微细沉但欲卧，邪传少阴之本证，如本篇第一条所云也。汗出不烦者，气外泄而邪不与俱泄也。自欲吐，继后自利者，邪上下行，而气不能驱而出之也。至烦躁不得卧寐，则阴阳尽虚，邪气独盛，正不胜邪，躁扰不宁，顷之离散而死矣，所谓病胜脏者死是也。

少阴病禁四条

少阴病，脉细沉数，病为在里，不可发汗。

少阴与太阳为表里，而少阴亦自有表里，经病为在表，脏病为在里也。浮沉而身发热，为病在表，脉细沉数，身不发热，为病在里。病在表者可发汗，如麻黄附子细辛汤之例是也，病在里而汗之，是竭其阴而动其血也，故曰不可发汗。

少阴病，脉微，不可发汗，亡阳故也。阳已虚，尺脉弱涩者，复不可下之。

少阴虽为阴藏，而元阳寓焉，故其病有亡阳亡阴之异。脉微者为亡阳，脉弱涩者为亡阴，发汗则伤阳，故脉微者，不可发汗，下则伤阴，故阳已虚而尺脉弱涩者，非特不可发汗，亦复不可下之也。

少阴病，但厥无汗而强发之，必动其血，未知从何道出，或从口鼻，或从目出，虽名下厥上竭，为难治。

少阴中寒，但厥无汗，邪方内淫而气不外达，非可得汗愈者，而强发之，则汗必不出，而血反自动，或口鼻，或目，随其所攻之道而外出也。盖发汗之药，其气上行，而性多慓悍，不得于气，则去而之血，必尽其性而后止耳。然既脏虚邪入，以致下厥，而复迫血妄动，以致上竭，上下交征而血气之存者无几矣，尚何以御邪而却疾耶，故曰难治。

少阴病，咳而下利谵语者，被火气劫故也，小便必难，以强责少阴汗也。

少阴之邪，上逆而咳，下注而利矣。而又复谵语，此非少阴本病，乃被火气劫夺津液所致，火劫即温针灼艾之属。少阴不当发汗，而强以火劫之，不特竭其肾阴，亦并耗其胃液，胃干则谵语，肾燥则小便难也。

卷八　厥阴篇

辨列厥阴条例大意

厥阴为阴之尽，为脏之极，阴极而尽，则必复反而之阳，故厥阴之生死，在厥热之进退也。本篇于厥阴脉证之下，先辨厥热进退，所以明生死之机，次论生死微甚，所以明阴阳之故也。而厥阴有热，虑其伤阴，必以法清之，厥阴有寒，虑其伤阳，必以法温之，一如少阴之例也。盖厥阴少阴，同为阴脏，而俱属阳火，故于二者群分类聚，欲学者明辨而深思之耳。其次为厥阴汗下诸禁，盖欲蒙其利，不可不知其害也。其次为厥阴简误，以厥阴篇中，杂入太阴少阴太阳之文，传误已久，习焉不察，特检出之。其次为差后劳复等法，则去疾者，莫若尽之意也，凡六十二条，为一卷。

厥阴诸法

厥阴病脉证五条

厥阴之为病，消渴，气上冲心，心中疼热，饥而不欲食，食则吐蛔，下之利不止。

伤寒之病，邪愈深者，其热愈甚。厥阴为阴之尽，而风木之气，又足以生阳火而铄阴津，津虚火实，脏燥无液，求救于水，则为消渴。消渴者，水入不足以制

热，而反为热所消也。气上冲心，心中疼热者，火生于木，肝气通心也。饥而不欲食者，木喜攻土，胃虚求食，而邪热复不能消谷也。食入即吐蛔者，蛔无食而动，闻食臭而出也。下之利不止者，胃家重伤而邪热下注也。此厥阴在脏之的证，病从阳经传入者也。

伤寒四五日，腹中痛，若转气下趋少腹者，此欲自利也。

伤寒四五日，正邪气传里之时，若腹中痛而满者，热聚而实，将成可下之证，兹腹中痛而不满，但时时转气下趋少腹者，热不得聚而从下注，将成下利之候也。而下利有阴阳之分，先发热而后下利者，传经之热邪内陷，此为热利，必有内烦脉数等证；不发热而下利者，直中之阴邪下注，此为寒利，必有厥冷脉微等证，要在审问明白也。

下利，寸脉反浮数，尺中自涩者，必圊脓血。

此阳邪入里而作下利之证。寸浮数者，阳邪强也，尺中涩者，阴气弱也，以强阳而加弱阴，必圊脓血。

下利脉沉而迟，其人面少赤，身有微热，下利清谷者，必郁冒汗出而解，病人必微厥。所以然者，其面戴阳，下虚故也。

下利清谷，脉沉而迟，阴在里在下也。面少赤，身有微热，阳在上在外也。夫阴内阳外而为病者，必得阳入阴出而后

解，而面虽赤而未甚，身虽热而亦微，则其阳之发露者，仅十之三，而潜藏者，尚十之七也。藏而能动，必当与阴相争，争而未胜则郁冒，争而既胜则汗出，汗出，而内伏之阴从外出，外出之阳从内入，而病乃解矣。然此证下虚无气，中上不守，惟藉君主之灵，以收散亡之气，而驱沉伏之阴，郁冒汗出，则心君震怒之候也。譬之澶渊之役，苟非真宗锐意亲征，则契丹大举之寇，必不能却，然而安危反掌，中外震惊，病人所以必微厥也，设非下虚之故，何至危殆若是。然或真阳毕露，则必不能与邪争，不争亦必无幸矣。

病者手足厥冷，不结胸，少腹满，按之痛者，此冷结在膀胱关元也。

手足厥冷，原有阴阳虚实之别。若其人结胸，则邪结于上，而阳不得通，如后所云，病人手足厥冷，脉乍紧，邪结在胸中，当须吐之，以通其阳者也。若不结胸，但少腹满，按之痛者，则是阴冷内结，元阳不振，病在膀胱关元之间，必以甘辛温药，如四逆白通之属，以救阳气而驱阴邪也。

厥阴进退之机九条

伤寒一二日，至四五日而厥者，必发热。前热者后必厥，厥深者热亦深，厥微者热亦微。厥应下之，而反发汗者，必口伤烂赤。

伤寒一二日，至四五日，正阴阳邪正，交争互胜之时，或阴受病而厥者，势必转而为热，阴胜而阳争之也，或阳受病而热者，甚则亦变而为厥，阳胜而阴被格也。夫阳胜而阴格者，其厥非真寒也，阳陷于中，而阴见于外也。是以热深者厥亦深，热微者厥亦微，随热之浅深，而为厥之微甚也。夫病在阳者宜汗，病在里者宜下，厥者热深在里，法当下之，而反发

汗，则必口伤烂赤。盖以蕴隆之热，而被升浮之气，不从下出，而从上逆故耳。

伤寒病，厥五日，热亦五日，设六日，当复厥，不厥者，自愈。厥终不过五日，以热五日，故知自愈。

伤寒厥五日，热亦五日者，阴胜而阳复之也。至六日，阴当复胜而厥，设不厥，则阴退而邪解矣，故自愈。夫厥与热，阴阳消长之兆也，兹初病至终，其厥不过五日，而厥已而热，亦得五日，是其复之之数，当其胜之之数，所谓有阳则复，无太过，亦无不及，故知其病自愈也。

伤寒发热四日，厥反三日，复热四日，厥少热多，其病当愈。四日至七日，热不除者，其后必便脓血。

伤寒厥四日，热反三日，厥复五日，其病为进，寒多热少，阳气退，故为进也。

热已而厥者，邪气自表而之里也。乃厥未已，而热之日，又多于厥之日，则邪复转而之表矣，故病当愈，其热则除。乃四日至七日而不除者，其热必侵及营中而便脓血，所谓热气有余，必发痈脓也。厥已而热者，阳气复而阴邪退也。乃热未已而复厥，而厥又多于热之日，则其病为进。所以然者，寒多热少，阳气不振，则阴邪复胜也。要之热已而厥者，传经之证，虑其阳邪递深也，厥已而热者，直中之证，虑其阳气不振也，故传经之厥热，以邪气之出入言，直中之厥热，以阴阳之胜复言，病证则同，而其故有不同如此。学者能辨乎此，则庶几矣。

伤寒先厥，后发热而利者，必自止，见厥复利。

伤寒先厥者，阴先受邪也，后热者，邪从阴而出阳也。阴受邪而利，及邪出而之阳，故利必自止。设复厥，则邪还入而

之阴，故必复利。盖邪气在阳则生热，在阴则为厥与利，自然之道也。

伤寒始发热六日，厥反九日而利。凡厥利者，当不能食，今反能食者，恐为除中。食以索饼，不发热者，知胃气尚在，必愈，恐暴热来出而复去也。后三日脉之，其热续在者，期至旦日夜半愈。所以然者，本发热六日，厥反九日，复发热三日，并前六日，亦为九日，与厥相应，故期至旦日夜半愈。后三日脉之，而脉数，其热不罢者，此为热气有余，必发痈脓也。

伤寒始发热六日，厥反九日而又下利者，邪气从阳之阴，而盛于阴也。阴盛则当不能食，而反能食者，恐为除中，中者，胃中之阳气也，除去而尽之也，言胃气为邪气所迫，尽情发露，不留余蕴也。不发热，不字当作若，谓试以索饼食之，若果胃气无余，必不能蒸郁成热，今反热者，知胃气尚在，非除中之谓矣。而又恐暴热暂来而复去，仍是胃阳发露之凶征也。后三日脉之，而其热仍在，则其能食者，乃为胃阳复振无疑，故期至旦日夜半，其病当愈。所以然者，本发热六日，厥反九日，热少厥多，其病当进，兹复发热三日，并前六日，亦为九日，适与厥日相应，故知其旦日夜半，其病当愈。旦日，犹明日也。然厥与热者，阴阳胜负之机，不可偏也，偏于厥，则阴胜而碍阳矣，偏于热，则阳胜而碍阴矣。后三日脉之，而脉反加数，热复不止，则阳气偏胜，必致伤及营血，而发为痈脓也。

伤寒先厥后发热，下利必自止，而反汗出，咽中痛者，其喉为痹。发热无汗，而利必自止。若不止，必便脓血。便脓血者，其喉不痹。

伤寒之邪，见于阳者，不必见于阴，见于下者，不必见于上。厥已而热，下利

自止者，阴邪转而之阳也。设得汗出，其邪必解，而咽中痛者，未尽之热，厥而上行也，故其喉为痹。发热无汗者，邪气郁而在阳也，虽下利，法当自止，而反不止者，以无汗出，热仍从里行也，故必便脓血。便脓血者，其喉不痹，邪在下者，则不复在上也。

伤寒热少厥微，指头寒，默默不欲食，烦躁数日，小便利，色白者，此热除也，欲得食，其病为愈。若厥而呕，胸胁烦满者，其后必便血。

热少厥微，指头寒，邪气自微也。默默不欲食，烦躁，邪欲传里也。里受邪而热，则其小便必不利，虽利其色必不白，至数日，小便利色白，知其热已除也。本默默不欲食，忽欲得食，知其胃已和也。热除胃和，其病则愈。而厥阴之脉，挟胃上膈布胁肋，若其邪不解，淫溢厥阴之位，则为厥而呕，为胸胁烦满也。凡病上行极者，必下行主血，而病为热，血为热迫，注泄于下，则其后必便血也。

凡厥者，阴阳气不相顺接，便为厥。厥者，手足逆冷是也。

按经脉，足之三阴三阳，相接于足十指，手之三阴三阳，相接于手十指，故阴之与阳，常相顺接者也。若阳邪内入，阴不能与之相接，而反出于外，则厥，阴邪外盛，阳不能与之相接，而反伏于中，亦厥，是二者，虽有阴阳之分，其为手足逆冷一也。

厥阴生死微甚之辨十五条

厥阴中风，脉微浮，为欲愈。不浮，为未愈。

此厥阴经自受风邪之证。脉浮为邪气少，浮为病在经，经病而邪少，故为欲愈。或始先脉不微浮，继乃转而为浮者，为自阴之阳之候，亦为欲愈，所谓阴病得

阳脉者生是也。然必兼有发热微汗等候，仲景不言者，以脉该证也。若不浮，则邪著阴中，漫无出路，其愈正未可期，故曰不浮为未愈。

伤寒下利，日十余行，脉反实者，死。

伤寒下利，至日十余行，邪既未尽，而正已大惫矣。其脉当微或弱，而反实者，是邪气有余，所谓病胜脏也，故死。

下利脉沉弦者，下重也。脉大者，为未止；脉微弱数者，为欲自止，虽发热不死。

沉为里为下，弦为阴，下利，脉沉弦者，阴邪在里而盛于下，故下重也。脉大者，邪气盛，经曰：大则病进，故为未止。脉微弱，为邪气微，数为阳气复，阴寒下利，阳复而邪微，则为欲愈之候，虽复发热，亦是阳气内充所致，不得比于下利发热者，死之例也。

下利有微热而渴，脉弱者，令自愈。

下利脉数，有微热①，汗出，令自愈。设复紧，为未解。

此二条，亦为阴邪下注者设。微热而渴，与脉数有微热汗出，并阳气内充之象，而脉弱，又阴气衰退之征，故令自愈。夫脉弱者，脉紧去而转弱也，设复紧，则阴邪仍盛，其病岂能遽已耶。

下利脉数而渴者，令自愈。设不差，必圊脓血，以有热故也。

此亦阴邪下利，而阳气已复之证。脉数而渴，与下利有微热而渴同意。然脉不弱而数，则阳之复者已过，阴寒虽解，热气旋增，将更伤阴而圊脓血也。

发热而厥，七日，下利者，为难治。

发热而厥者，身发热而手足厥，病属阳而里适虚也。至七日，正渐复而邪欲退，则当厥先已而热后除，乃厥热如故，而反加下利，是正不复而里益虚矣。夫病

非阴寒，则不可以辛甘温其里，而内虚不足，复不可以苦寒坚其下，此其所以为难治也。

伤寒发热，下利厥逆，躁不得卧者，死。

伤寒发热，下利厥逆者，邪气从外之内，而盛于内也。至躁不得卧，则阳气有立亡之象，故死。此传经之邪，阴气先竭，而阳气后绝者也。

伤寒发热，下利至甚，厥不止者，死。

发热甚，下利厥逆，证与上同。而下利至甚，则阴欲亡，厥逆不止，则阳亦伤，虽不躁，犹死也。此亦传经之邪，阴先竭而阳后绝者也。

伤寒六七日，不利，便发热而利，其人汗出不止者，有阴无阳故也。

寒伤于阴，至六七日发热者，阳复而阴解，虽下利，犹当自止，所谓伤寒先厥后发热而利者，必自止也。乃伤寒六七日，本不下利，而忽热与利俱见，此非阳复而热也，阴内盛而阳外亡也。若其人汗出不止，则不特不能内守，亦并无为外护矣，是谓有阴无阳，其死必矣。

下利，手足厥冷，无脉者，灸之不温，若脉不还，反微喘者死。

阴寒下利，而至厥冷无脉，阳气将竭而死矣。灸之所以通既绝之阳，乃厥不回，脉不还而反微喘，残阳上奔，大气下脱，故死。

下利后，脉绝，手足厥冷，晬时脉还，手足温者生，脉不还者死。

晬时，周时也。下利后脉绝，手足厥冷者，阴先竭而阳后绝也。是当俟其晬时，经气一周，其脉当还，其手足当温。若脉不还，其手足亦必不温而死矣。

---

① 热：医学大成本作“寒”。

伤寒六七日，脉微，手足厥冷，烦躁，灸厥阴，厥不还者死。

伤寒六七日，阳气当复，阴邪当解之时，乃脉不浮而微，手足不烦而厥冷，是阴气反进，而阳气反退也。烦躁者，阳与阴争，而阳不能胜之也。灸厥阴，所以散阴邪而复阳气，阳复则厥自还。设不还，则阳有绝而死耳。是故传经之邪至厥阴者，阴气不绝则不死，直中之邪入厥阴者，阳气不复则不生也。

伤寒脉迟，六七日，而反与黄芩汤彻其热，脉迟为寒，今与黄芩汤，复除其热，腹中应冷，当不能食，今反能食，此名除中，必死。

脉数为热，脉迟为寒，诊家之大要也。热者清之，寒者温之，医家之大法也。乃 伤寒脉迟，至六七日而不变，其为寒无疑矣。而反与黄芩汤复除其热，是以寒益寒也。于是阳气消亡，阴寒独胜，法当腹中冷而不能食，今反能食者，非胃气盛也，胃中之阳，发露无余，譬之贫儿夸富，整诸所有而暴之于外，虽炫耀目前，然其尽可立而待也，故直断之曰，此名除中，必死。

厥阴病，欲解时，从寅至卯上。

厥阴属风木之脏，寅卯为木王之时，脏气胜而邪气解，亦如三阳及太少二阴之例也。

厥阴清法五条

厥阴病，渴欲饮水者，少少与之愈。

厥阴之病，本自消渴，虽得水，未必即愈，此云渴欲饮水，少少与之愈者，必厥阴热邪，还返阳明之候也。热还阳明，津液暴竭，求救于水，少少与之，胃气则和，其病乃愈。若系厥阴，则热足以消水，而水岂能消其热哉！

下利欲饮水者，以有热故也，白头翁汤主之。

伤寒自汗不渴者，为脏有寒，太阴自受寒邪也。下利欲饮水者，以里有热，传经之邪，厥阴受之也。白头翁汤，除热坚下，中有秦皮，色青味苦，气凉性涩，能入厥阴，清热去湿而止利也。

白头翁汤方

白头翁二两　黄连　黄柏　秦皮各三两

上四味，以水七升，煮取二升，去滓，温服一升。不愈，更服一升。

热利下重者，白头翁汤主之。

伤寒热邪入里，因而作利者，谓热利下重，即后重，热邪下注，虽利而不得出也。

白头翁，苦辛除邪气，黄连、黄柏、秦皮，苦以坚之，寒以清之，涩以收之也。

下利后更烦，按之心下濡者，为虚烦也，宜栀子豉汤。

下利后更烦者，热邪不从下减而复上动也。按之心下濡，则中无阻滞可知，故曰虚烦。香豉、栀子，能彻热而除烦，得吐，则热从上出而愈，因其高而越之之意也。

伤寒六七日，大下后，寸脉沉而迟，手足厥逆，下部脉不至，咽喉不利，吐脓血，泄利不止者，为难治，麻黄升麻汤主之。

伤寒六七日，寒已变热而未实也，乃大下之，阴气遂虚，阳气乃陷，阳气陷，故寸脉沉而迟，阴气虚，故下部脉不至，阴阳并伤，不相顺接，则手足厥逆，而阳邪之内入者，方上淫而下溢，为咽喉不利，为吐脓血，为泄利不止，是阴阳上下并受其病，而虚实冷热亦复混淆不清矣。是以欲治其阴，必伤其阳，欲补其虚，必碍其实，故曰此为难治。麻黄升麻汤，合补泻寒热为剂，使相助而不相悖，庶几各行其事，而并呈其效。方用麻黄、升麻，所以引阳气发阳邪也，而得当归、知母、萎蕤、天冬之润，则肺气已滋，而不蒙其发越之害矣，桂枝、干姜，所以通脉止厥也，而得黄芩、石膏之寒，则中气已和，而不被其燥热之烈矣，其芍药、甘草、茯苓、白术，则不特止其泄利，抑以安中益气，以为通上下和阴阳之用耳。

麻黄升麻汤方

麻黄二两半，去节　升麻各一两一分　知母　黄芩　萎蕤各十八铢　石膏绵裹，碎　白术　干姜　白芍　天冬去心　桂枝　茯苓　甘草炙，各六铢

上十四味，以水一斗，先煮麻黄一二沸，去上沫，内诸药，煮取三升，去滓，分温三服。相去如炊三斗米饭顷，令尽汗出愈。

厥阴温法十条

伤寒脉微而厥，至七八日，肤冷，其人躁无暂安时者，此为脏厥，非蛔厥也。蛔厥者，其人当吐蛔。今病者静而复时烦，此为脏寒，蛔上入膈，故烦，须臾复止，得食而呕，又烦者，蛔闻食臭出，其人当自吐蛔。蛔厥者，乌梅丸主之，又主久痢。

伤寒脉微而厥，寒邪中于阴也。至七八日，身不热而肤冷，则其寒邪未变可知。乃其人躁无暂安时者，此为脏厥发躁，阳气欲绝，非为蛔厥也。蛔厥者，蛔动而厥，其人亦躁，但蛔静则躁亦自止，蛔动则时复自烦，非若脏寒之躁无有暂安时也。然蛔之所以时动而时静者，何也？蛔性喜温，脏寒则蛔不安而上膈，蛔喜得食，脏虚则蛔复上而求食，甚则呕吐，涎液从口中出。按古云，蛔得甘则动，得苦则安，又曰蛔闻酸则静，得辛热则止，故以乌梅之酸，连、柏之苦，姜、辛、归、附、椒、桂之辛，以安蛔温脏而止其厥逆，加人参者，以蛔动中虚，故以之安中而止吐，且以御冷热诸药之悍耳。

乌梅丸方

乌梅三百个　黄连一斤　干姜十两　细辛　附子炮　桂枝　人参　黄柏各六两　当归　蜀椒各四两

上十味，异捣筛，合治之，以苦酒渍乌梅一宿，去核蒸之，五升米下，饭熟捣成泥，和药令相得，内臼中，与蜜杵二千下，丸如桐子大，先食饮服十丸，日三服。稍加至二十丸。禁生冷、滑物、臭食等。

干呕吐涎沫，头痛者，吴茱萸汤主之。

干呕吐涎沫者，厥阴寒邪上攻阳明也。头痛者，厥阴之脉上出额，与督脉会于巅，寒气随经上入于头，故痛也。然头者诸阳之会，以阴邪而得干之，其阳不振甚矣。故以吴茱萸辛热，入厥阴散寒邪为君，生姜辛温，和胃止呕吐为臣，人参、大枣甘温，助正气养阳气为佐也。

手足厥寒，脉细欲绝者，当归四逆汤主之。若其人内有久寒者，宜当归四逆加吴茱萸生姜汤主之。

手足厥寒，脉微欲绝者，阳之虚也，宜四逆辈；脉细欲绝者，血虚不能温于四末，并不能荣于脉中也。夫脉为血之腑，而阳为阴之先，故欲续其脉，必益其血，欲益其血，必温其经。方用当归、芍药之润以滋之，甘草、大枣之甘以养之，桂枝、细辛之温以行之，而尤藉通草之入经通脉，以续其绝而止其厥。若其人内有久寒者，必加吴茱萸、生姜之辛以散之，而尤藉清酒之濡经浃脉，以散其久伏之寒也。

当归四逆汤方

当归三两　桂枝三两　芍药三两　细辛二

两　通草二两　甘草二两，炙　大枣二十枚

上七味，以水八升，煮取三升，去滓，温服一升，日三服。

当归四逆加吴茱萸生姜汤方

当归二两　桂枝三两　白芍三两　细辛三两　甘草二两，炙　通草二两　大枣十二枚　吴茱萸二升　生姜半斤，切

上九味，以水六升，清酒六升，和煮取五升，去滓，温分五服。一方水酒各四升。

大汗出，热不去，内拘急，四肢疼，又下利厥逆而恶寒者，四逆汤主之。

此过汗伤阳，病本热而变为寒之证。大汗出，热不去者，邪气不从汗解，而阳气反从汗亡也。阳气外亡，则寒冷内生，内冷则脉拘急而不舒也。四肢者，诸阳之本，阳虚不足，不能实气于四肢，则为之疼痛也。甚至下利厥逆而恶寒，则不特无与内守，亦并不为外护矣。故必以四逆汤，救阳驱阴为主。余谓传经之热，久亦成阴者，此类是也。

大汗，若大下利，而厥逆者，四逆汤主之。

此亦阳病误治而变阴寒之证。成氏所谓大汗，若大下利，表里虽殊，其亡津液损阳气一也。阳虚阴胜，则生厥逆，虽无里急下利等证，亦必以救阳驱阴为急，《易》曰：履霜坚冰至。阴盛之戒，不可不凛①也。

伤寒脉促，手足厥逆者，可灸之。

脉阳盛则促，阴盛则结，手足厥逆而脉促者，非阳之虚，乃阳之郁而不通也，灸之所以引阳外出。若厥而脉微者，则必更以四逆汤温之，岂特灸之哉。

呕而脉弱，小便复利，身有微热，见厥者，难治，四逆汤主之。

脉弱便利而厥，为内虚且寒之候，则呕非火邪，乃是阴气之上逆，热非寒邪，乃是阳气之外越矣，故以四逆汤救阳驱阴为主。然阴方上冲而阳且外越，其离决之势，有未可即为顺接者，故曰难治。或曰，呕与身热为邪实，厥利脉弱为正虚，虚实互见，故曰难治，四逆汤，舍其标而治其本也，亦通。

下利清谷，里寒外热，汗出而厥者，通脉四逆汤主之。

挟热下利者，伤在太阴之阴；中寒清谷者，伤在少阴之阳；里寒外热，汗出而厥，为阴内盛而阳外越之象，故于四逆，加干姜一倍，以温里而胜寒邪。曰通脉者，盖欲使阳气内行，而厥与利俱止耳。

伤寒厥而心下悸者，宜先治水，当服茯苓甘草汤，却治其厥。不尔，水渍入胃，必作利也。

伤寒寒胜则厥，心下有水则悸，厥而心下悸者，寒中于阴而水聚于心下也。是宜以茯苓甘草汤，先治其水，水去，然后治厥，如伤寒二三日，心中悸而烦者，先服建中汤之意也。建中者，建立中气，恐其中虚而邪易入，邪入则烦不止矣。茯苓甘草汤，甘淡利水益中气，恐其水渍入胃而作利，利作则厥不回矣。仲景治病，每以正气为虑如此。

伤寒本自寒下，医复吐下之，寒格，更逆吐下，若食入口即吐，干姜黄连黄芩人参汤主之。

伤寒本自寒下，盖即太阴腹满自利之证，医不知而复吐下之，里气遂虚，阴寒益甚，胃中之阳，被格而上逆，脾中之阴，被抑而下注，得不倍增吐下乎！至食入口即吐，则逆之甚矣。若以寒治逆，则寒下转增，或仅投温剂，则必格拒而不入，故以连、芩之苦，以通寒格，参、姜之温，以复正气，而逐阴邪也。

---

① 凛：忧惧之意。

干姜黄连黄芩人参汤方

干姜三两 黄连三两 黄芩三两 人参三两

上四味，以水六升，煮取二升，去滓，分温再服。

厥阴病禁二条

伤寒五六日，不结胸，腹濡，脉虚，复厥者，不可下，此为亡血，下之死。

伤寒五六日，邪气传里，在上则为结胸，在下则为腹满而实。若不结胸，腹濡，而脉复虚，则表里上下，都无结聚，其邪为已解矣。解则其人不当复厥，而反厥者，非阳热深入也，乃血不足而荣于四末也。是宜补而不可下，下之是虚其虚也，《玉函》云：虚者重泻，其气乃绝，故死。

诸四逆厥者，不可下之。虚家亦然。

按成氏曰：四逆，四肢不温也，厥者，手足冷也。然本篇云：厥者，手足逆冷是也，又云：伤寒脉促，手足厥逆者，可灸之。其他凡言厥逆之处不一，则四逆与厥，本无分别，特其病有阴阳之异耳。此条盖言阴寒厥逆，法当温散温养之，故云不可下之，前条云，厥应下之者，则言邪热内陷之厥逆也，学者辨之。虚家，体虚不足之人也，虽非四逆与厥，亦不可下之，经云：毋实实，毋虚虚，而遗人夭殃，此之谓也。

简误九条

呕家有痈脓者，不可治呕，脓尽自愈。

痈脓者，伤寒热聚于胃口而不行，则生肿痈，而脓从呕出，痈不已则呕不止，是因痈脓而呕，故不可概以止呕之药治之，脓尽痈已，则呕自止。此胃痈杂病，当隶阳明，不当入厥阴也。以下九条，均非厥阴本病，叔和不察，误编厥阴篇中，兹特检出，另列简误。其他厥阴进退，及下利呕逆等证，亦有不必定属厥阴者，叔和以为不便清晰，故总隶厥阴，而实为三阴并有之证，兹仍其旧，学者当以意会之。

伤寒大吐大下之，极虚，复极汗出者，以其人外气怫郁，复与之水，以发其汗，因得哕，所以然者，胃中寒冷故也。

伤寒大吐大下之，既损其上，复伤其下，为极虚矣。纵有外气怫郁不解，亦必先固其里，而后疏其表。乃复饮水以发其汗，遂极汗出，胃气重虚，水坤复加，冷虚相搏，则必作哕，哕，呃逆也。此阳病误治而变为寒冷者，非厥阴本病也。

病人手足厥冷，脉乍紧者，邪结在胸中，心下满而烦，饥不能食者，病在胸中，当吐之，宜瓜蒂散。

脉紧为实，乍紧者，胸中之邪，能结而不能实也。夫胸中，阳也，阳实气于四肢，邪结胸中，其阳不布，则手足无气而厥冷也。而胃居心下，心处胸间，为烦满，为饥而不能食，皆邪结胸中，逼处不安之故，经云：其高者，引而越之。胸邪桩高，故当吐之，瓜蒂苦而上涌，能吐胸中结伏之邪也。此证不必定属阴经，即阳病亦有之也。

伤寒哕而腹满，视其前后，知何部不利，利之愈。

哕而腹满者，病在下而气溢于上也，与病人欲吐不可下之者不同。彼为上行极而欲下，此为下行极而复上也。经曰：在下者，引而竭之。故当视其前后二阴，知何部不利而利之，则病从下出而气不上逆，腹满与哕俱去矣。此热入太阴而上攻阳明之证，与厥阴无涉也。

呕而发热者，小柴胡汤主之。

此邪在少阳之经，非厥阴本病也，故

以小柴胡汤和解少阳之邪，邪解则呕与热俱止。或厥阴病而外连少阳者，亦有之。然亦必以小柴胡先解少阳为急，所谓病自内之外，而盛于外者，先解其外而后治其内也。

下利谵语者，有燥屎也，宜小承气汤。

谵语者，胃实之征，下利得此，为有燥屎，所谓利者不利是也。与小承气汤，下其燥屎，屎去脏通，下利自止，经云：通因通用，此之谓也。《金匮》治下利，按之心下坚者，与大承气汤，与此同意，所当互考。此太阴转入阳明之证，与厥阴无涉也。

下利清谷，不可攻表，汗出必胀满。

清，与圊同，即完谷也，乃阳不运而谷不腐也。是当温养中土，不可攻表出汗，汗出则阳益虚，阳虚则气不化，故必胀满。此寒中太阴之证，非厥阴病也。

少阴负趺阳者，为顺也。

少阴，肾脉也，趺阳，胃脉也，下利为土负水胜之病。少阴负趺阳者，水负而土胜也，故曰顺。此条当为太阴下利而设，亦与厥阴无涉也。

伤寒脉滑而厥者，里有热也，白虎汤主之。

伤寒脉微而厥者，阴邪所中，寒在里也。脉滑而厥者，阳邪所伤，热在里也。阳热在里，阴气被格，阳反在内，阴反在外，设身热不除，则其厥不已，故主白虎汤，以清里而除热也。此阳明热极发厥之证，误编入厥阴者也。

差后诸病七条

伤寒阴阳易之为病，其人身体重，少气，少腹里急，或引阴中拘挛，热上冲胸，头重不欲举，眼中生花，膝胫拘急者，烧裈散主之。

阴阳易者，男子大病新差，尚有余热，妇人与之交而得病，名曰阳易；或妇人大病新差，余热未尽，男子与之交而得病者，名曰阴易，以阴阳相感，精气交通，热气从之而传易也。其人身体重少气者，劳伤真气，而热胜之也。少腹里急，或引阴中拘挛，及膝胫拘急者，精虚热入，而脉道不通也。热上冲胸，头重不欲举，眼中生花，则热气重蒸，而且上淆清阳矣。裈裆得阴浊最多，以类相入，导其热气，俾从阴而入者，仍从阴而出也。

烧裈散方

上取妇人中裈近隐处，剪烧灰，以水和服方寸匕，日三服，小便即利，阴头微肿则愈。妇人病，取男子裈裆烧灰服。

大病差后劳复者，枳实栀子豉汤主之。若有宿食者，加大黄如博棋子大五六枚。

大病新差，血气未复，余热未尽，而强力作劳，因复发热者，名曰劳复。为其余热之气，因劳而外浮也。枳实、栀子，所以下热，豆豉，所以散热，盖亦表里之剂，而气味轻薄，适宜于病后复发之体耳。若有宿食者，名曰食复，《内经》所谓食肉则复，多食则遗也。故于枳实栀子豉汤中，少加大黄，以逐其宿食。

枳实栀子豉汤方

枳实三枚，炙　栀子十四枚，擘　香豉一升，绵裹

上三味，以清浆水七升，空煮取四升，内枳实、栀子，煮取二升，下豉，更煮五六沸，去滓，温分再服，覆令微似汗。

伤寒差已后，更发热者，小柴胡汤主之。脉浮者，以汗解之，脉沉实者，以下解之。

伤寒差已后，更发热者，不因作劳，亦未过食，而未尽之热，自从内而达于外

也，故与小柴胡汤，因其势而解之。且人参、甘、枣，可以益病后之虚，黄芩、半夏，可以和未平之里也。脉浮者，邪气连表，汗之使之外解。脉沉实者，邪气居里，下之使从里解，亦因其势而利导之耳。

大病差后，从腰以下有水气者，牡蛎泽泻散主之。

大病新差，而腰以下肿满者，此必病中饮水过多，热邪虽解，水气不行，浸渍于下，而肌肉肿满也。是当以急逐水邪为法，牡蛎泽泻散，咸降之力居多，饮服方寸匕，不用汤药者，急药缓用，且不使助水气也。若骤用补脾之法，恐脾气转滞而水气转盛，宁不泛滥为患。

牡蛎泽泻散方

牡蛎熬　泽泻　栝蒌根　葶苈熬　商陆根　蜀漆洗去腥　海藻洗去咸，各等分

上七味，异捣下筛为散，更入臼中杵之，白饮和服方寸匕。小便利，止后服。

大病差后，喜唾，久不了了者，胃上有寒，当以丸药温之，宜理中丸。

大病差后，胃阴虚者，津液不生，则口干欲饮，胃阳弱者，津液不摄，则口不渴而喜唾，至久之而尚不了了，则必以补益其虚，以温益其阳矣。曰胃上有寒者，非必有客气也，虚则自生寒耳。理中丸，补虚温中之良剂，不用汤者，不欲以水气资吐也。

伤寒解后，虚羸少气，气逆吐者，竹叶石膏汤主之。

大邪虽解，元气未复，余邪未尽，气不足则因而生痰，热不除则因而上逆，是以虚羸少食，而气逆欲吐也。竹叶石膏汤，乃白虎汤之变法，以其少气，故加参、麦之甘以益气，以其气逆有饮，故用半夏之辛，以下气蠲饮，且去知母之咸寒，加竹叶之甘凉，尤于胃虚有热者，为有当耳。

竹叶石膏汤方

竹叶二把　石膏一斤　人参三两　粳米半斤　半夏半升，洗　甘草二两，炙　麦冬一升，去心

上七味，以水一斗，煮取六升，去滓，内粳米，煮米熟汤成，去米，温服一升，日三服。

病人脉已解，而日暮微烦，以病新差，人强与谷，脾胃气尚弱，不能消谷，故令微烦，损谷则愈。

脉已解者，病邪解而脉已和也。微烦，微热也，解则不当复烦，而日暮微烦者，以病新差，不当与谷而强与之，胃虚谷实，不能胜之，则发烦热也。损谷则愈者，谓不可以药治之，但损其谷食，则胃自和耳。

金匮要略心典

汉·张仲景　原著
清·尤在泾　纂注

孙中堂　胡思源
　　　　　　　　校注
郑　林　傅　娟

序

今之称医宗者，则曰四大家，首仲景，次河间，次东垣，次丹溪。且曰仲景专于伤寒。自有明以来，莫有易其言者也。然窃尝考神农著《本草》以后，神圣辈出，立君臣佐使之制，分大小奇偶之宜，于是不称药而称方，如《内经》中所载半夏秫米等数方是已。迨商而有伊尹汤液之说，大抵汤剂之法，至商而盛，非自伊尹始也。若扁、仓诸公皆长于禁方，而其书又不克[1]传，惟仲景则独祖经方而集其大成，远接轩皇，近兼众氏，当时著书垂教必非一种，其存者有《金匮要略》及《伤寒论》两书。夫伤寒乃诸病之一病耳，仲景独著一书者，因伤寒变证多端，误治者众，故尤加意，其自序可见矣。且《伤寒论》中一百十三方，皆自杂病方中捡入，而《伤寒》之方又无不可以治杂病，仲景书具在，燎[2]如也。若三家之书虽各有发明，其去仲景相悬，不可以道理计。四家并称已属不伦，况云仲景专于伤寒乎？呜呼！是尚得为读仲景之书者乎。《金匮要略》正仲景治杂病之方书也，其方亦不必尽出仲景，乃历圣相传之经方也，仲景则汇集成书，而以己意出入焉耳。何以明之？如首卷栝楼桂枝汤乃桂枝加栝楼也，然不曰桂枝加栝楼汤，而曰栝楼桂枝汤，则知古方本有此名也。六卷桂枝加龙骨牡蛎汤，则知桂枝汤为古方，而龙骨、牡蛎则仲景所加者也。如此类者，不可胜举。因知古圣治病之法，其可考者惟此两书，真所谓经方之祖，可与《灵》、《素》并垂者。苟有心于斯道，可舍此不讲乎？说者又曰：古方不可以治今病，执仲景之方以治今之病，鲜效而多害。此则尤足叹者。仲景之方犹百钧之弩也，如其中的，一举贯革，如不中的，弓劲矢疾，去的弥远，乃射者不恨己之不能审的，而恨弓强之不可以命中，不亦异乎？其有审病虽是，药稍加减又不验者，则古今之本草殊也。详本草惟《神农本经》为得药之正性，古方用药悉本于是，晋唐以后诸人各以私意加入，至张洁古辈出，而影响依附，互相辨驳，反失本草之正传，后人遵用不易，所以每投辄拒，古方不可以治今病遂为信然。嗟乎！天地犹此天地，人物犹此人物，若人气薄则物性亦薄，岂有人今而药独古也？故欲用仲景之方者，必先学古穷经，辨症知药，而后可以从事。尤君在泾，博雅之士也，自少即喜学此艺，凡有施治，悉本仲景，辄得奇中。居恒叹古学之益衰，知斯理之将坠，因取《金匮要略》，发挥正义，朝勤夕思，穷微极本，凡十易寒暑而后成，其间条理通达，指归明显，辞不必烦而意已尽，语不必深而旨已传。虽此书之奥妙不可穷际，而由此以进，虽入仲景之室无难也。尤君与余有同好，嘱为叙，余读尤君之书而重有感也，故举平日

---

① 克：能够。
② 燎：明显，清楚。"燎如"犹"燎然"。

所尝论说者识于端，尤君所以注此书之意，亦谓是乎。

雍正十年壬子阳月 松陵徐大椿叙

自　序

　　《金匮要略》者，汉张仲景所著，为医方之祖，而治杂病之宗也。其方约而多验，其文简而难通。唐宋以来，注释阙如，明兴之后，始有起而论之者，迄于今，乃不下数十家，莫不精求深讨，用以发蒙而解惑。然而性高明者，泛骛远引以典逞其说，而其失则为浮；守矩矱者，寻行数墨而畏尽其辞，而其失则为隘。是隘与浮者，虽所趣不同，而其失则一也。余读仲景书者数矣，心有所得，辄笔诸简端，以为他日考验学问之地，非敢举以注是书也。日月既深，十已得七八，而未克遂竟其绪。丙午秋日，抱病斋居，勉谢人事，因取《金匮》旧本，重加寻绎，其未经笔记者补之，其记而未尽善者复改之，覃精研思，务求当于古人之心而后已。而其间深文奥义，有通之而无可通者，则阙之；其系传写之误者，则拟正之；其或类后人续入者，则删汰之。断自脏腑经络以下，终于妇人杂病，凡二十有二篇，厘为上中下三卷，仍宋林亿之旧也。集既成，颜曰心典，谓以吾心求古人之心，而得其典要云尔。虽然，刘氏扰龙，宋人刻楮，力尽心劖，要归罔用。余之是注，安知其不仍失之浮，即失之隘也耶。世有哲人，箴予阙失而赐之教焉，则予之幸也。

　　　　　　　　　雍正己酉春日饲鹤山人尤怡题于北郭之树下小轩

目　录

卷　　上

脏腑经络先后病脉证第一

问曰：上工治未病，何也？师曰：夫治未病者，见肝之病，知肝传脾，当先实脾。四季脾王不受邪，即勿补之。中工不晓相传，见肝之病，不解实脾，惟治肝也。夫肝之病，补用酸，助用焦苦，益用甘味之药调之。酸入肝，焦苦入心，甘入脾。脾能伤肾，肾气微弱，则水不行；水不行，则心火气盛，则伤肺；肺被伤，则金气不行；金气不行，则肝气盛，则肝自愈。此治肝补脾之要妙也。肝虚则用此法，实则不在用之。经曰：虚虚实实，补不足，损有余，是其义也。余脏准此。

按《素问》云：邪气之客于身也，以胜相加。肝应木而胜脾土，以是知肝病当传脾也。实脾者，助令气王，使不受邪，所谓治未病也。设不知而徒治其肝，则肝病未已，脾病复起，岂上工之事哉？肝之病补用酸者，肝不足，则益之以其本味也。与《内经》以辛补之之说不同。然肝以阴脏而含生气，以辛补者所以助其用，补用酸者所以益其体，言虽异而理各当也。助用苦焦者，《千金》所谓心王则气感于肝也。益用甘味之药调之者，越人所谓损其肝者缓其中也。

酸入肝以下十五句，疑非仲景原文，类后人谬添注脚，编书者误收之也。盖仲景治肝补脾之要，在脾实而不受肝邪，非

补脾以伤肾，纵火以刑金之谓。果尔，则是所全者少，而所伤者反多也。且脾得补而肺将自旺，肾受伤必虚及其子，何制金强木之有哉！细按语意，见肝之病以下九句，是答上工治未病之辞；补用酸三句，乃别出肝虚正治之法。观下文云：肝虚则用此法，实则不在用之。可以见矣。盖脏病惟虚者受之，而实者不受；脏邪惟实则能传，而虚则不传。故治肝实者，先实脾土，以杜滋蔓之祸；治肝虚者，直补本官，以防外侮之端。此仲景虚实并举之要旨也。后人不察肝病缓中之理，谬执甘先入脾之语，遂略酸与焦苦，而独于甘味曲穷其说，以为是即治肝补脾之要妙。昔贤云：诐[①]辞知其所蔽，此之谓耶。

夫人禀五常，因风气而生长，风气虽能生万物，亦能害万物。如水能浮舟，亦能覆舟。若五脏元真通畅，人即安和；客气邪风，中人多死。千般疢难，不越三条：一者经络受邪，入脏腑，为内所因也；二者四肢九窍，血脉相传，壅塞不通，为外皮肤所中也；三者房室、金刃、虫兽所伤。以此详之，病由都尽。若人能养慎，不令邪风干忤经络，适中经络，未流传腑脏，即医治之；四肢才觉重滞，即导引、吐纳、针灸、膏摩，勿令九窍闭塞；更能无犯王法、禽兽、灾伤，房室勿

---

① 诐（bì音必）：邪僻不正之意。

令竭乏，服食节其冷热苦酸辛甘，不遗形体有衰，病则无由入其腠理。腠者，是三焦通会元真之处；理者，是皮肤脏腑之文[①]理也。

人禀阴阳五行之常，而其生其长，则实由风与气。盖非八风，则无以动荡而协和；非六气，则无以变易而长养。然有正气，即有客气；有和风，即有邪风。其生物害物，并出一机，如浮舟覆舟，总为一水。故得其和则为正气，失其和即为客气，得其正则为和风，失其正即为邪风，其生物有力，则其害物亦有力，所以中人多死。然风有轻重，病有浅深，约而言之，不越三条：一者邪从经络入脏腑而深，为内所因；二者邪在四肢九窍、皮肤，沿流血脉而浅，为外所因；三者病从王法、房室、金刃、虫兽而生，为不内外因，所谓病之由也。人于此慎养，不令邪风异气干忤经络，则无病；适中经络，未入脏腑，可汗吐或和解而愈，所谓医治之也，此应前内因一段。若风气外侵四肢，将及九窍，即吐纳、导引以行其气，针灸、膏摩以逐其邪，则重滞通快，而闭塞无由，此应前外因一段。更能不犯王法、禽兽，则形体不伤，又虽有房室而不令竭乏，则精神不散，此应前房室一段。腠理云者，谓凡病纠缠于身，不止经络血脉，势必充溢腠理，故必慎之使无由入。腠者，三焦与骨节相贯之处，此神气所往来，故曰元真通会；理者，合皮肤脏腑，内外皆有其理，细而不紊，故曰文理。仲景此论，以风气中人为主，故以经络入脏腑者，为深为内；自皮肤流血脉者，为浅为外；若房室、金刃、虫兽所伤，则非客气邪风中人之比，与经络脏腑无相干涉者，为不内外因也。节徐氏

按陈无择《三因方》，以六淫邪气所触为外因，五脏情志所感为内因，饮食、房室、跌扑、金刃所伤，为不内外因。盖仲景之论，以客气邪风为主，故不从内伤外感为内外，而以经络脏腑为内外，如徐氏所云是也。无择合天人表里立论，故以病从外来者为外因，从内生者为内因，其不从邪气情志所生者，为不内外因，亦最明晰，虽与仲景并传可也。

问曰：病人有气色见于面部，愿闻其说。师曰：鼻头色青，腹中痛，苦冷者死；鼻头色微黑者，有水气；色黄者，胸上有寒；色白者，亡血也，设微赤非时者死。其目正圆者痉，不治。又色青为痛，色黑为劳，色赤为风，色黄者便难，色鲜明者有留饮。

此气色之辨，所谓望而知之者也。鼻头，脾之部；青，肝之色；腹中痛者，土受木贼也；冷则阳亡而寒水助邪，故死。肾者主水，黑，水之色，脾负而肾气胜之，故有水气。色黄者，面黄也，其病在脾，脾病则生饮，故胸上有寒。寒，寒饮也。色白亦面白也，亡血者不华于色，故白；血亡则阳不可更越，设微赤而非火令之时，其为虚阳上泛无疑，故死。目正圆者阴之绝也，痉为风强病，阴绝阳强，故不治。痛则血凝泣而不流，故色青。劳则伤肾，故色黑。经云：肾虚者面如漆柴也。风为阳邪，故色赤。脾病则不运，故便难。色鲜明者有留饮。经云：水病人目下有卧蚕，面目鲜泽也。

师曰：病人语声寂寂然喜惊呼者，骨节间病；语声喑喑然不彻者，心膈间病；语声啾啾然细而长者，头中病。

语声寂寂然喜惊呼者，病在肾肝，为筋髓寒而痛时作也；喑喑然不彻者，病在

---

① 文："纹"之古字。

心肺，则气道塞，而音不彰也；啾啾然细而长者，痛在头中，则声不敢扬，而胸膈气道自如，故虽细而仍长也。此音声之辨，闻而知之者也。然殊未备，学者一隅三反可矣。

师曰：息摇肩者，心中坚；息引胸中上气者，咳；息张口短气者，肺痿吐沫。

心中坚者，气实而出入阻，故息则摇肩；咳者，气逆而肺失降，则息引胸中上气；肺痿吐沫者，气伤而布息难，则张口短气，此因病而害于气者也。

师曰：吸而微数，其病在中焦，实也，当下之则愈，虚者不治；在上焦者，其吸促；在下焦者，其吸远，此皆难治。呼吸动摇振振者，不治。

息兼呼吸而言，吸则专言入气也。中焦实，则气之入者不得下行，故吸微数，数犹促也，下之则实去气通而愈。若不系实而系虚，则为无根失守之气，顷将自散，故曰不治。或云中焦实而元气虚者，既不任受攻下，而又不能自和，故不治，亦通。其实在上焦者，气不得入而辄还，则吸促，促犹短也；实在下焦者，气欲归而不骤及，则吸远，远，犹长也。上下二病，并关脏气，非若中焦之实，可从下而去者，故曰难治。呼吸动摇振振者，气盛而形衰，不能居矣，故亦不治。

师曰：寸口脉动者，因其王时而动。假令肝王色青，四时各随其色；肝色青而反色白，非其时色脉，皆当病。

王时，时至而气王，脉乘之而动，而色亦应之。如肝王于春，脉弦而色青，此其常也。推至四时，无不皆然。若色当青而反白，为非其时而有其色，不特肝病，肺亦当病矣，犯其王气故也。故曰：色脉

皆当病。

问曰：有未至而至，有至有不至，有至而不去，有至而太过，何谓也？师曰：冬至之后，甲子夜半少阳起，少阳之时，阳始生，天得温和。以未得甲子，天因温和，此为未至而至也；以得甲子，而天未温和，为至而不至也；以得甲子，而天大寒不解，此为至而不去也；以得甲子，而天温如盛夏五六月时，此为至而太过也。

上之至谓时至，下之至谓气至，盖时有常数而不移，气无定刻而或迁也。冬至之后甲子，谓冬至后六十日也。盖古造历者，以十一月甲子朔夜半冬至为历元。依此推之，则冬至后六十日，当复得甲子，而气盈朔虚，每岁递迁，于是至日不必皆值甲子。当以冬至后六十日花甲一周，正当雨水之候为正。雨水者，冰雪解散而为雨水，天气温和之始也。云少阳起者，阳方起而出地，阳始生者。阳始盛而生物，非冬至一阳初生之谓也，窃尝论之矣。夏至一阴生，而后有小暑、大暑；冬至一阳生，而后有小寒、大寒。非阴生而反热，阳生而反寒也。天地之道，否不极则不泰①；阴阳之气，剥不极则不复②。夏至六阴尽于地上，而后一阴生于地下，是阴生之时，正阳极之时也；冬至六阳尽于地上，而后一阳生于地下，是阳生之时，正阴极之时也。阳极而大热，阴极而大寒，自然之道也。则所谓阳始生天得温和者，其不得与冬至阳生同论也审矣。至未得甲

① 否、泰：《易》卦名。坤下乾上为否，其象内阴而外阳，为天地不交，万物不通之意。乾下坤上为泰，其象内阳而外阴，为天地交而万物通之意。
② 剥、复：《易》卦名。坤下艮上为剥，其象一阳居于五阴之上，为阴盛而阳将尽之意。震下坤上为复，其象一阳居于五阴之下，为阴已极而阳复生之意。

子而天已温，或已得甲子而天反未温，及已得甲子而天大寒不解，或如盛夏五六月时，则气之有盈有缩，为候之或后或先，而人在气交之中者，往往因之而病。惟至人为能与时消息而无忤耳。

师曰：病人脉浮者在前，其病在表；浮者在后，其病在里，腰痛背强不能行，必短气而极也。

前，谓关前；后，谓关后。关前为阳，关后为阴。关前脉浮者，以阳居阳，故病在表；关后脉浮者，以阳居阴，故病在里。然虽在里而系阳脉，则为表之里，而非里之里，故其病不在肠肾，而在腰背膝胫，而及其至，则必短气而极。所以然者，形伤不去，穷必及气，表病不除，久必归里也。

问曰：经云厥阳独行，何谓也？师曰：此为有阳无阴，故称厥阳。

厥阳独行者，孤阳之气，厥而上行，阳失阴则越，犹夫无妻则荡也。《千金方》云：阴脉且解，血散不通，正阳遂厥，阴不往从。此即厥阳独行之旨欤！

问曰：寸脉沉大而滑，沉则为实，滑则为气，实气相搏，血气入脏即死，入腑即愈，此为卒厥，何谓也？师曰：唇口青，身冷，为入脏，即死；如身和汗自出，为入腑，即愈。

实谓血实，气谓气实，实气相搏者，血与气并而俱实也。五脏者，藏而不泻，血气入之，卒不得还，神去机息，则唇青身冷而死；六腑者，传而不藏，血气入之，乍满乍泻，气还血行，则身和汗出而愈。经云：血之与气，并走于上，则为大厥，厥则暴死。气复反则生，不返则死是也。

问曰：脉脱入脏即死，入腑即愈，何谓也？师曰：非为一病，百病皆然。譬如浸淫疮，从口起流向四肢者，可治；从四肢流来入口者，不可治；病在外者可治，入里者即死。

脉脱者，邪气乍加，正气被遏，经隧不通，脉绝似脱，非真脱也，盖即暴厥之属。经曰：趺阳脉不出，脾不上下，身冷肤硬。又曰：少阴脉不至，肾气微，少精血，为尸厥，即脉脱之谓也。厥病入脏者，深而难出，气竭不复，则死；入腑者，浅而易通，气行脉出即愈。浸淫疮，疮之浸淫不已，《外台》所谓转广有汁，流绕周身者也。从口充向四肢者，病自内而之外，故可治；从四肢流来入口者，病自外而之里，故不可治。李玮西云：病在外二句，概指诸病而言，即上文百病皆然之意。入里者死如痹气入腹，脚气冲心之类。

问曰：阳病十八，何谓也？师曰：头痛、项、腰、脊、臂脚掣痛。阴病十八，何谓也？师曰：咳、上气、喘、哕、咽、肠鸣、胀满、心痛、拘急。五脏病各有十八、合为九十病。人又有六微，微有十八病，合为一百八病，五劳七伤六极，妇人三十六病，不在其中。清邪居上，浊邪居下，大邪中表，小邪中里，谷饪之邪，从口入者，宿食也。五邪中人，各有法度，风中于前，寒中于暮[①]，湿伤于下，雾伤于上，风令脉浮，寒令脉急，雾伤皮腠，湿流关节，食伤脾胃，极寒伤经，极热伤络。

头、项、腰、脊、臂、脚，六者病兼上下，而通谓之阳者，以共在躯壳之外

---

① 暮：双白燕堂本作"后"。

也。咳、上气、喘、哕、咽、肠鸣、胀满、心痛、拘急，九者病兼脏腑，而通谓之阴者，以其在躯壳之里也。在外者有营病、卫病、营卫交病之殊，是一病而有三也，三而六之，合则为十八，故曰阳病十八也。在里者有或虚或实之异，是一病而有二也，九而二之，合则为十八，故曰阴病十八也。五脏病各有十八，六微病又各有十八，则皆六淫邪气所生者也。盖邪气之中人者，有风、寒、暑、湿、燥、火之六种，而脏腑之受邪者，又各有气分、血分、气血并受之三端，六而三之，则为十八病。至于五劳、七伤、六极，则起居、饮食、情志之所生也。妇人三十六病，则月经、产乳、带下之疾也。均非六气外淫所致，故曰不在其中。清邪，风露之邪，故居于上；浊邪，水土之邪，故居于下；大邪温风，虽大而力散，故中于表；小邪，户牖隙风，虽小而气锐，故中于里；谷饪饮食之属，入于口而伤于胃者也。是故邪气有清浊大小之殊，人身亦有上下、表里之别，莫不各随其类以相从，所谓各有法度也。故风为阳而中于前，寒为阴而中于暮①，湿气浊而伤于下，雾气清而伤于上，经脉阴而伤于寒，络脉阳而伤于热，合而言之，无非阳邪亲上，阴邪亲下，热气归阳，寒气归阴之理。

问曰：病有急当救里救表者，何谓也？师曰：病，医下之，续得下利清谷不止，身体疼痛者，急当救里；后身疼痛，清便自调者，急当救表也。

治实证者，以逐邪为急；治虚证者，以养正为急。盖正气不固，则无以御邪而却疾，故虽身体疼痛，而急当救里。表邪不去，势必入里而增患，故既清便自调，则仍当救表也。

夫病痼疾，加以卒病，当先治其卒病，后乃治其痼疾也。

卒病易除，故当先治，痼疾难拔，故宜缓图，且勿使新邪得助旧疾也。读二条，可以知治病缓急先后之序。

师曰：五脏病各有所得者愈，五脏病各有所恶，各随其所不喜者为病。病者素不应食，而反暴思之，必发热也。

所得、所恶、所不喜，该②居处服食而言。如《脏气法时论》云：肝色青，宜食甘；心色赤，宜食酸；肺色白，宜食苦；肾气③黑，宜食辛；脾色黄，宜食咸。又，心病禁温食、热衣；脾病禁温食、饱食、湿地、濡衣；肺病禁寒饮食、寒衣；肾病禁焠煿热食、温炙衣。《宣明五气篇》所云：心恶热，肺恶寒，肝恶风，脾恶湿，肾恶燥。《灵枢·五味篇》所云：肝病禁辛，心病禁咸，脾病禁酸，肺病禁苦，肾病禁甘之属皆是也。五脏病有所得而愈者，谓得其所宜之气之味之处，足以安脏气而却病气也。各随其所不喜为病者，谓得其所禁所恶之气之味之处，足以忤脏气而助病邪也。病者素不应食，而反暴思之者，谓平素所不喜之物，而反暴思之，由病邪之气变其脏气使然，食之则适以助病气而增发热也。

夫诸病在脏，欲攻之，当随其所得而攻之，如渴者，与猪苓汤。余皆仿此。

无形之邪，入结于脏，必有所据，水、血、痰、食，皆邪薮也。如渴者，水与热得，而热结在水，故与猪苓汤利其水，而热亦除。若有食者，食与热得，而

────────

① 暮：双白燕堂本作“后”。

② 该：“赅”之通假。

③ 气：据前后文例当作“色”。

热结在食，则宜承气汤下其食，而热亦去。若无所得，则无形之邪，岂攻法所能去哉。

猪苓汤方　见后消渴证中

痉湿暍病脉证治第二

太阳病，发热无汗，反恶寒者，名曰刚痉；太阳病发热汗出而不恶寒，名曰柔痉。

成氏曰：《千金》云：太阳中风，重感寒湿则变痉。太阳病，发热无汗为表实，则不当恶寒，今反恶寒者，则太阳中风，重感于寒，为痉病也，以其表实有寒，故曰刚痉；太阳病，发热汗出为表虚，则当恶寒，今不恶寒者，风邪变热，外伤筋脉为痉病也，以其表虚无寒，故曰柔痉。然痉者强也，其病在筋，故必兼有颈项强急，头热足寒，目赤头摇，口噤背反等证。仲景不言者，以痉字该[1]之也。《活人书》亦云：痉证发热恶寒与伤寒相似，但其脉沉迟弦细，而项背反张为异耳。

太阳病，发热，脉沉而细者，名曰痉，为难治。

太阳脉本浮，今反沉者，风得湿而伏，故为痉。痉脉本紧弦，今反细者，阴气适不足，故难治。

太阳病，发汗太多，因致痉。夫风病下之则痉，复发汗，必拘急。疮家虽身疼痛，不可发汗，汗出则痉。

此原痉病之由，有此三者之异。其为脱液伤津则一也。盖病有太阳风寒不解，重感寒湿而成痉者；亦有亡血竭气，损伤阴阳，而病变成痉者。经云：气主煦之，

血主濡之。又云：阳气者，精则养神，柔则养筋。阴阳既衰，筋脉失其濡养，而强直不柔矣。此痉病标本虚实之异，不可不辨也。

病者身热足寒，颈项强急，恶寒，时头热，面赤，目赤，独头动摇，卒口噤，背反张者痉病也。若发其汗者，寒湿相得，其表益虚，即恶寒甚。发其汗已，其脉如蛇。

痉病不离乎表，故身热恶寒；痉为风强病，而筋脉受之，故口噤、头项强、背反张、脉强直。经云：诸暴强直，皆属于风也。头热足寒，面目赤，头动摇者，风为阳邪，其气上行而又主动也。寒湿相得者，汗液之湿，与外寒之气相得不解，而表气以汗而益虚，寒气得湿而转增，则恶寒甚也。其脉如蛇者，脉伏而曲，如蛇行也。痉脉本直，汗之则风去而湿存，故脉不直而曲也。

暴腹胀大者，为欲解。脉如故，反伏弦者，痉。

此即上文风去湿存之变证。魏氏云：风去不与湿相丽，则湿邪无所依著，必顺其下附之性，而入腹作胀矣。风寒外解，而湿下行，所以为欲解也。如是诊之，其脉必浮而不沉，缓而不弦矣。乃其脉如故，而反加伏弦，知其邪内连太阴，里病转增，而表病不除，乃痉病诸证中之一变也。

夫痉脉按之紧如[2]弦，直上下行。

紧如弦，即坚直之象。李氏曰：上下行者，自寸至尺，皆见紧直之脉也。《脉

---

[1]　该："赅"之通假。

[2]　如：而。连词。

经》亦云：痉病脉坚伏，直上下行。

痉病有灸疮，难治。

有灸疮者，脓血久溃，穴俞不闭。娄全善云：即破伤风之意。盖阴伤不胜风热，阳伤而不任攻伐也。故曰难治。

太阳病，其证备，身体强，几几然，脉反沉迟，此为痉，栝楼桂枝汤主之。

太阳证备者，赵氏谓：太阳之脉，自足上行，循背至头项，此其所过之部而为之状者，皆是其证也。几几，背强连颈之貌。沉本痉之脉，迟非内寒，乃津液少而营卫之行不利也。伤寒项背强几几，汗出恶风者，脉必浮数，为邪风盛于表。此证身体强几几，然脉反沉迟者，为风淫于外，而津伤于内，故用桂枝则同，而一加葛根以助其散，一加栝楼根兼滋其内，则不同也。

栝楼桂枝汤方

栝楼根二两　桂枝三两　芍药三两　甘草二两　生姜三两　大枣十二枚

上六味，以水九升，煮取三升，分温三服，微汗。汗不出，食顷，啜热粥发①。

太阳病，无汗而小便反少，气上冲胸，口噤不得语，欲作刚痉，葛根汤主之。

无汗而小便反少者，风寒湿甚，与气相持，不得外达，亦并不下行也。不外达，不下行，势必逆而上冲，为胸满，为口噤不得语，驯②至面赤头摇，项背强直，所不待言，故曰欲作刚痉。葛根汤，即桂枝汤加麻黄、葛根，乃刚痉无汗者之正法也。

按，痉病多在太阳、阳明之交，身体强、口噤不得语，皆其验也。故加麻黄以

发太阳之邪，加葛根兼疏阳明之经，而阳明外主肌肉，内主津液，用葛根者，所以通隧谷而逐风湿，加栝楼者，所以生津液而濡经脉也。

葛根汤方

葛根四两　麻黄三两，去节　桂枝　甘草　芍药各二两　生姜三两　大枣十二枚

上七味，以水一斗，先煮麻黄、葛根，减二升，去沫，内诸药，煮取三升，去滓，温服一升，覆取微似汗，不须啜粥，余如桂枝汤法将息及禁忌。

痉为病，胸满，口噤，卧不着席，脚挛急，必齘齿，可与大承气汤。

此痉病之属阳明瘀热者。阳明之筋起于足，结于跗；其直者，上结于髀。阳明之脉，入齿中，挟口环唇；其支者，循喉咙，入缺盆，下膈，故为是诸证。然无燥实见证，自宜涤热而勿荡实，乃不用调胃而用大承气者，岂病深热极，非此不能治欤。然曰可与，则犹有斟酌之意，用者慎之。

大承气汤方

大黄四两，酒洗　厚朴半斤，去皮　枳实五枚，炙　芒硝三合

上四味，以水一斗，先煮枳、朴，取五升，去滓，内大黄煮二升，去滓，内芒硝，更上微火一两沸，分温再服，得下，余勿服。太阳病，关节疼痛而烦，脉沉而细者，此名中湿，亦名湿痹。湿痹之候，小便不利，大便反快，但当利其小便。

湿为六淫之一，故其感人，亦如风寒之先在太阳。但风寒伤于肌腠，而湿则流入关节。风脉浮，寒脉紧，而湿脉则沉而细。湿性濡滞而气重着，故亦名痹。痹者

---

① 发：使汗外发之意。

② 驯：渐进之意。

闭也。然中风者，必先有内风而后召外风；中湿者，亦必先有内湿而后感外湿，故其人平日土德不及而湿动于中，由是气化不速，而湿侵于外，外内合邪，为关节疼烦，为小便不利，大便反快。治之者必先逐内湿，而后可以除外湿，故曰当利其小便。东垣亦云：治湿不利小便，非其治也。然此为脉沉而小便不利者设耳，若风寒在表，与湿相搏，脉浮恶风，身重疼痛者，则必以麻黄、白术、薏苡、杏仁、桂枝、附子等，发其汗为宜矣。详见后条。

湿家之为病，一身尽疼，发热，身色如熏黄也。

湿外盛者，其阳必内郁。湿外盛为身疼，阳内郁则发热。热与湿合，交蒸互郁，则身色如熏黄。熏黄者，如烟之熏，色黄而晦，湿气沉滞故也。若热黄则黄而明，所谓身黄如橘子色也。

湿家，其人但头汗出，背强，欲得被覆向火。若下之早则哕，或胸满，小便不利，舌上如胎者，以丹田有热，胸上有寒，渴欲得饮而不能饮，则口燥烦也。

寒湿居表，阳气不得外通而但上越，为头汗出，为背强，欲得被覆向火，是宜驱寒湿以通其阳。乃反下之，则阳更被抑，而哕乃作矣。或上焦之阳不布而胸满，或下焦之阳不化而小便不利，随其所伤之处而为病也。舌上如胎者，本非胃热，而舌上津液燥聚，如胎之状，实非胎也。盖下后阳气反陷于下，而寒湿仍聚于上，于是丹田有热而渴欲得饮，胸上有寒而复不能饮，则口舌燥烦，而津液乃聚耳。

湿家下之，额上汗出，微喘，小便利者死；若下利不止者亦死。

湿病在表者宜汗，在里者宜利小便，苟非湿热蕴积成实，未可遽用下法。额汗出微喘，阳已离而上行；小便利，下利不止，阴复决而下走。阴阳离决，故死。一作小便不利者死，谓阳上游而阴不下济也，亦通。

风湿相搏，一身尽疼痛，法当汗出而解，值天阴雨不止，医云：此可发其汗。汗之病不愈者，何也？盖发其汗，汗大出者，但风气去，湿气在，是故不愈也。若治风湿者，但微微似欲汗出者，风湿俱去也。

风、湿虽并为六淫之一，然风无形而湿有形，风气迅而湿气滞，值此雨淫湿胜之时，自有风易却而湿难除之势，而又发之速而驱之过，宜其风去而湿不与俱去也。故欲湿之去者，但使阳气内蒸而不骤泄，肌肉关节之间充满流行，而湿邪自无地可容矣。此发其汗，但微微似欲汗出之旨欤？

湿家病，身疼发热，面黄而喘，头痛鼻塞而烦，其脉大，自能饮食，腹中和，无病，病在头中寒湿，故鼻塞，内药鼻中则愈。

寒湿在上，则清阳被郁。身疼、头痛、鼻塞者，湿上甚也。发热、面黄、烦、喘者，阳上郁也。而脉大，则非沉细之比，腹和无病，则非小便不利，大便反快之比。是其病不在腹中而在头，疗之者宜但治其头，而毋犯其腹。内药鼻中，如瓜蒂散之属，使黄水出则寒湿去而愈，不必服药以伤其和也。

湿家身烦疼，可与麻黄加术汤，发其汗为宜，慎不可以火攻之。

身烦疼者，湿兼寒而在表也。用麻黄

汤以散寒，用白术以除湿。喻氏曰：麻黄得术，则虽发汗，不至多汗。而术得麻黄，并可以行表里之湿。不可以火攻者，恐湿与热合而反增发热也。

麻黄加术汤方

麻黄三两，去节 桂枝二两 甘草一两，炙 白术四两 杏仁七十个，去皮尖

上五味，以水九升，先煮麻黄，减二升，去上沫，内诸药，煮取二升半，去滓，温服八合，覆取微汗。

病者一身尽疼、发热，日晡所剧者，此名风湿。此病伤于汗出当风，或久伤取冷所致也。可与麻黄杏仁薏苡甘草汤。

此亦散寒除湿之法。日晡所剧，不必泥定肺与阳明，但以湿无来去，而风有休作，故曰此名风湿。然虽言风而寒亦在其中，观下文云"汗出当风"，又曰"久伤取冷"，意可知矣。盖痓病非风不成，湿痹无寒不作，故以麻黄散寒，薏苡除湿，杏仁利气，助通泄之用，甘草补中，予胜湿之权也。

麻黄杏仁薏苡甘草汤方

麻黄半两 杏仁十个，去皮尖 薏苡半两 甘草一两，炙

上锉麻豆大，每服四钱匕，水一盏半，煎八分，去滓，温服，有微汗，避风。

风湿，脉浮、身重、汗出恶风者，防己黄芪汤主之。

风湿在表，法当以汗而解，乃汗不待发而自出，表尚未解而已虚，汗解之法不可守矣。故不用麻黄出之皮毛之表，而用防己驱之肌肤之里。服后如虫行皮中，及以腰下如冰，皆湿下行之征也。然非芪、术、甘草，焉能使卫阳复振，而驱湿下行哉？

防己黄芪汤方

防己一两 甘草半两，炙 白术七钱半 黄芪一两一分

上锉麻豆大，每抄五钱匕，生姜四片，大枣一枚，水盏半，煎八分，去滓，温服。喘者，加麻黄半两；胃中不和者，加芍药三分；气上冲者，加桂枝三分；下有陈寒者，加细辛三分。服后当如虫行皮中，以腰下如冰，后坐被上，又以一被绕腰下，温令微汗，差。

伤寒八九日，风湿相搏，身体疼烦，不能自转侧，不呕不渴，脉浮虚而涩者，桂枝附子汤主之。若大便坚，小便自利者，去桂枝加白术汤主之。

身体疼烦，不能自转侧者，邪在表也；不呕不渴，里无热也；脉浮虚而涩，知其风湿外持，而卫阳不正，故以桂枝汤去芍药之酸收，加附子之辛温，以振阳气而敌阴邪。若大便坚，小便自利，知其在表之阳虽弱，而在里之气犹治，则皮中之湿，自可驱之于里，使从水道而出，不必更发其表，以危久弱之阳矣。故于前方去桂枝之辛散，加白术之苦燥，合附子之大力健行者，于以并走皮中而逐水气，亦因势利导之法也。

桂枝附子汤方

桂枝四两 附子三枚，炮去皮，破八片 生姜三两，切 甘草二两，炙 大枣十二枚，擘

上五味，以水六升，煮取二升，去滓，分温三服。

白术附子汤方

白术一两 附子一枚，炮去皮 甘草二两，炙 生姜一两半 大枣六枚

上五味，以水三升，煮取一升，去滓，分温三服。一服觉身痹，半日许再服，三服都尽，其人如冒状，勿怪，即是术、附并走皮中，逐水气未得除故耳。

风湿相搏，骨节疼烦掣痛，不得屈伸，近之则痛剧，汗出短气，小便不利，恶风不欲去衣，或身微肿者，甘草附子汤主之。

此亦湿胜阳微之证。其治亦不出助阳散湿之法。云得微汗则解者，非正发汗也，阳复而阴自解耳。夫风湿在表，本当从汗而解，麻黄加术汤、麻黄杏仁薏苡甘草汤，其正法也。而汗出表虚者，不宜重发其汗，则有防己黄芪实表行湿之法。而白术附子，则又补阳以为行者也。表虚无热者，不可遽发其阳，则有桂枝附子温经散湿之法。而甘草附子则兼补中以为散者也。即此数方，而仲景审病之微，用法之变，盖可见矣。

甘草附子汤方

甘草二两，炙　附子二枚，炮去皮　白术二两　桂枝四两

上四味，以水六升，煮取三升，去滓。温服一升，日三服，初服得微汗则解。能食，汗出复烦者，服五合。恐一升多者，宜服六七合为妙。

太阳中暍，发热恶寒，身重而疼痛，其脉弦细芤迟。小便已，洒洒然毛耸，手足逆冷，小有劳，身即然，口开，前板齿燥。若发其汗，则恶寒甚；加温针，则发热甚；数下之，则淋甚。

中暍即中暑，暑亦六淫之一，故先伤太阳而为寒热也。然暑，阳邪也，乃其证反身重疼痛，其脉反弦细而迟者，虽名中暍，而实兼湿邪也。小便已，洒洒毛耸者，太阳主表，内合膀胱，便已而气馁也。手足逆冷者，阳内聚而不外达，故小有劳，即气出而身热也。口开前板齿燥者，热盛于内，而气淫于外也。盖暑虽阳邪，而气恒与湿相合，阳求阴之义也。暑

因湿入，而暑反居湿之中，阴包阳之象也。治之者一如分解风湿之法，辛以散湿，寒以清暑可矣。若发汗则徒伤其表，温针则更益其热，下之则热且内陷，变证随出，皆非正治暑湿之法也。

太阳中热者，暍是也。汗出恶寒，身热而渴，白虎加人参汤主之。

中热亦即中暑，暍即暑之气也。恶寒者，热气入则皮肤缓，腠理开，开则洒然寒，与伤寒恶寒者不同。发热汗出而渴，表里热炽，胃阴待涸，求救于水，故与白虎加人参以清热生阴，为中暑而无湿者之法也。

白虎加人参汤方

知母六两　石膏一斤，碎，绵裹　甘草二两，炙　粳米六合　人参三两

上五味，以水一斗，煮米熟汤成，去滓，温服一升，日三服。

太阳中暍，身热疼重而脉微弱，此以夏月伤冷水，水行皮中所致也，一物瓜蒂汤主之。

暑之中人也，阴虚而多火者，暑即寓于火之中，为汗出而烦渴；阳虚而多湿者，暑即伏于湿之内，为身热而疼重。故暑病恒以湿为病，而治湿即所以治暑。瓜蒂苦寒，能吐能下，去身面四肢水气，水去而暑无所依，将不治而自解矣。此治中暑兼湿者之法也。

瓜蒂汤方

瓜蒂二十个

上锉，以水一斗，煮取五合，去滓，顿服。

百合狐惑阴阳毒病证治第三

论曰：百合病者，百脉一宗，悉致其

病也。意欲食复不能食，常默然，欲卧不能卧，欲行不能行，饮食或有美时，或有不用闻食臭时，如寒无寒，如热无热，口苦，小便赤，诸药不能治，得药则剧吐利，如有神灵者，身形如和，其脉微数。每溺时头痛者，六十日乃愈；若溺时头不痛，淅淅然者，四十日愈；若溺快然，但头眩者，二十日愈。其证或未病而预见，或病四、五日而出，或二十日，或一月微见者，各随证治之。

百脉一宗者，分之则为百脉，合之则为一宗。悉致其病，则无之非病矣。然详其证，意欲食矣，而复不能食；常默然静矣，而又躁不得卧；饮食或有时美矣，而复有不用闻食臭时；如有寒如有热矣，而又不见为寒不见为热；诸药不能治，得药则剧吐利矣，而又身形如和。全是恍惚去来，不可为凭之象。惟口苦、小便赤、脉微数，则其常也。所以者何？热邪散漫，未统于经，其气游走无定，故其病亦去来无定。而病之所以为热者，则征于脉，见于口与便，有不可掩然者矣。夫膀胱者，太阳之府，其脉上至巅顶，而外行皮肤。溺时头痛者，太阳乍虚，而热气乘之也；淅然快然，则递减矣。夫乍虚之气，溺已即复，而热淫之气，得阴乃解。故其甚者，必六十日之久，诸阴尽集，而后邪退而愈。其次四十日，又其次二十日，热差减者，愈差速也。此病多于伤寒热病前后见之。其未病而预见者，热气先动也。其病后四、五日或二十日、或一月见者，遗热不去也。各随其证以治，具如下文。

百合病，发汗后者，百合知母汤主之。

人之有百脉，犹地之有众水也，众水朝宗于海，百脉朝宗于肺，故百脉不可治，而可治其肺。百合味甘平微苦，色白

入肺，治邪气，补虚清热，故诸方悉以之为主，而随证加药治之，用知母者，以发汗伤津液故也。

百合知母汤方

百合七枚[①] 知母三两

上先以水洗百合，渍一宿，当白沫出，去其水，别以泉水二升，煎取一升，去滓；别以泉水二升，煎知母取一升；后合煎取一升五合，分温再服。

百合病下之后者，百合滑石代赭汤主之。

百合病不可下而下之，必伤其里，乃复以滑石、代赭者，盖欲因下药之势，而抑之使下，导之使出，亦在下者引而竭之之意也。

百合滑石代赭汤方

百合七八，擘 滑石三两，碎，绵裹 代赭石如弹丸大一枚，碎，绵裹

上先煎百合如前法，别以泉水二升，煎滑石、代赭，取一升，去滓，后合和重煎，取一升五合，分温再服。

百合病，吐之后者，百合鸡子汤主之。

本草鸡子安五脏，治热疾，吐后脏气伤而病不去，用之不特安内，亦且攘外也。

百合鸡子汤方

百合七枚，擘 鸡子黄一枚

上先煎百合如前法了，内鸡子黄搅匀，煎五分，温服。

百合病，不经吐、下、发汗，病形如初者，百合地黄汤主之。

此则百合病正治之法也。盖肺主行身

———————————————
① 七枚：双白燕堂本此后有"擘"字。

之阳，肾主行身之阴。百合色白入肺，而清气中之热；地黄色黑入肾，而除血中之热。气血既治，百脉俱清，虽有邪气，亦必自下。服后大便如漆，则热除之验也。《外台》云：大便当出黑沫。

百合地黄汤方

百合七枚，擘　生地黄汁一升

上先煎百合如前法了，内地黄汁，煎取一升五合，温，分再服。中病勿更服。大便当如漆。

百合病，一月不解，变成渴者，百合洗方主之。

病久不解而变成渴，邪热留聚在肺也。单用百合渍水外洗者，以皮毛为肺之合，其气相通故也。洗已食煮饼。按，《外台》云：洗身讫，食白汤饼，今愽饦也。本草粳米、小麦并除热止渴，勿以咸豉者，恐咸味耗水而增渴也。

百合洗方

百合一升，以水一斗，渍之一宿，以洗身。洗已食煮饼，勿以咸豉也。

百合病，渴不差者，栝楼牡蛎散主之。

病变成渴，与百合洗方而不差者，热盛而津伤也。栝楼根苦寒，生津止渴，牡蛎咸寒，引热下行，不使上烁也。

栝楼牡蛎散方

栝楼根　牡蛎熬，等分。

上为细末，饮服方寸匕，日三服。

百合病，变发热者，百合滑石散主之。

病变发热者，邪聚于里而见于外也。滑石甘寒，能除六腑之热。得微利，则里热除而表热自退。

百合滑石散方

百合一两，炙　滑石三两

上为散，饮服方寸匕，日三服。当微利者，止服，热则除。

百合病，见于阴者，以阳法救之；见于阳者，以阴法救之。见阳攻阴，复发其汗，此为逆；见阴攻阳，乃复下之，此亦为逆。

病见于阴，甚必及阳；病见于阳，穷必归阴。以法救之者，养其阳以救阴之偏，则阴以平而阳不伤；补其阴以救阳之过，则阳以和而阴不敝。《内经》用阴和阳，用阳和阴之道也。若见阳之病而攻其阴，则并伤其阴矣，乃复发汗，是重伤其阳也，故为逆；见阴之病而攻其阳则并伤其阳矣，乃复下之，是重竭其阴也，故亦为逆。以百合为邪少虚多之证，故不可直攻其病，亦不可误攻其无病，如此。

狐惑之为病，状如伤寒，默默欲眠，目不得闭，卧起不安。蚀于喉为惑，蚀于阴为狐。不欲饮食，恶闻食臭，其面目乍赤、乍黑、乍白。蚀于上部则声嗄，甘草泻心汤主之；蚀于下部则咽干，苦参汤洗之；蚀于肛者，雄黄熏之。

狐惑，虫病，即巢氏所谓䘌病也。默默欲眠，目不得闭，卧起不安，其躁扰之象，有似伤寒少阴热证，而实为䘌之乱其心也。不欲饮食，恶闻食臭，有似伤寒阳明实证，而实为虫之扰其胃也。其面目乍赤、乍黑、乍白者，虫之上下聚散无时，故其色变更不一，甚者脉亦大小无定也。盖虽虫病，而能使人惑乱而狐疑，故名曰狐惑。徐氏曰：蚀于喉为惑，谓热淫于上，如惑乱之气感而生蜮。蚀于阴为狐，谓热淫于下，柔害而幽隐，如狐性之阴也，亦通。蚀于上部，即蚀于喉之谓，故声嗄。蚀于下部，即蚀于阴之谓，阴内属于肝，而咽门为肝胆之候出《千金》，病自下而冲上，则咽干也。至生虫之由，则赵氏所谓湿热停久，蒸腐气血而成瘀浊，于是风化所腐而成虫者当矣。甘草泻心，不特使中气运而湿热自化，抑亦苦辛杂用，足胜杀虫之任。其苦参、雄黄则皆清燥杀虫之品，洗之熏之，就其近而治之耳。

甘草泻心汤方

甘草四两，炙　黄芩　干姜　人参各三两　半夏半升　黄连一两　大枣十二枚

上七味，以水一斗，煮取六升，去滓，再煎取三升，温服一升，日三服。

苦参汤方

苦参一升，以水一斗，煎取七升，去滓，熏洗，日三。

雄黄熏法

雄黄一味为末，筒瓦二枚合之，烧，向肛熏之。

病者脉数无热，微烦，默默但欲卧，汗出，初得之三、四日，目赤如鸠眼；七、八日，目四眦黑。若能食者，脓已成也，赤豆当归散主之。

脉数微烦，默默但欲卧，热盛于里也；无热汗出，病不在表也；三、四日目赤如鸠眼者，肝脏血中之热，随经上注于目也。经热如此，脏热可知，其为畜热不去，将成痈肿无疑。至七、八日目四眦黑，赤色极而变黑，则痈尤甚矣。夫肝与胃，互为胜负者也，肝方有热，势必以其热侵及于胃，而肝既成痈，胃即以其热并之于肝，故曰：若能食者，知脓已成也。且脓成则毒化，毒化则不特胃和而肝亦和矣。赤豆、当归乃排脓血除湿热之良剂也。

再按此一条，注家有目为狐惑病者，有目为阴阳毒者，要之亦是湿热蕴毒之病，其不腐而为虫者，则积而为痈。不发于身面者，则发于肠脏，亦病机自然之势

也。仲景意谓与狐惑阴阳毒，同源而异流者，故特论列与此欤？

赤豆当归散方

赤小豆三升，浸令芽出，曝干　当归十分[①]

上二味，杵为散，浆水服方寸匕，日三服。

阳毒之为病，面赤斑斑如锦纹，咽喉痛，吐脓血。五日可治，七日不可治。升麻鳖甲汤主之。

阴毒之为病，面目青，身痛如被杖，咽喉痛。五日可治，七日不可治，升麻鳖甲汤去雄黄、蜀椒主之。

毒者，邪气蕴畜不解之谓。阳毒非必极热，阴毒非必极寒，邪在阳者为阳毒，邪在阴者为阴毒也。而此所谓阴阳者，亦非脏腑气血之谓，但以面赤斑斑如锦纹，喉咽痛，唾脓血，其邪著而在表者谓之阳。面目青，身痛如被杖，咽喉痛，不唾脓血，其邪隐而在表之里者谓之阴耳。故皆得用辛温升散之品，以发其蕴畜不解之邪，而亦并用甘润咸寒之味，以安其邪气经扰之阴。五日邪气尚浅，发之犹易，故可治；七日邪气已深，发之则难，故不可治。其蜀椒、雄黄二物，阳毒用之者，以阳从阳，欲其速散也；阴毒去之者，恐阴邪不可劫，而阴气反受损也。

升麻鳖甲汤方

升麻　当归　甘草各二两　蜀椒炒去汗，一两　鳖甲手指大一片，炙　雄黄半两，研

上六味，以水四升，煮取一升，顿服之，老小再服取汗。《肘后》《千金方》阳毒用升麻汤，无鳖甲，有桂。阴毒用甘草汤，无雄黄。

_____

① 十分：双白燕堂本作"十两"。

疟病脉证并治第四

师曰：疟脉自弦，弦数者多热，弦迟者多寒。弦小紧者下之差，弦迟者可温之，弦紧者可发汗、针灸也，浮大者可吐之，弦数者风发也，以饮食消息止之。

疟者少阳之邪，弦者少阳之脉，有是邪，则有是脉也。然疟之舍，固在半表半里之间，而疟之气，则有偏多偏少之异。故其病有热多者，有寒多者，有里多而可下者，有表多而可汗、可吐者，有风从热出，而不可以药散者，当各随其脉而施治也。徐氏曰：脉大者为阳，小者为阴，紧虽寒脉，小紧则内入而为阴矣。阴不可从表散，故曰下之愈。迟既为寒，温之无疑。弦紧不沉，为寒脉而非阴脉，非阴故可发汗、针灸也。疟脉概弦，而忽浮大，知邪在高分，高者引而越之，故可吐。喻氏曰：仲景既云弦数者多热矣，而复申一义云，弦数者风发，见多热不已，必至于极热，热极则生风，风生则肝木侮土而传其热于胃，坐耗津液，此非可徒求之药，须以饮食消息，止其炽热，即梨汁、蔗浆，生津止渴之属，正《内经》风淫于内，治以甘寒之旨也。

病疟以月一日发，当十五日愈，设不差，当月尽解。如其不差，当云何？师曰：此结为癥瘕，名曰疟母，急治之，宜鳖甲煎丸。

天气十五日一更，人之气亦十五日一更，气更则邪当解也。否则三十日天人之气再更，而邪自不能留矣。设更不愈，其邪必假血依痰，结为癥瘕，僻处胁下，将成负固不服之势，故宜急治。鳖甲煎丸，行气逐血之药颇多，而不嫌其峻，一日三服，不嫌其急，所谓乘其未集而击之也。

鳖甲煎丸方

鳖甲十二分，炙　乌扇三分，烧，即射干　黄芩三分　柴胡六分　鼠妇三分，熬　干姜　大黄　桂枝　石韦去毛　厚朴　紫葳即凌霄　半夏　阿胶　芍药　牡丹①　䗪虫各五分　葶苈　人参各一分　瞿麦二分　蜂窠四分，炙　赤硝十二分　蜣螂六分，熬　桃仁二分

上二十三味，为末，取煅灶下灰一斗，清酒一斛五升，浸灰，俟酒尽一半，着鳖甲于中，煮令泛烂如胶漆，绞取汁，内诸药，煎为丸，如梧子大，空心服七丸，日三服。《千金方》用鳖甲十二片，又有海藻三分，大戟一分，无鼠妇、赤硝二味。

师曰：阴气孤绝，阳气独发，则热而少气烦冤，手足热而欲吐，名曰瘅疟。若但热不寒者，邪气内藏于心，外舍分肉之间，令人消烁肌肉。

此与《内经》论瘅疟文大同。夫阴气虚者，阳气必发，发则足以伤气而耗神，故少气烦冤也。四肢者，诸阳之本，阳盛则手足热也。欲呕者，热干胃也。邪气内藏于心者，瘅为阳邪，心为阳脏，以阳从阳，故邪外舍分肉，而其气则内通于心脏也。消烁肌肉者，肌肉为阴，阳极则阴消也。

温疟者，其脉如平，身无寒但热，骨关烦疼，时呕，白虎加桂枝汤主之。

此与《内经》论温疟文不同，《内经》言其因，此详其脉与证也。瘅疟、温疟，俱无寒但热，俱呕，而其因不同。瘅疟者，肺素有热，而加外感，为表寒里热之证，缘阴气内虚，不能与阳相争，故不作寒也。温疟者，邪气内藏肾中，至春夏而始发，为伏气外出之证，寒蓄久而变热，

---

① 牡丹：双白燕堂本此后有"去心"二字。

故亦不作寒也。脉如平者，病非乍感，故脉如其平时也。骨节烦疼，时呕者，热从肾出，外舍于其合，而上并于阳明也。白虎甘寒除热，桂枝则因其势而达之耳。

白虎加桂枝汤方

知母六两　石膏一斤　甘草二两，炙　粳米二合　桂枝三两

上五味，以水一斗，煮米熟汤成，去滓，温服一升。日三。

疟多寒者，名曰牝疟，蜀漆散主之。

疟多寒者，非真寒也。阳气为痰饮所遏，不得外出肌表，而但内伏心间。心，牝藏也，故名牝疟。蜀漆能吐疟痰，痰去则阳伸而寒愈，取云母、龙骨者，以蜀漆上越之猛，恐并动心中之神与气也。

蜀漆散方

蜀漆烧① 去腥　云母烧二日夜　龙骨等分。

上三味，杵为散，未发前以浆水服半钱匕。

附《外台秘要》三方

牡蛎汤

牡蛎　麻黄各四两　甘草二两　蜀漆三两

上四味，以水八升，先煮蜀漆、麻黄，去上沫，得六升，内诸药，煮取二升，温服一升。若吐则勿更服。

按此系宋·孙奇等所附，盖亦蜀漆散之意，而外攻之力较猛矣。赵氏云：牡蛎软坚消结，麻黄非独散寒，且可发越阳气，使通于外，结散阳通，其病自愈。

柴胡去半夏加栝楼根汤　治疟病发渴者，亦治劳疟。

柴胡八两　人参　黄芩　甘草各三两　栝楼根四两　生姜二两　大枣十二枚。

上七味，以水一斗二升，煮取六升，去滓，再煎，取三升，温服一升。日二服。

柴胡桂姜汤　治疟。寒多微有热，或

但寒不热，服一剂如神。

柴胡半斤　桂枝三两　干姜二两　栝楼根四两　黄芩三两　甘草二两，炙　牡蛎二两，熬

上七味，以水一斗，煮取六升，去滓，再煎，取三升，温服一升，日三。初服微烦，复服汗出便愈。

赵氏曰：此与牡疟相类而实非，牡蛎邪客心下，此风寒湿痹于肌表。肌表既痹，阳气不得通于外，遂郁伏于荣血之中。阳气化热，血滞成瘀，着于其处，遇卫气行阳二十五度及之，则病作。其邪之入营者，既无外出之势，而营之素痹者，亦不出而与阳争，故少热或无热也。是用柴胡为君，发其郁伏之阳，黄芩为佐，清其半里之热，桂枝、干姜，所以通肌表之痹，栝楼根、牡蛎，除留热，消瘀血，甘草和诸药，调阴阳也。得汗则痹邪散，血热行，而病愈矣。

中风历节病脉证② 并治第五

夫风之为病，当半身不遂，或但臂不遂者，此为痹。脉微而数，中风使然。

风彻于上下，故半身不遂，痹闭于一处，故但臂不遂。以此见风重而痹轻，风动而痹着也。风从虚入，故脉微，风发而成热，故脉数。曰中风使然者，谓痹病亦是风病，但以在阳者为风，而在阴者则为痹耳。

寸口脉浮而紧，紧则为寒，浮则为虚，寒虚相搏，邪在皮肤。浮者血虚，络脉空虚，贼邪不泻，或左或右，邪气反缓，正气即急，正气引邪，喎僻不遂。邪在于络，肌肤不仁。邪在于经，即重不

---

① 烧：双白燕堂本作"洗"。
② 证：原脱。据底本目录补。

胜，邪入于腑，即不识人。邪入于脏，舌即难言，口吐涎。

寒虚相搏者，正不足而邪乘之，为风寒初感之诊也。浮为血虚者，气行脉外而血行脉中，脉浮者沉不足，为血虚也。血虚则无以充灌皮肤，而络脉空虚，并无以捍御外气，而贼邪不泻，由是或左或右，随其空处而留着矣。邪气反缓，正气即急者，受邪之处，筋脉不用而缓，无邪之处，正气独治而急，缓者为急者所引，则口目为僻，而肢体不遂，是以左喝者邪反在右，右喝者邪反在左。然或左或右，则有邪正缓急之殊，而为表为里，亦有经络脏腑之别。经云：经脉为里，支而横者为络，络之小者为孙。是则络浅而经深，络小而经大，故络邪病于肌肤，而经邪病连筋骨，甚而入腑，又甚而入脏，则邪递深矣。盖神藏于脏，而通于腑，腑病则神室于内，故不识人。诸阴皆连舌本，脏气厥不至舌下，则机息于上，故舌难言而涎自出也。

侯氏黑散　治大风四肢烦重，心中恶寒不足者。

菊花四十分　白术　防风各十分　桔梗八分　黄芩五分　细辛　干姜　人参　茯苓　当归　川芎　牡蛎　矾石　桂枝各三分

上十四味，杵为散，酒服方寸匕，日一服，初服二十日，温酒调服，禁一切鱼肉大蒜，常宜冷食，六十日止，即药积腹中不下也，热食即下矣，冷食自能助药力。

此方亦孙奇等所附，而去风除热补虚下痰之法具备。以为中风之病，莫不由是数者所致云尔，学者得其意，毋泥其迹可也。

寸口脉迟而缓，迟则为寒，缓则为虚，营缓则为亡血，卫缓则为中风。邪气中经，则身痒而瘾疹，心气不足，邪气入中，则胸满而短气。

迟者行之不及，缓者至而无力，不及为寒，而无力为虚也。沉而缓者为营不足，浮而缓者为卫中风，卫在表而营在里也。经不足而风入之，血为风动，则身痒而瘾疹。心不足而风中之，阳用不布，则胸满而短气，经行肌行，而心处胸间也。

风引汤　除热瘫痫

大黄　干姜　龙骨各四两　桂枝三两甘草　牡蛎各二两　寒水石　滑石　赤石脂　白石脂　紫石英　石膏各六两

上十二味，杵粗筛，以韦囊盛之，取三指撮，井花水三升，煮三沸，温服一升。治大人风引，少小惊痫瘛疭，日数发，医所不疗。除热方。巢氏云：脚气宜风引汤。

此下热清热之剂，孙奇以为中风多以热起，故特附于此欤。中有姜桂石脂龙蛎者，盖以涩驭泄，以热监寒也。然亦猛剂，用者审之。

防己地黄汤　治病如狂状，妄行，独语不休，无①热，其脉浮。

防己　甘草各一分　桂枝　防风各三分

上四味，以酒一杯，渍之，绞取汁，生地黄二斤，叹咀，蒸之如斗米饭久，以铜器盛药汁，更绞地黄汁，和，分再服。

狂走谵语，身热脉大者，属阳明也，此无寒热，其脉浮者，乃血虚生热，邪并于阳而然。桂枝、防风、防己、甘草，酒浸取汁，用是轻清，归之于阳，以散其邪，用生地黄之甘寒，熟蒸使归于阴，以养血除热，盖药生则散表，熟则补衰，此煎煮法，亦表里法也。赵氏

————————
① 无：双白燕堂本"无"后有"寒"字。

头风摩散

大附子一枚　盐等分

上二味，为散，沐了，以方寸匕，摩疾上，令药力行。

寸口脉沉而弱，沉即主骨，弱即主筋，沉即为肾，弱即为肝。汗出入水中，如水伤心，历节痛，黄汗出，故曰历节。

此为肝肾先虚，而心阳复郁，为历节黄汗之本也。心气化液为汗，汗出入水中，水寒之气从汗孔入侵心脏，外水内火，郁为湿热，汗液则黄，浸淫筋骨，历节乃痛。历节者，遇节皆痛也。盖非肝肾先虚，则虽得水气，未必便入筋骨，非水湿内侵，则肝肾虽虚，未必便成历节。仲景欲举其标，而先究其本，以为历节多从虚得之也。

按后《水气篇》中云：黄汗之病，以汗出入水中浴，水从汗孔入得之。合观二条，知历节、黄汗，为同源异流之病。其瘀郁上焦者，则为黄汗，其并伤筋骨者，则为历节也。

趺阳脉浮而滑，滑则谷气实，浮则汗自出。少阴脉浮而弱，弱则血不足，浮则为风，风血相搏，即疼痛如掣。盛人脉涩小，短气，自汗出，历节疼，不可屈伸，此皆饮酒汗出当风所致。

趺阳脉浮者风也，脉滑者谷气盛也。汗生于谷，而风性善泄，故汗自出。风血相搏者，少阴血虚而风复扰之，为疼痛如掣也。趺阳少阴二条合看，知阳明谷气盛者，风入必与汗偕出，少阴血不足者，风入遂着而成病也。盛人脉涩小短气者，形盛于外，而气歉于内也。自汗出，湿复胜也。缘酒客湿本内积，而汗出当风，则湿复外郁，内外相召，流入关节，故历节痛不可屈伸也。合三条观之，汗出入水者，热为湿郁也，风血相搏者，血为风动也，饮酒汗出当风者，风湿相合也。历节病因，有是三者不同，其为从虚所得则一也。

诸肢节疼痛，身体尪羸，脚肿如脱，头眩短气，温温欲吐，桂枝芍药知母汤主之。

诸肢节疼痛，即历节也。身体尪羸，脚肿如脱，形气不足，而湿热下甚也。头眩短气，温温欲吐，湿热且从下而上冲矣，与脚气冲心之候颇同。桂枝、麻黄、防风散湿于表，芍药、知母、甘草，除热于中，白术、附子，驱湿于下，而用生姜最多，以止呕降逆，为湿热外伤肢节，而复上冲心胃之治法也。

桂枝芍药知母汤方

桂枝四两　芍药三两　甘草　麻黄　附子各二两①　白术　知母　防风各四两　生姜五两

上九味，以水七升，煮取二升，温服七合，日三服。

味酸则伤筋，筋伤则缓，名曰泄。咸则伤骨，骨伤则痿，名曰枯。枯泄相搏，名曰断泄。营气不通，卫不独行，营卫俱微，三焦无所御，四属断绝，身体羸瘦，独足肿大，黄汗出，胫冷。假令发热，便为历节也。

此亦内伤肝肾，而由于滋味不节者也。枯泄相搏，即筋骨并伤之谓。曰断泄者，言其生产不续，而精神时越也。营不通因而卫不行者，病在阴而及于阳也。不通不行非壅而实，盖即营卫涸流之意。四属，四肢也。营卫者，水谷之气，三焦受气于水谷，而四肢禀气于三焦，故营卫

---

① 二两：双白燕堂本此后有"炮"字。

微，则三焦无气而四属失养也。由是精微不化于上，而身体羸瘦，阴浊独注于下，而足肿胫冷黄汗出，此病类似历节黄汗，而实非水湿为病，所谓肝肾虽虚，未必便成历节者是也。而虚病不能发热，历节则未有不热者，故曰假令发热，便为历节。后《水气篇》中又云：黄汗之病，两胫自冷，假令发热，此属历节。盖即黄汗历节而又致其辨也。详见本文。

　病历节不可屈伸，疼痛，乌头汤主之。

　此治寒湿历节之正法也。寒湿之邪，非麻黄、乌头不能去，而病在筋节，又非如皮毛之邪，可一汗而散者，故以黄芪之补，白芍之收，甘草之缓，牵制二物，俾得深入而去留邪。如卫瓘监钟邓入蜀，使其成功而不及于乱，乃制方之要妙也。

　乌头汤　亦治脚气疼痛，不可屈伸。

　麻黄　芍药　黄芪　甘草各三两，炙

乌头五枚，㕮咀，以蜜二斤，煎取一升，即出乌头

　上四味，以水三升，煮取一升，去滓，内蜜煎中，更煎之，服七合。不知，尽服之。

　矾石汤　治脚气冲心。

　矾石二两

　上一味，以浆水一斗五升，煎三五沸，浸脚良。

　脚气之病，湿伤于下，而气冲于上。矾石味酸涩，性燥，能却水收湿解毒，毒解湿收，上冲自止。

　附方

　《古今录验》续命汤　治中风痱，身体不能自收持，口不能言，冒昧不知痛处，或拘急不得转侧。

　麻黄　桂枝　甘草　干姜　石膏　当

归　人参各三两　杏仁四十粒　川芎一两五钱

　上九味，以水一斗，煮取四升，温服一升，当小汗，薄覆脊，凭几坐，汗出则愈，不汗更服。无所禁，勿当风。并治但伏不得卧，咳逆上气，面目浮肿。

　痱者，废也。精神不持，筋骨不用，非特邪气之扰，亦真气之衰也。麻黄、桂枝所以散邪；人参、当归所以养正；石膏合杏仁助散邪之力；甘草合干姜，为复气之需。乃攻补兼行之法也。

　《千金》三黄汤　治中风手足拘急，百节疼痛，烦热心乱，恶寒，经日不欲饮食。

　麻黄五分　独活四分　细辛　黄芪各二分黄芩三分

　上五味，以水六升，煮取二升，分温三服，一服小汗出，二服大汗出。心热加大黄二分，腹满加枳实一枚，气逆加人参三分，悸加牡蛎三分，渴加栝楼根三分，先有寒加附子一枚。

　《近效》术附汤　治风虚头重眩，苦极，不知食味，暖肌补中，益精气。

　白术一两　附子一枚半，炮去皮　甘草一两，炙

　上三味锉，每五钱匕，姜五片，枣一枚，水盏半，煎七分，去滓温服。

　崔氏八味丸　治脚气上入少腹不仁。

　熟地黄八两　山茱萸　山药各四两　泽泻　茯苓　牡丹皮各三两　桂附子各一两，炮

　上八味，末之，炼蜜和丸梧子大，酒下十五丸，日再服。

　肾之脉，起于足而入于腹，肾气不治，湿寒之气，随经上入，聚于少腹，为之不仁，是非驱湿散寒之剂所可治者，须以肾气丸补肾中之气，以为生阳化湿之用也。

　《千金》越婢加术汤　治肉极热，则身体津脱，腠理开，汗大泄，厉风气，下

焦脚弱。

麻黄六两 石膏半斤 生姜二两 甘草二两 白术四两 大枣十五枚

上六味，以水六升，先煮麻黄，去上沫，内诸药，煮取三升，分温三服。恶风加附子一枚，炮。

血痹虚劳病脉证并治第六

问曰：血痹之病，以何得之？师曰：夫尊荣人，骨弱肌肤盛，重因疲劳汗出，卧不时动摇，加被微风，遂得之。但以脉自微涩，在寸口、关上小紧，宜针引阳气，令脉和紧去则愈。

阳气者，卫外而为固也。乃因疲劳汗出，而阳气一伤，卧不时动摇，而阳气再伤，于是风气虽微，得以直入血中而为痹。经云：邪入于阴则痹也。脉微为阳微，涩为血滞，紧则邪之征也。血中之邪，始以阳气伤而得入，终必得阳气通而后出。而痹之为病，血既以风入而痹于外，阳亦以血痹而止于中，故必针以引阳使出，阳出而邪去，邪去而脉紧乃和，血痹乃通，以是知血分受痹，不当独治其血矣。

血痹阴阳俱微，寸口关上微，尺中小紧，外证身体不仁，如风痹状，黄芪桂枝五物汤主之。

阴阳俱微，该①人迎、趺阳、太溪为言。寸口关上微，尺中小紧，即阳不足而阴为痹之象。不仁者，肌体顽痹，痛痒不觉，如风痹状，而实非风也。黄芪桂枝五物和荣之滞，助卫之行，亦针引阳气之意。以脉阴阳俱微，故不可针而可药，经所谓阴阳形气俱不足者，勿刺以针而调以甘药也。

黄芪桂枝五物汤方

黄芪三两 芍药三两 桂枝三两 生姜六两 大枣十二枚

上五味，以水六升，煮取二升，温服七合，日三服。

夫男子平人，脉大为劳，脉极虚亦为劳。

阳气者，烦劳则张，故脉大。劳则气耗，故脉极虚。李氏曰：脉大非气盛也，重按必空濡。大者，劳脉之外暴者也；极虚者，劳脉之内衰者也。

男子面色薄，主渴及亡血。卒喘悸，脉浮者，里虚也。

渴者，热伤阴气，亡血者，不华于色。故面色薄者，知其渴及亡血也。李氏曰：劳者气血俱耗，气虚则喘，血虚则悸。卒者，猝然见此病也。脉浮为里虚，以劳则真阴失守，孤阳无根，气散于外，而精夺于内也。

男子脉虚沉弦，无寒热，短气里急，小便不利，面色白，时目瞑兼衄，少腹满，此为劳使之然。劳之为病，其脉浮大，手足烦，春夏剧，秋冬差，阴寒精自出，痠削不能行。男子脉浮弱而涩，为无子，精气清冷。

脉虚沉弦者，劳而伤阳也，故为短气里急，为小便不利，少腹满，为面色白，而其极则并伤其阴，而目瞑兼衄。目瞑，目不明也。脉浮者，劳而伤阴也，故为手足烦，为痠削不能行，为春夏剧而秋冬瘥，而其极则并伤其阳，而阴寒精自出，此阴阳互根，自然之道也。若脉浮弱而涩，则精气交亏而清冷不温，此得之天禀薄弱，故当无子。

---

① 该："赅"之通假。

夫失精家，少腹弦急，阴头寒，目眩，发落，脉极虚芤迟，为清谷、亡血、失精。脉得诸芤动微紧，男子失精，女子梦交，桂枝龙骨牡蛎汤主之。

脉极虚芤迟者，精失而虚及其气也，故少腹弦急，阴头寒而目眩。脉得诸芤动微紧者，阴阳并乖而伤及其神与精也，故男子失精，女子梦交。沈氏所谓劳伤心气，火浮不敛，则为心肾不交，阳泛于上，精孤于下，火不摄水，不交自泄，故病失精。或精虚心相内浮，扰精而出，则成梦交者是也。徐氏曰：桂枝汤外证得之，能解肌去邪气，内证得之，能补虚调阴阳，加龙骨、牡蛎者，以失精梦交为神精间病，非此不足以收敛其浮越也。

桂枝龙骨牡蛎汤方

桂枝　芍药　生姜各三两　甘草二两
大枣十二枚　龙骨　牡蛎各三两

上七味，以水七升，煮取三升，分温三服。

天雄散方

天雄三两，炮　白术八两　桂枝六两　龙骨三两

上四味，杵为散，酒服半钱匕，日三服，不知，稍增之。

按，此疑亦后人所附，为补阳摄阴之用也。

男子平人，脉虚弱细微者，喜盗汗也。人年五六十，其病脉大者，痹侠背行，若肠鸣、马刀侠瘿者，皆为劳得之。脉沉小迟，名脱气，其人疾行则喘喝，手足逆寒，腹满，甚则溏泄，食不消化也。脉弦而大，弦则为减，大则为芤，减则为寒，芤则为虚，虚寒相搏，此名为革，妇人则半产漏下，男子则亡血失精。

平人，不病之人也。脉虚弱细微，则阴阳俱不足矣。阳不足者不能固，阴不足者不能守，是其人必善盗汗。人年五六十，精气衰矣，而病脉反大者，是其人当有风气也。痹侠背行，痹之侠脊者，由阳气不足，而邪气从之也。若肠鸣、马刀、侠瘿者，阳气以劳而外张，火热以劳而上逆。阳外张，则寒动于中而为腹鸣，火上逆，则与痰相搏而为马刀、侠瘿。李氏曰：瘿生乳腋下曰马刀，又夹生颈之两旁者为侠瘿。侠者，挟也。马刀，蛎蛤之属，疮形似之，故曰马刀。瘿，一作璎，发于结璎之处。二疮一在头，一在腋下，常相联络，故俗名疬串。脉沉小迟，皆阴象也。三者并见，阴盛而阳乃亡矣，故名脱气，其人疾行则喘喝者，气脱而不固也。由是外无气而手足逆冷，胃无气而腹满，脾无气而溏泄食不化，皆阳微气脱之证也。脉弦者阳不足，故为减为寒，脉大者阴不足，故为芤为虚，阴阳并虚，外强中干，此名为革，又变革也。妇人半产、漏下，男子亡血，失精，是皆失其产乳生育之常矣，故名曰革。

虚劳里急，悸，衄，腹中痛，梦失精，四肢痠疼，手足烦热，咽干，口燥，小建中汤主之。

此和阴阳调营卫之法也。夫人生之道，曰阴曰阳，阴阳和平，百疾不生。若阳病不能与阴和，则阴以其寒独行，为里急，为腹中痛，而实非阴之盛也。阴病不能与阳和，则阳以其热独行，为手足烦热，为咽干、口燥，而实非阳之炽也。昧者以寒攻热，以热攻寒，寒热内贼，其病益甚。惟以甘酸辛药，和合成剂，调之使和，则阳就于阴，而寒以温，阴就于阳，而热以和，医之所以贵，识其大要也，岂徒云寒可治热，热可治寒而已哉。或问：和阴阳调营卫是矣，而必以建中者，何也？曰：中者，脾胃也，营卫生成于水

谷，而水谷转输于脾胃，故中气立，则营卫流行而不失其和。又中者，四运之轴，而阴阳之机也，故中气立，则阴阳相循，如环无端，而不极于偏。是方甘与辛合而生阳，酸得甘助而生阴，阴阳相生，中气自立，是故求阴阳之和者，必于中气，求中气之立者，必以建中也。

小建中汤方

桂枝三两　甘草二两　芍药六两　大枣十二枚　生姜三两　饴糖一升

上六味，以水七升，煮取三升，去滓，内胶饴，更上微火消解，温服一升，日三服。

虚劳里急，诸不足，黄芪建中汤主之。

里急者，里虚脉急，腹中当引痛也。诸不足者，阴阳诸脉，并俱不足，而眩、悸、喘喝、失精、亡血等证，相因而至也。急者缓之必以甘，不足者补之必以温，而充虚塞空，则黄芪尤有专长也。

黄芪建中汤方　即小建中汤内加黄芪一两半，余依上法。气短、胸满者，加生姜。腹满者，去枣，加茯苓一两半，及疗肺虚损不足，补气，加半夏三两。

虚劳腰痛，少腹拘急，小便不利者，八味肾气丸主之。

下焦之分，少阴主之，少阴虽为阴脏，而中有元阳，所以温经脏，行阴阳，司开阖者也。虚劳之人，损伤少阴肾气，是以腰痛，少腹拘急，小便不利，程氏所谓肾间动气已损者是矣。八味肾气丸补阴之虚，可以生气，助阳之弱可以化水，乃补下治下之良剂也。

八味肾气丸方　见妇人杂病

虚劳诸不足，风气百疾，薯蓣丸主之。

虚劳证多有挟风气者，正不可独补其虚，亦不可着意去风气。仲景以参、地、芎、归、苓、术补其气血，胶、麦、姜、枣、甘、芍益其营卫，而以桔梗、杏仁、桂枝、防风、柴胡、白敛、黄卷、神曲去风行气，其用薯蓣最多者，以其不寒不热，不燥不滑，兼擅补虚去风之长，故以为君，谓必得正气理而后风气可去耳。

薯蓣丸方

薯蓣三十分　人参七分　白术六分　茯苓五分　甘草二十①分　当归十分　干地黄十分　芍药六分　芎䓖六分　麦冬六分　阿胶七分　干姜三分　大枣百枚，为膏　桔梗五分　杏仁六分　桂枝十分　防风六分　神曲十分　豆黄卷十分　柴胡五分　白敛二分

上二十一味，末之，炼蜜和丸如弹子大，空腹酒服一丸，一百丸为剂。

虚劳虚烦不得眠，酸枣仁汤主之。

人寤则魂寓于目，寐则魂藏于肝。虚劳之人，肝气不荣，则魂不得藏，魂不藏，故不得眠。酸枣仁补肝敛气，宜以为君。而魂既不归容，必有浊痰燥火乘间而袭其舍者，烦之所由作也，故以知母、甘草清热滋燥，茯苓、川芎行气除痰。皆所以求肝之治，而宅其魂也。

酸枣仁汤方

酸枣仁二升　甘草一两　知母　茯苓各二两　芎䓖一两

上五味，以水八升，煮酸枣仁得六升，内诸药，煮取三升，分温三服。

五劳虚极羸瘦，腹满不能饮食，食伤、忧伤、饮伤、房室伤、饥伤、劳伤、经络荣卫气伤，内有干血，肌肤甲错，两

① 二十：双白燕堂本作"二十八"。

目暗黑。缓中补虚，大黄䗪虫丸主之。

虚劳症有挟外邪者，如上所谓风气百疾是也。有挟瘀郁者，则此所谓五劳诸伤，内有干血者是也。夫风气不去，则足以贼正气而生长不荣。干血不去，则足以留新血而渗灌不周，故去之不可不早也。此方润以濡其干，虫以动其瘀，通以去其闭，而仍以地黄、芍药、甘草和养其虚，攻血而不专主于血，一如薯蓣丸之去风而不着意于风也。喻氏曰：此世俗所称干血劳之良治也。血瘀于内，手足脉相失者宜之，兼入琼玉膏补润之剂尤妙。

大黄䗪虫丸方

大黄十分，蒸　黄芩二两　甘草三两　桃仁一升　杏仁一升　芍药四两　干地黄十两　干漆一两①　虻虫一升②　水蛭百枚③　蛴螬百枚④　䗪虫半升⑤。

上十二味，末之，炼蜜和丸，小豆大，酒服五丸，日三服。

附方

《千金翼》炙甘草汤　治虚劳不足，汗出而闷，脉结悸，行动如常，不出百日，危急者十一日死。

甘草四两，炙　桂枝　生姜各三两　麦冬半升　麻仁半升　人参　阿胶各二两　大枣三十枚　生地黄一斤

上九味，以酒七升，水八升，先煮八味，取三升，去滓，内胶消尽，温服一升，日三服。

脉结是荣气不行，悸则血亏而心无所养，营滞血亏，而更出汗，岂不立槁乎？故虽行动如常，断云不出百日，知其阴亡而阳绝也。人参、桂枝、甘草、生姜行身之阳，胶、麦、麻、地行身之阴，盖欲使阳得复行阴中而脉自复也。后人只喜用胶、地等而畏姜、桂，岂知阴凝燥气，非阳不能化耶。徐氏

《肘后》獭肝散　治冷劳，又主鬼疰一门相染。

獭肝一具，炙干末之，水服方寸匕，日三服。

肺痿肺痈咳嗽上气
病脉证治第七

问曰：热在上焦者，因咳为肺痿。肺痿之病，从何得之？师曰：或从汗出，或从呕吐，或从消渴，小便利数，或从便难，又被快药下利，重亡津液，故得之。曰：寸口脉数，其人咳，口中反有浊唾涎沫者，何？师曰：为肺痿之病。若口中辟辟燥，咳即胸中隐隐痛，脉反滑数，此为肺痈，咳唾脓血。脉数虚者为肺痿，数实者为肺痈。

此设为问答，以辨肺痿、肺痈之异。热在上焦二句，见五脏风寒积聚篇，盖师有是语，而因之以为问也。汗出、呕吐、消渴、二便下多，皆足以亡津液而生燥热，肺虚且热，则为痿矣。口中反有浊唾涎沫者，肺中津液，为热所迫而上行也，或云肺既痿而不用，则饮食游溢之精气，不能分布诸经，而但上溢于口，亦通。口中辟辟燥者，魏氏以为肺痈之痰涎脓血，俱蕴蓄结聚于肺脏之内，故口中反干燥，而但辟辟作空响燥咳而已。然按下肺痈条亦云，其人咳，咽燥不渴，多唾浊沫，则肺痿肺痈二证多同，惟胸中痛，脉滑数，唾脓血，则肺痈所独也。比而论之，痿者萎也，如草木之萎而不荣，为津烁而肺焦

---

① 一两：双白燕堂本此后有"烧令烟尽"。
② 一升：双白燕堂本此后有"去翅、足，熬"。
③ 百枚：双白燕堂本其后有"熬"字。
④ 百枚：双白燕堂本其后有"熬"字。
⑤ 半升：双白燕堂本其后有"熬"字

也；痈者壅也，如土之壅而不通，为热聚而肺痈也。故其脉有虚实不同，而其数则一也。

问曰：病咳逆，脉之，何以知此为肺痈？当有脓血，吐之则死，其脉何类？师曰：寸口脉微而数，微则为风，数则为热，微则汗出，数则恶寒。风中于卫，呼气不入，热过于营，吸而不出。风伤皮毛，热伤血脉。风舍于肺，其人则咳，口干喘满，咽燥不渴，多唾浊沫，时时振寒。热之所过，血为之凝滞，畜结痈脓，吐如米粥。始萌可救，脓成则死。

此原肺痈之由，为风热畜结不解也。凡言风脉多浮或缓，此云微者，风入营而增热，故脉不浮而反微，且与数俱见也。微则汗出者，气伤于热也，数则恶寒者，阴反在外也，呼气不入者，气得风而浮，利出而艰入也，吸而不出者，血得热而壅，气亦为之不伸也。肺热而壅，故口干而喘满，热在血中，故咽燥而不渴。且肺被热迫，而反以热化，为多唾浊沫，热盛于里，而外反无气，为时时振寒。由是热畜不解，血凝不通，而痈脓成矣。吐如米粥，未必便是死证，至浸淫不已，肺叶腐败，则不可治矣，故曰始萌可救，脓成则死。

上气面浮肿，肩息，其脉浮大，不治，又加利尤甚。上气喘而躁者，此为肺胀，欲作风水，发汗则愈。

上气面浮肿，肩息，气但升而不降矣。脉复浮大，则阳有上越之机。脉偏盛者，偏绝也。又加下利，是阴从下脱矣，阴阳离决，故当不治。肩息，息摇肩也。上气喘而躁者，水性润下，风性上行，水为风激，气凑于肺，所谓激而行之，可使在山者也，故曰欲作风水。发汗令风去，

则水复其润下之性矣，故愈。

肺痿吐涎沫而不咳者，其人不渴，必遗尿，小便数，所以然者，以上虚不能制下故也。此为肺中冷，必眩，多涎唾，甘草干姜汤以温之。若服汤已渴者，属消渴。

此举肺痿之属虚冷者，以见病变之不同。盖肺为娇脏，热则气烁，故不用而痿；冷则气沮，故亦不用而痿也。遗尿、小便数者，肺金不用而气化无权，斯膀胱无制而津液不藏也。头眩、多涎唾者，经云上虚则眩，又云上焦有寒，其口多涎也。甘草、干姜，甘辛合用，为温肺复气之剂。服后病不去而加渴者，则属消渴，盖小便数而渴者为消，不渴者，非下虚即肺冷也。

甘草干姜汤方

甘草四两，炙　干姜二两，炮

上㕮咀，以水三升，煮取一升五合，去滓，分温再服。

咳而上气，喉中水鸡声，射干麻黄汤主之。

咳而上气，肺有邪，则气不降而反逆也。肺中寒饮，上入喉间，为呼吸之气所激，则作声如水鸡。射干、紫菀、款冬降逆气，麻黄、细辛、生姜发邪气，半夏消饮气，而以大枣安中，五味敛肺，恐劫散之药，并伤及其正气也。

射干麻黄汤方

射干三两　麻黄　生姜各四两　细辛
紫菀　款冬花各三两　大枣七枚　半夏半升
五味半升

上九味，以水一斗二升，先煮麻黄两沸，去上沫，内诸药，煮取三升，分温三服。

咳逆上气，时时吐浊，但坐不得眠，皂荚丸主之。

浊，浊痰也。时时吐浊者，肺中之痰，随上气而时出也。然痰虽出而满不减，则其本有固而不拔之势，不迅而扫之，不去也。皂荚味辛入肺，除痰之力最猛，饮以枣膏，安其正也。

皂荚丸方

皂荚八两，刮去皮，酥炙

上一味，末之，蜜丸梧子大，以枣膏和汤，服三丸，日三夜一服。

咳而脉浮者，厚朴麻黄汤主之。咳而脉沉者，泽漆汤主之。

此不详见证，而但以脉之浮沉为辨而异其治。按厚朴麻黄汤与小青龙加石膏汤大同，则散邪蠲饮之力居多。而厚朴辛温，亦能助表，小麦甘平，则同五味敛安正气者也。泽漆汤以泽漆为主，而以白前、黄芩、半夏佐之，则下趋之力较猛，虽生姜、桂枝之辛，亦只为下气降逆之用而已，不能发表也。仲景之意，盖以咳皆肺邪，而脉浮者气多居表，故驱之使从外出为易；脉沉者气多居里，故驱之使从下出为易，亦因势利导之法也。

厚朴麻黄汤

厚朴五两　麻黄四两　石膏如鸡子大　杏仁半升　半夏六升　干姜　细辛各二两　小麦一升　五味半升

上九味，以水一斗二升，先煮小麦熟，去滓，内诸药，煮取三升，温服一升，日三服。

泽漆汤方

半夏半升　泽漆三升，以东流水五斗，煮取一斗五升　紫参　生姜　白前各五两　甘草黄芩　人参　桂枝各三两

上九味，㕮咀，内泽漆汤中，煮取五升，温服五合，至夜尽。

火逆上气，咽喉不利，止逆下气，麦门冬汤主之。

火热挟饮致逆，为上气，为咽喉不利，与表寒挟饮上逆者悬殊矣。故以麦冬之寒治火逆，半夏之辛治饮气，人参、甘草之甘以补益中气。盖从外来者，其气多实，故以攻发为急；从内生者，其气多虚，则以补养为主也。

麦门冬汤方

麦门冬七升　半夏一升　人参　甘草各二两　粳米三合　大枣十二枚

上六味，以水一斗二升，煮取六升，温服一升，日三夜一服。

肺痈喘不得卧，葶苈大枣泻肺汤主之。

肺痈喘不得卧，肺气被迫，亦已甚矣，故须峻药顿服，以逐其邪。葶苈苦寒，入肺泄气闭，加大枣甘温以和药力，亦犹皂荚丸之饮以枣膏也。

葶苈大枣泻肺汤方

葶苈熬令黄色，捣丸如鸡子大　大枣十二枚

上先以水三升，煮枣取二升，去枣，内葶苈，煮取一升，顿服。

咳而胸满，脉数，咽干不渴，时出浊唾腥臭，久久吐脓如米粥者，为肺痈，桔梗汤主之。

此条见证，具如前第二条所云，乃肺痈之的证也。此病为风热所壅，故以苦梗开之，热聚则成毒，故以甘草解之。而甘倍于苦，其力似乎太缓，意其痈脓已成，正伤毒溃之时，有非峻剂所可排击者，故药不嫌轻耳，后附《外台》桔梗白散，治证与此正同，方中桔梗、贝母同用，而无甘草之甘缓，且有巴豆之毒热，似亦以毒攻毒之意。然非病盛气实，非峻药不能为

功者，不可侥幸一试也，是在审其形之肥瘠与病之缓急而善其用焉。

桔梗汤方

桔梗一两　甘草三两

上以水三升，煮取一升，分温再服，则吐脓血也。

咳而上气，此为肺胀，其人喘，目如脱状，脉浮大者，越婢加半夏汤主之。

外邪内饮，填塞肺中，为胀，为喘，为咳而上气，越婢汤散邪之力多，而蠲饮之力少，故以半夏辅其未逮。不用小青龙者，以脉浮且大，病属阳热，故利辛寒，不利辛热也。目如脱状者，目睛胀突，如欲脱落之状，壅气使然也。

越婢加半夏汤方

麻黄六两　石膏半斤　生姜三两　大枣十五枚　甘草二两　半夏半升

上六味，以水六升，先煮麻黄，去上沫，内诸药，煮取三升，分温三服。

肺胀，咳而上气，烦躁而喘，脉浮者，心下有水，小青龙加石膏汤主之。

此亦外邪内饮相搏之证，而兼烦躁，则挟有热邪。麻、桂药中必用石膏，如大青龙之例也。又此条见证与上条颇同，而心下寒饮则非温药不能开而去之，故不用越婢加半夏，而用小青龙加石膏，温寒并进，水热俱捐，于法尤为密矣。

小青龙加石膏汤方

麻黄　芍药　桂枝　细辛　干姜　甘草各三两　五味　半夏各半升　石膏二两

上九味，以水一斗，先煮麻黄，去上沫，内诸药，煮取三升，强人服一升，赢者减之，日三服，小儿服四合。

附方

《外台》炙甘草汤　治肺痿涎唾多，心中温温液液者。方见虚劳。

《千金》甘草汤

甘草一味，以水三升，煮减半，分温三服。

《千金》生姜甘草汤　治肺痿咳唾涎沫不止，咽燥而渴。

生姜五两　人参三两　甘草四两　大枣十五枚

上四味，以水七升，煮取三升，分温三服。

《千金》桂枝去芍药加皂荚汤　治肺痿吐涎沫。

桂枝　生姜各三两　甘草二两　大枣十枚　皂荚一枚，去皮、子，炙焦

上五味，以水七升，微火煮取三升，分温三服。

按以上诸方，俱用辛甘温药，以肺既枯痿，非湿剂可滋者，必生气行气以致其津，盖津生于气，气至则津亦至也。又方下俱云，吐涎沫多不止，则非无津液也，乃有津液而不能收摄分布也，故非辛甘温药不可，加皂荚者，兼有浊痰也。

《外台》桔梗白散　治咳而胸满振寒，脉数，咽干不渴，时出浊唾腥臭，久久吐脓如米粥者，为肺痈。

桔梗　贝母各三两　巴豆一分，去皮，熬，研如脂

上三味为散，强人饮服半钱匕，赢者减之。病在膈上者吐脓，在膈下者泻出，若下多不止，饮冷水一杯则定。

《千金》苇茎汤　治咳有微热，烦满，胸中甲错，是为肺痈。

苇茎二升　薏苡仁半升　桃仁五十粒　瓜瓣半升

上四味，以水一斗，先煮苇茎得五升，去滓，内诸药，煮取二升，服一升，再服，当吐如脓。

按此方具下热散结通瘀之力，而重不

伤峻，缓不伤懈，可以补桔梗汤、桔梗白散二方之偏，亦良法也。

葶苈大枣泻肺汤 治肺痈胸满胀，一身面目浮肿，鼻塞清涕出，不闻香臭酸辛，咳逆上气，喘鸣迫塞。方见上，三日一剂，可至三四剂，先服小青龙汤一剂，乃进。

按此方原治肺痈喘不得卧，此兼面目浮，鼻塞清涕，则肺有表邪宜散，故先服小青龙一剂乃进。

又按肺痈诸方，其于治效，各有专长，如葶苈大枣用治痈之始萌而未成者，所谓乘其未集而击之也。其苇茎汤，则因其乱而逐之者耳。桔梗汤剿抚兼行，而意在于抚，洵为王者之师。桔梗白散，则捣坚之锐师也。比而观之，审而行之，庶几各当而无误矣。

卷　中

奔豚气病脉证治第八

师曰：病有奔豚，有吐脓，有惊怖，有火邪，此四部病，皆从惊发得之。

奔豚具如下文。吐脓有咳与呕之别，其从惊得之旨未详。惊怖即惊恐，盖病从惊得，而惊气即为病气也。火邪见后惊悸部及伤寒太阳篇，云太阳病，以火熏之，不得汗，其人必躁，到经不解，必圊血①，名为火邪，然未尝云以惊发也。惊悸篇云：火邪者，桂枝去芍药加蜀漆牡蛎龙骨救逆汤主之，此亦是因火邪而发惊，非因惊而发火邪也。即后奔豚证治三条，亦不必定从惊恐而得，盖是证有杂病伤寒之异。从惊恐得者，杂病也，从发汗及烧针被寒者，伤寒也。其吐脓、火邪二病，仲景必别有谓，姑阙之以俟知者。或云，东方肝火，其病发惊骇，四部病皆以肝为主。奔豚、惊怖皆肝自病，奔豚因惊而发病，惊怖即惊以为病也。吐脓者，肝移热于胃，胃受热而生痈脓也。火邪者，木中有火，因惊而发，发则不特自燔，且及他脏也，亦通。

师曰：奔豚病从少腹上冲咽喉，发作欲死，复还止，皆从惊恐得之。

前云惊发，此兼言恐者，肾伤于恐，而奔豚为肾病也。豚，水畜也；肾，水脏也。肾气内动，上冲胸喉，如豕之突，故名奔豚。亦有从肝病得者，以肾肝同处下焦，而其气并善上逆也。

奔豚，气上冲胸，腹痛，往来寒热，奔豚汤主之。

此奔豚气之发于肝邪者，往来寒热，肝脏有邪而气通于少阳也。肝欲散，以姜、夏、生葛散之，肝苦急，以甘草缓之，芎、归、芍药理其血，黄芩、李根下其气。桂、苓为奔豚主药，而不用者，病不由肾发也。

奔豚汤方

甘草　芎䓖　当归　黄芩　芍药各二两　半夏　生姜各四两　生葛五两　甘李根白皮一升

上九味，以水二斗，煮取五升，温服一升，日三夜一服。

发汗后，烧针令其汗，针处被寒，核起而赤者，必发奔豚，气从少腹上至心。灸其核上各一壮，与桂枝加桂汤主之。

此肾气乘外寒而动，发为奔豚者。发汗后，烧针复汗，阳气重伤，于是外寒从针孔而入通于肾，肾气乘外寒而上冲于心，故须灸其核上，以杜再入之邪，而以桂枝汤外解寒邪，加桂内泄肾气也。

桂枝加桂汤方

桂枝五两　芍药　生姜各三两　甘草二

①　圊血：大便下血。

两，炙 大枣十二枚

上五味，以水七升，微火煮取三升，去滓，服一升。

发汗后，脐下悸者，欲作奔豚，茯苓桂枝甘草大枣汤主之。

此发汗后心气不足，而后肾气乘之，发为奔豚者。脐下先悸，此其兆也。桂枝能伐肾邪，茯苓能泄水气。然欲治其水，必益其土，故又以甘草、大枣补其脾气。甘澜水者，扬之令轻，使不益肾邪也。

茯苓桂枝甘草大枣汤方

茯苓半斤 甘草二两 大枣十五枚 桂枝四两

上四味，以甘澜水一斗，先煮茯苓，减二升，内诸药，煮取三升，去滓，温服一升，日三服。甘澜水法：取水二斗，置大盆内，以杓扬之，上有珠子五六千颗相逐，取用之也。

胸痹心痛短气病脉证治第九

师曰：夫脉当取太过不及，阳微阴弦，即胸痹而痛，所以然者，责其极虚也。今阳虚知在上焦，所以胸痹、心痛者，以其阴弦故也。

阳微，阳不足也，阴弦，阴太过也。阳主开，阴主闭，阳虚而阴干之，即胸痹而痛。痹者，闭也。夫上焦为阳之位，而微脉为虚之甚，故曰责其极虚。以虚阳而受阴邪之击，故为心痛。

平人无寒热，短气不足以息者，实也。

平人，素无疾之人也。无寒热，无新邪也，而乃短气不足以息，当是里气暴实，或痰或食或饮碍其升降之气而然。盖短气有以素虚宿疾而来者，有以新邪暴遏而得者，二端并否，其为里实无疑。此审

因察病之法也。

胸痹之病，喘息咳唾，胸背痛，短气，寸口脉沉而迟，关上小紧数，栝楼薤白白酒汤主之。

胸中，阳也，而反痹，则阳不用矣，阳不用，则气之上下不相顺接，前后不能贯通，而喘息、咳唾、胸背痛、短气等证见矣。更审其脉，寸口亦阳也，而沉迟，则等于微矣。关上小紧，亦阴弦之意，而反数者，阳气失位，阴反得而主之，《易》所谓阴疑于阳，《书》所谓牝鸡之晨也。是当以通胸中之阳为主。薤白、白酒，辛以开痹，温以行阳，栝楼实者，以阳痹之处，必有痰浊阻其间耳。

栝楼薤白白酒汤方

栝楼实一枚，捣 薤白半升 白酒七升

上三味，同煮，取二升，分温再服。

胸痹不得卧，心痛彻背者，栝楼薤白半夏汤主之。

胸痹不得卧，是肺气上而不下也，心痛彻背，是心气塞而不和也。其痹为尤甚矣。所以然者，有痰饮以为之援也，故于胸痹药中，加半夏以逐痰饮。

栝楼薤白半夏汤方

栝楼实一枚，捣 薤白三两 半夏半升 白酒一斗

上四味，同煮，取四升，温服一升，日三服。

胸痹，心中痞气，气结在胸，胸满，胁下逆抢心，枳实薤白桂枝汤主之，人参汤亦主之。

心中痞气，气痹而成痞也，胁下逆抢心，气逆不降，将为中之害也。是宜急通其痞结之气，否则速复其不振之阳。盖去

邪之实，即以安正；养阳之虚，即以逐阴。是在审其病之久暂，与气之虚实而决之。

栝楼薤白桂枝汤方

枳实四枚　薤白半斤　桂枝一两　厚朴四两　栝楼实一枚，捣

上五味，以水五升，先煮枳实、厚朴，取二升，去滓，内诸药，煮数沸，分温三服。

人参汤方

人参　甘草　干姜　白术各三两

上四味，以水八升，煮取三升，温服一升，日三服。

胸痹，胸中气塞，短气，茯苓杏仁甘草汤主之，橘枳生姜汤亦主之。

此亦气闭气逆之证，视前条为稍缓矣。二方皆下气散结之剂，而有甘淡苦辛之异，亦在酌其强弱而用之。

茯苓杏仁甘草汤方

茯苓三两　杏仁五十个　甘草一两

上三味，以水一斗，煮取五升，温服一升，日三服，不差更服。

橘枳生姜汤方

橘皮一斤　枳实三两　生姜半斤

上三味，以水五升，煮取三升，分温再服。

胸痹缓急者，薏苡附子散主之。

阳气者，精则养神，柔则养筋，阳痹不用，则筋失养而或缓或急，所谓大筋软短，小筋弛长者是也。故以薏苡仁舒筋脉，附子通阳痹。

薏苡附子散方

薏苡仁十五两　大附子十枚，炮

上二味，杵为散，服方寸匕，日三服。

心中痞，诸逆，心悬痛，桂枝生姜枳实汤主之

诸逆，该痰饮、客气而言。心悬痛，谓如悬物动摇而痛，逆气使然也。桂枝、枳实、生姜，辛以散逆，苦以泄痞，温以祛寒也。

桂枝生姜枳实汤方

桂枝　生姜各三两　枳实五两

上三味，以水六升，煮取三升，分温三服。

心痛彻背，背痛彻心，乌头赤石脂丸主之。

心背彻痛，阴寒之气，遍满阳位，故前后牵引作痛。沈氏云，邪感心包，气应外俞，则心痛彻背，邪袭背俞，气从内走，则背痛彻心。俞脏相通，内外之气相引，则心痛彻背，背痛彻心，即经所谓寒气客于背俞之脉。其俞注于心，故相引而痛是也。乌、附、椒、姜同力协济，以振阳气而逐阴邪，取赤石脂者，所以安心气也。

乌头赤石脂丸方

乌头一分，炮　蜀椒　干姜各一两　附子半两　赤石脂一两

上五味，末之，蜜丸如桐子大，先食服一丸，日三服，不知稍加服。

附方

九痛丸　治九种心疼。

附子三两，炮　生狼牙　巴豆去皮熬，研如膏　干姜　吴茱萸　人参各一两

上六味，末之，炼蜜丸如梧子大，酒下，强人初服三丸，日三服，弱者二丸。兼治卒中恶，腹胀，口不能言，又治连年积冷流注，心胸痛，并冷冲上气，落马坠车血疾等皆主之。忌口如常法。

按九痛者，一虫、二注、三风、四

悸、五食、六饮、七冷、八热、九去来痛是也。而并以一药治之者，岂痛虽有九，其因于积冷结气所致者多耶。

腹满寒疝宿食病脉证治第十

跌阳脉微弦，法当腹满，不满者必便难，两胠疼痛，此虚寒欲下上也，当以温药服之。

跌阳，胃脉也，微弦，阴象也。以阴加阳，脾胃受之，则为腹满，设不满，则阴邪必旁攻胠胁而下闭谷道，为便难，为两胠疼痛。然其寒不以外入而从下上，则病自内生，所谓肾虚则寒动于中也，故不当散而当温。

病者腹满，按之不痛为虚，痛者为实，可下之。舌黄未下者，下之黄自去。

腹满按之不痛者，无形之气，散而不收，其满为虚，按之而痛者，有形之邪结而不行，其满为实。实者可下，虚者不可下也。舌黄者热之征，下之实去，则黄亦去。

腹满时减，复如故，此为寒，当与温药。

腹满不减者，实也，时减复如故者，腹中寒气得阳而暂开，得阴而复合也。此亦寒以内生，故曰当与温药。

病者痿黄，燥而不渴，胸中寒实而利不止者，死。

痿黄，脾虚而色败也。气不至，故燥，中无阳，故不渴。气竭阳衰，中土已败，而复寒结于上，脏脱于下，何恃而可以通之止之乎。故死。

寸口脉弦者，即胁下拘急而痛，其人

啬啬恶寒也。

寸口脉弦，亦阴邪加阳之象，故胁下拘急而痛，而寒从外得，与跌阳脉弦之两胠疼痛有别，故彼兼便难，而此有恶寒也。

夫中寒家，喜欠，其人清涕出，发热色和者，善嚏。

阳欲上而阴引之则欠，阴欲入而阳拒之则嚏。中寒者，阳气被抑，故喜欠，清涕出、发热色和，则邪不能留，故善嚏。

中寒，其人下利，以里虚也，欲嚏不能，此人肚中寒。

中寒而下利者，里气素虚，无为捍蔽，邪得直侵中脏也，欲嚏不能者，正为邪逼，既不得却又不甘受，于是阳欲动而复止，邪欲去而仍留也。

夫瘦人绕脐痛，必有风冷，谷气不行，而反下之，其气必冲，不冲者，心下则痞。

瘦人脏虚气弱，风冷易入，入则谷气留滞不行，绕脐疼痛，有似里实，而实为虚冷，是宜温药以助脾之行者也。乃反下之，谷出而风冷不与俱出，正乃益虚，邪乃无制，势必犯上无等①，否亦窃据中原② 也。

病腹满，发热十日，脉浮而数，饮食如故，厚朴七物汤主之。

腹满，里有实也，发热脉浮数，表有邪也。而饮食如故，则当乘其胃气未病而攻。枳、朴、大黄所以攻里，桂枝、生

---

① 等：犹"待"。
② 否、中原：按"否"疑为"痞"之借字。"中原"当指中焦脾胃。

姜所以攻表，甘草、大枣则以其内外并攻，故以之安脏气，抑以和药气也。

厚朴七物汤方

厚朴半斤 甘草 大黄各三两 大枣十枚 枳实五枚 桂枝二两 生姜五两

上七味，以水一斗，煮取四升，温服八合，日三服。呕者加半夏五合，下利去大黄，寒多者加生姜至半斤。

腹中寒气，雷鸣切痛，胸胁逆满呕吐，附子粳米汤主之。

下焦浊阴之气，不特肆于阴部，而且逆于阳位，中土虚而堤防撤矣，故以附子辅阳驱阴，半夏降逆止呕，而尤赖粳米、甘、枣培令土厚，而使敛阴气也。

附子粳米汤方

附子一枚，炮 半夏 粳米各半升 甘草一两 大枣十枚

上五味，以水八升，煮米熟汤成，去滓，温服一升，日三服。

痛而闭者，厚朴三物汤主之。

痛而闭，六腑之气不行矣。厚朴三物汤，与小承气同。但承气意在荡实，故君大黄，三物意在行气，故君厚朴。

厚朴三物汤方

厚朴八两 大黄四两 枳实五枚

上三味，以水一斗二升，先煮二味，取五升，内大黄，煮取三升，温服一升，以利为度。

按之心下满痛者，此为实也，当下之，宜大柴胡汤。

按之而满痛者，为有形之实邪。实则可下，而心下满痛，则结处尚高，与腹中满痛不同，故不宜大承气而宜大柴胡。承气独主里实，柴胡兼通阳痹也。

大柴胡汤方

柴胡半斤 黄芩 芍药各三两 半夏半升 枳实四枚 大黄二两 大枣十二枚 生姜五两

上八味，以水一斗二升，煮取六升，去滓，再煎，温服一升，日三服。

腹满不减，减不足言，当下之，宜大承气汤。

减不足言，谓虽减而不足云减，所以形其满之至也，故宜大下。已上三方，虽缓急不同，而攻泄则一，所谓中满者泻之于内也。

大承气汤方　见痉①

心胸中大寒痛，呕不能饮食，腹中满，上冲皮起，出见有头足，上下痛而不可触近者，大建中汤主之。

心腹寒痛，呕不能食者，阴寒气盛，而中土无权也。上冲皮起，出见有头足，上下痛而不可独近者，阴凝成象，腹中虫物乘之而动也。是宜大建中脏之阳，以胜上逆之阴。故以蜀椒、干姜温胃下虫，人参、饴糖安中益气也。

大建中汤方

蜀椒二合，炒去汗 干姜四两 人参一两

上三味，以水四升，煮取二升，去滓，内胶饴一升，微火煎取二升，分温再服，如一饮顷，可饮粥二升，后更服，当一日食糜粥，温覆之。

胁下偏痛，发热，其脉紧弦，此寒也，以温药下之，宜大黄附子汤。

胁下偏痛而脉紧弦，阴寒成聚，偏着一处，虽有发热，亦是阳气被郁所致。是以非温不能已其寒，非下不能去其结，故曰宜以温药下之。程氏曰："大黄苦寒，走而不守，得附子、细辛之大热，则寒性

———————
① 痉：双白燕堂本此后有"病"字。

散而走泄之性存是也。"

大黄附子汤方

大黄三两 附子三枚 细辛二两

上三味，以水五升，煮取二升，分温三服。若强人煮取二升半，分温三服。服后如人行四五里，进一服。

寒气厥逆，赤丸主之。

寒气厥逆，下焦阴寒之气厥而上逆也。茯苓、半夏降其逆，乌头、细辛散其寒，真朱体重色正，内之以破阴去逆也。

赤丸方

乌头二两，炮 茯苓四两 细辛一两 半夏四两

上四味，末之，内真朱为色，炼蜜为丸如麻子大，先食饮，酒下三丸，日再夜一服，不知稍增，以知为度。

腹满脉弦而紧，弦则卫气不行，即恶寒，紧则不欲食，邪正相搏，即为寒疝。寒疝绕脐痛，若发则白津出，手足厥冷，其脉沉紧者，大乌头煎主之。

弦紧脉皆阴也，而弦之阴从内生，紧之阴从外得。弦则卫气不行而恶寒者，阴出而痹其外之阳也；紧则不欲食者，阴入而痹其胃之阳也。卫阳与胃阳并衰，而外寒与内寒交盛，由是阴反无畏而上冲，阳反不治而下伏，所谓邪正相搏，即为寒疝者也。绕脐痛，发则白津出，手足厥冷，其脉沉紧，皆寒疝之的证。白津，汗之淡而不咸者，为虚汗也，一作自汗，亦通。大乌头煎大辛大热，为复阳散阴之峻剂，故云不可一日更服。

大乌头煎

乌头大者五枚，熬去皮，不必咀。

上以水三升，煮取一升，去滓，内蜜二升，煎令水气尽，取二升，强人服七合，弱人五合，不差，明日更服，不可一

日更服。

寒疝腹中痛，及胁痛里急者，当归生姜羊肉汤主之。

此治寒多而血虚者之法。血虚则脉不荣，寒多则脉细急，故腹胁痛而里急也。当归、生姜温血散寒，羊肉补虚益血也。

当归生姜羊肉汤方

当归三两 生姜五两 羊肉一斤

上三味，以水八升，煮取三升，温服七合，日三服。若寒多，加生姜成一斤；痛多而呕者，加橘皮二两，白术一两。加生姜者，亦加水五升，煮取三升二合，服之。

寒疝腹中痛，逆冷，手足不仁，若身疼痛，灸刺诸药不能治，抵当乌头桂枝汤主之。

腹中痛，逆冷，阳绝于里也，手足不仁或身疼痛，阳痹于外也。此为寒邪兼伤表里，故当表里并治。乌头温里，桂枝解外也。徐氏曰：灸刺诸药不能治者，是或攻其内，或攻其外，邪气牵制不服也。如醉状则荣卫得温而气胜，故曰知，得吐则阴邪不为阳所容而上出，故为中病。

乌头桂枝汤方

乌头

上一味，以水二升，煎减半，去滓，以桂枝汤五合解之，令得一升后，初服五① 合，不知，即服三合，又不知，复加至五合。其知者如醉状，得吐者为中病。

其脉数而紧乃弦，状如弓弦，按之不移。脉数弦者，当下其寒，脉紧大而迟者，必心下坚，脉大而紧者，阳中有阴，

————

① 五：据后文疑当作"一"。

可下之。

脉数为阳，紧弦为阴，阴阳参见，是寒热交至也。然就寒疝言，则数反以弦，故其数为阴疑① 于阳之数，非阳气生热之数矣。如就风疟言，则弦反从数，故其弦为风从热发之弦，而非阴气生寒之弦者，与此适相发明也。故曰脉数弦者，当下其寒。紧而迟，大而紧亦然。大虽阳脉，不得为热，正以形其阴之实也。故曰阳中有阴，可下之。

附方

《外台》乌头汤 治寒疝，腹中绞痛，贼风入攻五脏，拘急不得转侧，发作有时，令人阴缩，手足厥逆。即大乌头煎。

《外台》柴胡桂枝汤 治心腹卒中痛者。

柴胡四两 黄芩 人参 芍药 桂枝 生姜各一两半 甘草一两 半夏二合半 大枣六枚

上九味，以水六升，煮取三升，温服一升，日三服。

《外台》走马汤 治中恶心痛，腹胀，大便不通。

巴豆二枚，去皮、心、熬 杏仁二枚

上二味，以绵缠，捶令碎，热汤二合，捻取白汁饮之，当下。老小量之。通治飞尸鬼击病。

问曰：人病有宿食，何以别之？师曰：寸口脉浮而大，按之反涩，尺中亦微而涩，故知有宿食，大承气汤主之。脉数而滑者，实也，此在宿食，下之愈，宜大承气汤。下利不欲食者，此有宿食，当下之，宜大承气汤。

寸口脉浮大者，谷气多也。谷多不能益脾而反伤脾。按之脉反涩者，脾伤而滞，血气为之不利也。尺中亦微而涩者，

中气阻滞，而水谷之精气不能遽下也，是因宿食为病，则宜大承气下其宿食。脉数而滑，与浮大同，盖皆有余之象，为谷气之实也。实则可下，故亦宜大承气。谷多则伤脾，而水谷不分，谷停则伤胃，而恶闻食臭，故下利不欲食者，知其有宿食当下也。夫脾胃者，所以化水谷而行津气，不可或止者也。谷止则化绝，气止则机息，化绝机息，人事不其顿乎？故必大承气速去其停谷，谷去则气行，气行则化续，而生以全矣。若徒事消克，将宿食未去，而生气已消，岂徒无益而已哉。

大承气汤方 见痉病

宿食在上脘，当吐之，宜瓜蒂散。

食在下脘者，当下，食在上脘者，则不当下而当吐。经云：其高者，因而越之也。

瓜蒂散方

瓜蒂一分，熬黄 赤小豆三分，煮

上二味，杵为散，以香豉七合，煮取汁，和散一钱匕，温服之。不吐者少加之，以快吐为度而止。

脉紧如转索无常者，宿食也。脉紧，头痛风寒，腹中有宿食不化也。

脉紧如转索无常者，紧中兼有滑象，不似风寒外感之紧，为紧而带弦也。故寒气所束者，紧而不移，食气所发者，乍紧乍滑，如以指转索之状，故曰无常。脉紧头痛风寒者，非既有宿食，而又感风寒也。谓宿食不化，郁滞之气，上为头痛，有如风寒之状，而实为食积类伤寒也。仲景恐人误以为外感而发其汗，故举以示人曰：腹中有宿食不化。意亦远矣。

---

① 疑：疑当作"拟"。

五脏风寒积聚病脉证并治第十一

肺中风者，口燥而喘，身运而重，冒而肿胀。肺中寒，吐浊涕。肺死脏，浮之虚，按之弱如葱叶，下无根者，死。

肺中风者，津结而气壅，津结则不上潮而口燥，气壅则不下行而喘也。身运而重者，肺居上焦，治节一身，肺受风邪，大气则伤，故身欲动而弥觉其重也。冒者，清肃失降，浊气反上，为蒙冒也。肿胀者，输化无权，水聚而气停也。肺中寒，吐浊涕者，五液在肺为涕，寒气闭肺窍而畜脏热，则浊涕从口出也。肺死脏者，肺将死而真脏之脉见也。浮之虚，按之弱如葱叶者，沈氏所谓有浮上之气，而无下畜之阴是也。《内经》云：真肺脉至，大而虚，如以毛羽中人肤。亦浮虚中空，而下复无根之象尔。

肝中风者，头目瞤，两胁痛，行常伛，令人嗜甘。肝中寒者，两臂不举，舌本燥，善太息，胸中痛，不得转侧，食则吐而汗出也。肝死脏，浮之弱，按之如索不来，或曲如蛇行者，死。

肝为木脏，而风复扰之，以风从风动而上行，为头目瞤也。肝脉布胁肋，风胜则脉急，为两胁痛而行常伛也。嗜甘者，肝苦急，甘能缓之，抑木胜而土负，乃求助于其味也。肝中寒，两臂不举者，肝受寒而筋拘急也。徐氏曰：四肢虽属脾，然两臂如枝木之体也。中寒则木气困，故不举。亦通。肝脉循喉咙之后，中寒者逼热于上，故舌本燥。肝喜疏泄，中寒则气被郁，故喜太息。太息，长息也。肝脉上行者，挟胃贯膈，故胸痛不能转侧，食则吐而汗出也。浮之弱，不荣于上也。按之如

索不来，有伏而不起，劲而不柔之象。曲如蛇行，谓虽左右奔引，而不能夭娇上行，亦伏而劲之意。按《内经》云：真肝脉至，中外急，如循刀刃，责责然，如按琴瑟弦。与此稍异，而其劲直则一也。

肝着，其人常欲蹈其胸上，先未苦时，但欲饮热，旋覆花汤主之。

肝脏气血郁滞，着而不行，故名肝着。然肝虽着，而气反注于肺，所谓横之病也，故其人常欲蹈其胸上。胸者肺之位，蹈之欲使气内鼓而出肝邪，以肺犹橐籥，抑之则气反出也。先未苦时，但欲饮热者，欲着之气，得热则行，迨既着则亦无益矣。旋覆花咸温下气散结，新绛和其血，葱叶通其阳，结散阳通，气血以和，而肝着愈，肝愈而肺亦和矣。

旋覆花汤方

旋覆花三两　葱十四茎　新绛少许

上三味，以水三升，煮取一升，顿服。

心中风者，翕翕发热，不能起，心中饥，食即呕吐。心中寒者，其人苦病心如啖蒜状，剧者心痛彻背，背痛彻心，譬如虫注。其脉浮者，自吐乃愈。心伤者，其人劳倦，即头面赤而下重，心中痛而自烦，发热，当脐跳，其脉弦，此为心脏伤所致也。心死脏，浮之实如麻豆，按之益躁疾者，死。

翕翕发热者，心为阳脏，风入而益其热也，不能起者，君主病而百骸皆废也，心中饥，食则呕者，火乱于中，而热格于上也。心中如啖蒜者，寒束于外，火郁于内，似痛非痛，似热非热，懊侬无奈，甚者心背彻痛也。如虫注者，言其自心而背，自背而心，如虫之往来交注也。若其脉浮，则寒有外出之机，设得吐则邪去而

愈，然此亦气机自动而然，非可以药强吐之也，故曰其脉浮者，自吐乃愈。心伤者，其人劳倦，即头面赤而下重。盖血虚者，其阳易浮，上盛者下必无气也。心中痛而自烦发热者，心虚失养而热动于中也。当脐跳者，心虚于上而肾动于下也。心之平脉累累如贯珠，如循琅玕，又胃多微曲曰心平，今脉弦，是变温润圆利之常而为长直劲强之形矣，故曰此为心脏伤所致也。经云：真心脉至，坚而搏，如循薏苡子累累然。与此浮之实如麻豆，按之益躁疾者，均为上下坚紧，而往来无情也，故死。

邪哭使魂魄不安者，血气少也。血气少者属于心，心气虚者，其人则畏，合目欲眠，梦远行而精神离散，魂魄妄行。阴气衰者为颠，阳气衰者为狂。

邪哭者，悲伤哭泣，如邪所凭，此其标有稠痰浊火之殊，而其本则皆心虚而气血少也。于是癫痴恐怖，精神不守，魂魄不居，为颠为狂，势有必至者矣。经云：邪入于阳则狂，邪入于阴则颠。此云阴气衰者为颠，阳气衰者为狂。盖必正气虚而后邪气入。经言其为病之故，此言其致病之原也。

脾中风，翕翕发热，形如醉人，腹中烦重，皮目瞤瞤而短气。脾死脏，浮之大坚，按之如覆杯洁洁，状如摇者，死。

风气中脾，外淫肌肉，为翕翕发热，内乱心意，为形如醉人也。脾脉入腹而其合肉，腹中烦重，邪胜而正不用也，皮目瞤瞤而短气，风淫于外而气阻于中也。李氏曰：风属阳邪，而气疏泄。形如醉人，言其面赤而四肢软也。皮目，上下眼胞也。又曰：脉弱以滑，是有胃气。浮之大坚，则胃绝，真脏见矣，按之如覆杯，言

其外实而中空无有也。徐氏曰：洁洁状如摇，是不能成至而欲倾圮之象，故其动非活动，转非圆转，非脏气将绝而何？故死。

跌阳脉浮而涩，浮则胃气强，涩则小便数，浮涩相搏，大便则坚，其脾为约，麻仁丸主之。

浮者阳气多，涩者阴气少，而跌阳见之，是为胃强而脾弱。约，约束也，犹弱者受强之约束而气馁也。又约，小也，胃不输精于脾，脾乃干涩而小也。大黄、枳实、厚朴所以下令胃弱，麻仁、杏仁、芍药所以滋令脾厚，用蜜丸者，恐速下而伤及脾也。

麻仁丸方

麻仁二升　芍药半斤　大黄去皮　枳实各一斤　厚朴一尺，去皮　杏仁一升，去皮尖，熬，别作脂

上六味，末之，炼蜜和丸桐子大，饮服十丸，日三服，渐加，以知为度。

肾着之病，其人身体重，腰中冷，如坐水中，形如水状，反不渴，小便自利，饮食如故，病属下焦。身劳汗出，衣里冷湿，久久得之，腰以下冷痛，腹重如带五千钱，甘姜苓术汤主之。

肾受冷湿，着而不去，则为肾着，身重，腰中冷，如坐水中，腰下冷痛，腹重如带五千钱，皆冷湿着肾，而阳气不化之征也。不渴，上无热也，小便自利，寒在下也，饮食如故，胃无病也，故曰病属下焦。身劳汗出，衣里冷湿，久久得之，盖所谓清湿袭虚，病起于下者也。然其病不在肾之中脏，而在肾之外腑。故其治法，不在温肾以散寒，而在燠土以胜水。甘、姜、苓、术，辛温甘淡，本非肾药，名肾着者，原其病也。

甘姜苓术汤方 　一名肾着汤

甘草　白术各二两　干姜　茯苓各四两

上四味，以水五升，煮取三升，分温三服，腰中即温。

肾死脏，浮之坚，按之乱如转丸，益下入尺中者，死。

肾脉本石，浮之坚，则不石而外鼓，按之乱如转丸，是变石之体而为躁动，真阳将搏跃而出矣。益下入尺，言按之至尺泽，而脉犹大动也。尺下脉宜伏，今后动，真气不固而将外越，反其封蛰之常，故死。

问曰：三焦竭部，上焦竭，善噫，何谓也？师曰：上焦受中焦气未和，不能消谷，故能噫耳。下焦竭，即遗溺失便，其气不和，不能自禁止，不须治，久则愈。

上焦在胃上口，其治在膻中，而受气于中焦，今胃未和，不能消谷，则上焦所受者，非精微之气，而为陈滞之气矣，故为噫。噫，噫食气也。下焦在膀胱上口，其治在脐下，故其气乏竭，即遗溺失便。然上焦气未和，不能约束禁制，亦令遗溺失便，所谓上虚不能制下者也。云不须治者，谓不须治其下焦，俟上焦气和，久当自愈。夫上焦受气于中焦，而下焦复受气于上焦，推而言之，肾中之元阳不正，则脾胃之转运不速，是中焦中复受气于下焦也。盖虽各有分部，而实相助为理如此。此造化自然之妙也。

师曰：热在上焦者，因咳为肺痿，热在中焦者，则为坚，热在下焦者，则尿血，亦令淋闭不通。大肠有寒者，多鹜溏，有热者，便肠垢。小肠有寒者，其人下重便血，有热者，必痔。

热在上焦者，肺受之，肺喜清肃而恶烦热，肺热则咳，咳久则伤而痿也。热在中焦者，脾胃受之，脾胃者，所以化水谷而行阴阳者也，胃热则实而硬，脾热则燥而闭，皆为坚也。下焦有热者，大小肠膀胱受之，小肠为心之腑，热则尿血，膀胱为肾之腑，热则癃闭不通也。鹜溏如鹜之后，水粪杂下。大肠有寒，故泌别不职，其有热者，则肠中之垢，被迫而下也。下重，谓腹中重而下坠。小肠有寒者，能腐而不能化，故下重，阳不化则阴下溜，故便血，其有热者，则下注广肠而为痔。痔，热疾也。

问曰：病有积，有聚，有谷气，何谓也？师曰：积者，脏病也，终不移。聚者，腑病也，发作有时，展转痛移，为可治。谷气者，胁下痛，按之则愈，复发，为谷气。

积者，迹也，病气之属阴者也，脏属阴，两阴相得，故不移，不移者，有专痛之处而无迁改也。聚则如市中之物，偶聚而已，病气之属阳者也，腑属阳，两阳相比，则非如阴之凝，故寒气感则发，否则已，所谓有时也。既无定着，则痛无常处，故展转痛移，其根不深，故比积为可治。谷气者，食气也，食积太阴，敦阜[①]之气抑遏肝气，故病在胁下，按之则气行而愈。复发者，饮食不节，则其气仍聚也。徐氏

诸积大法，脉来细而附骨者，乃积也。寸口，积在胸中，微出寸口，积在喉中，关上，积在脐旁，上关上，积在心下，微下关，积在少腹，尺中，积在气冲。脉出左，积在左，脉出右，积在右，

---

① 敦阜：《素问·五常政大论》：土曰敦阜。此指脾胃。

脉两出，积在中央。各以其部处之。

诸积，该①气、血、痰、食而言。脉来细而附骨，谓细而沉之至，诸积皆阴故也。又积而不移之处，其气血荣卫不复上行而外达，则其脉为之沉细而不起，故历举其脉出之所，以决其受积之处，而复益之曰：脉两出积在中央，以中央有积，其气不能分布左右，故脉之见于两手者，俱沉细而不起也。各以其部处之，谓各随其积所在之处而分治之耳。

痰饮咳嗽病脉证治第十二

问曰：夫饮有四，何谓也？师曰：有痰饮，有悬饮，有溢饮，有支饮。

问曰：四饮何以为异？师曰：其人素盛今瘦，水走肠间，沥沥有声，谓之痰饮；饮后水流在胁下，咳唾引痛，谓之悬饮；饮水流行，归于四肢，当汗出而不汗出，身体疼重，谓之溢饮；咳逆倚息不得卧，其形如肿，谓之支饮。

谷入而胃不能散其精，则化而为痰，水入而脾不能输其气，则凝而为饮。其平素饮食所化之精津，凝结而不布，则为痰饮。痰饮者，痰积于中，而饮附于外也。素盛今瘦，知其精津尽为痰饮，故不复外充形体而反下走肠间也。饮水流溢者，水多气逆，徐氏所谓水为气吸不下者是也。其流于胁下者，则为悬饮，其归于四肢者，则为溢饮。悬者，悬于一处，溢者，溢于四旁，其偏结而上附心肺者，则为支饮。支饮者，如水之有派，木之有枝，附近于脏而不正中也。咳逆倚息不得卧者，上迫肺也。

水在心，心下坚筑，短气，恶水不欲饮。水在肺，吐涎沫，欲饮水。水在脾，少气身重。水在肝，胁下支满，嚏而痛。

水在肾，心下悸。

水即饮也。坚筑，悸动有力，筑筑然也，短气者，心属火而畏水，水气上逼，则火气不伸也。吐涎沫者，气水相激而水从气泛也。欲饮水者，水独聚肺，而诸经失溉也。脾为水困，故少气，水淫肌肉，故身重，土本制水，而水盛反能制土也。肝脉布胁肋，水在肝，故胁下支满，支满犹偏满也。嚏出于肺，而肝脉上注肺，故嚏则相引而痛也。心下悸者，肾水盛而上凌心火也。

夫心有留饮，其人背寒冷如掌大。留饮者，胁下痛引缺盆，咳嗽则辄已。胸中有留饮，其人短气而渴，四肢历节痛。脉沉者，有留饮。

留饮，即痰饮之留而不去者也。背寒冷如掌大者，饮留之处阳气所不入也。魏氏曰：背为太阳，在易为艮止之象，一身皆动，背独常静，静处阴邪常客之，所以风寒自外入，多中于背，而阴寒自内生，亦多踞于背也。胁下痛引缺盆者，饮留于肝而气运于肺也。咳嗽则辄已者，饮被气击而欲移，故辄已。一作咳嗽则转甚，亦通。盖即水流胁下，咳唾引痛之谓。气为饮滞，故短，饮结者津液不周，故渴。四肢历节痛，为风寒湿在关节。若脉不浮而沉，而又短气而渴，则知是留饮为病，而非外入之邪矣。

膈上病痰，满喘咳唾，发则寒热，背痛腰疼，目泣自出，其人振振身瞤剧，必有伏饮。

伏饮亦即痰饮之伏而不觉者，发则始见也。身热、背痛、腰疼，有似外感，而兼见喘满、咳唾，则是《活人》所谓痰之

---

① 该："咳"之借字。

为病，能令人憎寒发热，状类伤寒者也。目泣自出，振身瞤动者，饮发而上逼液道，外攻经隧也。

夫病人饮水多，必暴喘满。凡食少饮多，水停心下，甚者则悸，微者短气。脉双弦者寒也，皆大下后喜虚。脉偏弦者饮也。

饮水过多，水溢入肺者，则为喘满。水停心下者，甚则水气凌心而悸，微则气被饮抑而短气。双弦者，两手皆弦，寒气固体也。偏弦者，一手独弦，饮气偏注也。

肺饮不弦，但苦喘、短气。支饮亦喘而不能卧，加短气，其脉平也。

肺饮，饮之在肺中者。五脏独有肺饮，以其虚而不能受也。肺主气而司呼吸，苦喘短气，肺病已著，脉虽不弦，可以知其有饮矣。支饮上附于肺，即同肺饮，故亦喘而短气，其脉亦平而不必弦也。按，后第十四条云：咳家其脉弦，为有水。夫咳为肺病，而水即是饮。而其脉弦，此云肺饮不弦，支饮脉平。未详何谓。

病痰饮者，当以温药和之。心下有痰饮，胸胁支满，目眩，苓桂术甘汤主之。

痰饮，阴邪也，为有形，以形碍虚则满，以阴冒阳则眩。苓桂术甘温中去湿，治痰饮之良剂，是即所谓温药也。盖痰饮为结邪，温则易散，内属脾胃，温则能运耳。

苓桂术甘汤方

茯苓　桂枝　白术各三两　甘草二两

上四味，以水六升，煮取三升，分温三服。小便则利。

夫短气有微饮，当从小便去之，苓桂术甘汤主之，肾气丸亦主之。

气为饮抑则短，欲引其气，必蠲其饮。饮，水类也。治水必自小便去之，苓桂术甘益土气以行水，肾气丸养阳气以化阴，虽所主不同，而利小便则一也。

苓桂术甘汤方　见上

肾气丸方　见妇人杂病

病者脉伏，其人欲自利，利反快，虽利，心下续坚满，此为留饮欲去故也，甘遂半夏汤主之。

脉伏者，有留饮也。其人欲自利，利反快者，所留之饮从利而减也，虽利，心下续坚满者，未尽之饮，复注心下也。然虽未尽而有欲去之势，故以甘遂、半夏因其势而导之。甘草与甘遂相反，而同用之者，盖欲其一战而留饮尽去，因相激而相成也。芍药、白蜜不特安中，抑缓药毒耳。

甘遂半夏汤方

甘遂大者三枚　半夏十二枚，以水一升，煮取半升，去滓　芍药五枚　甘草如指大一枚，炙

上四味，以水二升，煮取半升，去滓，以蜜半升和药汁，煎取八合，顿服之。

脉浮而细滑，伤饮。脉弦数，有寒饮，冬夏难治。脉沉而弦者，悬饮内痛。病悬饮者，十枣汤主之。

伤饮，饮过多也。气资于饮，而饮多反伤气，故脉浮而细滑，则饮之征也。脉弦数而有寒饮，则病与脉相左，魏氏所谓饮自寒而挟自热是也。夫相左者必相持，冬则时寒助饮，欲以热攻，则脉数必甚，夏则时热助脉，欲以寒治，则寒饮为碍，故曰难治。脉沉而弦，饮气内聚也，饮内聚而气击之则痛。十枣汤蠲饮破癖，其力

颇猛，《三因方》以三味为末，枣肉和丸，名十枣丸，亦良。

大枣汤方

芫花熬　甘遂　大戟各等分

上三味，捣筛，以水一升一合，先煮肥大枣十枚，取八合，去滓，内药末，强人服一钱匕，羸人服半钱，平旦温服之，不下者，明日更加半钱，得快利后，糜粥自养。

病溢饮者，当发其汗，大青龙汤主之，小青龙汤亦主之。

水气流行，归于四肢，当汗出而不汗出，身体重痛，谓之溢饮。夫四肢阳也，水在阴者宜利，在阳者宜汗，故以大青龙发汗去水，小青龙则兼内饮而治之者耳。徐氏曰：大青龙合桂、麻而去芍药，加石膏，则水气不甚而挟热者宜之。倘饮多而寒伏，则必小青龙为当也。

大青龙汤方

麻黄六两　桂枝　甘草各二两　生姜三两　杏仁四十个　大枣十二枚　石膏如鸡子大一枚

上七味，以水九升，先煮麻黄，减二升，去上沫，内诸药，煮取三升，去滓，温服一升，取微似汗，汗多者温粉粉之。

小青龙汤方

麻黄去节，三两　芍药三两　五味子半升　干姜　甘草炙　细辛　桂枝各三两　半夏半升

上八味，以水一斗，先煮麻黄，减二升，去上沫，内诸药，煮取三升，去滓，温服一升。

膈间支饮，其人喘满，心下痞坚，面色黧黑，其脉沉紧，得之数十日，医吐下之，不愈，木防己汤主之。虚者即愈，实者三日复发，复与不愈者，宜木防己汤去石膏加茯苓芒硝汤主之。

支饮上喘满，而下为痞坚，则不特碍其肺，抑且滞其胃矣。面色黧黑者，胃中成聚，营卫不行也。脉浮紧者为外寒，沉紧者为里实。里实可下，而饮气之实，非常法可下，痰饮可吐，而饮之在心下者，非吐可去，宜其得之数十日，医吐下之而不愈也。木防己、桂枝，一苦一辛，并能行水气而散结气，而痞坚之处，必有伏阳，吐下之余，定无完气，书不尽言，而意可会也。故又以石膏治热，人参益虚，于法可谓密矣。其虚者外虽痞坚，而中无结聚，即水去气行而愈，其实者中实有物，气暂行而复聚，故三日复发也。魏氏曰：后方去石膏加芒硝者，以其既散复聚，则有坚定之物，留作包囊，故以坚投坚而不破者，即以软投坚而即破也。加茯苓者，亦引饮下行之用耳。

木防己汤方

木防己三两　石膏如鸡子大二枚　桂枝二两　人参四两

上四味，以水六升，煮取二升，分温再服。

木防己去石膏加茯苓芒硝汤方

木防己　桂枝各二两　茯苓　人参各四两　芒硝三合

上五味，以水六升，煮取二升，去滓，内芒硝，再微煎，分温再服，微利则愈。

心下有支饮，其人苦冒眩，泽泻汤主之。

水饮之邪，上乘清阳之位，则为冒眩。冒者，昏冒而神不清，如有物冒蔽之也，眩者，目眩转而乍见玄黑也。泽泻泻水气，白术补土气以胜水也。高鼓峰云：心下有水饮，格其心火不能下行，而但上冲头目也。亦通。

泽泻汤方

泽泻五两　白术二两

上二味，以水二升，煮取一升，分温
再服。

支饮胸满者，厚朴大黄汤主之。

胸满疑作腹满，支饮多胸满，此何以
独用下法？厚朴、大黄与小承气同，设非
腹中痛而闭者，未可以此轻试也。

厚朴大黄汤方

厚朴一尺　大黄六两　枳实四枚

上三味，以水五或，煮取二升，分温
再服。

支饮不得息，葶苈大枣泻肺汤主之。

不得息，肺满而气闭也。葶苈入肺，
通闭泻满，用大枣者，不使伤正也。

葶苈大枣泻肺汤方　见肺痈

呕家本渴，渴者为欲解，今反不渴，
心下有支饮故也，小半夏汤方主之。

此为饮多而呕者言。渴者饮从呕去，
故欲解，若不渴，则知其支饮仍在，而呕
亦未止。半夏味辛性燥，辛可散结，燥能
蠲饮，生姜制半夏之悍，且以散逆止呕
也。

小半夏汤方

半夏一升　生姜半斤

上二味，以水七升，煮取一升半，分
温再服。

腹满，口舌干燥，此肠间有水气，己
椒苈黄丸主之。

水即聚于下，则无复润于上，是以肠
间有水气而口舌反干燥也。后虽有水饮之
入，只足以益下趋之势，口燥不除而腹满
益甚矣。防己疗水湿，利大小便，椒目治
腹满，去十二种水气，葶苈、大黄泄以去
其闭也。渴者知胃热甚，故加芒硝。经

云：热淫于内，治以咸寒也。

己椒苈黄丸方

防己　椒目　葶苈　大黄各一两

上四味，末之，蜜丸如梧子大，先食
饮服一丸，日三服，稍增，口中有津液。
渴者加芒硝半两。

卒呕吐，心下痞，膈间有水，眩悸
者，小半夏加茯苓汤主之。

饮气逆于胃则呕吐，滞于气则心下
痞，凌于心则悸，蔽于阳则眩。半夏、生
姜止呕降逆，加茯苓其水也。

小半夏加茯苓汤方

半夏一升　生姜半斤　茯苓四两

上三味，以水七升，煮取一升五合，
分温再服。

假令瘦人脐下有悸，吐涎沫而颠眩，
此水也，五苓散主之。

瘦人不应有水，而脐下悸，则水动于
下矣，吐涎沫则水逆于中矣，甚而颠眩，
则水且犯于上矣。形体虽瘦，而病实为
水，乃病机之变也。颠眩即头眩。苓、
术、猪、泽甘淡渗泄，使肠间之水从小便
出，用桂者，下焦水气非阳不化也。曰多
服暖水汗出者，盖欲使表里分消其水，非
挟有表邪而欲两解之谓。

五苓散方

泽泻一两一分　猪苓　茯苓　白术各三
分　桂枝二分

上五味为末，白饮服方寸匕，日三
服，多服暖水，汗出愈。

附方

《外台》茯苓饮　治心胸中有停痰宿
水，自吐出水后，心胸间虚，气满不能
食，消痰气，令能食。

茯苓　人参　白术各三两　枳实二两
橘皮二两半　生姜四两

上六味，以水六升，煮取一升八合，分温三服，如人行八九里进之。

咳家其脉弦，为有水，十枣汤主之。

脉弦为水，咳而脉弦，知为水饮渍入肺也。十枣汤逐水气自大小便去，水去则肺宁而咳愈。按许仁则论饮气咳者，由所饮之物停滞在胸，水气上冲，肺得此气便成咳嗽。经久不已，渐成水病，其状不限四时昼夜，遇诸动嗽物即剧，乃至双眼突出，气如欲断。汗出，大小便不利，吐痰饮涎沫无限，上气喘息肩息，每旦眼肿，不得平眠，此即咳家有水之证也。著有干枣三味丸方亦佳，大枣六十枚，葶苈一斤，杏仁一升，合捣作丸，桑白皮饮下七八丸，日再，稍稍加之，以大便通利为度。

十枣汤方 见上

夫有支饮家，咳烦，胸中痛者，不卒死，至一百日或一岁，宜十枣汤。

胸中支饮扰乱清道，赵氏所谓动肺则咳，动心则烦，搏击阳气则痛者是也。其甚者荣卫遏绝，神气乃亡，为卒死矣，否则延久不愈，至一百日或一岁，则犹有可治，为其邪差缓而正得持也。然以经久不去之病，而仍与十枣攻击之药者，岂非以支饮不去，则其咳烦胸痛，必无止期。与其事敌以苟安，不如悉力一决之，犹或可图耶，然亦危矣。

久咳数岁，其脉弱者可治，实大数者死，其脉虚者必苦冒。其人本有支饮在胸中故也，治属饮家。

久咳数岁不已者，支饮渍肺而咳，饮久不已，则咳久不愈也。咳久者其气必虚，而脉反实大数，则其邪犹盛，以犹盛之邪，而临已虚之气，其能久持乎？故

死。若脉虚者，正气固虚，而饮气亦衰，故可治。然饮虽衰而正不能御，亦足以上蔽清阳之气，故其人必苦冒也。此病为支饮所致，去其饮则病自愈，故曰治属饮家。

咳逆倚息不得卧，小青龙汤主之。

倚息，倚几而息，能俯而不能仰也，肺居上焦而司呼吸，外寒内饮，壅闭肺气，则咳逆上气，甚则但坐不得卧也。麻黄、桂枝散外入之寒，半夏消内积之饮，细辛、干姜治其咳满，芍药、五味监麻、桂之性，使入饮去邪也。

小青龙汤方 见上

青龙汤下已，多唾口燥，寸脉沉，尺脉微，手足厥逆，气从小腹上冲胸咽，手足痹，其面翕热如醉状，因复下流阴股，小便难，时复冒者，与茯苓桂枝五味甘草汤治其气冲。

服青龙汤已，设其人下实不虚，则邪解而病除，若虚则麻黄、细辛辛甘温散之品，虽能发越外邪，亦易动人冲气。冲气，冲脉之气也。冲脉起于下焦，挟肾脉上行至喉咙。多唾口燥，气冲胸咽，面热如醉，皆冲气上入之候也。寸沉尺微，手足厥而痹者，厥气上行，而阳气不治也。下流阴股，小便难，时复冒者，冲气不归，而仍上逆也。茯苓、桂枝能抑冲气使之不行，然逆气非敛不降，故以五味之酸敛其气，土厚则阴火自伏，故以甘草之甘补其中也。

桂苓五味甘草汤方

桂枝　茯苓各四两　五味半升　甘草三两,炙

上四味，以水八升，煮取三升，去滓，分温三服。

冲气即低，而反更咳胸满者，用桂苓五味甘草汤去桂加干姜、细辛以治其咳满。

服前汤已，冲气即低，而反更咳胸满者，下焦冲逆之气既伏，而肺中伏匿之寒饮续出也。故去桂枝之辛而导气，加干姜、细辛之辛而入肺者，合茯苓、五味、甘草消饮驱寒，以泄满止咳也。

苓甘五味姜辛汤方

茯苓四两　甘草　干姜　细辛各三两五味子半升

上五味，以水八升，煮取三升，去滓，温服半升，日三。

咳满即止，而更复渴，冲气复发者，以细辛、干姜为热药也。服之当遂渴，而渴反止者，为支饮也。支饮者法当冒，冒者必呕，呕者复内半夏以去其水。

冲脉之火，得表药以发之则动，得热药以逼之亦动。而辛热气味，既能劫夺胃中之阴，亦能布散积饮之气。仲景以为渴而冲气动者，自当治其冲气，不渴而冒与呕者，则当治其水饮，故内半夏以去其水。而所以治渴而冲气动者，惜未之及也。约而言之，冲气为麻黄所发者，治之如桂、苓、五味、甘草，从其气而导之矣，其为姜、辛所发者，则宜甘淡咸寒，益其阴以引之，亦自然之道也。若更用桂枝，必捍格不下，即下亦必复冲，所以然者，伤其阴故也。

苓甘五味姜辛半夏汤方

茯苓四两　甘草　细辛　干姜各二两半夏　五味各半升

上六味，以水八升，煮取三或，去滓，温服半升，日三服。

水去呕止，其人形肿者，加杏仁主之。其证应内麻黄，以其人遂痹，故不内

之。若逆而内之者，必厥，所以然者，以其人血虚，麻黄发其阳故也。

水在胃者，为冒，为呕，水在肺者，为喘，为肿。呕止而形肿者，胃气和而肺壅未通也，是惟麻黄可以通之。而血虚之人，阳气无偶，发之最易厥脱，麻黄不可用矣。杏仁味辛能散，味苦能发，力虽不及，与证适宜也。

苓甘五味加姜辛半夏杏仁汤方

茯苓四两　甘草　干姜　细辛各三两五味　半夏　杏仁各半升

上七味，以水一斗，煮取三升，去滓，温服半升，日三服。

若面热如醉，此为胃热上冲熏其面，加大黄以利之。

水饮有挟阴之寒者，亦有挟阳之热者，若面热如醉，则为胃热随经上冲之证，胃之脉上行于面故也。即于消饮药中加大黄以下其热。与冲气上逆，其面翕热如醉者不同，冲气上行者，病属下焦阴中之阳，故以酸温止之，此属中焦阳明之阳，故以苦寒下之。

苓甘五味加姜辛半杏大黄汤方

茯苓四两　甘草二两　干姜　细辛各三两五味　半夏　杏仁各半升　大黄三两

上八味，以水一斗，煮取三升，去滓，温服半升，日三服。

先渴后呕，为水停心下，此属饮家，小半夏加茯苓汤主之。

先渴后呕者，本无呕病，因渴饮水，水多不下而反上逆也，故曰此属饮家。小半夏止呕降逆，加茯苓去其停水。盖始虽渴而终为饮，但当治饮，而不必治其渴也。

小半夏加茯苓汤方　见上

消渴小便不利淋病
脉证治第十三

厥阴之为病，消渴，气上冲心，心中疼热，饥而不欲食，食则吐蛔，下之利不止。

此邪热入厥阴而成消渴，成氏所谓邪愈深者热愈甚也。气上冲心，心中疼热者，火生于木，肝气通心也。饥而不欲食者，木喜攻土，胃虚求食，而客热复不能消谷也。食即吐蛔者，蛔无食而动，闻食臭而出也。下之利不止者，胃气重伤，而邪热下注也。夫厥阴风木之气，能生阳火而烁阴津，津虚火实，脏燥无液，求救于水，则为消渴。消渴者，水入不足以制火，而反为火所消也。

寸口脉浮而迟，浮即为虚，迟即为劳，虚则卫气不足，劳则荣气竭。趺阳脉浮而数，浮即为气，数即消谷而大坚，气盛则溲数，溲数则坚，坚数相搏，即为消渴。

诊寸口而知荣卫之并虚，诊趺阳而知胃气之独盛。合而观之，知为虚劳内热而成消渴也。夫所谓气盛者，非胃气盛也，胃中之火盛也。火盛则水谷去而胃乃坚，如土被火烧而坚硬如石也，故曰数即消谷而大坚。胃既坚硬，水入不能浸润，但从旁下转，而又为火气所迫而不留，故曰气盛则溲数，溲数则坚。愈数愈坚，愈坚愈数，是以饮水多而渴不解也。

男子消渴，小便反多，以饮一斗，小便一斗，肾气丸主之。

男子以肾为事，肾中有气，所以主气化，行津液，而润心肺者也。此气即虚，则不能上至，气不至，则水亦不至，而心肺失其润矣。盖水液属阴，非气不至，气虽属阳，中实含水，水之与气，未尝相离也。肾气丸中有桂、附，所以斡旋肾中颓堕之气，而使上行心肺之分，故名曰肾气。不然，则滋阴润燥之品同于饮水无济，但益下趋之势而已，驯至阳气全消，有降无升，饮一溲二而死不治。夫岂知饮入于胃，非得肾中真阳，焉能游溢精气，而上输脾肺耶。

按消渴证，有太阴、厥阴、阳明、少阴之异。系太阴者，心热移肺也；系厥阴者，风胜则干，抑火从木出也；系阳明者，火燔而土燥也；系少阴者，水虚不能制火也。然此不言水虚不能制火，而言火虚不能化水，则法之变而论之精也。惟火不化水，故饮一斗，水亦一斗，不然，未有不为火所消者矣。推而言之，厥阴内热之渴，水为热所消，其小便必不多。阳明内坚之渴，水入不能内润而从旁转，其小便虽数，而出亦必少也。

肾气丸方　见妇人杂病

脉浮，小便不利，微热消渴者，宜利小便，发汗，五苓散主之。

热渴饮水，水入不能已其热，而热亦不能消其水，于是水与热结，而热浮水外，故小便不利，而微热消渴也。五苓散利其与热俱结之水，兼多饮暖水取汗，以去其水外浮溢之热，热除水去，渴当自止。

五苓散方　见痰饮

渴欲饮水，水入则吐者，名曰水逆，五苓散主之。

热渴饮水，热已消而水不行，则逆而成呕，乃消渴之变证。曰水逆者，明非消渴而为水逆也，故亦宜五苓散去其停水。

渴欲饮水不止者，文蛤散主之。

热渴饮水，水入不能消其热，而反为热所消，故渴不止。文蛤味感性寒，寒能除热，咸能润下，用以折炎上之势，而除热渴之疾也。

文蛤散方

文蛤五两

上一味，杵为散，以沸汤五合，和服方寸匕。

淋之为病，小便如粟状，小腹弦急，痛引脐中。

淋病有数证，云小便如粟状者，即后世所谓石淋是也。乃膀胱为火热燔灼，水液结为滓质，犹海水煎熬而成咸碱也。小腹弦急，痛引脐中者，病在肾与膀胱也。按巢氏云：淋之为病，由肾虚而膀胱热也。肾气通于阴，阴，水液下流之道也。膀胱为津液之府，肾虚则小便数，膀胱热则水下涩，数而且涩，淋沥不宣，故谓之淋，其状小便出少起多，小腹弦急，痛引脐。又有石淋、劳淋、血淋、气淋、膏淋之异，详见本论，其言颇为明晰，可补仲景之未备。

跌阳脉数，胃中有热，即消谷引饮，大便必坚，小便则数。

胃中有热，消谷引饮，即后世所谓消谷善饥，为中消者是也。胃热则液干，故大便坚，便坚则水液独走前阴，故小便数。亦即前条消渴胃坚之证，而列于淋病之下，疑错简也。

淋家不可发汗，发汗则便血。

淋家热结在下，而反发其汗，热气乘心之虚而内扰其阴，则必便血。

小便不利者，有水气，其人若渴，栝楼瞿麦丸主之。

此下焦阳弱气冷，而水气不行之证，故以附子益阳气，茯苓，瞿麦行水气。观方后云"腹中温为知"可以推矣。其人若渴，则是水寒偏结于下，而燥水独聚于上，故更以薯蓣、栝楼根，除热生津液也。夫上浮之炎，非滋不熄，下积之阴，非暖不消，而寒润辛温，并行不倍[1]，此方为良法矣。欲求变通者，须于此三复焉。

栝楼瞿麦丸方

薯蓣 茯苓各三两 栝楼根二两 附子一枚, 炮 瞿麦一两

上五味，末之，炼蜜丸如梧子大，饮服二丸，日三服，不知，增至七八丸，以小便利，腹中温为知。

小便不利，蒲灰散主之，滑石白鱼散、茯苓戎盐汤并主之。

蒲，香蒲也。宁原云香蒲去湿热，利小便，合滑石为清利小便之正法也。《别录》云：白鱼开胃下气，去水气，血余[2]，疗转胞，小便不通，合滑石为滋阴益气，以利其小便者也。《纲目》：戎盐即青盐，咸寒入肾，以润下之性，而就渗利之职，为驱除阴分水湿之法也。仲景不详见证，而并出三方，以听人之随证审用，殆所谓引而不发者欤。

蒲灰散方

蒲灰半分 滑石三分

上二味，杵为散，饮服方寸匕，日三服。

滑石白鱼散方

滑石 乱发烧 白鱼各二分

上三味，杵为散，饮服方寸匕，日三

---

[1] 倍：背也。违反之意。
[2] 余：疑当作"瘀"。音误。

服。

茯苓戎盐汤方

茯苓半斤　白术二两　戎盐弹丸大一枚

上三味，先将茯苓、白术煎成，入戎盐再煎，分温三服。

温欲饮水，口干燥者，白虎加人参汤主之。

此肺胃热盛伤津，故以白虎清热，人参生津止渴。盖即所谓上消膈消之证，疑亦错简于此也。

白虎加人参汤方　见喝

脉浮发热，渴欲饮水，小便不利者，猪苓汤主之。

此与前五苓散病证同，而药则异。五苓散行阳之化，热初入者宜之，猪苓汤行阴之化，热入久而阴伤者宜之也。

按渴欲饮水，本文共有五条，而脉浮发热，小便不利者，一用五苓，为其水与热结故也，一用猪苓，为其水与热结，而阴气复伤也。其水入则吐者，亦用五苓，为其热消而水停也。渴不止者，则用文蛤，为其水消而热在也。其口干燥者，则用白虎加人参，为其热甚而津伤也。此为同源而异流者，治法亦因之各异，如此，学者所当细审也。

猪苓汤方

猪苓去皮　茯苓　阿胶　滑石　泽泻各一两

上五味，以水四升，先煮四味，取二升，去滓，内胶烊消，温服七合，日三服。

水气病脉证并治第十四

师曰：病有风水，有皮水，有正水，有石水，有黄汗。风水其脉自浮，外证骨节疼痛，恶风；皮水其脉亦浮，外证胕肿，按之没指，不恶风，其腹如鼓，不渴，当发其汗；正水其脉沉迟，外证自喘；石水其脉自沉，外证腹满不喘；黄汗其脉沉迟，身发热，胸满，四肢头面肿，久不愈，必致痈脓。

风水，水为风激，因风而病水也。风伤皮毛，而湿流关节，故脉浮恶风而骨节疼痛也。皮水，水行皮中，内合肺气，故其脉亦浮，不兼风，故不恶风也。其腹如鼓，即《内经》鼚鼚然不坚之意，以其病在皮肤，而不及肠脏，故外有胀形，而内无满喘也。水在皮者，宜从汗解，故曰当发其汗。正水，肾脏之水自盛也。石水，水之聚而不行者也。正水乘阳之虚而侵及上焦，故脉沉迟而喘，石水因阴之盛而结于少腹，故脉沉腹满而不喘也。黄汗，汗出沾衣如柏汁，得之湿热交病，而湿居热外，其盛于上而阳不行，则身热胸满，四肢头面肿，久则侵及于里而荣不通，则逆于肉理而为痈脓也。

脉浮而洪，浮则为风，洪则为气，风气相搏，风强则为瘾疹，身体为痒，痒者为泄风，久为痂癞，气强则为水，难以俯仰。风气相击，身体洪肿，汗出乃愈。恶风则虚，此为风水，不恶风者，小便通利，上焦有寒，其口多涎，此为黄汗。

风，天之气，气，人之气，是皆失其和者也。风气相搏，风强则气从风而侵淫肌体，故为瘾疹，气强则风从气而鼓涌水液，故为水，风气并强，两相搏击，而水液从之，则为风水，汗之则风去而水行，故曰汗出乃愈。然风水之病，其状与黄汗相似，故仲景于此复辨其证，以恶风者为风水，不恶风者为黄汗，而风水之脉浮，黄汗之脉沉，更不必言矣。

寸口脉沉滑者，中有水气，面目肿大有热，名曰风水。视人之目窠上微肿，如蚕新卧起状，其颈脉动，时时咳，按其手足上陷而不起者，风水。

风水其脉自浮，此云沉滑者，乃水脉，非风脉也。至面目肿大有热，则水得风而外浮，其脉亦必变而为浮矣。仲景不言者，以风水该之也。目窠上微肿，如蚕新卧起状者，《内经》所谓水为阴，而目上亦阴，聚水者必微肿先见于目下是也。颈脉动者，颈间人迎脉动甚，风水上凑故也。时时咳者，水渍入肺也。按其手足上陷而不起，与《内经》以手按其腹，随手而起，如裹水之状者不同。然腹中气大，而肢间气细，气大则按之随手而起，气细则按之窅①而不起，而其浮肿则一也。

太阳病，脉浮而紧，法当骨节疼痛，反不疼，身体反重而痠，其人不渴，汗出即愈，此为风水。恶寒者，此为极虚发汗得之。渴而不恶寒者，此为皮水。身肿而冷，肿如周痹，胸中窒，不能食，反聚痛，暮躁不得眠，此为黄汗，痛在骨节。咳而喘，不渴者，此为肺胀，其状如肿，发汗则愈。然诸病此者，渴而下利，小便数者，皆不可发汗。

太阳有寒，则脉紧骨疼，有湿则脉濡身重，有风则脉浮体痠，此明辨也。今得伤寒脉而骨节不疼，身体反重而痠，即非伤寒，乃风水外胜也。风水在表而非里，故不渴。风固当汗，水在表者亦宜汗，故曰汗出即愈，然必气盛而实者，汗之乃愈，不然则其表益虚，风水虽解，而恶寒转增矣，故曰恶寒者，此为极虚发汗得之。若其渴而不恶寒者，则非病风，而独病水，不在皮外，而在皮中，视风水为较深矣。其证身肿而冷，状如周痹，周痹为寒湿痹其阳，皮水为水气淫于肤也。胸中

窒，不能食者，寒袭于外，而气窒于中也。反聚痛，暮躁不得眠者，热为寒郁，而寒甚于暮也。寒湿外淫，必流关节，故曰此为黄汗，痛在骨节也。其咳而喘不渴者，水寒伤肺，气攻于表，有如肿病，而实同皮水，故曰发汗则愈。然此诸病，若其人渴而不利，小便数者，则不可以水气当汗而概发之也。仲景叮咛之意，岂非虑人之津气先亡耶。

或问前二条云风水外证，骨节疼，此云骨节反不疼，身体反重而痠，前条云皮水不渴，此云渴，何也？曰：风与水合而成病，其流注关节者，则为骨节疼痛，其浸淫肌体者，则骨节不疼，而身体痠重，由所伤之处不同故也。前所云皮水不渴者，非言皮水本不渴也，谓腹如鼓而不渴者，病方外盛而未入里，犹可发其汗也。此所谓渴而不恶寒者，所以别于风水之渴而恶风也。程氏曰：水气外留于皮，内薄于肺，故令人渴是也。

里水者，一身面目黄肿，其脉沉，小便不利，故令病水。假令小便自利，此亡津液，故令渴，越婢加术汤主之。方见中风

里水，水从里积，与风水不同，故其脉不浮而沉。而盛于内者必溢于外，故一身面目悉黄肿也。水病小便当不利，今反自利，则津液消亡，水病已而渴病起矣。越婢加术是治其水，非治其渴也。以其身面悉肿，故取麻黄之发表，以其肿而且黄，知其湿中有热，故取石膏之清热，与白术之除湿。不然，则渴而小便利者，而顾犯不可发汗之戒耶。或云此治小便利，黄肿未去者之法，越婢散肌表之水，白术止渴生津也，亦通。

---

① 窅：(yǎo 音咬)：深陷之意。

趺阳脉当伏，今反紧，本自有寒，疝瘕，腹中痛，医反下之，即胸满短气。趺阳脉当伏，今反数，本自有热，消谷，小便数，今反不利，此欲作水。

趺阳虽系胃脉，而出于阴部，故其脉当伏，今反紧者，以其腹中宿有寒疾故也。寒则宜温而反下之，阳气重伤，即胸满短气。其反数者，以其胃中有热故也。热则当消谷而小便数，今反不利，则水液日积，故欲作水。夫阴气伤者，水为热畜而不行；阳气竭者，水与寒积而不下。仲景并举二端，以见水病之原有如此也。

寸口脉浮而迟，浮脉则热，迟脉则潜，热潜相搏，名曰沉。趺阳脉浮而数，浮脉即热，数脉即止，热止相搏，名曰伏。沉伏相搏，名曰水。沉则络脉虚，伏则小便难，虚难相搏，水走皮肤，即为水矣。

热而潜，则热有内伏之势，而无外发之机矣，故曰沉。热而止，则热有留滞之象，而无运行之道矣，故曰伏。热留于内而不行，则水气因之而畜，故曰沉伏相搏，名曰水。热留于内，则气不外行，而络脉虚，热止于中，则阳不下化，而小便难，以不化之水，而当不行之气，则惟有浸淫躯壳而已，故曰虚难相搏，水走皮肤，即为水矣。此亦所谓阴气伤者，水为热畜不下者也。

寸口脉弦而紧，弦则卫气不行，即恶寒，水不沾流，走于肠间。少阴脉紧而沉，紧则为痛，沉则为水，小便即难。

此二条并阳衰阴胜之证。而寸口则主卫气，少阴则主肾阳。主卫气者，寒以外得，而阳气被抑，主肾阳者，寒自内生，而气化不速。亦即所谓阳气竭者，水与寒积而不行者也。

脉得诸沉，当责有水，身体肿重。水病脉出者，死。

水为阴，阴盛故令脉沉。又水行皮肤，荣卫被遏，亦令脉沉。若水病而脉出，则真气反出邪水之上，根本脱离而病气独盛，故死。出与浮迥异，浮者盛于上而弱于下，出则上有而下绝无也。

夫水病人，目下有卧蚕，面目鲜泽，脉伏，其人消渴。病水腹大，小便不利，其脉沉绝者，有水，可下之。

目下有卧蚕者，目下微肿，如蚕之卧，经所谓水在腹者，必使目下肿也。水气足以润皮肤壅荣卫，故面目鲜泽，且脉伏不起也。消渴者，阳气被郁而生热也。病水，因水而为病也。夫始因水病而生渴，继因消渴而益病水，于是腹大，小便不利，其脉沉绝，水气瘀壅而不行，脉道被遏而不出，其势亦太甚矣，故必下其水，以通其脉。

问曰：病下利后，渴饮水，小便不利，腹满因肿者，何也？答曰：此法当病水，若小便自利，及汗出者，自当愈。

下利后阴亡无液，故渴欲饮水，而土虚无气，不能制水，则又小便不利，腹满因肿，知其将聚水为病矣。若小便利，则从不通，汗出则从外泄，水虽聚而旋行，故病当愈。然其所以汗与利者，气内复而机自行也，岂辛散淡渗所能强责之哉。

心火者，其身重而少气，不得卧，烦而躁，其人阴肿。肝水者，其腹大，不能自转侧，胁下腹痛，时时津液微生，小便续通。肺水者，其身肿，小便难，时时鸭溏。脾水者，其腹大，四肢苦重，津液不生，但苦少气，小便难。肾水者，其腹大，脐肿腰痛，不得溺，阴下湿如牛鼻上汗，其足逆冷，面反瘦。

心，阳脏也，而水困之，其阳则弱，故身重而少气。阴肿者，水气随心气下交于肾也。肝病喜归脾，脾受肝之水而不行，则腹大不能转侧也。肝之腑在胁，而气连少腹，故胁下腹痛也。时时津液微生，小便续通者，肝喜冲逆而主疏泄，水液随之而上下也。肺主气化，治节一身，肺以其水行于身则重①，无气以化其水，则小便难。鸭溏，如鸭之后，水粪杂下也。脾主腹而气四肢，脾受水气，则腹大四肢重，津气生于谷，谷气运于脾，脾湿不运，则津液不生而少气。小便难者，湿不行也。身半以下，肾气主之，水在肾，则腰痛，脐肿腹大也。不得溺，阴下湿如牛鼻上汗，其足逆冷者，肾为阴，水亦为阴，两阴相得，阳气不行，而湿寒独胜也。面反瘦者，面为阳，阴盛于下，则阳衰于上也。

师曰：诸有水者，腰以下肿，当利小便；腰以上肿，当发汗乃愈。

腰以下为阴，阴难得汗而易下泄，故当利小便。腰以上为阳，阳易外泄，故当发汗。各因其势而利导之也。

师曰：寸口脉沉而迟，沉则为水，迟则为寒，寒水相搏。趺阳脉伏，水谷不化，脾气衰则鹜溏，胃气衰则身肿。少阳脉卑，少阴脉细，男子则小便不利，妇人则经水不通，经为血，血不利则为水，名曰血分。

此合诊寸口、趺阳，而知为寒水胜而胃阳不行也。胃阳不行，则水谷不化，水谷不化，则脾胃俱衰。脾气主里，故衰则鹜溏，胃气主表，故衰则身肿也。少阳者生气也，少阴者地道也，而俱受气于脾

胃，脾胃衰则少阳脉卑而生气不荣，少阴脉细而地道不通，男子则小便不利，妇人则经血不通，而其所以然者，则皆阳气不行，阴气乃结之故。曰血分者，谓虽病于水，而实出于血。

师曰：寸口脉沉而数，数则为出，沉则为入，出则为阳实，入则为阴结。趺阳脉微而弦，微则无胃气，弦则不得息。少阴脉沉而滑，沉则为在里，滑则为实，沉滑相搏，血结胞门，共瘕不泻，经络不通，名曰血分。

此合诊寸口、趺阳、少阴，而知其气壅于阳，胃虚于中，而血结于阴也。出则为阳实者，肺被热而治不行也，弦则不得息者，胃受制而气不利也。夫血结在阴，惟阳可以通之，而胃虚受制，肺窒不行，更何恃而开其结，行其血耶，惟有凝聚癥闭，转成水病而已，故曰血结胞门，其瘕不泻，经络不通，名曰血分，亦如上条所云也。但上条之结，为血气虚少而行之不利也，此条之结，为阴阳壅郁而欲行不能也，仲景并列于此，以见血之病，虚实不同如此。

问曰：病有血分水分，何也？师曰：经水前断，后病水，名曰血分，此病难治；先病水，后经水断，名曰水分，此病易治。何以故？去水，其经自下。

此复设问答，以明血分、水分之异。血分者，因血而病为水也。水分者，因水而病及血也。血病深而难通，故曰难治，水病浅而易行，故曰易治。

────────

① 重：双白燕堂本作"肿"。据仲景原文"肺水者，其身肿，小便难"句，则双白燕堂本是，底本作"重"者非也。

问曰：病者苦水，面目身体四肢皆肿，小便不利，脉之不言水，反言胸中痛，气上冲咽，状如炙肉，当微咳喘，审如师言，其脉何类？师曰：寸口脉沉而紧，沉为水，紧为寒，沉紧相搏，结在关元，始时尚微，年盛不觉，阳衰之后，荣卫相干，阳损阴盛，结寒微动，肾气上冲，咽喉塞噎，胁下急痛。医以为留饮而大下之，气系不去，其病不除。复重吐之，胃家虚烦，咽燥欲饮水，小便不利，水谷不化，面目手足浮肿。又与葶苈圆①下水，当时如小差，食饮过度，肿复如前，胸胁苦痛，象若奔豚，其水扬溢，则咳喘逆，当先攻击冲气，令止，乃治咳，咳止，其喘自差。先治新病，病当在后。

此水气先得，而冲气后发之证。面目肢体俱肿，咽喉塞噎，胸胁满痛，有似留饮，而实挟冲气也。冲气宜温降，不宜攻下，下之亦未必去，故曰气系不去，其病不除。医乃不知而复吐之，胃气重伤，胃液因尽，故咽燥欲饮水，而小便不利，水谷不化，且聚水而成病也。是当养胃气以行水，不宜径下其水，水虽下，终必复聚，故暂差而寻复如前也。水聚于中，气冲于下，其水扬溢，上及肺位，则咳且喘逆，是不可攻其水，当先止其冲气，冲气既止，然后水气可去，水去则咳与喘逆俱去矣。先治新病，病当在后者，谓先治其冲气，而后治其水气也。

风水，脉浮身重，汗出恶风者，防己黄芪汤主之，腹痛者加芍药。

此条义详痉湿暍篇。虽有风水、风湿之异，然而火与湿非二也。

防己黄芪汤方 见湿病

风水，恶风，一身悉肿，脉浮不渴，续自汗出，无大热，越婢汤主之。

此与上条证候颇同，而治特异。麻黄之发阳气十倍防己，乃反减黄芪之实表，增石膏之辛寒，何耶？脉浮不渴句或作脉浮而渴，渴者热之内炽，汗为热逼，与表虚出汗不同，故得以石膏清热，麻黄散肿，而无事兼固其表耶。

越婢汤方

麻黄六两　石膏半斤　生姜三两　甘草二两　大枣十二枚

上五味，以水六升，先煮麻黄，去上沫，内诸药，煮取三升，分温三服。恶风加附子一枚。风水加术四两。

皮水为病，四肢肿，水气在皮肤中，四肢聂聂动者，防己茯苓汤主之。

皮中水气，浸淫四末，而壅遏卫气，气水相逐，则四肢聂聂动也。防己、茯苓善驱水气，桂枝得茯苓，则不发表而反行水，且合黄芪、甘草，助表中之气，以行防己、茯苓之力也。

防己茯苓汤方

防己　黄芪　桂枝各三两　茯苓六两　甘草二两

上五味，以水六升，煮取二升，分温三服。

里水，越婢加术汤主之，甘草麻黄汤亦主之。

里水，即前一身面目黄肿，脉沉，小便不利之证。越婢汤义见前，甘草麻黄亦内助土气，外行水气之法也。

越婢加术汤方　见上

甘草麻黄汤方

甘草二两　麻黄四两

上二味，以水五升，先煮麻黄，去上沫，内甘草，煮取三升，温服一升，重覆

———————
① 圆：双白燕堂本作"丸"。

汗出，不汗，再服，慎风寒。

水之为病，其脉沉小，属少阴，浮者为风。无水虚胀者，为气。水，发其汗即已。脉沉者，宜麻黄附子汤，浮者，宜杏子汤。

水气脉沉小者属少阴，言肾水也。脉浮者为风，即风水也。其无水而虚胀者，则为气病而非水病矣。气病不可发汗，水病发其汗则已。然而发汗之法，亦自不同，少阴则当温其经，风水即当通其肺，故曰脉沉者，宜麻黄附子汤，脉浮者，宜杏子汤。沉谓少阴，浮谓风也。

麻黄附子汤方

麻黄三两　甘草二两　附子一枚

上三味，以水七升，先煮麻黄，去上沫，内诸药，煮取二升半，温服八合，日三服。

杏子汤方　　缺，恐是麻黄杏仁甘草石膏汤

厥而皮水者，蒲灰散主之。

厥而皮水者，水邪外盛，隔其身中之阳，不行于四肢也。此厥之成于水者，去其水则厥自愈，不必以附子、桂枝之属助其内伏之阳也。蒲灰散义见前。

蒲灰散方　　见消渴

问曰：黄汗之为病，身体肿，发热汗出而渴，状如风水，汗沾衣，色正黄如柏汁，脉自沉，何从得之？师曰：以汗出入水中浴，水从汗孔入得之，宜芪芍桂酒汤主之。

黄汗之病，与风水相似，但风水脉浮，而黄汗脉沉，风水恶风，而黄汗不恶风为异。其汗沾衣，色正黄如柏汁，则黄汗之所独也。风水为风气外合水气，黄汗为水气内遏热气，热被水遏，水与热得，交蒸互郁，汗液则黄。黄芪、桂枝、芍药

行阳益阴，得酒则气益和而行愈周，盖欲使荣卫大行，而邪气毕达耳。云苦酒阻者，欲行而未得遽行，久积药力，乃自行耳，故曰服至六七日乃解。

按前第二条云，小便通利，上焦有寒，其口多涎，此为黄汗。第四条云，身肿而冷，状如周痹。此云黄汗之病，身体肿，发热汗出而渴，后又云剧者不能食，身疼重，小便不利，何前后之不侔也，岂新久微甚之辨欤？夫病邪初受，其未郁为热者，则身冷，小便利，口多涎，其郁久而热甚者，则身热而渴，小便不利，亦自然之道也。

芪芍桂酒汤方

黄芪五两　芍药　桂枝各三两

上三味，以苦酒一升，水七升相合，煮取三升，温服一升，当心烦，服至六七日乃解。若心烦不止者，以苦酒阻故也。

黄汗之病，两胫自冷，假令发热，此属历节。食已汗出，又身尝暮盗汗出者，此劳气也。若汗出已反发热者，久久其身必甲错，发热不止者，必生恶疮。若身重，汗出已辄轻者，久久必身瞤，瞤即胸中痛，又从腰以上汗出，下无汗，腰髋弛痛，如有物在皮中状，剧者不能食，身疼重，烦躁，小便不利，此为黄汗，桂枝加黄芪汤主之。

两胫自冷者，阳被郁而不下通也。黄汗本发热，此云假令发热，便为历节者，谓胫热，非谓身热也，盖历节黄汗，病形相似，而历节一身尽热，黄汗则身热而胫冷也。食已汗出，又身尝暮卧盗汗出者，荣中之热，因气之动而外浮，或乘阳之间而潜出也。然黄汗郁证也，汗出则有外达之机，若汗出已反发热者，是热与汗俱出于外，久而肌肤甲错，或生恶疮，所谓自内之外而盛于外也。若汗出已身重辄轻

者，是湿与汗俱出也，然湿虽出而阳亦伤，久必身瞤而胸中痛。若从腰以上汗出，下无汗者，是阳上通而不下通也，故腰髋弛痛，如有物在皮中状。其病之剧而未经得汗者，则窒于胸中而不能食，壅于肉理而身体重，郁于心而烦躁，闭于下而小便不通利也。此其进退微甚之机，不同如此，而要皆水气伤心之所致，故曰此为黄汗。桂枝、黄芪亦行阳散邪之法，而尤赖饮热稀粥取汗，以发交郁之邪也。

桂枝加黄芪汤方

桂枝 芍药 甘草 黄芪各二两 生姜三两 大枣十二枚

上六味，以水八升，煮取三升，温服一升，须臾，啜热稀粥一升余，以助药力，温覆取微汗，若不汗，更服。

师曰：寸口脉迟而涩，迟则为寒，涩为血不足。趺阳脉微而迟，微则为气，迟则为寒。寒气不足，即手足逆冷，手足逆冷，则荣卫不利，荣卫不利，则腹满胁鸣相逐，气转膀胱，荣卫俱劳，阳气不通即身冷，阴气不通即骨疼，阳前通则恶寒，阴前通则痹不仁，阴阳相得，其气乃行，大气一转，其气乃散，实则失气，虚则遗溺，名曰气分。

微则为气者，为气不足也。寒气不足，该寸口、趺阳为言，寒而气血复不足也。寒气不足，则手足无气而逆冷，荣卫无源而不利，由是脏腑之中，真气不充，而客寒独胜，则腹满胁鸣相逐。气转膀胱，即后所谓失气、遗溺之端也。荣卫俱劳者，荣卫俱乏竭也。阳气温于表，故不通则身冷，阴气荣于里，故不通即骨疼。不通者，虚极而不能行，与有余而壅者不同。阳前通则恶寒，阴前通则痹不仁者，阳先行而阴不与俱行，则阴失阳而恶寒，

阴先行而阳不与俱行，则阳独滞而痹不仁也。盖阴与阳常相须也，不可失，失则气机不续而邪乃着，不失则上下交通而邪不容，故曰阴阳相得，其气乃行，大气一转，其气乃散。失气、遗溺皆相失之征。曰气分者，谓寒气乘阳之虚，而病于气也。

气分，心下坚，大如盘，边如旋盘，桂甘姜枣麻辛附子汤主之。

气分即寒气乘阳之虚，而结于气者，心下坚大如盘，边如旋盘，其势亦已甚矣。然不直攻其气，而以辛甘温药，行阳以化气，视后人之袭用枳、朴、香、砂者，工拙悬殊矣。云当汗出如虫行皮中者，盖欲使既结之阳，复行周身而愈。

桂甘姜枣麻辛附子汤方

桂枝 生姜各三两 细辛二两 甘草 麻黄各二两 附子一枚，炮 大枣十二枚

上七味，以水七各项，先煮麻黄，去沫，内诸药，煮取二升，分温三服，当汗出如虫行皮中，即愈。

心下坚，大如盘，边如旋盘，水饮所作，枳术汤主之。

证与上同，曰水饮所作者，所以别于气分也。气无形，以辛甘散之，水有形，以苦泄之也。

枳术汤方

枳实七枚 白术二两

上二味，以水五升，煮取三或，分温三服，腹中软，即当散也。

附方

《外台》防己黄芪汤 治风水，脉浮为在表，其人或头汗出，表无他病，病者但下重，从腰以上为和，腰以下当肿及阴，难以屈伸。方见风湿

卷　　下

黄瘅病脉证并治第十五

寸口脉而缓，浮则为风，缓则为痹。痹非中风，四肢苦烦，脾色必黄，瘀热以行。

脉浮为风，脉缓为湿，云为痹者，风与湿合而痹也，然非风痹疼痛之谓，故又曰痹非中风。所以然者，风得湿而变热，湿应脾而内行，是以四肢不疼而苦烦，脾脏瘀热而色黄。脾者四运之轴也，脾以其所瘀之热，转输流布，而肢体面目尽黄矣，故曰瘀热以行。

趺阳脉紧而数，数则为热，热则消谷，紧则为寒，食即为满。尺脉浮为伤肾，趺阳脉紧为伤脾，风寒相搏，食谷即眩，谷气不消，胃中苦浊，浊气下流，小便不通，阴被其寒，热流膀胱，身体尽黄，名曰谷瘅。

趺阳脉数为热者，其热在胃，故消谷，脉紧为寒者，其寒在脾，故满，满者必生湿，胃热而脾湿，亦黄病之原也。尺脉浮为伤肾者，风伤肾也，趺阳脉紧为伤脾者，寒伤脾也，肾得风而生热，脾得寒而生湿，又黄病之原也。湿热相合，其气必归脾胃，脾胃者，仓廪之官也，谷入而助其热则眩，谷不消而气以瘀，则胃中苦浊，浊气当出下窍。若小便通，则浊随溺去，今不通，则浊虽下流而不外出，于是

阴受其湿，阳受其热，转相流被而身体尽黄矣。曰谷瘅者，病虽始于风寒，而实成于谷气耳。

额上黑，微汗出，手足中热，薄暮即发，膀胱急，小便自利，名曰女劳瘅。腹如水状，不治。

肾劳而热，黑色上出，犹脾病而黄外见也。额于部为庭，《灵枢》云：庭者，颜也。又云：肾病也，颧与颜黑。微汗出者，肾热上行，而气通于心也。手足心热，薄暮即发者，病在里在阴也。膀胱急者，肾热所逼也。小便自利，病不在脐也。此得之房功过度，热从肾出，故名曰女劳瘅。若腹如水状，则不特阴伤，阳亦伤矣，故曰不治。

心中懊憹而热，不能食，时欲吐，名曰酒瘅。

懊憹，郁闷不宁之意。热内畜则不能食，热上冲则时欲吐，酒气熏心而味归脾胃也，此得之饮酒过多所致，故名酒瘅。

阳明病，脉迟，食难用饱，饱则发烦头眩，小便必难，此欲作谷瘅。虽下之，腹满如故，所以然者，脉迟故也。

脉迟胃弱，则谷化不速，谷化不速，则谷气郁而生热，而非胃有实热，故虽下之而腹满不去。伤寒里实，脉迟者尚未可攻，况非里实者耶？

夫病酒黄瘅，必小便不利，其候心中热，足下热，是其证也。酒黄瘅者，或无热，静言了了，腹满欲吐，其脉浮者先吐之，沉弦者先下之。酒瘅，心中热，欲吐者，吐之愈。

酒之湿热，积于中而不下出，则为酒瘅。积于中则心中热，注于下则足下热也。酒黄瘅者，心中必热，或亦有不热，静言了了者，则其热不聚于心中，而或从下积为腹满，或从上冲为欲吐鼻燥也。腹满者，可下之，欲吐者，可因其势而越之，既腹满且欲吐，则可下亦可吐。然必审其脉浮者，则邪近上，宜先吐，脉沉弦者，则邪近下，宜先下也。

酒瘅下之，久久为黑瘅，目青面黑，心中如啖蒜状，大便正黑，皮肤爪之不仁，其脉浮弱，虽黑微黄，故知之。

酒瘅虽有可下之例，然必审其腹满脉沉弦者而后下之，不然，湿热乘虚陷入血中，则变为黑瘅。目青面黑，皮肤不仁，皆血变而瘀之征也。然虽曰黑瘅，而其原则仍是酒家，故心中热气熏灼，如啖蒜状，一如懊憹之无奈也。且其脉当浮弱，其色虽黑当微黄，必不如女劳瘅之色纯黑而脉必沉也。

师曰：病黄瘅，发热烦渴，胸满口燥者，以病发时火劫其汗，两热所得，然黄家所得，从湿得之。一身尽发热而黄，肚热，热在里，当下之。

烦、满、燥、渴，病发于热，而复以火劫之，以热遇热，相得不解，则发黄瘅。然非内兼湿邪，则热与热相攻，而反相散矣。何瘅病之有哉。故曰黄家所得，从湿得之，明其病之不独因于热也。而治此病者，必先审其在表在里，而施或汗或

下之法。若一身尽热而腹热尤甚，则其热为在里，里不可从表散，故曰当下。

脉沉，渴欲饮水，小便不利者，皆发黄。腹满，舌痿黄，躁不得睡，属黄家。

脉沉者，热难外泄，小便不利者，热不下出，而渴饮之水与热相得，适足以蒸郁成黄而已。脾之脉，连舌本，散舌下，腹满舌痿，脾不行矣。脾不行者有湿，躁不得睡者有热，热湿相搏，则黄瘅之候也。

黄瘅之病，当以十八日为期，治之十日以上瘥，反剧为难治。

土无定位，寄王于四季之末各十八日。黄者土气也，内伤于脾，故即以土王之数，为黄病之期。盖谓十八日脾气至而虚者当复，即实者亦当通也。治之十日以上差者，邪浅而正胜之，则易治，否则，邪反胜正而增剧，所谓病胜脏者也，故难治。

瘅而渴者，其瘅难治，瘅而不渴者，其瘅可治。发于阴部，其人必呕，阳部，其人振寒而发热也。

瘅而渴，则热方炽而湿且日增，故难治，不渴，则热已减而湿亦自消，故可治。阴部者，里之脏腑，关于气，故呕，阳部者，表之躯壳，属于形，故振寒而发热，此阴阳内外浅深微甚之辨也。

谷瘅之病，寒热不食，食即头眩，心胸不安，久久发黄为谷瘅，茵陈蒿汤主之。

谷瘅为阳明湿热瘀郁之证。阳明既郁，荣卫之源壅而不利，则作寒热，健运之机室而不用，则为不食，食入则适以助湿热而增逆满，为头眩，心胸不安而已。

茵陈、栀子、大黄，苦寒通泄，使湿热从小便出也。

茵陈蒿汤方

茵陈蒿六两　栀子十四枚　大黄二两

上三味，以水一斗，先煮茵陈，减六升，内二味，煮取三升，去滓，分温三服，小便当利，尿如皂角汁状，色正赤，一宿腹减，黄从小便去也。

黄家日晡所发热而反恶寒，此为女劳得之。膀胱急，少腹满，身尽黄，额上黑，足下热，因作黑疸，其腹胀如水状，大便必黑，时溏，此女劳之病，非水病也。腹满者难治，硝石矾石散主之。

黄家日晡所本当发热，乃不发热而反恶寒者，此为女劳肾热所致，与酒疸、谷疸不同。酒疸、谷疸热在胃，女劳疸热在肾，胃浅而肾深，热深则外反恶寒也。膀胱急，额上黑，足下热，大便黑，皆肾热之征。虽少腹满胀，有如水状，而实为肾热而气内畜，非脾湿而水不行也。惟是证兼腹满，则阳气并伤，而其治为难耳。硝石咸寒除热，矾石除痼热在骨髓，骨与肾合，用以清肾热也。大麦粥和服，恐伤胃也。

硝石矾石散方

硝石熬黄　矾石烧，等分

上二味，为散，大麦粥汁和服方寸匕，日三服。病随大小便去，小便正黄，大便正黑，是其候也。

酒疸，心中懊侬，或热痛，栀子大黄汤主之。

酒家热积而成实，为心中懊侬，或心中热痛，栀子、淡豉彻热于上，枳实、大黄除实于中，亦上下分消之法也。

栀子大黄汤方

栀子十四枚　大黄二两　枳实五枚　豉一升

上四味，以水六升，煮取二升，分温三服。

诸病黄家，但利其小便。假令脉浮，当以汗解之，宜桂枝加黄芪汤主之。

小便利，则湿热除而黄自已，故利小便为黄家通法。然脉浮则邪近在表，宜以汗解，亦脉浮者先吐之之意。但本无外风而欲出汗，则桂枝发散之中，必兼黄芪固卫，斯病去而表不伤，抑亦助正气以逐邪气也。

桂枝加黄芪汤方见水气

诸黄，猪膏发煎主之。

此治黄疸不湿而燥者之法。按《伤寒类要》云：男子女人黄疸，饮食不消，胃胀，热生黄衣，在胃中有燥屎使然，猪膏煎服则愈。盖湿热经久，变为坚燥，譬如酱曲，热久则湿去而干也。《本草》猪脂利血脉，解风热，乱发消瘀，开关格，利水道，故曰病从小便出。

猪膏发煎方

猪膏半斤　乱发如鸡子大三枚

上二味，和膏中煎之，发消药成，分再服。病从小便出。《千金》云：太医校尉史脱家婢黄病，服此，胃中燥粪下，便差，神验。

黄疸病，茵陈五苓散主之。

此正治湿热成疸者之法。茵陈散结热，五苓利水去湿也。

茵陈五苓散方

茵陈十分，末　五苓散五分

上二味和，先食饮服方寸匕，日三服。

黄瘅腹满，小便不利而赤，自汗出，此为表和里实，当下之，宜大黄硝石汤。

腹满小便不利而赤为里实，自汗出为表和。大黄硝石亦下热去实之法，视栀子大黄及茵陈蒿汤较猛也。

大黄硝石汤方

大黄 黄柏 硝石各四两 栀子十五枚

上四味，以水六升，煮取二升，去滓，内硝，更煮取一升，顿服。

黄瘅病，小便色不变，欲自利，腹满而喘，不可除热，热除必哕。哕者小半夏汤主之。

便清自利，内无热征，则腹满非里实，喘非气盛矣。虽有瘅热，亦不可以寒药攻之。热气虽除，阳气则伤，必发为哕。哕，呃逆也。魏氏谓胃阳为寒药所坠，欲升而不能者是也。小半夏温胃止哕，哕止然后温理中脏，使气盛而行健，则喘满除，黄病去，非小半夏能治瘅也。

小半夏汤方见痰饮

诸黄，腹痛而呕者，宜柴胡汤。

腹痛而呕，病在少阳，脾胃病者，木邪易张也。故以小柴胡散邪气，止痛呕，并非小柴胡能治诸黄也。

柴胡汤方即小柴胡汤，见呕吐

男子黄，小便自利，当与虚劳小建中汤。

小便利者，不能发黄，以热从小便去也。今小便利而黄不去，知非热病，乃土虚而色外见，宜补中而不可除热者也。夫黄瘅之病，湿热所郁也，故在表者汗而发之，在里者攻而去之，此大法也。乃亦有不湿而燥者，则变清利为润导，如猪膏发煎之治也。不热而寒，不实而虚者，则变攻为补，变寒为温，如小建中之法也。其

有兼证错出者，则先治兼证而后治本证，如小半夏及小柴胡之治也。仲景论黄瘅一证，而于正变虚实之法，详尽如此，其心可谓尽矣。

附方

瓜蒂散 治诸黄。方见暍。

按《删繁方》云：服讫，吐出黄汁，亦治脉浮欲吐者之法也。

《千金》麻黄醇酒汤 治黄瘅。

麻黄三两

上一味，以美酒五升，煮取二升半，顿服尽。冬月用酒，春月用水煮之。

惊悸吐衄下血胸满瘀血病脉证治[①] 第十六

寸口脉动而弱，动即为惊，弱则为悸。

惊则气乱，故脉动，悸属里虚，故脉弱。动即为惊者，因惊而脉动，病从外得。弱则为悸者，因弱而为悸，病自内生。其动而且弱者，则内已虚，而外复干之也。

师曰：尺脉浮，目睛晕黄，衄未止；晕黄去，目睛慧了，知衄今止。

尺脉浮，知肾有游火，目睛晕黄，知肝有畜热，衄病得此，则未欲止。盖血为阴类，为肾肝之火热所逼而不守也。若晕黄去，目睛且慧了，知不独肝热除，肾热亦除矣，故其衄今当止。

又曰：从春至夏衄者，太阳，从秋至冬衄者，阳明。

血从阴经并冲任而出者则为吐，从阳

---

① 病脉证治：底本、主校本及参校本均脱此四字，据明·赵开美校刻《金匮要略方论》补。

经并督脉而出者则为衄，故衄病皆在阳经。但春夏阳气浮，则属太阳，秋冬阳气伏，则属阳明为异耳。所以然者，就阴阳言，则阳主外，阴主内，就三阳言，则太阳为开，阳明为阖，少阳之脉不入鼻颊，故不主衄也。

或问衄皆在阳是已，然所谓尺脉浮，目睛晕黄者，非阴中事乎？曰：前所谓尺脉浮，目睛晕黄者，言火自阴中出，非言衄自阴中来也。此所谓太阳、阳明者，言衄所从出之路也，谁谓病之在阳者，不即为阴之所迫而然耶。

衄家不可汗，汗出必额上陷，脉紧急，直视不能眴①，不得眠。

血与汗皆阴也，衄家复汗，则阴重伤矣。脉者血之府，额上陷者，额上两旁之动脉，因血脱于上而陷下不起也。脉紧急者，寸口之脉，血不荣而失其柔，如木无液而枝乃劲也。直视不眴不眠者，阴气亡则阳独胜也。经云：夺血者无汗，此之谓夫。

病人面无色，无寒热，脉沉弦者，衄，脉浮弱，手按之绝者，下血，烦渴者，必吐血。

面无色，血脱者色白不泽也，无寒热，病非外感也。衄因外感者，其脉必浮大，阳气重也，衄因内伤者，其脉当沉弦，阴气厉也，虽与前尺脉浮不同，其为阴之不靖则一也。若脉浮弱，按之绝者，血下过多，而阴脉不充也。烦渴者，血从上溢，而心肺焦燥也。此皆病成而后见之诊也。

夫吐血，咳逆上气，其脉数而有热，不得卧者，死。

脉数身热，阳独胜也，吐血咳逆上气

不得卧，阴之烁也。以既烁之阴，而从独胜之阳，有不尽不已之势，故死。

夫酒客咳者，必致吐血，此因极饮过度所致也。

酒之热毒，积于胃而熏于肺则咳，久之肺络热伤，其血必随咳而吐出。云此因极饮过度所致者，言当治其酒热，不当治其血也。

寸口脉弦而大，弦则为减，大则为芤，减则为寒，芤则为虚，虚寒相搏，此名为革，妇人则半产漏下，男子则亡血。

此条已见虚劳病中，仲景复举之者，盖谓亡血之证，有从虚寒得之者耳。

亡血不可发其表，汗出即寒栗而振。

亡血者亡其阴也，更发其表，则阳亦伤矣。阳伤者外不固，故寒栗，阴亡者内不守，故振振动摇。前衄血复汗，为竭其阴，此则并亡其阳，皆所谓粗工嘻嘻者也。

病人胸满唇痿，舌青口燥，但欲漱水不欲咽，无寒热，脉微大来迟，腹不满，其人言我满，为有瘀血。病者如有热状，烦满，口干燥而渴，其脉反无热，此为阴伏，是瘀血也，当下之。

此二条辨瘀血之见证。胸满者，血瘀而气为之不利也，唇痿舌青，血不荣也，口燥欲漱水者，血结则气燥也，无寒热，病不由表也，脉微大来迟，血积经隧，则脉涩不利也，腹不满，其人言我满，外无形而内实有滞，知其血积在阴，而非气壅在阳也。故曰为有瘀血。

如有热状，即下所谓烦满口干燥而渴也。脉无热，不数大也。有热证而无热

① 眴：为"瞚"之或字。"瞚"同"瞬"。

脉，知为血瘀不流，不能充泽所致，故曰此为阴伏。阴伏者，阴邪结而伏于内也，故曰当下。

火邪者，桂枝去芍药加蜀漆牡蛎龙骨救逆汤主之。

此但举火邪二字，而不详其证。按《伤寒论》云：伤寒脉浮，医以火迫劫之，亡阳，必惊狂，起卧不安。又曰：太阳病，以火熏之，不得汗，其人必躁，到经不解，必圊血，名为火邪。仲景此条殆为惊悸下血备其证欤。桂枝汤去芍药之酸，加蜀漆之辛，盖欲使火气与风邪一时并散，而无少有留滞，所谓从外来者，驱而出之于外也。龙骨、牡蛎则收敛其浮越之神与气尔。

桂枝去芍药加蜀漆牡蛎龙骨救逆汤方

桂枝三两，去皮 甘草二两，炙 龙骨四两 牡蛎五两，熬 生姜三两 大枣十二枚 蜀漆三两，烧①去腥。

上为末，以水一斗二升，先煮蜀漆，减二升，内诸药，煮取三升，去滓，温服一升。

心下悸者，半夏麻黄丸主之。

此治饮气抑其阳气之法。半夏蠲饮气，麻黄发阳气，妙在作丸与服，缓以图之，则麻黄之辛甘，不能发越津气，而但升引阳气。即半夏之苦辛，亦不特蠲除饮气，而并和养中气。非仲景神明善变者，其孰能与于此哉。

半夏麻黄丸方

半夏 麻黄各等分

上二味，末之，炼蜜和丸小豆大，饮服三丸，日三服。

吐血不止者，柏叶汤主之。

按《仁斋直指》云：血遇热则宣行，故止血多用凉药。然亦有气虚挟寒，阴阳不相为守，荣气虚散，血亦错行者，此干姜、艾叶之所以用也。而血既上溢，其浮盛之势，又非温药所能御者，故以柏叶抑之使降，马通引之使下，则妄行之血顺而能下，下而能守矣。

柏叶汤方

柏叶 干姜各三两 艾三把

上三味，以水五升，取马通汁一升，合，煮取一升，分温再服，《千金》加阿胶三两，亦佳。

下血，先便后血，此远血也，黄土汤主之。

下血先便后血者，由脾虚气寒失其统御之权，而血为之不守也。脾去肛门远，故曰远血。黄土温燥入脾，合白术、附子以复健行之气，阿胶、生地黄、甘草，以益脱竭之血，而又虑辛温之品，转为血病之厉，故又以黄芩之苦寒，防其太过，所谓有制之师也。

黄土汤方

甘草 干地黄 白术 附子炮 阿胶 黄芩各三两 灶中黄土半斤。

上七味，以水八升，煮取三升，分温二服。

下血，先血后便，此近血也，赤豆当归散主之。

下血先血后便者，由大肠伤于湿热，而血渗于下也。大肠与肛门近，故曰近血。赤小豆能行水湿，解热毒，当归引血归经，且举血中陷下之气也。

心气不足，吐血、衄血，泻心汤主之。

———————

① 烧：双白燕堂本作"洗"。

心气不足者，心中之阴气不足也，阴不足则阳独盛，血为热迫，而妄行不止矣。大黄、黄连、黄芩，泻其心之热，而血自宁。寇氏云：若心气独不足，则当不吐衄也，此乃邪热因不足而客之，故令吐衄。以苦泄其热，以苦补其心，盖一举而两得之。此说亦通。《济众方》用大黄、生地汁治衄血，其下热凉血，亦泻心汤类耳。

泻心汤方

大黄二两　黄连　黄芩各一两

上三味，以水三升，煮取一升，顿服之。

呕吐哕下利病脉证治第十七

夫呕家有痈脓，不可治呕，脓尽自愈。

痈脓，胃中有痈，脓从呕出也。是因痈脓而呕，脓尽痈已，则呕自愈，不可概以止吐之药治之也。

先呕却渴者，此为欲解。先渴却呕者，为水停心下，此属饮家。呕家本渴，今反不渴者，心下有支饮故也，此属支饮。

呕家必有停痰宿水，先呕却渴者，痰水已去，而胃阳将复也，故曰此为欲解。先渴却呕者，因热饮水过多，热虽解而饮旋积也，此呕因积饮所致，故曰此属饮家。呕家本渴，水从呕去故也，今反不渴者，以宿有支饮在心下，愈动而愈出也，故曰此属支饮。

问曰：病人脉数，数为热，当消谷引饮，而反吐者，何也？师曰：以发其汗，令阳微，膈气虚，脉乃数，数为客热，不能消谷，胃中虚冷故也。脉弦者，虚也，胃气无余，朝食暮吐，变为胃反。寒在于上，医反下之，令脉反弦，故名曰虚。

脉数为热，乃不能消谷引饮而反吐者，以发汗过多，阳微膈虚所致，则其数为客热上浮之数，而非胃实气热之数矣。客热如客之寄，不久即散，故不能消谷也。脉弦为寒，乃不曰寒而曰虚者，以寒在于上，而医反下之所致，故其弦非阴寒外加之弦，而为胃虚生寒之弦矣。胃虚且寒，阳气无余，则朝食暮吐而变为胃反也。读此知数脉弦脉，均有虚候，曰热曰寒，盖浅之乎言脉者耳。

寸口脉微而数，微则无气，无气则荣虚，荣虚则血不足，血不足则胸中冷。

此因数为客热，而推言脉微而数者，为无气而非有热也。气者荣之主，故无气则荣虚，荣者血之源，故荣虚则血不足，营卫俱虚，则胸中之积而为宗气者少矣，故胸中冷。

合上二条言之，客热固非真热，不可以寒治之，胸中冷亦非真冷，不可以热治之，是皆当以温养真气为主。真气，冲和纯粹之气，此气浮则生热，沉则生冷，温之则浮焰自收，养之则虚冷自化。若热以寒治，寒以热治，则真气愈虚，寒热内贼，而其病益甚矣。

趺阳脉浮而涩，浮则为虚，涩则伤脾，脾伤则不磨，朝食暮吐，暮食朝吐，宿谷不化，名曰胃反。脉紧而涩，其病难治。

此因胃气无余，变为胃反，而推言其病之并在于脾也。夫胃为阳，脾为阴。浮则为虚者，胃之阳虚也，涩则伤脾者，脾之阴伤也。谷入于胃而运于脾，脾伤则不能磨，脾不磨则谷不化。而朝食者暮当下，暮食者朝当下。若谷不化，则不得下，不得下，必反而上出也。夫脾胃，土也。土德本缓，而脉反紧，则肝有余，土气本和，而脉反涩，则血不足，脏真不足，而贼邪有余，故曰难治。

病人欲吐者，不可下之

病人欲吐者，邪在上而气方逆，若遽下之，病气必与药气相争，而正乃蒙其祸矣。否则里虚邪入，病气转深，或痞或利，未可知也，故曰不可下之。

哕而腹满，视其前后，知何部不利，利之愈。

哕而腹满者，病在下而气溢于上也，与病人欲吐者不同，故当视其前后二阴，知何部不利而利之，则病从下出，而气不上逆，腹满与哕俱去矣。

呕而胸满者，吴茱萸汤主之。

胸中，阳也。呕而胸满，阳不治而阴乘之也。故以吴茱萸散阴降逆，人参、姜、枣补中益阳气。

吴茱萸汤方

吴茱萸一升 人参三两 生姜六两 大枣十二枚

上四味，以水五升，煮取三升，温服七合，日一服。

干呕吐涎沫，头痛者，吴茱萸汤主之。

干呕吐涎沫，上焦有寒也。头者诸阳之会，为阴寒之邪上逆而痛，故亦宜茱萸汤，以散阴气而益阳气。

呕而肠鸣，心下痞者，半夏泻心汤主之。

邪气乘虚，陷入心下，中气则痞，中气即痞，升降失常，于是阳独上逆而呕，阴独下走而肠鸣。是虽三焦俱病，而中气

为上下之枢，故不必治其上下，而但治其中。黄连、黄芩苦以降阳，半夏、干姜辛以升阴，阴升阳降，痞将自解。人参、甘草则补养中气，以为交阴阳通上下之用也。

半夏泻心汤方

半夏半斤，洗 黄芩 干姜 人参各三两 甘草三两，炙 黄连一两 大枣十①枚

上七味，以水一斗，煮取六升，去滓，再煮取三升，温服一升，日三服。

干呕而利者，黄芩加半夏生姜汤主之。

此伤寒热邪入里作利，而复上行为呕者之法，而杂病肝胃之火，上冲下注者，亦复有之。半夏、生姜散逆于上，黄芩、芍药除热于里，上下俱病，中气必困，甘草、大枣合芍药、生姜，以安中而正气也。

黄芩加半夏生姜汤方

黄芩 生姜各三两 甘草二两 芍药一两 半夏半升 大枣十二枚

上六味，以水一斗，煮取三升，去滓，温服一升，日再夜一服。

诸呕吐，谷不得下者，小半夏汤主之。

呕吐谷不得下者，胃中有饮，随气上逆，而阻其谷入之路也。故以半夏消饮，生姜降逆，逆止饮消，谷斯下矣。

小半夏汤方见痰饮。

呕吐而病在膈上，后思水者，解，急与之。思水者，猪苓散主之。

病在膈上，病②膈间有痰饮也，后

---

① 十：双白燕堂本作"十二"。
② 病：按"病"字疑衍。

思水者，知饮已去，故曰欲解。即先呕却渴者，此为欲解之义。夫饮邪已去，津液暴竭，而思得水，设不得，则津亡而气亦耗，故当急与。而呕吐之余，中气未复，不能胜水，设过与之，则畜饮方去，新饮复生，故宜猪苓散以崇土而逐水也。

猪苓散方

猪苓　茯苓　白术各等分

上三味，杵为散，饮服方寸匕，日三服。

呕而脉弱，小便复利，身有微热，见厥者，难治，四逆汤主之。

脉弱便利而厥，为内虚且寒之候。则呕非火邪，而是阴气之上逆，热非实邪，而是阳气之外越矣，故以四逆汤救阳驱阴为主。然阴方上冲，而阳且外走，其离决之势，有未可即为顺接者，故曰难治。或云呕与身热为邪实，厥利脉弱为正虚，虚实互见，故曰难治。四逆汤舍其标而治其本也，亦通。

四逆汤方

附子一枚，生用　干姜一两半　甘草二两，炙

上三[1]味，以水三升，煮取一升二合，去滓，分温再服。强人可大附子一枚，干姜三两。

呕而发热者，小柴胡汤主之。

呕而发热，邪在少阳之经，欲止其呕，必解其邪，小柴胡则和解少阳之正法也。

小柴胡汤方

柴胡半斤　半夏一升　黄芩　人参　甘草　生姜各三两　大枣十二枚

上七味，以水一斗，煮取六升，去滓，再煎取三升，温服一升，日三服。

胃反呕吐者，大半夏汤主之。

胃反呕吐者，胃虚不能消谷，朝食而暮吐也。又胃脉本下行，虚则反逆也，故以半夏降逆，人参、白蜜益虚安中。东垣云：辛药生姜之类治呕吐，但治上焦气壅表实之病，若胃虚谷气不行，胸中闭塞而呕者，惟宜益胃推扬谷气而已。此大半夏汤之旨也。

大半夏汤方

半夏二升　人参三两　白蜜一升

上三味，以水一斗二升，和蜜扬之二百四十遍，煮药取二升半，温服一升，余分再服。

食已即吐者，大黄甘草汤主之。

经云：清阳出上窍，浊阴出下窍，本乎天者亲上，本乎地者亲下也。若下既不通，必反上逆，所谓阴阳反作，气逆不从，食虽入胃，而气反出之矣。故以大黄通其大便，使浊气下行浊道，而呕吐自止。不然，止之降之无益也。东垣通幽汤治幽门不通，上冲吸门者，亦是此意，但有缓急之分耳。

再按，经云：阳气者闭塞，地气者冒明，云雾不精，则上应白露不下。夫阳气，天气也，天气闭，则地气干矣。云雾出于地，而雨露降于天，地不承，则天不降矣。可见天地阳阴，同此气机，和则俱和，乖则并乖。人与天地相参，故肺气象天，病则多及二阴脾胃，大小肠象地，病则多及上窍。丹溪治小便不通，用吐法以开提肺气，使上窍通而下窍亦通，与大黄甘草汤之呕吐，法虽[2]异而理可通也。

大黄甘草汤方

---

[1]　三：原底本及双白燕堂本均作"二"，据四逆汤药物组成径改作"三"。
[2]　虽：底本原作"难"。据双白燕堂本改。

大黄四两 甘草一两

上二味，以水三升，煮取一升，分温再服。

胃反，吐而渴欲饮水者，茯苓泽泻汤主之。

猪苓散治吐后饮水者，所以崇土气，胜水气也。茯苓泽泻汤治吐未已，而渴欲饮水者，以吐未已，知邪未去，则宜桂枝、甘、姜散邪气，苓、术、泽泻消水气也。

茯苓泽泻汤方

茯苓半斤 泽泻四两 甘草 桂枝各二两 白术三两 生姜四两

上六味，以水一斗，煮取三升，内泽泻，再煮取二升半，温服八合，日三服。

吐后，渴欲得水而贪饮者，文蛤汤主之。兼主微风、脉紧、头痛。

吐后水去热存，渴欲得水，与前猪苓散证同，虽复贪饮，亦止热甚而然耳，但与除热导水之剂足矣。乃复用麻黄、杏仁等发表之药者，必兼有客邪郁热于肺不解故也。观方下云"汗出即愈"可以知矣。曰兼主微风、脉紧、头痛者，以麻杏甘石，本擅驱风发表之长耳。

文蛤汤方

文蛤五两 麻黄 甘草 生姜各三两 石膏五两 杏仁二① 十粒 大枣十二枚

上七味，以水六升，煮取二升，温服一升，汗出即愈。

干呕，吐逆，吐涎沫，半夏干姜散主之。

干呕、吐逆，胃中气逆也，吐涎沫者，上焦有寒，其口多涎也。与前干呕吐涎沫头痛不同，彼为厥阴阴气上逆，此是阳明寒涎逆气不下而已。故以半夏止逆消涎，干姜温中和胃，浆水甘酸，调中引气止呕哕也。

半夏干姜散方

半夏 干姜各等分

上二味，杵为散，取方寸匕，浆水一升半，煮取七合，顿服之。

病人胸中似喘不喘，似呕不呕，似哕不哕，彻心中愦愦然无奈者，生姜半夏汤主之。

寒邪搏饮，结于胸中而不得出，则气之呼吸往来，出入升降者阻矣。似喘不喘，似呕不呕，似哕不哕，皆寒饮与气，相搏互击之证也。且饮，水邪也，心，阳脏也。以水邪而逼处心脏，欲却不能，欲受不可，则彻心中愦愦然无奈也。生姜半夏汤，即小半夏汤。而生姜用汁，则降逆之力少，而散结之力多，乃正治饮气相搏，欲出不出者之良法也。

生姜半夏汤方

半夏半升 生姜汁一升

上二味，以水三升，煮半夏，取二升，内生姜汁，煮取一升半，小冷，分四服，日三夜一，呕止，停后服。

干呕、哕，若手足厥者，橘皮汤主之。

干呕、哕非反胃，手足厥非亡阳，胃不和则气不至于四肢也。橘皮和胃气，生姜散逆气，气行胃和，呕哕与厥自已，未可便认阳虚而遽投温补也。

橘皮汤方

橘皮四两 生姜半斤

上二味，以水七升，煮取三升，温服一升，下咽即愈。

————

① 二：书业堂本、双白燕堂本均作"五"。

哕逆者，橘皮竹茹汤主之。

胃虚而热乘之，则作哕逆。橘皮、生姜和胃散逆，竹茹除热止呕哕，人参、甘草、大枣益虚安中也。

橘皮竹茹汤方

橘皮二斤　竹茹二斤　大枣三十枚　生姜半斤　甘草五两　人参一两

上六味，以水一斗，煮取三升，温服一升，日三服。

夫六腑气绝于外者，手足寒，上气，脚缩。五脏气绝于内者，利不禁，下甚者，手足不仁。

六腑为阳，阳者主外，阳绝不通于外，为手足寒，阳不外通，则并而上行，为上气脚缩也。五脏为阴，阴者主内，阴绝不守内，则下利不禁，甚者不交于阳，而隧道痹闭，为手足不仁也。

下利脉沉弦者，下重，脉大者，为未止，脉微弱数者，为欲自止，虽发热不死。

沉为里为下，沉中见弦，为少阳之气滞于下而不得越，故下重。大为邪盛，又大则病进，故为未止。徐氏曰：微弱者，正衰邪亦衰也。数为阳脉，于微弱中见之，则为阳气将复，故知利欲自止，虽有身热，势必自已，不得比于下利热不止者，死之例也。

下利手足厥冷，无脉者，灸之不温。若脉不还，反微喘者，死。少阴负趺阳者，为顺也。

下利厥冷无脉，阴亡而阳亦绝矣。灸之所以引既绝之阳，乃厥不回，脉不还，而反微喘，残阳上奔，大气下脱，故死。下利为土负水胜之病，少阴负趺阳者，水

负而土胜也，故曰顺。

下利有微热而渴，脉弱者，今自愈。下利脉数，有微热，汗出，今自愈，设脉紧为未解。下利脉数而渴者，今自愈，设不差，必圊脓血，以有热故也。下利脉反弦，发热身汗者，愈。

微热而渴者，胃阳复也，脉弱者，邪气衰也。正复邪衰，故今自愈。脉数，亦阳复也，微热汗出者，气方振而势外达，亦为欲愈之候。设脉紧则邪尚盛，必能与正相争，故为未解。脉数而渴，阳气已复，亦下利有微热而渴之意。然脉不弱而数，则阳之复者已过，阴寒虽解，而热气转增，将更伤阴而圊脓血也。弦脉阴阳两属，若与发热身汗并见，则弦亦阳也，与脉数有微热汗出正同，故愈。

按上数条，皆是伤寒邪气入里之候，故或热或渴，或汗出，或脉数，阳气既复，邪气得达则愈，若杂病湿热下利之证，则发热口渴脉数，均非美证。《内经》云：下利身热者死。仲景云：下利手足不逆冷，反发热者不死。盖《内经》所言者，杂病湿热下利之证，仲景所言者，伤寒阴邪内入之证，二者不可不分也。

下利气者，当利其小便。

下利气者，气随利失，即所谓气利是也。小便得利，则气行于阳，不行于阴而愈，故曰当利其小便，喻氏所谓急开支河者是也。

下利寸脉反浮数，尺中自涩者，必圊脓血。

寸浮数者，阴邪强也，尺中涩者，阴气弱也，以强阳而加弱阴，必圊脓血。

下利清谷，不可攻其表，汗出必胀满。

清与圊同，即完谷也。是为里虚气

寒，乃不温养中土，而反攻令汗出，则阳气重虚，阳虚者，气不化，故胀满。

下利脉沉而迟，其人面少赤，身有微热，下利清谷者，必郁冒汗出而解，病人必微厥。所以然者，其面戴阳，下虚故也。

喻氏曰：下利脉沉迟，而面少赤，身微热者，阴盛而格阳在上在外也。若其人阳尚有根，其格出者终必复返，阳返而阴未肯降，必郁冒少顷，然后阳胜而阴出为汗，阴出为汗，阴邪乃解，自不下利矣。阳入阴出，俨有龙战于野，其血玄黄①之象，病人能无微厥乎？

下利后脉绝，手足厥冷，② 时脉还，手足温者生，脉不还者死。

下利后脉绝，手足厥冷者，阴先竭而阳后脱也。是必俟其晬时经气一周，其脉当还，其手足当温，设脉不还，其手足亦必不温，则死之事也。

下利后腹胀满，身体疼痛者，先温其里，乃攻其表。温里宜四逆汤，攻表宜桂枝汤。

下利腹胀满，里有寒也，身体疼痛，表有邪也。然必先温其里，而后攻其表，所以然者，里气不充，则外攻无力，阳气外泄，则里寒转增，自然之势也。而四逆用生附，则寓发散于温补之中，桂枝有甘、芍，则兼固里于散邪之内，仲景用法之精如此。

四逆汤方见上
桂枝汤方

桂枝　白芍　甘草③　　生姜各三两
大枣十枚

上五味，㕮咀，以水七升，微火煮，取三升，去滓，适寒温，服一升，服已须

臾，啜稀热粥一升，以助药力，温覆令一时许，遍身漐漐微似有汗者，益佳，不可令如水流漓，病必不除。若一服汗出病差，停后服。

下利三部脉皆平，按之心下坚者，急下之，宜大承气汤。下利脉迟而滑者，实也，利未欲止，急下之，宜大承气汤。下利脉反滑者，当有所去，下乃愈，宜大承气汤。下利已差，至其年月日时复发者，以病不尽故也，当下之，宜大承气汤。

下利有里虚脏脱者，亦有里实腑闭者，昔人所谓利者不利是也。按之心下坚，其证的矣。脉虽不实大，而亦未见微弱，自宜急下，使实去则利止，通因通用之法也。脉迟为寒，然与滑俱见，则不为寒而反为实，以中实有物，能阻其脉行之机也。夫利因实而致者，实不去则利不已，故宜急下。病已差而至其时复发者，陈积在脾也，脾主信，故按期复发，是当下之，令陈积去，则病本拔而愈。

大承气汤方见痉

下利谵语者，有燥屎也，小承气汤主之。

谵语者，胃实之征，为有燥屎也，与心下坚脉滑者大同。然前用大承气者，以因实而致利，去之惟恐不速也，此用小承气者，以病成而适实，攻之恐伤及其正也。

小承气汤方
大黄四两　枳实三枚　厚朴三两，炙
上三味，以水四升，煮取一升，煮取一升二合，去滓，分温二服，得利则止。

---

① 龙战于野，其血玄黄：《周易·坤》：上六，龙战于野，其血玄黄。此为阴阳相争之意。
② 晬：晬时，周时。即一个时辰。
③ 甘草：双白燕堂本甘草用二两。

下利便脓血者，桃花汤主之。

此治湿寒内淫，脏气不固，脓血不止者之法。赤石脂理血固脱，干姜温胃驱寒，粳米安中益气。崔氏去粳米加黄连、当归，用治热利，乃桃花汤之变法。

桃花汤方

赤石脂一斤，一半全用，一半筛末　干姜一两　粳米一升

上三味，以水七升，煮米熟去滓，温服七合，内赤石脂末方寸匕，日三服，若一服愈，余勿服。

热利下重者，白头翁汤主之。

此治湿热下注，及伤寒热邪入里作利者之法。白头翁汤苦以除湿，寒以胜热也。

白头翁汤方

白头翁　黄连　黄柏　秦皮各三两

上四味，以水七升，煮取三升，去滓，温服一升，不愈更服。

下利后更烦，按之心下濡者，为虚烦也，栀子豉汤主之。

下利后更烦者，热邪不从下减，而复上动也，按之心下濡，则中无阻滞可知，故曰虚烦。香豉、栀子能撤热而除烦，得吐则热从上出而愈，因其高而越之之意也。

栀子豉汤方

栀子十四枚，擘　香豉四合，绵裹

上二味，以水四升，先煮栀子，得二升半，内豉，煮取一升半，去滓，分二服，温进一服，得吐则愈。

下利清谷，里寒外热，汗出而厥，通脉四逆汤主之。

挟热下利者，久则必伤脾阴，中寒清谷者，甚则并伤肾阳。里寒外热，汗出而厥，有阴内盛而阳外亡之象。通脉四逆，即四逆加干姜一倍，所谓进而求阳，以收散亡之气也。

通脉四逆汤方

附子一枚，生用　干姜三两，强人可四两　甘草二两，炙

上三味，以水三升，煮取一升二合，去滓，分温再服。

下利肺痛，紫参汤主之。

赵氏曰：大肠与肺合，大抵肠中积聚，则肺气不行；肺有所积，大肠亦不固，二害互为病。大肠病而气塞于肺者痛，肺有积者亦痛，痛必通，用紫参通九窍，利大小肠，气通则痛愈，积去则利自止。喻氏曰：后人有疑此非仲景之方者，夫讵知肠胃有病，其所关全在肺气耶。程氏疑是腹痛，本草云：紫参治心腹积聚，寒热邪气。

紫参汤方

紫参半斤　甘草三两

上二味，以水五升，先煮紫参，取二升，内甘草，煮取一升半，分温三服。

气利，诃黎勒散主之。

气利，气与屎俱失也。诃黎勒涩肠而利气，粥饮安中益肠胃，顿服者，补下治下制以急也。

诃黎勒散方

诃黎勒十枚，煨

上一味，为散，粥饮和顿服。

附方
《千金翼》小承气汤　治大便不通，哕，数谵语。方见上

《外台》黄芩汤　治干呕下利。此与

前黄芩加半夏生姜汤治同，而无芍药、甘草、生姜、有人参、桂枝、干姜，则温里益气之意居多，凡中寒气少者，可于此取法焉。其小承气汤，即前下利谵语有燥屎之法，虽不赘可也。

黄芩 人参 干姜各三两 桂枝一两 大枣十二枚 半夏半升

上六味，以水七升，煮取三升，温分三服。

疮痈肠痈浸淫病脉证并治第十八

诸浮数脉，应当发热，而反洒淅恶寒，若有痛处，当发其痈。师曰：诸痈肿，欲知有脓无脓，以手掩肿上，热者为有脓，不热者为无脓。

浮、数脉皆阳也，阳当发热，而反洒淅恶寒者，卫气有所遏而不出也。夫卫主行荣气者也，而荣过实者，反能阻遏其卫。若有痛处，则荣之实者已兆，故曰当发其痈。痈肿之候，脓不成，则毒不化，而毒不聚，则脓必不成。故以手掩其肿上，热者毒已聚，则有脓，不热者毒不聚，则无脓也。

肠痈之为病，其身甲错，腹皮急，按之濡，如肿状，腹无积聚，身无热，脉数，此为肠内有痈脓，薏苡附子败酱散主之。

甲错，肌皮干起，如鳞甲之交错，由荣滞于中，故血燥于外也。腹皮急，按之濡，气虽外鼓，而病不在皮间也。积聚为肿胀之根，脉数为身热之候，今腹如肿状而中无积聚，身不发热而脉反见数，非肠内有痈，荣郁成热而何。薏苡破毒肿，利肠胃为君，败酱一名苦菜，治暴热火疮，排脓破血为臣，附子则假其辛热，以行郁

滞之气尔。

薏苡附子败酱散方

薏苡仁十分 附子二分 败酱五分

上三味，杵为散，取方寸匕，以水二升，煎减半，顿服，小便当下。

肿痈者，少腹肿痞，按之即痛如淋，小便自调，时时发热，自汗出，复恶寒。其脉迟紧者，脓未成，可下之，脉洪数者，脓已成，不可下也。大黄牡丹汤主之。

肿痈，疑即肠痈之在下者，盖前之痈在小肠，而此之痈在大肠也。大肠居小肠之下，逼处膀胱，致小腹肿痞，按之即痛如淋，而实非膀胱为害，故仍小便自调也。小肠为心之合，而气通于血脉，大肠为肺之合，而气通于皮毛，故彼脉数身无热，而此时时发热，自汗出，复恶寒也。脉迟紧者，邪暴遏而荣未变。云可下者，谓可下之令其消散也。脉洪数者，毒已聚而荣气腐。云不可下者，谓虽下之而亦不能消之也。大黄牡丹汤，肠痈已成未成，皆得主之，故曰：有脓当下，无脓当下血。

大黄牡丹汤方

大黄四两 牡丹一两 桃仁五十个 冬瓜仁半斤 芒硝三合

上五味，以水六升，煮取一升，去滓，内芒硝，再煎沸，顿服之，有脓当下，如无脓当下血。

问曰：寸口脉浮微而涩，法当亡血，若汗出。设不汗出者云何？曰：若身有疮，被刀斧所伤，亡血故也。

血与汗皆阴也，阴亡则血流不行，而气亦无辅，故脉浮微而涩也。经云：夺血者无汗，夺汗者无血。兹不汗出而身有疮，则知其被刀斧所伤而亡其血，与汗出

不止者，迹虽异而理则同也。

病金疮，王不留行散主之。

金疮，金刃所伤而成疮者，经脉斩绝，营卫沮驰，治之者必使经脉复行，营卫相贯而后已。王不留行散，则行气血和阴阳之良剂也。

王不留行散方

王不留行十分，八月八日采　蒴藋细叶十分，七月七日采　甘草十八分　桑东南根白皮十分，三月三日采　黄芩二分　川椒三分　厚朴二分　干姜二分　芍药二分

上九味，王不留行、蒴藋、桑皮三味，烧灰存性，各别杵筛，合治之为散，服方寸匕。小疮即粉之，大疮但服之，产后亦可服[1]。

排脓散方

枳实十六枚　芍药六分　桔梗二分

上三味，杵为散，取鸡子黄一枚，以药散与鸡黄相等，揉和令相得，饮和服之，日一服。

枳实苦寒，除热破滞为君，得芍药则通血，得桔梗则利气，而尤赖鸡子黄之甘润，以为排脓化毒之本也。

排脓汤方

甘草二两　桔梗三两　生姜一两　大枣十枚

上四味，以水三升，煮取一升，温服五合，日再服。此亦行气血和荣卫之剂。

浸淫疮，从口起流向四肢者可治，以四肢流来入口者不可治。浸淫疮，黄连粉主之。

浸淫疮，义如脏腑经络篇中。黄连粉方未见，大意以此为湿热浸淫之病，故取黄连一味为粉粉之，苦以燥湿，寒以除热也。

跌蹶手指臂肿转筋狐疝蛔虫病脉证治第十九

师曰：病跌蹶，其人但能前不能却[2]，刺腨入二寸，此太阳经伤也。

人身经络，阳明行身之前，太阳行身之后。太阳伤，故不能却也。太阳之脉，下贯腨内，刺之所以和，利其经脉也。腨，足肚也。

病人常以手指臂肿动，此人身体瞤瞤者，藜芦甘草汤主之。

湿痰凝滞关节则肿，风邪袭伤经络则动。手指臂肿动，身体瞤瞤者，风痰在膈，攻走肢体，陈无择所谓痰涎留在胸膈上下，变生诸病，手足项背，牵引钓痛，走易不定者是也。藜芦吐上膈风痰，甘草亦能取吐，方虽未见，然大略是涌剂耳李氏。

转筋之为病，其人臂脚直，脉上下行，微弦。转筋入腹者，鸡屎白散主之。

肝主筋，上应风气，肝病生风，则为转筋，其人臂脚直，脉上下行，微弦。经云：诸暴强直，皆属于风也。转筋入腹者，脾土虚而肝木乘之也。鸡为木畜，其屎反利脾气，故取治是病，且以类相求，则尤易入也。

鸡屎白散方

鸡屎白为散，取方寸匕，以水六合，和温服。

阴狐疝气者，偏有大小，时时上下，

---

[1] 可服：双白燕堂本此后有"如风寒，桑根勿取之，前三物阴干百日"。

[2] 却：退却，后退。

蜘蛛散主之。

阴狐疝气者，寒湿袭阴，而睾丸受病，或左或右，大小不同，或上或下，出没无时，故名狐疝。蜘蛛有毒，服之能令人利，合桂枝辛温入阴，而逐其寒湿之气也。

蜘蛛散方

蜘蛛十四枚，熬焦 桂枝半两

上二味，为散，取八分一匕，饮和服，日再，蜜丸亦可。

问曰：病腹痛有虫，其脉何以别之？师曰：腹中痛，其脉当沉若弦，反洪大，故有蛔虫。

腹痛脉多伏，阳气内闭也，或弦者，邪气入中也。若反洪大，则非正气与外邪为病，乃蛔动而气厥也，然必兼有吐涎心痛等症，如下条所云，乃无疑耳。

蛔虫之为病，令人吐涎心痛，发作有时，毒药不止者，甘草粉蜜汤主之。

吐涎，吐出清水也。心痛，痛如咬啮，时时上下是也。发作有时者，蛔饱而静，则痛立止，蛔饥求食，则痛复发也。毒药，即锡粉、雷丸等杀虫之药。毒药者，折之以其所恶也。甘草粉蜜汤者，诱之以其所喜也。白粉即铅白粉，能杀三虫，而杂于甘草、白蜜之中，诱使虫食，甘味既尽，毒性施发，而虫患乃除，此医药之变诈也。

甘草粉蜜汤方

甘草二两 白粉一两 白蜜四两

上三味，以水三升，先煮甘草，取二升，去滓，内粉、蜜，搅令和，煎如薄粥，温服一升，差即止。

蛔厥者，当吐蛔，令病者静而复时烦，此为脏寒，蛔上入其膈，故烦，须臾复止，得食而呕，又烦者，蛔闻食臭出，其人当自吐蛔。蛔厥者，乌梅丸主之。

蛔厥，蛔动而厥，心痛吐涎，手足冷也。蛔动而上逆，则当吐蛔，蛔暂安而复动，则病亦静而复时烦也。然蛔之所以时安而时上者，何也？虫性喜温，脏寒则虫不安而上膈，虫喜得食，脏虚则蛔复上而求食。故以人参、姜、附之属，益虚温胃为主，而以乌梅、椒、连之属，苦酸辛气味，以折其上入之势也。

乌梅丸方

乌梅三百个 细辛六两 干姜十两 黄连一斤 当归 川椒各四两 附子炮 桂枝 人参 黄柏各六两

上十味，异捣筛，合治之，以苦酒渍乌梅一宿，去核，蒸之五升米下，饭熟，捣成泥，和药令相得，内臼中，与蜜杵二千下，丸如梧子大，先食饮服十丸，日三服，稍增至二十丸，禁生冷滑臭等食[①]。

妇人妊娠病脉证治第二十

师曰：妇人得平脉，阴脉小弱，其人渴，不能食，无寒热，名妊娠，桂枝汤主之。于法六十日当有此证，设有医治逆者，却一月加吐下者，则绝之。

平脉，脉无病也，即《内经》身有病而无邪脉之意。阴脉小弱者，初时胎气未盛，而阴方受蚀，故阴脉比阳脉小弱。至三、四月经血久畜，阴脉始强，《内经》所谓手少阴脉动者，妊子，《千金》所谓三月尺脉数是也。其人渴，妊子者内多热也，一作呕亦通。今妊妇二三月，往往恶阻不能食是也。无寒热者，无邪气也。夫脉无故而身有病，而又非寒热邪气，则无可施治，惟宜桂枝汤和调阴阳而已。徐氏

---

① 食：双白燕堂本作"物"。

云：桂枝汤外证得之，为解肌和荣卫，内证得之，为化气调阴阳也。六十日当有此证者，谓妊娠两月，正当恶阻之时，设不知而妄治，则病气反增，正气反损，而呕泻有加矣。绝之谓禁绝其医药也。娄全善云：尝治一二妇恶阻病吐，前医愈治愈吐，因思仲景绝之之旨，以炒糯米汤代茶，止药月余渐安。

妇人宿有癥病，经断未及三月，而得漏下不止，胎动在脐上者，此为癥痼害。妊娠六月动者，前三月经水利时，胎也。下血者，后断三月衃也。所以血不止者，其癥不去故也，当下其癥，桂枝茯苓丸主之。

癥，旧血所积，为宿病也。癥痼害者，宿病之气，害其胎气也。于法妊娠六月，其胎当动，今未三月，胎不当动而忽动者，特以癥痼害之之故。是六月动者胎之常，三月动者胎之变也。夫癥病之人，其经月当不利，经不利，则不受胎。兹前三月经水适利，胞宫净而胎可结矣。胎结故经断不复下，乃未三月而衃血仍下，亦以癥痼害之之故。是血留养胎者其常，血下不止者其变也。要之，其癥不去，则血必不守，血不守，则胎终不安，故曰当下其癥。桂枝茯苓丸，下癥之力，颇轻且缓，盖恐峻厉之药，将并伤其胎气也。

桂枝茯苓丸方

桂枝　茯苓　丹皮　桃仁去皮尖，熬　芍药各等分

上五味，末之，炼蜜丸如兔屎大，每日食前服一丸，不知，加至三丸。

妇人怀妊六七月，脉弦发热，其胎愈胀，腹痛恶寒，少腹如扇，所以然者，子脏开故也，当以附子汤温其脏。

脉弦发热，有似表邪，而乃身不痛而腹反痛，背不恶寒而腹反恶寒，甚至少腹阵阵作冷，若或扇之者然，所以然者，子脏开不能合，而风冷之气乘之也。夫脏开风入，其阴内胜，则其脉弦为阴气，而发热且为格阳矣。胎胀者，胎热则消，寒则胀也。附子汤方未见，然温里散寒之意，概可推矣。

师曰：妇人有漏下者，有半产后因续下血都不绝者，有妊娠下血者，假令妊娠腹中痛为胞阻，胶艾汤主之。

妇人经水淋沥，及胎产前后下血不止者，皆冲任脉虚，而阴气不能守也，是惟胶艾汤为能补而固之，中有芎、归能于血中行气，艾叶利阴气，止痛安胎，故亦治妊娠胞阻。胞阻者，胞脉阻滞，血少而气不行也。

胶艾汤方

干地黄六两　川芎　阿胶　甘草各二两　艾叶　当归各三两　芍药四两

上七味，以水五升，清酒三升，合煮取三升，去滓，内胶令消尽，温服一升，日三服，不差更作。

妇人怀妊，腹中疞痛，当归芍药散主之。

按《说文》"疞"音绞，腹中急也，乃血不足，而水反侵之也。血不足而水侵，则胎失其所养，而反得其所害矣，腹中能无疞痛乎？芎、归、芍药，益血之虚，苓、术、泽泻，除水之气。赵氏曰：此因脾土为木邪所客，谷气不举，湿气下流，搏于阴血而痛，故用芍药多他药数倍，以泻肝木。亦通。

当归芍药散方

当归　川芎各三两　芍药一斤　茯苓　白术各四两　泽泻半斤

上六味，杵为散，取方寸匕，酒和，

日三服。

妊娠呕吐不止，干姜人参半夏丸主之。

此益虚温胃之法，为妊娠中虚而有寒饮者设也。夫阳明之脉，顺而下行者也，有寒则逆，有热亦逆，逆则饮必从之，而妊娠之体，精凝血聚，每多蕴而成热者矣。按《外台》方，青竹茹、橘皮、半夏各五两，生姜、茯苓各四两，麦冬、人参各三两，为治胃热气逆呕吐之法，可补仲景之未备也。

干姜人参半夏丸方

干姜 人参各一两 半夏二两

上三味，末之，以生姜汁糊为丸梧子大，饮服十丸，日三服。

妊娠小便难，饮食如故，当归贝母苦参丸主之。

小便难而饮食如故，则病不由中焦出，而又无腹满身重等证，则更非水气不行，知其血虚热郁，而津液涩少也。本草当归补女子诸不足，苦参入阴利窍除伏热，贝母能疗郁结，兼清水液之源也。

当归贝母苦参丸方

当归 贝母 苦参各四两

上三味，末之，炼蜜丸如小豆大，饮服三丸，加至十丸。

妊娠有水气，身重，小便不利，洒淅恶寒，起即头眩，葵子茯苓散主之。

妊娠小便不利，与上条同，因身重恶寒头眩，则全是水气为病，视虚热液少者，霄壤悬殊矣。葵子、茯苓滑窍行水，水气既行，不淫肌体，身不重矣，不侵卫阳，不恶寒矣，不犯清道，不头眩矣。经曰：有者求之，无者求之，盛虚之变，不可不审也。

葵子茯苓散方

葵子一升 茯苓三两

上二味，杵为散，饮服方寸匕，日二服，小便利则愈。

妇人妊娠，宜常服当归散主之。

妊娠之后，最虑湿热伤动胎气，故于芎、归、芍药养血之中，用白术除湿，黄芩除热，丹溪称黄芩、白术为安胎之圣药，夫芩、术非能安胎者，去其湿热而胎自安耳。

当归散方

当归 黄芩 芍药 川芎各一斤 白术半斤

上五味，杵为散，酒服方寸匕，日再服，妊娠常服即易产，胎无疾苦，产后百病悉主之。

妊娠养胎，白术散主之。

妊娠伤胎，有因湿热者，亦有因湿寒者，随人脏气之阴阳而各异也。当归散正治湿热之剂，白术散白术、牡蛎燥湿，川芎温血，蜀椒去寒，则正治湿寒之剂也。仲景并列于此，其所以诏示后人者深矣。

白术散方

白术 川芎 蜀椒去汗 牡蛎各三分

上四味，杵为散，酒服一钱匕，日三服，夜一服。但苦痛加芍药；心下毒痛，倍加芎䓖；心烦吐痛，不能食饮，加细辛一两①，半夏大者二十枚服之，后更以醋浆水服之；若呕，以醋浆水服之；复不解者，小麦汁服之；已后渴者，大麦粥服之。病虽愈，服之勿置。

---

① 一两：按白术散原方四药都只用三分，而方后加减中细辛用一两，及后半夏用大者二十枚，轻重悬殊如此，疑有误，待考。

妇人伤胎怀身，腹满不得小便，从腰以下重，如有水状，怀身七月，太阴当养不养，此心气实，当刺写① 劳宫及关元，小便微利则愈。

伤胎，胎伤而病也。腹满不得小便，从腰以下重，如有水气，而实非水也。所以然者，心气实故也。心，君火也，为肺所畏，而妊娠七月，肺当养胎，心气实则肺不敢降，而胎失其养，所谓太阴当养不养也。夫肺主气化者也，肺不养胎，则胞中之气化阻，而水乃不行矣，腹满便难身重职是② 故也。是不可治其肺，当刺劳宫以写心气，刺关元以行水气，使小便微利，则心气降，心降而肺自行矣。劳宫，心之穴，关元，肾之穴。

妇人产后病脉证治第二十一

问曰：新产妇人有三病，一者病痉，二者病郁冒，三者大便难，何谓也？师曰：新产血虚多汗出，喜中风，故令病痉，亡血复汗，寒多，故令郁冒，亡津液胃燥，故大便难。

痉，筋病也，血虚汗出，筋脉失养，风入而益其劲也。郁冒，神病也，亡阴血虚，阳气遂厥，而寒复郁之，则头眩而目瞀也。大便难者，液病也，胃藏津液而渗灌诸阳，亡津液胃燥，则大肠失其润而便难也。三者不同，其为亡血伤津则一，故皆为产后所有之病。

产妇郁冒，其脉微弱，呕不能食，大便反坚，但头汗出，所以然者，血虚而厥，厥而必冒。冒家欲解，必大汗出。以血虚下厥，孤阳上出，故头汗出。所以产妇喜汗出者，亡阴血虚，阳气独盛，故当汗出，阴阳乃复。大便坚，呕不能食，小柴胡汤主之。

郁冒虽有客邪，而其本则为里虚，故其脉微弱也。呕不能食，大便反坚，但头汗出，津气上行而不下逮之象，所以然者，亡阴血虚，孤阳上厥，而津气从之也。厥者必冒，冒家欲解，必大汗出者，阴阳乍离，故厥而冒，及阴阳复通，汗乃大出而解也。产妇新虚，不宜多汗，而此反喜汗出者，血去阴虚，阳受邪气而独盛，汗出则邪去，阳弱而后与阴相和，所谓损阳而就阴是也。小柴胡主之者，以邪气不可不散，而正虚不可不顾，惟此法为能解散客邪，而和利阴阳耳。

小柴胡汤方见呕吐

病解能食，七八日更发热者，此为胃实，宜大承气汤主之。

病解能食，谓郁冒解而能受食也。至七八日更发热，此其病不在表而在里，不属虚而属实矣，是宜大承气以下里实。

大承气汤方见痉

产后腹中㽲痛，当归生姜羊肉汤主之，兼主腹中寒疝，虚劳不足。

产后腹中㽲痛，与妊娠腹中㽲痛不同，彼为血虚而湿扰于内，此为血虚而寒动于中也。当归、生姜温血散寒，孙思邈云：羊肉止痛利产妇。

当归生姜羊肉汤方见寒疝

产后腹痛，烦满不得卧，枳实芍药散主之。

产后腹痛，而至烦满不得卧，知血郁而成热，且下病而碍上也，与虚寒㽲痛不同矣。枳实烧令黑，能入血行滞，同芍药为和血止痛之剂也。

_____

① 写："泻"之借字。下同。
② 职是：因此。

枳实芍药散方

枳实烧令黑勿太过 芍药等分

上二味，杵为散，服方寸匕，日三服，并主痈脓，大麦粥下之。

师曰：产妇腹痛，法当以枳实芍药散，假令不愈者，此为腹中有瘀血着脐下，宜下瘀血汤主之，亦主经水不利。

腹痛服枳实芍药而不愈者，以有瘀在脐下，着而不去，是非攻坚破积之剂，不能除矣。大黄、桃仁、䗪虫，下血之力颇猛，用蜜丸者，缓其性不使骤发，恐伤上二焦也。酒煎顿服者，补下治上制以急，且去疾惟恐不尽也。

下瘀血汤方

大黄三两 桃仁二十个 䗪虫二十枚，去足熬

上三味，末之，炼蜜和为四丸，以酒一升煮一丸，取八合，顿服之，新血下如豚肝。

产后七八日，无太阳证，少腹坚痛，此恶露不尽，不大便，烦躁发热，切脉微实，更倍发热，日晡时烦躁者，不食，食则谵语，至夜即愈，宜大承气汤主之，热在里，结在膀胱也。

无太阳证者，无头痛恶寒之表证也。产后七八日，少腹坚痛，恶露不尽，但宜行血去瘀而已。然不大便，烦躁，发热，脉实，则胃之实也。日晡为阳明旺时，而烦躁甚于他时，又胃热之验也。食气入胃，长气于阳，食入而助胃之热则谵语，至夜阳明气衰而谵语愈，又胃热之验也。故曰：热在里，结在膀胱。里即阳明，膀胱即少腹，盖谓不独血结于下，而亦热聚于中也。若但治其血而遗其胃，则血虽去而热不除，即血亦未必能去，而大承气汤中，大黄、枳实均为血药，仲景取之者，盖将一举而两得之欤。

产后风，续续数十日不解，头微痛，恶寒，时时有热，心下闷，干呕汗出，虽久，阳旦证续在者，可与阳旦汤。

产后中风，至数十日之久，而头痛寒热等证不解，是未可卜度[①] 其虚，而不与解之散之也。阳旦汤治伤寒太阳中风挟热者，此风久而热续在者，亦宜以此治之。夫审证用药，不拘日数，表里既分，汗下斯判。上条里热成实，虽产后七八日，与大承气而不伤于峻，此条表邪不解，虽数十日之久，与阳旦汤而不虑其散，非通于权变者，未足以语此也。

阳旦汤方 即桂枝汤加黄芩

产后中风，发热面正赤，喘而头痛，竹叶汤主之。

此产后表有邪而里适虚之证，若攻其表，则气浮易脱，若补其里，则表多不服。竹叶汤用竹叶、葛根、桂枝、防风、桔梗解外之风热，人参、附子固里之脱，甘草、姜、枣以调阴阳之气，而使其平，乃表里兼济之法。凡风热外淫，而里气不固者，宜于此取则焉。

竹叶汤方

竹叶一把 葛根三两 防风 桔梗 桂枝 人参 甘草各一两 附子一枚，炮 生姜五两 大枣十五枚。

上十味，以水一斗，煮取二升半，分温三服，覆使汗出。头项强，用大附子一枚，破之如豆大，前药扬去沫。呕者加半夏半升洗。

妇人乳中虚，烦乱呕逆，安中益气，竹皮大丸主之。

① 卜度：顾虑之意。

妇人乳中虚，烦乱呕逆者，乳子之时，气虚火胜，内乱而上逆也。竹茹、石膏、甘寒清胃，桂枝、甘草，辛甘化气，白薇性寒入阳明，治狂惑邪气，故曰安中益气。

竹皮大丸方

生竹茹　石膏各二分　桂枝　白薇各一分　甘草七分

上五味，末之，枣肉和丸弹子大，饮服一丸，日三夜二服，有热倍白薇，烦喘者加柏实一分。

产后下利虚极，白头翁加甘草阿胶汤主之。

伤寒热利下重者，白头翁汤主之，寒以胜热，苦以燥湿也。此亦热利下重，而当产后虚极，则加阿胶救阴，甘草补中生阳，且以缓连、柏之苦也。

白头翁加甘草阿胶汤方

白头翁　甘草　阿胶各二两　秦皮　黄连　柏皮各三两

上六味，以水七升，煮取二升半，内胶令消尽，分温三服。

附方

《千金》三物黄芩汤　治妇人在草蓐，自发露得风，四肢苦烦热，头痛者，与小柴胡汤，头不痛，但烦者，此汤主之。

黄芩一两　苦参二两　干地黄四两

上三味，以水六升，煮取二升，温服一升，多吐下虫。

此产后血虚风入而成热之证。地黄生血，苦参、黄芩除热也。若头痛者，风未全变为热，故宜柴胡解之。

《千金》内补当归建中汤　治妇人产后虚羸不足，腹中刺痛不止，吸吸少气，或苦少腹急，痛引腰背，不能食饮，产后一月。日得服四五剂为善，令人强壮宜。

当归四两　桂枝　生姜各三两　芍药六两　甘草二两　大枣十二枚

上六味，以水一斗，煮取三升，分温三服，一日令尽。若大虚加饴糖六两，汤成内之，于火上暖令饴消。若去血过多，崩伤内衄不止，加地黄六两、阿胶二两，合八味汤成，内阿胶。若无当归，以芎䓖代之，若无生姜，以干姜代之。

妇人杂病脉证并治第二十二

妇人中风，七八日续来寒热，发作有时，经水适断者，此为热入血室，其血必结，故使如疟状，发作有时，小柴胡汤主之。

中风七八日，寒热已止而续来，经水才行而适断者，知非风寒重感，乃热邪与血俱结于血室也。热与血结，攻其血则热亦去，然虽结而寒热如疟，则邪既留连于血室，而亦侵淫于经络。设攻其血，血虽去，邪必不尽，且恐血去而邪得乘虚尽入也。仲景单用小柴胡汤，不杂血药一味，意谓热邪解而乍结之血自行耳。

妇人伤寒发热，经水适来，昼日明了，暮则谵语，如见鬼状者，此为热入血室，治之无犯胃气及上二焦，必自愈。

伤寒发汗过多者，邪气离表则入阳明，经水适来者，邪气离表则入血室，盖虚则易入，亦惟虚者受也。昼日明了，暮则谵语者，血为阴，暮亦为阴，阴邪遇阴乃发也。然热虽入而血不结，其邪必将自解。治之者但无犯胃气及上二焦阳气而已。仲景盖恐人误以发热为表邪未解，或以谵语为阳明胃实，而或攻之或汗之也。

妇人中风，发热恶寒，经水适来，得

之七八日，热除脉迟身凉和。胸胁满如结胸状，谵语者，此为热入血室也，当刺期门，随其实而取之。

热除脉迟身凉和而谵语者，病去表而之里也。血室者，冲任之脉，肝实主之。肝之脉布胁肋，上贯膈，其支者复从肝别上膈，注于肺。血行室空，热邪独胜，则不特入于其官，而亦得游其部，是以胸胁满如结胸状。许叔微云：邪气畜血，并归肝经，聚于膻中，结于乳下，以手触之则痛，非汤剂可及，故当刺期门。期门，肝之募，随其实而取之者，随其结之微甚，刺而取之也。

阳明病，下血谵语者，此为热入血室，但头汗出，当刺期门，随其实而泻之，濈然汗出者愈。

阳明之热，从气而之血，袭入胞官，即下血而谵语。盖冲任之脉，并阳明之经，不必乘经水之来，而后热得入之，故彼为血去而热入，此为热入而血下也。但头汗出者，阳通而闭在阴也，此虽阳明之热，而传入血室，则仍属肝家，故亦当刺期门以泻其实，刺已，周身濈然汗出，则阴之闭才亦通，故愈。

妇人咽中有炙脔，半夏厚朴汤主之。

此凝痰结气，阻塞咽嗌之间，《千金》所谓咽中贴贴，如有炙肉，吞不下，吐不出者是也。半夏、厚朴、生姜辛以散结，苦以降逆，茯苓佐半夏利痰气，紫苏芳香，入肺以宣其气也。

半夏厚朴汤方

半夏一升 厚朴三两 茯苓四两 生姜五两 苏叶二两

上五味，以水一斗，煮取四升，分温四服，日三夜一服。

妇人脏躁，喜悲伤欲哭，象如神灵所作，数欠伸，甘麦大枣汤主之。

脏躁，沈氏所谓子宫血虚，受风化热者是也。血虚脏躁，则内火扰而神不宁，悲伤欲哭，如有神灵，而实为虚病。前五脏风寒积聚篇所谓邪哭使魂魄不安者，血气少而属于心也。数欠伸者，经云：肾为欠、为嚏，又肾病者，善伸数欠颜黑，盖五志生火，动必关心，脏阴既伤，穷必及肾也。小麦为肝之谷，而善养心气，甘草、大枣甘润生阴，所以滋脏气而止其躁也。

甘麦大枣汤方

甘草三两 小麦一升 大枣十枚

上三味，以水六升，煮取三升，分温三服，亦补脾气。

妇人吐涎沫，医反下之，心下即痞，当先治其吐涎沫，小青龙汤主之。涎沫止，乃治痞，泻心汤主之。

吐涎沫，上焦有寒也，不与温散而反下之，则寒内入而成痞，如伤寒下早例也。然虽痞而犹吐涎沫，则上寒未已，不可治痞，当先治其上寒，而后治其中痞，亦如伤寒例，表解乃可攻痞也。

小青龙汤方见肺痈
泻心汤方见惊悸

妇人之病，因虚、积冷、结气，为诸经水断绝，至有历年，血寒积结，胞门寒伤，经络凝坚。在上呕吐涎唾，久成肺痈，形体损分。在中盘结，绕脐寒疝，或两胁疼痛，与脏相连，或结热中，痛在关元，脉数无疮，肌若鱼鳞，时著男子，非止女身。在下来多，经候不匀，令阴掣痛，少腹恶寒，或引腰脊，下根气街，气冲急痛，膝胫疼烦，奄忽眩冒，状如厥癫，或有忧惨，悲伤多嗔，此皆带下，非有鬼神。久则羸瘦，脉虚多寒，三十六病，千变万端，审脉阴阳，虚实紧弦，行其针药，治危得安。其虽同病，脉各异源，子当辨记，勿谓不然。

此言妇人之病，其因约有三端：曰虚，曰冷，曰结气。盖血脉贵充悦，而地道喜温和，生气欲条达也。否则血寒经绝，胞门闭而经络阻矣。而其变证，则有在上在中在下之异。在上者，肺胃受之，为呕吐涎唾，为肺痈，为形体消损，病自下而至上，从炎上之化也。在中者，肝脾受之，或寒疝绕脐，或胁痛连脏，此病为阴。或结热中，痛在关元；或脉数肌干，甚则并着男子，此病为热中，为阴阳之交，故或从寒化，或从热化也。在下者，肾脏受之，为经脱不匀，为阴中掣痛，少腹恶寒，或上引腰脊，下根气街，及膝胫疼痛。肾脏为阴之部，而冲脉与少阴之大络，并起于肾故也。甚则奄忽眩冒，状如厥癫，所谓阴病者，下行极而上也。或有忧惨悲嗔，状如鬼神者，病在阴，则多怒及悲愁不乐也，而统之曰此皆带下。带下者，带脉之下，古人列经脉为病，凡三十六种，皆谓之带下病，非今人所谓赤白带下。至其阴阳虚实之机，针药安危之故，苟非医者辨之有素，乌能施之而无误耶。三十六病者，十二癥、九痛、七害、五伤、三痼也。

问曰：妇人年五十所，病下利数十日不止，暮即发热，少腹里急，腹满，手掌烦热，唇口干燥，何也？师曰：此病属带下。何以故？曾经半产，瘀血在少腹不去。何以知之？其证唇口干燥，故知之。当以温经汤主之。

妇人年五十所，天癸已断而病下利，似非因经所致矣，不知少腹旧有积血，欲行而未得遽行，欲止而不能竟止，于是下利窘急，至数十日不止。暮即不热者，血

结在阴，阳气至暮不得入于阴，而反浮于外也。少腹里急腹满者，血结在阴，阳气至莫不得入于阴，而反浮于外也。少腹里急腹满者，血积不行，亦阴寒在下也。手掌烦热，病在阴，掌亦阴也。唇口干燥，血内瘀者不外荣也，此为瘀血作利，不必治利，但去其瘀而利自止。吴茱萸、桂枝、丹皮入血散寒而行其瘀，芎、归、芍药、麦冬、阿胶以生新血，人参、甘草、姜、夏以正脾气，盖瘀久者荣必衰，下多者脾必伤也。

温经汤方

吴茱萸三两 当归 芎䓖 芍药 人参 桂枝 阿胶 丹皮 生姜 甘草各二两 半夏半升 麦冬一升

上十二味，以水一斗，煮取三升，分温三服。亦主妇人少腹寒，久不受胎，兼治崩中去血，或月水来过多，乃至期不来。

带下，经水不利，少腹满痛，经一月再见者，土瓜根散主之。

妇人经脉流畅，应期而至，血满则下，血尽复生，如月盈则亏，月晦复朏①也。惟其不利，则畜泄失常，似通非通，欲止不止，经一月而再见矣。少腹满痛，不利之验也。土瓜根主内痹瘀血月闭，䗪虫蠕动逐血，桂枝、芍药行荣气而正经脉也。

土瓜根散方

土瓜根 芍药 桂枝 䗪虫各三分
上四味，杵为散，酒服方寸匕，日三服。

寸口脉弦而大，弦则为减，大则为芤，减则为寒，芤则为虚，寒虚相搏，此

---

① 朏（fěi音匪）：月初生光。

名为革，妇人则半产漏下，旋覆花汤主之。

本文已见虚劳篇中，此去男子亡血亡精句，而益之曰旋覆花汤主之，盖专为妇人立法也。详本草旋覆花治结气，去五脏间寒热，通血脉。葱主寒热，除肝邪。绛帛入肝理血，殊与虚寒之旨不合。然而肝以阴脏而舍少阳之气，以生化为事，以流行为用，是以虚不可补，解其郁聚，即所以补。寒不可温，行其血气，即所以温。固不可专补其血，以伤其气，亦非必先散结聚，而后温补，如赵氏、魏氏之说也。

旋覆花汤方

旋覆花三两 葱十四茎 新绛少许

上三味，以水三升，煮取一升，顿服之。

妇人陷经，漏下黑不解，胶姜汤主之。

陷经，下而不止之谓。黑则因寒而色瘀也。胶姜汤方未见，然补虚温里止漏，阿胶、干姜二物已足。林亿云：恐是胶艾汤。按《千金》胶艾汤有干姜，似可取用。

妇人少腹满如敦状，小便微难而不渴，生后者，此为水与血俱结在血室也，大黄甘遂汤主之。

敦，音对。按《周礼》注：槃以盛血，敦以盛食，盖古器也。少腹满如敦状者，言少腹有形高起，如敦之状，与《内经》胁下大如覆杯之文略同。小便难，病不独在血矣。不渴，知非上焦气热不化。生后即产后，产后得此，乃是水血并结，而病属下焦也。故以大黄下血甘遂逐水，加阿胶者，所以去瘀浊而兼安养也。

大黄甘遂汤方

大黄四两 甘遂 阿胶各二两

上三味，以水三升，煮取一升，顿服，其血当下。

妇人经水不利下，抵当汤主之。

经水不利下者，经脉闭塞而不下，比前条下而不利者有别矣。故彼兼和利，而此专攻逐也。然必审其脉证并实而后和之。不然，妇人经闭，多有血枯脉绝者矣。虽养冲任，犹恐不至，而可强责之哉。

抵当汤方

水蛭熬 虻虫熬，各三十[①] 桃仁二十[②] 大黄三两，酒浸

上四味，为末，水五升，煮取三升，去滓，温服一升。

妇人经水闭不利，脏坚癖不止，中有干血，下白物，矾石丸主之。

脏坚癖不止者，子脏干血，坚凝成癖而不去也。干血不去，则新血不荣，而经闭不利矣。由是蓄泄不时，胞宫生湿，湿复生热，所积之血，转为湿热所腐，而成白物，时时自下，是宜先去其脏之湿热。矾石却水除热，合杏仁破结润干血也。

矾石丸方

矾石三分，烧 杏仁一分

上二味，末之，炼蜜丸枣核大，内脏中，剧者再内之。

妇人六十二种风，腹中血气刺痛，红蓝花酒主之。

妇人经尽产后，风邪最易袭入腹中，与血气相搏而作刺痛。刺痛，痛如刺也。六十二种病未详。红蓝花苦辛温，活血止痛，得酒尤良。不更用风药者，血行而风

---

① 三十：按"十"后疑脱"枚"字。
② 二十：按"十"后疑脱"枚"字。

自去耳。

红蓝花酒方

红蓝花一两

上一味，酒一大升，煎减半，顿服一半，未止再服。

妇人腹中诸疾痛，当归芍药散主之。

妇人以血为主，而血以中气为主。中气者，土气也。土燥不生物，土湿亦不生物。芎、归、芍药滋其血，苓、术、泽泻治其湿，燥湿得宜，而土能生物，疾痛并蠲矣。

当归芍药散方　见妊娠

妇人腹中痛，小建中汤主之。

营不足则脉急，卫不足则里寒，虚寒里急，腹中则痛，是必以甘药补中缓急为主，而合辛以生阳，合酸以生阴，阴阳和而营卫行，何腹痛之有哉。

小建中汤方　见虚劳

问曰：妇人病饮食如故，烦热不得卧，而反倚息者，何也？师曰：此名转胞，不得溺也，以胞系了戾，故致此病，肾气丸主之。

饮食如故，病不由中焦也。了戾与缭戾同，胞系缭戾而不顺，则胞为之转，胞转则不得溺也。由是下气上逆而倚息，上气不能下通而烦热不得卧。治以肾气[①]者，下焦之气肾主之，肾气得理，庶缭者顺，戾者平，而闭乃通耳。

肾气丸方

干地黄八两　山药　山茱萸各四两　泽泻　丹皮　茯苓各三两　桂枝　附子炮，各一两。

上八味，末之，炼蜜和丸梧子大，酒下十五丸，加至二十丸，日再服。

妇人阴寒，温阴中，坐药蛇床子散主之。

阴寒，阴中寒也。寒则生湿，蛇床子温以去寒，合白粉燥以除湿也。此病在阴中而不关脏腑，故但内药阴中自愈。

蛇床子散方

蛇床子

上一味，末之，以白粉少许，和合相得，如枣大，绵裹内之，自然温。

少阴脉滑而数者，阴中即生疮，阴中蚀疮烂者，狼牙汤洗之。

脉滑者湿也，脉数者热也，湿热相合，而系在少阴，故阴中即生疮，甚则蚀烂不已。狼牙味酸苦，除邪热气，疥瘙恶疮，去白虫，故取治是病。

狼牙汤方

狼牙三两

上一味，以水四升，煮取半升，以绵缠筋如茧，浸汤沥阴中，日四遍。

胃气下泄，阴吹而正喧，此谷气之实也，膏发煎主之。

阴吹，阴中出声，如大便失气之状，连续不绝，故曰正喧。谷气实者，大便结而不通，是以阳明下行之气，不得从其故道，而乃别走旁窍也。猪膏发煎润导大便，便通，气自归矣。

膏发煎发　见黄瘅

小儿疳虫蚀齿方

雄黄　葶苈

上二味，末之，取腊月猪脂熔，以槐枝绵裹头四五枚，点药烙之。

---

① 肾气："气"后疑脱"丸"字。

金　匮　翼

清·尤在泾　著

孙中堂　魏　平
欧阳斌　马德发　校注

徐　序

　　《伤寒》而外，《金匮》一书，又杂症之大法门也。吾吴尤在泾先生，学术渊深，天机敏妙。尝以其吟咏自得之余，究心《灵》、《素》。有《金匮心典集注》、《北田读书录》行世。又出其生平见闻，所以羽翼金匮者，条分缕晰①，列为八卷。祖述仲景遗意，荟萃各家之说，参以论断，所谓广长舌大法轮，可想见先生济世婆心矣。余生也晚，不获亲炙先生讨论精奥，读其书如见其人焉。闻诸故老云，先生键户著书，绝意荣利，一时名宿如方东华、顾秀野、沈归愚、李客山诸君，相与结城南之社。其诗采入《国朝别裁集》，为时所诵习者已久。晚年为人治病多奇中，盖历数十年精意研殚，宜其神妙莫测。是书余得之及门平舟沈子，复于星门陈子处借校，讹正缺补，名之曰《金匮翼》，窃仿《伤寒附翼》之义。夫科举之学，揣摩家犹曰中式，况于病乎。则是书为金匮羽翼，而先生为仲圣功臣矣。是为序。

　　　　　　　　嘉庆十有八年癸酉三月长洲后学徐锦书于心太平轩

---

① 晰：文瑞楼本作"析"。

柏　序

　　闻之著书难，选书尤难，医理之难知也。其书汗牛充栋，欲别赝存真，如披沙拣金。览之博，尤贵择之精。吾乡尤在泾先生，通儒也，邃于医理，所著医书数种，已刻者早已家置一编，而治杂病一书，只存抄本。是书之必传于后，无庸赘述，独惜其未广所传也。吾宗淡安大兄，昔同游西畴夫子门，析疑赏奇，师深喜其好学。迄今积三十年，孜孜不倦。宜其乞方踵至，名动公卿。乃复虚怀若谷，虽盛暑晚归，余至必剪烛深淡也。尝出郭氏《伤寒论补亡》、尤氏《杂病》两书，正讹补缺，相与商榷者久之。今尤氏书校刊已成，促其先付剞劂，名之曰《金匮翼》。尤氏固为仲圣功臣，而淡安亦属尤氏知己矣。是为序。

弟柏雪峰氏拜书

尤　序

余侄在泾，幼习儒业，长精于医。于古方书靡不毕贯，而治病处方，一以仲景为宗。即以其道活人，虑无以昭后世也，乃注仲景《金匮》，即世所传《金匮心典》是也。间又取杂病讨论之，集为八卷，详其证候，析其治法，表里虚实之辨，补泻温凉之用，开卷了然如指掌焉。呜呼！此道之难知也久矣。今睹是书，抑何其深切而著明也。惜其所注仲景《伤寒论》名《贯珠集》者，余不得而见之。然在泾不专以医名，其所为诗，必宗老杜，一如其医之必宗仲景云。

乾隆三十三年岁次戊子岳岩老人世辅书于虎丘圹之思永堂

金匮翼总目

目 录

卷 一

中 风

中风统论

中风之病，昔人有真类之分，盖以贼风邪气所中者为真，痰火食气所发者为类也。以愚观之，人之为病，有外感之风，亦有内生之风。而天人之气，恒相感召，真邪之动，往往相因。故无论贼风邪气从外来者，必先有肝风为之内应。即痰火食气从内发者，亦必有肝风为[①]之始基。设无肝风，亦只为他病已耳，宁有卒倒、偏枯、歪僻、牵引等症哉。经云：风气通于肝。又云：诸风掉眩，皆属于肝；诸湿肿满，皆属于脾；诸寒收引，皆属于肾。由此观之，则中风之病，其本在肝，犹中湿之属于脾，中寒之属于肾也。虽五脏各有中风之症，然风在他脏，则又显他脏之证矣。岂如今人之所谓有中风哉。而其为病，则有脏腑经络浅深之异。口眼歪斜，络病也，其邪浅而易治；手足不遂，身体重痛，经病也，邪差深矣，故多从倒仆后见之；卒中昏厥，语言错乱，腑病也，其邪为尤深矣。大抵倒仆之候，经腑皆能有之。其倒后神清识人者在经，神昏不识人者在腑耳。至于唇缓失音、耳聋目瞀、遗尿声鼾等症，则为中脏，病之最深者也。然其间经病兼腑者有之，脏病连经者有之，腑脏经络齐病者有之，要在临病详察

也。至于真邪虚实之故，治法通塞之宜，苟不预为讲求，何以应斯仓卒[②]哉。夫邪气所触者，邪风暴至，真气反陷经络腑脏，卒然不得贯通，不相维系。《内经》所谓：邪风之至，疾如风雨是也。脏邪所发者，脏气内虚，肝风独胜，卒然上攻九窍，旁溢四肢，如火之发，如泉之达，而不可骤止。肝象木而应风，而其气又暴故也。又邪气所触者，风自外来，其气多实。肝病所发者，风从内出，其气多虚。病虚者，气多脱。病实者，气多闭。脱者欲其收，不收则死；闭者欲其通，不通亦死。约言治要，盖有八法，兹用条列于后，神而明之，存乎其人耳。又五脏中风分治之方，余见古方庞杂失旨，不适于用，谨删正五方，并录出以备检用云。

卒中八法

夫医之治病，犹将之御敌，宰之治民也。御敌有法，奇正虚实，随机应变。不知法，则不足以御敌矣。治民有道，刑政教化，以时而施，不明道，则不足以临民矣。病有阴阳、表里、虚实、缓急之殊，医有寒、温、汗、下、补、泻、轻、重之异，不知此，则不足以临病矣。故立中风八法，以应仓卒之变。至于随证缓调，另详其法于后。盖病千变，药亦千变，凡病

---

① 为：底本原无。据文瑞楼本补。

② 卒：通"猝"。下同。

皆然，不独中风，余于此首言之者，亦一隅三反之意尔。

一曰开关

卒然口噤目张，两手握固，痰壅气塞，无门下药，此为闭证。闭则宜开，不开则死。搐鼻、揩齿、探吐，皆开法也。

白矾散《圣济》 治急中风，口闭涎上[①]，欲垂死者。

白矾二两，生 生姜一两，连皮捣，水二升，煎取一升二合

上二味，合研滤，分三服，旋旋灌之，须臾吐出痰毒，眼开风退，方可服诸汤散救治。

若气衰力弱，不宜吐之。

又方

白矾如拇指大一块为末 巴豆二粒去皮膜

上将二味，于新瓦上煅令焦赤为度，炼蜜丸芡实大，每用一丸，绵裹，放患人口中近喉处良久，吐痰立愈。一方加牙皂一钱，煅研取三分，吹入鼻中。

急救稀涎散《本事》 治中风涎潮，口噤气闭不通。

猪牙皂角四挺[②]，肥实不蛀者，去黑皮 晋矾光明者，一两

上为细末和匀，轻者半钱，重者一钱匕，温水调灌下，不大呕吐，但微微冷涎出一二升，便得醒，次缓缓调治，大服亦恐过伤人。孙兆方

胜金丸《本事》 治同前。

生薄荷半两 猪牙皂角二两，槌碎，水一升，二味同浸杵汁，慢火熬成膏 瓜蒂末 藜芦末各一两 朱砂半两，研

上将朱砂末一分，与二味末研匀，用膏子搜和，丸如龙眼大。以余朱砂为衣，温酒化一丸，甚者二丸，以吐为度。得吐即省，不省者不可治。

二曰固脱

猝然之候，但见目合、口开、遗尿、自汗者，无论有邪无邪，总属脱症。脱则宜固，急在元气也。元气固，然后可以图邪气。

参附汤

人参 制附子

用人参须倍于附子，或等分，不拘五钱或一两，酌宜用之，姜水煎服。有痰加竹沥。

三曰泄大邪

昔人谓南方无真中风病，多是痰火气虚所致，是以近世罕有议解散者。然其间贼风邪气，亦间有之。设遇此等，岂清热、益气、理痰所能愈哉。续命诸方，所以不可竟废也。俟大邪既泄，然后从而调之。

小续命汤 河间云：中风面加五色，有表症，脉浮而恶寒，拘急不仁，此中风也。宜以加减续命，随症治之。《古今录验》

麻黄 桂枝 杏仁 芍药 甘草 人参 川芎 防己 黄芩各一两 附子半两，制 防风一两半

上为粗末，每服五七钱，水一盏半，生姜五片，煎至一盏去滓，稍热服，食前。

加减法：无汗恶寒，加麻黄、防风、杏仁。有汗恶风，加桂枝、芍药、杏仁。无汗身热，不恶风，加葛根二两，桂枝、黄芩各依本方加一倍。有汗身热，不恶寒，加石膏、知母各二两，甘草一两。无汗身寒，加附子半两，干姜二两，甘草三两。有汗无热，加桂枝、附子、甘草，各

---

① 上：医学大成本作“止”
② 挺：医学大成本作“梗”。

依本方加一倍。肢节挛痛，或木不仁，加羌活四两，连翘六两。凡中风不审六经之加减，虽治之，不能去其病也。

戴氏加减法：多怒，加羚羊角。热而渴，去附子，加秦艽。恍惚错语，加茯神、远志。不得睡，加枣仁。不能言，加竹沥。神虚无力，去麻黄，加人参。

又云歧子加减见《准绳类方》

三化汤洁古　河间云：中风外有六经之形证，先以加减续命汤，随症汗之。内有便溺之阻膈，复以三化汤下之。

厚朴　枳实　大黄　羌活各等分。

上锉如麻豆大，每服三两，水三升，煎至一升半，终日服之，以微利为度。

经云：脾胃太过，则令人四肢不举。又曰：土太过则敦阜。阜，高也；敦，厚也。既厚而又高，则令除去。此真膏粱之疾，非肝肾经虚之候也。何以明之？经云：三阴三阳发病，为偏枯痿易。王注云：三阴不足，则发偏枯；三阳有余，则为痿易。易为变易常用，而痿弱无力也。其治宜三化汤，泻令气弱阳衰土平而愈。若脾虚，则四肢亦不用也。经云：土不及，则卑监。卑者，下也；监者，陷也，坑也。四肢皆禀气于胃，而不得至经，必因于脾，乃得禀也。今脾不能为胃行其津液，四肢不得禀水谷气，日以益衰，脉道不利，筋骨肌肉皆无气以生，故不用焉。其治则宜十全散，加减四物，去邪留正也。

按：续命、三化，并攻泄大邪之剂，人壮气实者宜之。若气弱无力者，不可用也。余故录《肘后》等方于后，以备参用。盖医者法必求备而用必极慎也。

《肘后》**紫方**　疗中风脊强，身痉如弓。

鸡屎二升　大豆一升　防风三两

水二升，先煮防风取三合汁。豆、鸡屎二味，熬令黄赤色，用酒二升，淋之去滓，然后入防风汁，和匀分再服，相去人行六七里，覆取汗避风。

荆芥散　治中风口噤，四肢搐搦，或角弓反张。

荆芥一味，略炒为末，酒服二钱。

贾似道云：此方出《曾公谈艺录》，前后用之甚验。其子名顺者，病此已革，服之立定，真再生丹也。

华佗愈风散　治妇人产后中风，口噤，手足瘈疭如角弓。或产后血晕，不省人事，四肢强直。或心眼倒筑，吐泻欲死者，亦只此一味，微妙为末，每服三钱，豆淋酒调服。或童子小便服之。口噤则抉齿灌下，药下如神。王贶《指迷方》，加当归等分，水煎服。

豆淋酒法

黑豆二升，熬令声绝。酒二升，纳铛中急搅，以绢滤取清，顿服取汗。

续命煮散　复营卫，却风邪。

桂枝七分　白芍　甘草　防风　独活　人参　熟地黄　当归　川芎　荆芥穗　细辛　干葛　远志去心　半夏各五分

上锉作一帖，入姜三片，水煎服。

四曰转大气

大气，不息之真气也。不转则息矣。故不特气厥类中，即真中风邪，亦以转气为先。经云：大气一转，邪气乃散。此之谓也。

八味顺气散严氏　凡患中风者，先服此顺养真气，次进治风药。

人参　白术　茯苓　陈皮　青皮　台州乌药　香白芷各一两　甘草半两

上㕮咀，每服三钱，水一盏，煎七分，温服。

匀气散《良方》　即顺风匀气散

白术　乌药一钱　人参　天麻各[①]一钱
沉香　青皮　白芷　木瓜　紫苏　甘草
各五分

上锉作一帖，姜三片，水煎服。

五曰逐痰涎

或因风而动痰，或因痰而致风，或邪
风多附顽痰，或痰病有如风病。是以掉摇
眩晕、倒仆昏迷等症，风固有之，痰亦能
然。要在有表无表、脉浮脉滑为辨耳。风
病兼治痰则可，痰病兼治风则不可。

涤痰汤　治中风痰迷心窍，舌强不能
言。

南星制　半夏泡七次，各二钱　枳实麸炒
茯苓各二钱　橘红一钱半　石菖蒲　人参各一
钱　竹茹七分

水一盏半，生姜五片，煎八分，食后
服。

清心散　治风痰不开。

薄荷　青黛　硼砂各二钱　牛黄　冰
片各三分

上为细末，先以蜜水洗舌，后以姜汁
擦舌，将药末蜜水调稀，搽舌本上。

六曰除热风

内风之气，多从热化，昔人所谓风从
火出者是也。是证不可治风，惟宜治热。
《内经》云：风淫于内，治以甘凉。《外
台》云：中风多从热起。宜先服竹沥汤。
河间云：热盛而生风。或热微风甚，即兼
治风也。或风微热甚，但治其热，即风亦
自消也。

竹沥汤　治热风，心中烦闷，言语謇
涩。

竹沥　荆沥各五合　生姜汁三合

上三味相和，温服三合，以酒调服
良。一方：竹沥、荆沥、梨汁各二合，陈
酱汁半合，相合，微煎一二沸，滤清，细

灌入口中。治中风不语，昏沉不识人。
一方：竹沥五合，人乳汁二合，三年陈酱
汁半合，三味相和，分三服。治热风，舌
强不得语，心神烦闷。一方：竹沥二升，
生葛汁一升，生姜汁三合，三味相和，温
分三服，日夜各一服。

地黄煎　治热风，心烦闷，及脾胃间
热，不下食。

生地汁　枸杞根汁各二升　生姜汁一升
酥三升　荆沥　竹沥各五升　栀子仁　大
黄各四两　茯苓六两　天冬　人参各八两

上先煎地黄等汁成膏，余五物为散，
内搅调，每服一匕，日再，渐加至三匕，
觉利减之。

七曰通窍隧

风邪中人，与痰气相搏，闭其经隧，
神暴昏、脉暴绝者，急与苏合、至宝之属
以通之。盖惟香药，为能达经隧、通神明
也。

苏合香丸

白术　朱砂研　乌犀角屑　青木香
香附　诃子煨取肉　白檀香各二两　龙脑研，
五钱　薰陆香　安息香另末，无灰酒一升，熬膏
苏合香油入安息香膏内，各一两　麝香研，七
钱半　沉香　丁香　荜拨各二两

上为细末，入研药匀，用安息香膏，
并炼白蜜和剂，每服旋丸，如梧桐子大。
清晨取井花水，温冷任意，化服四丸。温
酒亦得，空心服。

至宝丹方详《准绳》，兹不赘。

八曰灸腧穴

中风卒倒者，邪气暴加，真气反陷，
表里气不相通故也。灸之不特散邪，抑以
通表里之气。又真气暴虚，阳绝于里，阴
阳二气，不相维系，药石卒不能救者，亦

————

① 各：底本无。据文瑞楼本补。

惟灸法，为能通引绝阳之气也。

灸风中腑，手足不遂等症。

百会一穴在顶中央旋毛中陷，可容豆许。

发际是两耳前两穴。

肩髃二穴在肩端两骨间陷者宛宛中，举臂取之。

曲池二穴在肘外辅屈肘曲骨中，以手拱胸取之，横纹头陷中是。

风市二穴在膝外两筋间，平立舒下手着腿，当中指头尽处陷者宛宛中。

足三里二穴在膝眼下三寸，胻外廉两筋间。

绝骨二穴在足外踝上三寸，动脉中。

灸风中脏，气塞涎潮，不语昏危者，下火立效。百会一穴

大椎一穴一名百营，在项后第一椎上陷中。

风池二穴在颞颥后发际陷中。

肩井二穴在肩上陷解中，缺盆上大骨前一寸半，以三指按取之，当其中指下陷者中是。

曲池二穴

间使二穴在掌后三寸两筋间陷中。

足三里二穴

灸风中脉，口眼歪斜。

听会二穴在耳前陷中，张口得之，动脉应手。

颊车二穴在耳下八分。

地仓二穴在侠口吻旁四分，近下有脉微动者是。

凡喎向右者，为左边脉中风而缓也。宜灸左喎陷中二七壮，喎向左者，为右边脉中风而缓也。宜灸右喎陷中二七壮。艾炷大如麦粒，频频灸之，以取尽风气，口眼正为度。

灸中风卒厥、危急等症。

神阙任脉 用净盐炒干，纳脐中令满，上加厚姜三片盖之，灸百壮至五百壮，愈多愈妙。姜焦则易之。

丹田脐下三寸 气海脐下一寸五分 二穴俱连命门，为生气之海，经脉之本，灸之皆有大效。

凡灸法炷如苍耳大，必须大实。其艾又须大熟。初得风之时，当依此次第灸之，火下即定。《千金翼》云：愈风之法，火艾特有奇能，针石汤药，皆所不及也。

灸法：头面上炷艾，宜小不宜大，手足上乃可粗也。又须自上而下，不可先灸下，后灸上。

赵氏曰：口之喎，灸以地仓；目之斜，灸以承泣，苟不效，则灸人迎。夫气虚风实而为偏，上不得出，下不得泄，真气为风邪所陷，故宜灸。经云：陷下则灸之是也。

范子默记崇宁中，凡两中风，始则口眼歪斜，次则涎潮闭塞，左右共灸十二穴，得通气。十二穴者：听会、颊车、地仓、百会、肩髃、曲池、风市、足三里、绝骨、发际、大椎、风池也。依而用之，无不立效。

罗谦甫云：凡治风，莫如续命汤之类，然此可以扶持疾病。要收全功，必须艾火为良。

以上八法，不过约言治要耳，而风气善行数变，证状不一，兹更备举诸风，条列如下，学者习而通焉，则思过半矣。

拟五脏中风分治之方

新定肾风苁蓉丸

苁蓉 熟地 防风 虎骨 山药 牛膝各一两 黑豆 石斛 当归 独活各七钱半

蜜丸梧子大，每百丸，空腹食前酒下。

新定肺风人参汤

人参一两 麻黄八钱 羚羊角三钱 白藓皮三钱 防风一两 桔梗五钱 杏仁廿一粒 石膏七钱 甘草五钱

上为散，每服三钱，水煎去滓温服。

新定脾风白术汤

白术　白茯苓　防风　防己各七钱五分
人参　甘草各五钱　白芍　附子　麻黄
薏仁各一两

上锉如麻豆大，每服三钱，水煎，入生姜汁半分，同煎取七分，去滓，服无时，日三。

新定心风犀角丸

人参二两　犀角一两　远志　生地黄
天冬各五钱　石菖蒲五钱　赤箭五钱　紫石英
五钱　防风七钱　茯苓三两　细辛三钱　丹砂一
两，即辰砂　龙脑　麝香各一钱

上为末，蜜丸，鸡豆大，每服一丸，温酒下无时。

新定肝风天麻散

天麻二两　川芎一两　人参一两　犀角七
钱　羚羊角一两五钱　乌蛇三寸　柏子仁　酸
枣仁　钩藤各一两半　甘菊一两

上为散，豆淋酒下一钱匕，渐加至二钱匕，日三夜一。

中风失音不语

失音者，语无音声，盖即喑也。夫喉咙者，气之所上下也；会厌者，声音之门户也。其气宣通，则声音无所阻碍。若风邪搏于会厌，则气道不宣，故令人失音。其邪气入脏者，则并不能言语也。《外台》云：肝风其口不能言，脾风声不出，或上下手。又云：脾之脉，挟喉连舌本，心之别脉系舌本。今心脾脏受风邪，故舌强不得语也。河间云：内夺而厥，谓肾脉虚弱，其气厥不至舌下，则舌喑不能言，足废不能用，经名喑痱，地黄饮子主之。比而论之，失音者，语言如故，而声音不出，为脏之虚也。舌强不能语，虽语而謇涩不清，痰涎风气之所为也。不语者，绝无语言，非神昏不知人，即脏气厥，不至舌下，要须分别治之。

河间地黄饮子

熟地黄　巴戟去心　石斛　山茱萸
苁蓉酒浸焙　附子泡　五味子　肉桂　麦冬
白茯苓　石菖蒲　远志去心，各① 等分

上为末，每服三钱，水一盏半，生姜五片，枣一枚，薄荷七叶，同煎至八分，服无时。

涤痰汤

清心散二方并见前逐痰涎门

《宝鉴》茯神散

茯神心一两，炒　薄荷二两，焙　蝎梢去
毒，五钱

上为末，每一二钱，温酒调下，此治风气挟痰不语之剂。

口眼歪斜

足阳明脉，循颊车；手太阳脉，循颈上颊。二经俱受风寒，筋急引颊，令人口㖞僻，目不能正视。又云：风入耳中，亦令口㖞。缘坐卧处对耳有窍，为风所中，筋牵过一边，连眼皆紧，睡着一眼不合者是也。

《外台》治中风，面目相引，口㖞，牙车急，及舌不得转方。

独活三两　竹沥　生地黄汁各一升

三味合煎，取一升顿服之，即愈。

又方

牡蛎熬②　矾石烧③　附子炮去皮④
灶下黄土

上各等分为末，取三年雄鸡冠血，和药敷其上，候复故，便洗去之。《千金翼》云：左㖞涂右，右㖞涂左。

戴元礼云：有无故口眼㖞斜，投以中风药不效，盖缘骨虚中受风邪所致。当于此求之，不可例作寻常中风治之。

---

① 各：底本无。据文瑞楼本补。
② 熬：底本无。据文瑞楼本补。
③ 烧：底本无。据文瑞楼本补。
④ 炮去皮：底本无。据文瑞楼本补。

又方

蓖麻子去壳烂捣，右喎涂左，左喎涂右，或以鳝血入麝香少许涂之。

偏　风

偏风者，风邪偏客身之一边也。其状或左或右，手不能举，足不能履。《内经》所谓风邪之气，各入其门户，所中则为偏风是也。亦有阴阳偏废，左右不相贯通，或凝痰死血，壅塞经络者，其状与偏风等也。盖左右者，阴阳之道路，不可偏也，偏则阴阳倾而隔矣。经络者，血气所流注，不可塞也，塞则气血壅而废矣。和利阴阳，疏瀹经络，治内伤之道也。大药攻邪，针熨取汗，治外感之道也。

甄权防风汤　疗偏风

防风一两　羌活二两①　川芎一两　白芷一两　葛根二两　杏仁二两　白术一两　人参二两　牛膝一两　狗脊一两　萆薢一两　薏仁二两　麻黄四两　石膏二两　桂心二两　生姜五两

水一斗二升，煮取三升，分三服。服一剂觉好，更进一剂。灸风池、肩髃、曲池、支沟、五枢、阳陵泉、巨虚、下廉、合七穴，一度灸之即瘥。《外台》

麻子仁汤《圣济》　治偏风手足不遂，口眼喎斜。

麻子仁　黑豆紧小者　鸽粪各二合　垂柳枝半寸长者二握

四味，先以酒七升煮柳枝，取五升。炒鸽粪、麻仁、黑豆等令黄，乘热投柳枝酒内，须臾去滓令净。每服旋取，温服二合至三合，空心、临卧各一服。

活络丹

川乌　草乌并炮去皮　胆星各六两　地龙去土焙干　乳香去油　没药各二两二钱

上为末，炼蜜丸桐子大，每服二三十丸，温酒下。

戴氏云：病症有终身不愈者，其在腰，或屈而不能伸，或伸而不能屈，在手足亦然。治法活血为先，多服四物汤，吞活络丹佳。

夜合酿酒方　治中风手足挛缩，不得屈伸。

夜合枝　桑枝　槐枝　柏枝　石榴枝各生用五两　羌活二两　防风五两　糯米五升　细曲七斤半　黑豆紧小者，生用，五升

共十味，以水五斗，浸五枝，同煎取二斗五升，去滓，浸米豆二宿蒸熟，与曲、羌活、防风三味拌和，造酒依常酿法。封七日，压去糟，取清酒三合至五合，时饮之。令常有酒气，勿令过醉乱②气。

熨法　治中风骨节疼痛。

天冬　半夏　细辛各二两

绢袋二个，各盛药令匀，蒸热交互熨痛处，汗出则愈，数日再熨。

历 节 痛 风

历节风者，血气衰弱，风寒袭入关节，不得流通，真邪相攻，所历之节，悉皆疼痛，故谓历节风也。病甚则使人短气自汗，头眩欲吐，肢节挛曲，不可屈伸。亦有热毒流入四肢者，不可不知。

历节肿痛的是湿病。由饮酒当风，或汗出入水所致。经云：湿流关节是也。挟寒者，其痛如掣；挟风者，黄汗自出。其遍身走痒，彻骨疼痛，昼静夜剧，发如虫啮者，谓之白虎历节。

没药散

没药研，半两　虎胫骨酥炙，三两

二味捣末，每服二钱，温酒调下，日三。

大枣汤

---

① 二两：医学大成本作"一两"。

② 乱：医学大成本作"伤"。

大枣十五枚　附子一枚　甘草一尺　黄芪四两　麻黄五两　生姜二两

水七升，煮取三升，每服一升，日三。

白头翁酒　治诸风攻痛四肢百节。

白头翁草一握，捣，以醇酒投之，顿服。

又方

黑豆炒，半升　威灵仙二两　桑根白皮一两

三味用醇酒一升半，煎取八合，去滓，顿服之。桑皮换桑枝佳。张杲尝患两臂痛，服诸药无效，一医[1]教取桑枝一小升，切细，炒香，以水三大升，煎取二升，一日服尽无时，数剂而愈。

犀角汤　治热毒流入四肢，历节肿痛。《千金》

犀角二两　羚羊角一两　前胡　黄芩　栀子仁　射干各三两　大黄　升麻各四两　豆豉一两

水九升，煮取三升，去滓分三服。一方有独活一两半，元参、生干地黄各一两，牛蒡根半两，无黄芩、射干、大黄。盖热毒非苦寒不能泻而去之，而热伤阴气者，又须甘寒以滋益之。至于攻走骨节，则独活、牛蒡根尤有专长也。

白花蛇散

白花蛇酒浸，去皮骨，二两　何首乌去黑皮　蔓荆实　牛膝酒浸，各四两　威灵仙　荆芥穗　旋覆花各二两

七味捣末，每服[2]一钱，温酒调下，空心临卧服。

牛膝汤

牛膝酒浸　当归　赤芍各一两　虎骨酥炙令黄，二两　芒硝别研　芎藭各半两　桃仁去皮尖，双仁勿用，二两

七味为散，每服空心温酒调下一钱至二钱。

抵圣散

虎胫骨不计多少，打破，酒浸，蘸酒旋炙令黄脆为度。

一味为散，每服半钱，入薄荷末一钱，人参末半钱，煎乳香酒调下。仁斋云：虎骨酥炙黄捶碎如米，每骨一升，以酒三升，浸五日，空心服一盏，冷则暖之。

麝香丸　治白虎历节，诸风疼痛，游走无定，状如虫啮，昼静夜剧，及一切手足不测疼痛。

全蝎二[3]十一个，生用　黑豆二十一粒，生用　地龙去土，五钱，生用　大川乌八角者三个，生用

上为细末，入麝香半字约三分，同研匀，糯米饮糊丸，如绿豆大，每服七丸，甚者十丸，夜卧令膈空，温酒下，微出冷汗一身便瘥。

许叔微云：予得此方，凡是历节及不测疼痛，一二服便瘥。在歙州日，有一贵家妇人，遍身走注疼痛，至夜则发，如虫啮其肌，多作鬼邪治。予曰，此正历节痛，三服愈。

鹤膝风

蚰蜒丸

蚰蜒一条头尾全者　白附子　阿魏　桂心　白芷各一两　乳香三分　当归　芍药　北漏芦　威灵仙　地骨皮　牛膝　羌活　安息香　桃仁各一两，生，同安息香研　没药三分　蚰蜒即全蝎也，气味甘辛平，有毒，主诸风瘾疹及中风半身不遂，口眼㖞斜，语涩，手足抽掣。

上十六味，蚰蜒、桃仁、白附、阿魏、桂心、白芷、安息香、乳香、没药九味，同童子小便并酒二升炒熟，冷后，入

余药为丸，蜜丸弹子大，空心温酒化下一丸。

风 缓

风缓即瘫缓。其候四肢不举，筋脉关节无力，不可收摄者，谓之瘫。其四肢虽能举动，而肢节缓弱，凭物不能运用者，谓之缓。或以左为瘫，右为缓，则非也。但以左得之病在左，右得之病在右耳。推其所自，皆气血虚耗，肝肾经虚，阴阳偏废而得之。或有始因他病，服吐下之药过度，亦使真气内伤，营卫失守，一身无所禀养而然也。《圣济》

风缓者，风邪深入而手足为之弛缓也。夫脾主肌肉四肢，胃为水谷之海，所以流布水谷之气，周养一身。脾胃既虚，肢体失其所养，于是风邪袭虚，由腠理而入肌肉，由肌肉而入脾胃，安得不为之缓废乎。又人之一身，筋骨为壮，肝主筋，肾主骨，肝肾气虚，风邪袭之，亦有肢体缓弱之症，是当先祛风而后益之。《仁斋》

天麻浸酒方 治瘫缓风，不计深浅，久在床枕。

天麻 龙骨 虎骨 骨碎补 乌蛇酒浸去皮骨 白花蛇同上 羌活 独活 恶实根 牛膝各半两 松节锉 当归 川芎 败龟板酥炙 干熟地黄 茄根 附子一枚，泡去皮脐 大麻仁 原蚕沙炒，各一两

共十九味，㕮咀，如麻豆大，用酒二斗浸，密封。春夏三日，秋冬七日。每服一盏，不拘时温服。

四斤丸 治风寒湿毒，与气血相搏，筋骨缓弱，四肢瘆疼痒痹。

宣木瓜去穰，切，焙 天麻 牛膝焙 苁蓉洗切，焙

上四味各一斤，用好酒浸三日，春秋五日，夏三日，冬十日，取出焙干为末。外用熟附子、虎骨酥炙各二两为末，用浸

药酒调面糊丸桐子大，每服三四十丸，食前温酒或豆淋酒下。

一方：如当归三两，乳香、没药、五灵脂各半两，麝香一钱，名大四斤丸。

新定

人参 黄芪各一两半 白术 何首乌 肉苁蓉 兔丝子 牛膝各四两 白茯苓 川萆薢 骨碎补 狗脊 川附子各三两 川乌 羌活 防风 地龙 全蝎各一两

上为末，酒糊丸，梧子大，每服五十丸，温酒下。

风 瘙 痒

风瘙痒者，表虚卫气不足，风邪乘之，血脉留滞，中外鼓作，变而生热，热即瘙痒。久不瘥，淫邪散溢，搔之，则成疮也。

防风汤淋洗方

防风 苦参 益母草各三两 白蒺藜炒，五两 荆芥穗 蔓荆实 枳壳各二两

每用三两，水一斗，煎至八升，乘热淋洗患处。

松叶酒方

松叶一斤，酒一斗，煮三升，日夜服，出汗。

胡麻散 治脾肺风毒，攻注皮肤，瘙痒，手足生疮，及遍身瘾疹，发赤黑靥子，肌热疼痛。

胡麻炒令香熟 枳壳各二两 防风 蔓荆实 威灵仙 苦参 川芎 荆芥穗 何首乌米泔浸透，去黑皮，炒干 甘草炙，各一两 薄荷半两

上为散，每服二钱，温酒下。或炼蜜丸梧子大，每服三十丸。

洗方 思永堂松年大柏常用此方治遍身瘾疹作痒，以之浴身。后先父用之无不效。

豨莶草一握 蛇床子五钱 苍耳子一两 防风五钱 紫背浮萍半碗

煎汤薰洗数次，无不愈者。

湿 症

诸 湿 统 论

湿气不一，有天之湿，雾露雨是也。天本乎气，故先中表之营卫。有地之湿，水泥是也。地本乎形，故先伤皮肉筋骨血脉。有饮食之湿，酒水乳酪之类是也，伤于脾胃。有汗液之湿，汗液亦湿也，止感于外。有人气之湿，太阴湿土之所化也，乃动于中。天之湿，汗之。地之湿，渗之。饮食之湿，在上吐之，在中夺之，在下者引而竭之。汗液之湿，亦以汗取之。人气之湿，属太阴所化，在气交之分。土兼四气，寒热温凉，升降浮沉，备在其中，当分上下中外而治，以兼化四气，淫佚上下中外，无处不到也。大率在上则病头重胸满呕吐；在外则身重肿胀；在下则足胫跗肿；在中则腹胀中满痞塞。其所用药，亦兼寒热温凉以为佐使而治之。

湿之为病，有自外入者，有自内生者，必审其方土之病本。东南地下，多阴雨地湿，凡受必从外入，多自下起，是以重腿脚气者多，治当汗散，久者宜疏通渗泄。西北地高，人食生冷湿面，或饮酒后寒气怫郁，湿不能越，或腹皮胀疼，甚则中满水蛊，或周身浮肿如泥，按之不起，此皆自内而生者也。审其元气多少，而通利其二便，责其根在内者也。然方土内外，亦互相有之，但多少不同，须对症施治，不可执一也。中湿与风寒气合者为痹，其寒多者为痛，为浮肿，非术、附、桂不能去也；其风多者，为烦剧，为流走，非麻黄、薏苡、乌头不能散也；其湿多者，为坚满，为气闭，非甘遂、葶苈、枳、术不能泄也。

散湿之剂

麻黄加术汤 《金匮》云：湿家身烦疼，可与麻黄加术汤。发其汗为宜，慎不可以火攻之。

麻黄三两，去节 桂枝二两，去皮 甘草一两，炙 白术四两 杏仁七十个，去皮尖

水九升，先煮麻黄减二升，去上沫，内诸药煮取二升半，去滓温服八合，覆取微汗。

按：此治寒湿在表之剂也。寒固当汗，而湿在表者，亦非汗不解，故以麻黄散寒，以白术除湿。取微汗者，汗大出，则湿反不去也。

麻黄杏仁薏苡甘草汤 治风湿一身尽疼，发热日晡所剧。此病伤于汗出当风，或久伤取冷所致也。方详《金匮》，兹不赘。

羌活胜湿汤东垣 治湿气在表，脉浮，身重不能转侧，自汗，或额上多汗，此为风湿。

羌活 独活各一钱 川芎 藁木 防风 炙草各五分 蔓荆子三分

如腰痛中冷沉沉然者，有寒湿也。加酒洗汉防己、附子各五分。

按：此治风湿在腠理及关节之剂。吴鹤皋云：无窍不入，惟风药为能，故凡关节之疾病，非羌活、独活等不能到也。

渗 利 之 剂

五苓散 通治诸湿肿满，呕逆泄泻，痰饮湿疟，身痛身重。

猪苓 茯苓 白术 泽泻 桂

上为末，每服三钱，服后多饮热水，汗出愈。

肾著汤《三因》 治伤湿身重，腰冷，如坐水中。

干姜炮 茯苓各四两 甘草炙 白术生用，各二两

上每服四钱，水一盏，煎七分，空心温服。

以上温利之剂，湿兼寒者宜之。

清热渗湿汤

黄柏盐水炒，二钱 黄连 茯苓 泽泻各一钱 苍术 白术各一钱半 甘草五分

上七味，水二盅，煎至八分服。

此清渗之剂，湿而热者宜之。

下 湿 之 剂

舟车神佑丸 治水肿水胀，形气俱实者。

甘遂 芫花 大戟各一两，并醋炒 大黄二两，酒浸 青皮 陈皮 木香 槟榔各半两 黑牵牛头末，四两 轻粉一钱 取虫加芫荑半两

上为末，水丸，空心服。治法服法详载《准绳·痰饮门》

青木香丸方见疝症

上下分消之剂

除湿汤《百一》 治伤湿，发热恶寒，身重自汗，骨节疼痛，小便闭，大便溏，腰脚痹冷。皆因坐卧卑湿，或冒雨露，或著湿衣所致。

生白术 藿香叶 橘红 白茯苓各一两 炙甘草七钱 半夏曲炒 厚朴姜制 苍术米泔浸，炒，各二两

上㕮咀，每服四钱，姜七片，枣一枚，水煎食前温服。

升麻[①] 除湿汤 治伤湿，肿、泻，肠鸣腹痛。

升麻 柴胡 羌活 防风 半夏 益智仁 神曲 泽泻各五分 麦蘖面 陈皮 猪苓 甘草各三分 苍术一钱

上作一服，生姜三片，枣二枚，水煎去滓，空心服。

东垣云：虽有治湿必利小便之说，若湿从外来而入里，用渗利之剂以除之，是降之又降，重竭其阳，而复益其阴也。故用升阳风药即瘥。大法云：湿淫所胜，必助风以平之也。愚谓湿病用风药者，是助升浮之气，以行沉滞之湿，非以风胜之之谓也。又湿在上在表者，多挟风气，非汗不能去也。荆、防、羌、麻祛风之品，岂能行湿之事哉。

瘟 疫

瘟 疫 大 法

瘟疫之病，近代诸家，多与温病同论，以其声称之同，与病形之似也。然而瘟疫者，天地之厉气也，最为恶毒，感之而病者，往往致死。其甚者，致于灭门。若冬春间之温病，苟调治得理，则未必致死，亦必不传染多人，故其方法，宜应别论。且也岁运有太过不及之殊，天时有恒雨恒旸之异。是以疫厉之行，亦有表里寒温热湿之分，其可以一概论哉。约而言之，计有三门。若其表里俱病，而盛于表者，则用东垣普济消毒之法。若其病不在表，又不在里，而独行中道者，则用吴又可达原饮之法。若其表热既盛，里证复急，治表治里，救疗不及者，则用陶尚文三黄石膏汤之法。此瘟疫入手法门也。亦有邪气独盛于表，而里无热症者，则活人败毒散之治也。亦有寒湿独行，而病在肌皮胸[②]膈者，则东坡圣散子之证也。合前三法，共为五法。以余所见，则未有不兼里者；而有寒湿而无蓄热，亦十中未得其一二也。然而，法不可不备，惟用之者得其当耳。因并录五方于下，以见瘟疫之端如此。其病稍久，或六七日，或十余

---

① 麻：文瑞楼本作"阳"。
② 胸：医学大成本作"胃"。

日，热深不解者，则同伤寒、温热治之。

普济消毒饮子东垣

黄芩酒制，炒　黄连酒制，各五分　人参三钱　陈皮　元参各二钱　甘草　连翘　板蓝根　马勃　牛蒡子各一钱　僵蚕　升麻各一钱　柴胡五分　桔梗三分

泰和二年四月，民多疫疠。初觉憎寒壮热体重，次传头面肿盛，目不能开，上喘，咽喉不利，口燥舌干，俗云大头伤寒。诸药杂治终莫愈，渐至危笃。东垣曰：身半以上，天之气也。邪热客于心肺之间，上攻头目而为肿耳。须用芩、连等药，共为细末，半用汤调，时时稍热服之；半用蜜丸噙化，服尽良愈，活者甚众。如大便硬，加酒蒸大黄一钱或二钱以利之；肿势甚者，以砭针刺之，或加防风、川芎、薄荷、当归各五钱，水煎，时时服之。

达原饮

槟榔二钱　草果五分　厚朴一钱　芍药一钱　甘草五分　黄芩一钱①　知母一钱

上七味，以水二盅，煎八分服。

吴又可曰：疫疠之邪，从口鼻而入，舍于伏脊之内，去表不远，附胃亦近，乃表里之分界。即《内经》疟论所谓横连膜原是也。感之浅者，或俟有触而发；感之深者，中而即病。其始阳格于内，营卫运行之机，阻遏于表，遂觉凛凛恶寒，甚则四肢厥逆，至阳气困郁而通，厥回而中外皆热，昏昧不爽，壮热自汗。此时邪伏膜原，纵使有汗，热不得解。必俟伏邪已溃，表气潜行于内，精气自内达表，表里相通，振栗大汗，邪方外出，此名战汗，脉静身凉而愈也。若伏邪未尽，必复发热，其热有久有浅，因所感之轻重，与元气之盛衰也。要皆始先恶寒，既而发热，至于发出，方显变症。其症或从外解，或从内陷，外解则易，内陷则险。更有先后表里不同，有先表后里者；有先里后表者；有但表而不复里者；有但里而不复表者；有表而里再表者，有里而表再里者；有表里分传者；有表多于里者；有里多于表者，此为九传。从外解者，或发烦②，或战汗、自汗；从内陷者，胸膈痞闷，心下胀满，腹痛，燥结便闭，热结旁流，协热下利，或呕吐恶心，谵语舌黄，及黑苔芒刺等症，因症用治。脉不浮不沉而数，昼夜皆热，日晡益甚，头疼身痛，不可用辛热药汗之，又不可下，宜用达原饮以透膜原之邪为当也。若见各经，加入引各经药，不可执滞。感之轻者，舌苔亦薄，脉亦不甚数，如此者，必从汗解。如不能得汗，邪气盘错于膜原，表里不相通达，未可强汗。衣被逼汗，汤火劫汗也。感之重者，舌上苔如粉腻，药后反从内陷，舌根先黄，渐至中央，此邪渐入胃也，前方加大黄下之。若脉长洪而数，汗多大渴，此邪气适离膜原，欲表未表，白虎汤证也。如舌上纯黄色，兼见里症，此邪已入胃，乃承气汤证也。有两三日即离膜原者，有半月十日不传者，有初得之四五日，厌厌聂聂至五六日，陡然势张者。凡元气胜者，毒易传化；元气薄者，邪不易化，即不易传，不传则邪不去，淹留日久，愈沉愈伏，时师误认怯症③，因误进参芪，愈壅愈固，不死不休矣。

三黄石膏汤　治瘟疫大热无汗，发狂不识人。

石膏三钱　黄芩　黄连　黄柏各一钱五分　豆豉半合　麻黄一钱　栀子五枚

上作一服，水二盏，煎至一盏三分，连进三五剂而愈。

---

① 一钱：原脱，据文瑞楼本补。

② 烦：文瑞楼本作"斑"。

③ 时师误认怯症：底本原无，据文瑞楼本补。

按：疫邪充斥内外，为头痛身热，为烦渴闷乱，发狂不识人，欲表之则里已急，欲里之则表不退。此方清里解外，合为一方，譬之大军压境，孤城四面受围，虽欲不溃，不可得矣。或《千金》雪煎，或《古今录验》麦奴丸并佳。稍轻者，大青消毒汤

又时病表里大热欲死方

大黄　寒水石　芒硝　石膏　升麻　麻黄　葛根　紫葛各等分

上为末，方寸匕，水服，日二。

圣散子东坡　治一切山岚瘴气、时行瘟疫、伤寒风湿等疾，有非常之功。如李待诏所谓内寒外热，上实下虚者，此药尤效通神。宋嘉祐中，黄州民病疫瘴大行，得此药痊活者不可胜记。苏东坡撰文勒石以广其传，圣散子之功益著。徽州郑尚书

在金陵，用此治伤寒，活人甚众。故知其大能散寒湿，驱除瘴疟，实有超凡之效也。

苍术制　防风　厚朴姜制　猪苓　泽泻煨，各二两　白芷　川芎　赤芍药　藿香　柴胡各半两　麻黄　升麻　羌活　独活　枳壳　细辛　吴茱萸泡　藁本　茯苓各七钱　石菖蒲　草豆蔻　良姜　炙甘草各①二两半　大附子一枚

上为粗末，每服三钱，水二盅，枣一枚，煎八分，稍热服。

活人败毒散

羌活　独活　前胡　柴胡　枳壳　白茯苓　桔梗　人参各一两　川芎一两　甘草半两

上为细末，每服二钱，水二②盏，入生姜二片，煎至七分温服，或沸汤点亦得。

---

① 各：底本无，据文瑞楼本补。
② 二：医学大成本作"一"。

卷　二

痰　饮

痰饮统论[①]

人之有形，藉水饮以滋养。水之所化，凭气脉以宣流。盖三焦者，水谷之道路，气脉之所终始也。若三焦调适，气脉平均，则能宣通水液，行入于经，化而为血，灌溉周身。设三焦气涩，脉道不通，则水饮停滞，不得宣行。因之聚成痰饮，为病多端。古方论痰有四：痰饮、悬饮、溢饮、支饮是也。详见《金匮要略》。然又有留饮、癖饮、流饮、伏饮之异。其聚而不散者曰留饮；僻处胁下者曰癖饮；流移不定者曰流饮；沉伏于内者曰伏饮；又因酒而成癖者曰酒癖；因寒多所致者曰冷痰；因热邪所伤者曰热痰。病虽多端，悉由三焦不调，气道否涩而生病焉。是以气行即水行，气滞即水滞，故知饮之为病，在人最多。善治者，以宣通其气脉为先，则饮无所凝滞。所以治痰饮者，当以温药和之。盖人之气血，得温则宣流也。及结而成坚癖，则兼以消痰破饮之剂攻之。

痰之源不一，有因热而生者；有因气而生者；有因风而生者；有因惊而生者；有因积饮而生者；有多食而生者；有因暑而生者；有伤冷物而成者；有因脾虚而成者。其为病也，惊痰则成心痛癫疾；热痰则成烦躁懊憹、头风烂眼；风痰则成瘫痪，大风眩晕，暗风闷乱；饮痰成胁痛、四肢不举，每日呕吐；食痰成疟痢，口臭痞气；暑痰头昏眩晕，黄疸头疼；冷痰骨痹，四肢不举，气刺痛；酒痰饮酒不消，但得酒次日又吐；脾虚生痰，食不美，反胃呕吐；气痰攻注，走刺不定。丹溪

痰生于脾胃，宜实脾燥湿。又随气而升，宜顺气为先，分导次之。又气升属火，顺气在于降火。热痰则清之，湿痰则燥之，风痰则散之，郁痰则开之，顽痰则软之，食痰则消之，在上者吐之，在中者下之。又中气虚者，宜固中气以运痰，若攻之太过，则胃气虚而痰愈盛矣。节斋

治痰七法

一曰攻逐

古云：治痰先补脾，脾复健运之常，而痰自化。然停积既甚，譬如沟渠瘀壅，久则倒流逆上，污浊臭秽，无所不有。若不决而去之，而欲澄治已壅之水而使之清，无是理也。故须攻逐之剂。

神仙坠痰丸

黑牵牛取头末，三两　皂角酥炙用，一两白矾生用，一两

上为末，水丸桐子大，酒下三五十丸。

---

① 痰饮统论：文瑞楼本此下有"当与咳嗽及水气门参看"10个小字。

控涎丹

甘遂　大戟　白芥子各等分

上为末，水糊丸桐子大，临卧姜汤服五七丸，至十丸。痰猛[1]加丸数。

李时珍曰：痰涎为物，随气升降，无处不到。入心则成癫痫。入肺则壅窍，为喘咳背冷。入肝则膈痛干呕，寒热往来。入经络则麻痹疼痛。入筋骨则牵引钓痛。入皮肉则瘰疬痈肿。陈无择《三因方》，并以控涎丹主之，殊有奇功。一名妙应丸。又人忽患胸背、手足、腰项、筋骨牵引钓痛，走易不定，或手足冷痹，气脉不通，此乃痰涎伏在心膈上下，随气攻注，隧道闭塞所致。误认瘫痪，非也，须以此药治之。

十枣汤

芫花醋炒黑色　甘遂面裹水煮　大戟各等分

上为细末，以水一升半，煮大枣十枚至八合，去滓调药末。强人一钱匕，弱人五分，平旦服之，不下，更加五分，下后以糜粥调养之。河间云：芫花之辛以散饮，大戟之苦以泄水，其甘遂直达水气所结之处，乃泄水饮之圣药也。

礞石滚痰丸

王隐君曰：痰病古今未详，方书虽有五饮诸饮之异，而莫知其病之源。或头风作眩，目晕耳鸣，或口眼蠕动，眉棱耳轮痛痒；或四肢游风肿硬，似疼非疼；或齿颊痛，牙齿浮痛；或嗳气吞酸，心下嘈杂；或痛或秽，咽嗌不利，咯之不出，咽之不下，其痰似墨，或如破絮、桃胶、蚬肉之状；或心下如停冰铁，心气冷痛，梦寐奇怪，失去癫痫；或足腕痠痛，腰背骨节卒痛；或四肢筋骨疼痛，难以名状，并无常处；或手臂痛麻，状若风湿；或脊上一条如线之寒起者；或浑身习习如卧芒刺者；或眼粘湿痒，口糜舌烂喉痹等症；或绕项结核，状若瘰疬；或胸腹间有如二气交纽，噎息烦闷，有如烟火上冲，头面烘热；或中风瘫痪；或瘵瘵荏苒之疾；或风毒脚气，或心下怔忡，如畏人捕；或喘咳呕吐；或呕冷涎、墨汁、绿水；甚为肺痈、肠毒、便脓、挛跛。内外为病百端，皆痰所致。其状不同，难以尽述。盖津液既凝为痰，不复周润三焦，故口燥咽干，大便秘结，面如枯骨，毛发焦槁，妇人则因此月水不通。若能逐去败痰，自然服饵有效。余用滚痰丸以愈诸疾，今特相传于世云。

青礞石一两　沉香五钱　大黄酒蒸熟，切晒　黄芩各八两

上将礞石打碎，用焰硝一两，同入瓦罐，盐泥固济，晒干火煅，石色如金为度。研末，和诸药，水丸如梧子大，白汤食后服。人壮气实者，可至百丸。服后仰卧，令药在胸膈间，徐徐而下，除逐上焦痰滞恶物过膈，然后动作，食汤水，方能中病，明日当下痰积恶物。若不下，加十丸。

愚按：痰之与饮，同类而异名者耳。痰者，食物所化，饮者，水饮所成，故痰质稠而饮质稀也。痰多从火化，饮多从寒化，故痰宜清而饮宜温也。痰多胶固一处，饮多流溢上下，故痰可润而饮可燥也，是以控涎、十枣，为逐饮之真方，礞石滚痰，乃下痰之的药，易而用之，罕有获效者矣，学者辨之。

二曰消导

凡病痰饮未盛，或虽盛而未至坚顽者，不可攻之。但宜消导而已。消者，损而尽之，导者，引而去之也。

《和剂》二陈汤　治痰饮为患，或呕逆恶心，或头眩心悸，或中脘不快，或食生冷、饮酒过度，脾胃不和，并宜服之。

---

[1]　猛：犹"盛"。

半夏姜制 橘红各五两 白茯苓三两 甘
草一两半，炙

上㕮咀，每服四钱，水一盏，姜七
片，煎八分，热服无时。一方有大枣一
枚。本方加枳实、桔梗，名桔梗半夏汤。

《济生》导痰汤

半夏汤洗七次，四两 天南星泡去皮 赤
茯苓 枳实 橘红各一两 甘草半两，炙

上㕮咀，每服四钱，水姜煎，食后温
服。

青礞石丸 治食积成痰。

青礞石敲碎如枣大，以焰硝二两同入锅煅黄
色 半夏汤泡[①]七次 天南星漫火煨制，各五钱
风化硝三钱，盆净者，冬月以绢袋盛，悬风前化
之 黄芩五钱 茯苓五钱

上为细末，神曲糊入姜汁为丸，如梧
子大，每服三五十丸，姜汤送下。一方加
姜汁、菖蒲、滑石；一方无南星，有白
术；一方有枳实，倍礞石；一方加苍术五
钱，滑石一两。

又方

半夏 陈皮 白术 白茯苓 大黄
黄芩 人参 炙草 礞石各一两 沉香五钱

上为末，以竹沥一大碗半，姜汁三
匙，拌匀晒干，如此五六度，仍以竹沥、
姜汁糊丸，如小豆大，每服百丸，临卧姜
汁吞下。

又方

牵牛头末二两 滑石二两 大黄一两 木
香 黄芩 礞石 枳壳 青皮 陈皮 槟
榔各五钱 沉香二钱

为末，水丸桐子大，姜汤下五十丸。

半夏丸 治膈痰结实，满闷喘逆。

半夏姜汁制，五两 皂角五挺，去皮，揉，
水煮半夏 生姜五两，同半夏捣作饼，炙干。

上为末，蜜为丸，梧子大，姜汤下二
十丸。

治热痰结在胸膈，咯吐不出，满闷作

痛，名痰结。又胁下痛，作寒热，咳嗽气
急，亦痰结也。

制半夏 陈皮 赤苓各一钱 桔梗
瓜蒌仁 枳壳各七分 黄连 黄芩 栀子
贝母 苏子 桑皮 杏仁 芒硝各五分
木香 甘草各三分

上锉作一贴，姜三片，同煎至半，纳
芒硝溶化，去滓，又入竹沥、姜汁调服。

鹤顶丹 治诸顽痰迷塞，关窍不通，
声音不出。

白矾、黄丹各一两，火煅为末，面糊
丸麻子大，每服三十丸。研末入全蝎少
许，姜汤调灌之，吐痰立愈。

青州白丸子 治风痰壅盛，呕吐眩晕
及瘫痪中风。

半夏七两 南星三两 白附子二两 川乌
五钱

上共为细末，清水浸，春五、夏三、
秋七、冬十日，朝夕换水，候日数足，乃
取纳生绢袋中滤过，其滓再研再滤，以尽
为度。澄清去水，晒干为末，以糯米粥清
糊丸，绿豆大，姜汤吞下三五十丸。《局
方》如瘫痪风，以温酒送下。如小儿惊
风，薄荷汤下。

《百一选方》加川芎二两，天麻、僵
蚕、全蝎各一两，并生用，为细末，面糊
丸。

《瑞竹堂方》加天麻、全蝎、木香、
枳壳各一两。

三　曰　和

始因虚而生痰，继因痰而成实，补之
则痰益固，攻之则正不支，惟寓攻于补，
庶正复而痰不滋，或寓补于攻，斯痰去而
正无损，是在辨其虚实多寡而施之。

橘皮汤

---

① 泡：医学大成本作"洗"。

半夏制，五两　茯苓　陈皮各三两　细辛
青皮　桔梗　枳壳　甘草炙，各二两人参
旋覆花去萼，各一两

上锉散，每服三钱，生姜五厚片煎
服。《直指》[①]

六君子汤

人参　白术　茯苓　甘草减半　陈皮
半夏各一钱

水二盏，姜五片，煎至一盏去滓，不
拘时服。

四　曰　补

夫痰即水也，其本在肾；痰即液也，
其本在脾。在肾者气虚水泛，在脾者土虚
不化。攻之则弥盛，补之则潜消，自非圣
知，罕能得其故也。

济生肾气丸

四君子汤

苓桂术甘汤

茯苓四两　桂枝三两　白术二两　炙甘草
二两

水六升，煮取三升，分温三服。

五　曰　温

凡痰饮停凝心膈上下，或痞、或呕、
或利，久而不去，或虽去而复生者，法当
温之。盖痰本于脾，温则能健，痰生于
湿，温则易行也。

《千金》半夏汤　治冷痰。

白术三两　半夏一升　生姜八两　茯苓人
参　桂心　甘草炙　附子炮，各二两

水八升，煮三升，分温服。

吴茱萸汤

吴茱萸　人参　半夏姜制　桂心各二两
茯苓二两　甘草一两

姜枣汤煎三钱，空心温服，日二。

《圣济总录》曰：气为阳，阳不足者，
不能消导水饮，则聚而成痰，浸渍肠胃，

上为呕逆吐酸，下为洞泄寒中，久不已则
令人消瘦，少气倚息，妨于饮食。昔人治
痰饮，多以温药和之，为此故也。

沉香茯苓丸　温脾胃，利胸膈，和气
血。

沉香一两　白茯苓　制半夏　人参
丁香各二两　甘草　陈皮去白　肉豆蔻煨　槟
榔各半两

共末，蜜丸桐子大，姜汤下二十丸。

《本事》神术丸

茅山苍术一斤，去皮，研为末　生芝麻半
两，水二盏研滤取[②]汁　大枣十五枚，煮烂去皮核
研

上三味搜和，乘热入臼杵丸，如梧子
大，干之，每日空腹温汤吞下五十丸，加
至一百丸，二百丸。忌桃李雀蛤。初服心
膈微燥，进山栀散一服，不燥矣。

许叔微云：予平生有二疾，一则脏腑
下血，二则膈中停饮。血有时而止，停饮
则无时而愈。始因年少时夜坐为文，左向
伏几案，是以饮食多坠向左边，中夜以
后，稍困乏则饮酒两三杯，既卧就枕，又
向左边侧睡。气壮盛时殊不觉，三五年
后，觉酒止从左边下，漉漉有声，胁痛，
饮食殊减，十数日必呕吐数升酸水，暑月
止是右边身有汗，荥荥常润，左边病处绝
燥。遍访名医，及海上方，服之少有验。
间或中病，止得月余复作。其补则如天
雄、附子、矾石；其利则如牵牛、大戟、
甘遂，备尝之矣。予后揣度之，已成癖
囊，如潦水之有科臼，不盈科不行，水盈
科而后行者也。清者可行，浊者依然停
蓄，盖下无路以决之也。是以积之五七
日，必稍吐去，而稍宽，数日复作。夫脾
土恶湿而水则流湿，莫若燥脾以胜湿，崇

---

① 《直指》：医学大成本无。
② 取：医学大成本作"去"。

土以填科曰，则疾当去矣。于是悉屏诸药，一味服苍术，三月而疾愈。自此一向服数年，不呕不吐，胸膈宽，饮啖如故。暑月汗周体而身凉，饮亦当中下。前此饮渍于肝，目亦多昏眩，其后灯下能书细字，皆苍术之力也。予初用茅术，半年后，止用燥烈味极辛者，削去皮不浸，极有力，而亦自然不燥也。山栀散用山栀一味，干为之末，沸汤点服。故知久坐，不可伏向一边，时或运动，亦消息之法。

六　曰　清

或因热而生痰，或因痰而生热，交结不解，相助为疟。是以欲去其痰，必先清其热。昔人所谓痰因火盛逆上者，治火为先也。其证咽喉干燥，或塞或壅，头目昏重，或咳吐稠粘，面目赤热。

洁古小黄丸

南星　半夏　黄芩各一两

上为末，姜汁浸蒸饼为丸，如桐子大，每五七十丸，生姜汤下，食后服。

二陈汤加黄芩、连翘、山栀、桔梗、薄荷亦佳。

《圣济》鹅梨煎丸　治热痰，凉心肺，利胸膈，解毒补虚益气。

鹅梨大者二十枚，去皮取汁　皂荚十条，去皮，水採取汁　生地黄八两，捣取汁　薄荷生捣取汁　白蜜八两，同上汁熬成膏　人参　白茯苓　半夏各一两　槟榔煨，三分　青皮去白，炒　桔梗　甘草炙，各三分

上共为末，捣膏为丸，梧子大，荆芥汤下二十丸，日二。一方有木香、苁蓉、白蒺藜、山药、白术、羌活、防风。

《圣济》千金散　治热痰壅盛，胸膈不利。

半夏姜汁制　蛤粉各半两　甘草　凝水石三钱，煅

上共末，水下三钱，空心服，以利为度。一方有羌活。

七　曰　润

肺虚阴涸，枯燥日至，气不化而成火，津以结而成痰，是不可以辛散，不可以燥夺。清之则气自化，润之则痰自消。

杏仁煎　治燥痰在肺中，上气咳嗽，或心胸烦热。

杏仁去皮尖，三两　生姜汁　白蜜　饴糖各一两半　桑皮　贝母　木通各一两二钱半　紫菀　五味各一两

上锉碎，用水三升，熬至半升，去滓，入前杏仁等四味，再熬成膏，每服一匕，含化。一方有款冬、知母。一方有生地汁、紫苏子。

节斋化痰丸　治郁痰、老痰，胶固稠粘，难于咯唾。

天门冬　片芩酒炒　瓜蒌仁　橘红　海石粉各一两半　香附盐水炒　芒硝　桔梗　连翘各五钱　青黛二钱

上为末，炼白蜜入姜汁少许，和丸樱桃大，细嚼一丸，清汤下。

饮　食[①]

伤　食

伤食者，饮食自倍，肠胃乃伤也。当分上中下三焦而治，在上吐之，在中消之，在下夺之。

罗太无云：大抵内伤之理，伤之微者，但减食一二日，所伤之物，自得消化，此良法也。若伤之稍重者，以药内消之。伤之太重者，以药除下之。

瓜蒂散　宿食在上脘，用此吐之。所谓在上者，因而越之也。

———————

① 饮食：底本原无，据医学大成本补。

瓜蒂炒 赤豆煮，各等分

上为细末，以豉七合煮汁和散，一匕服。

一法：温浆水调服一钱匕，取吐为度。经云：上部有脉，下部无脉，其人当吐，不吐者死。谓食塞于上，而脉绝于下也。何者？阳火之根，本于地下，阴水之源，出于天上，食塞于上，是绝五脏之源，源绝则水不下流，两尺脉绝。吐去上焦之物，而脉自通。如不能吐，则非食病，而是根蒂之先拔，故死。或以阴阳水三升，煮白盐一升令消，分三服，刺① 吐去所食即愈。出《千金方》。

红丸子 壮脾胃，消宿食，去膨胀。

京三棱 蓬术 青皮去白 陈皮去白，各五斤 炮姜 胡椒各三斤

上为末，醋面糊丸，如梧子大，矾红为衣，每服三② 十丸，食后姜汤下。《易简方》有阿魏。

治食索粉成积方

紫苏浓煎汁，加杏仁泥，服之即散。

治食狗肉不消，心下坚，或腹胀，口干大渴，心急发热，狂言妄语，或洞下。

杏仁一升，去皮尖，研，以沸汤三升，和绞汁三服，狗肉原片皆出净，或以芦根煮饮之亦消。

《千金》治所食不消方 取其余类烧作末，酒服方寸匕，便吐其宿食即瘥。

按：饮食停滞中脘，虽藉药力为之消磨，然所以运行药力者，胃气也，故有屡经消食行气，而食不下者，余即于前所用药内，加人参一二钱，治之如神，学者不可不知。

备急方 治寒饮食过伤，心腹卒痛如锥刺。

川大黄末 干姜末 巴豆去皮心，研，去油用霜

上各等分，和合一处研匀，炼蜜为丸，如小豆大，温水下一丸，实者加一丸。一云：每服三丸，未知更服三丸，腹中转鸣，当吐下便愈。

东垣导滞丸 治伤湿热之物，不得旋化而作痞满，闷乱不安、便闭者。

黄芩 茯苓 白术 黄连各三钱 泽泻二钱 枳实 神曲各半两 大黄煨，一两

上为末，汤浸蒸饼为丸，食远沸汤下五十丸。

鹤年③ 伤食与停食宜分两项。伤食者，饮食自倍，肠胃乃伤，病在不及消化。停食不论食之多少，或当食而怒，或当食而病，在气结而不能化也。治伤食宜偏重于食，或吐、或下、或消。若停食则偏重在气，惟理气而兼之以消，吐下之法，不可用也。大都伤食当分上中下三焦，而停食则专在胃脘也。

伤 酒

《千金》疗卒大醉，恐肠烂方

作汤著大器中渍之，冷复易之，酒自消，夏月亦用之佳。

又方 绞茅根汁饮二升。 **又方** 捣生葛汁饮之，无鲜者，干葛煎服亦佳。**又方** 粳米一升，水五升，煮使极烂，漉去滓，饮之良。

葛花解酲④ 汤 治酒病，呕逆心烦，胸满不食，小便不利。

青皮三分 木香半钱 橘红 人参 猪苓 茯苓各一钱半 神曲 泽泻 干姜 白术各二钱 白蔻仁 砂仁 葛花各半两

上为极细末，每服三钱，白汤调服，但得微汗，则酒病去矣。

---

① 刺：医学大成本作"则"。
② 三：医学大成本作"二"。
③ 鹤年：医学大成本此后有"云"字。
④ 酲：医学大成本作"醒"。

罗谦甫云：夫酒者大热有毒，气味俱阳，乃无形之物也。若伤之止当发散，使汗出则愈，最妙法也。其次莫如利小便。二者乃上下分消其湿，何酒病之有？今之治此者，乃用酒癥丸，大热之剂下之。又用牵牛、大黄下之，是无形元气病，反伤有形阴血，乖误甚矣。

不 能 食

不能食者，胃中元气虚也，然有虚冷虚热之异，宜分别治之。

消食丸 治数年不能食。

麦蘖 曲各一升 干姜炮 乌梅焙，各四两

上为末，蜜丸，每服十五丸，日再。加至四十丸，亦治反胃。

又方

神曲炒黄二两 麦蘖炒黄，二两 乌梅四两 干木瓜半两 茯苓 甘草炙，各二钱五分

蜜丸樱桃大，每服一丸，不拘时细嚼，白汤下。一方无木瓜，有人参、干姜。

又方

豉心一升，熬末 麦芽 曲各一两 川椒一升，出汗 干姜一升，末

上五味筛，以蜜拌，食后酒服方寸匕。

以上三方，并治胃虚冷，不能食之剂。

资生丸缪氏 健脾开胃，消食止泻，调和脏腑，滋养营卫。

白术米泔水浸，用山黄土拌，九蒸晒，去土切片焙干，三两 橘红二两 白茯苓人乳拌，饭上蒸，晒干，一两五钱 人参人乳浸透，饭锅上蒸透，三两 山楂蒸，二两 神曲炒，二两 白豆蔻微炒，三钱五分 泽泻炒，三钱半 川连姜汁炒，三钱半 桔梗炒，半两 藿香五钱 甘草蜜炙，半两 扁豆炒，一两 莲肉去心，炒，一两 麦芽面炒 山药炒 芡实炒，各一两五钱 薏仁炒，

三两

上为末，炼蜜丸，每服二钱，细嚼淡盐汤下。

凝神散 收敛胃气，清凉肌表。

人参 白术 茯苓 山药各一钱半 扁豆 知母 生地黄 粳米 甘草各一钱 淡竹叶 地骨皮 麦冬各五钱

上作一服，水二盅，姜三片，红枣一枚，煎一盅，食远服。

高鼓峰云：肾乃胃之关，关门不利，升降息矣。关门即气交之中，天之枢也。故肾旺则胃阴足，胃阴足则思食。若关门枯槁，肾水不能上达，当急以六味加归、芍养之。若血燥大肠干枯，有黑屎积叠胃底，则当以熟地五钱，当归三钱，白芍、桃仁二钱，麻仁三钱，微微润之。视其形体如常，气血尚足，即于前方内可加大黄二钱，助血药，大肠一顺利，胃自开矣。一开之后，大剂六味、左归等类，不数服之，方有济也。

以上治胃虚气热之剂。

范汪疗胃气虚，不能食，四肢重，短气，调和五脏，并疗诸病，调中汤方

薤白切，一升 枳实六枚，炙 橘皮三枚 大枣十二枚 粳米三合 香豉六合 水六升，先煮薤白得四升，内诸药煮取一升半，适寒温服。一方有生姜一两。延年无枳实，有茯苓、人参。

按：此以甘辛气味，和畅胃阳，推扬谷气，虚者延年方较良。

《本事》治脾肾虚弱，全不进食，二神丸

破故纸四两，炒 肉豆蔻二两，生

上为细末，用大肥枣四十九枚，生姜四两，切片同煮枣烂，去姜取枣，剥去皮核，用肉研为膏，入药和杵丸，如梧子大，每服三十丸，盐汤下。有人全不进食，服补药皆不效，予授此方服之，顿然

能食。此病不全作脾虚，盖肾气虚弱，真元衰劣，譬如金鼎之中，置之米谷，下无火力，虽终日不熟，其何能化。黄鲁直尝记服兔丝子，淘净酒浸晒干为末，日抄数匙以酒下，十日外，饮啖如汤沃雪，亦此理也。

宽中进食丸 滋形气，喜饮食。

人参　炮姜　青皮各一钱　大麦芽炒　缩砂仁炒　甘草炙，各一钱半　白茯苓　橘红　泽泻　白术各三钱　枳实四钱　豆蔻五钱　猪苓七钱　神曲炒　木香各五分　半夏七钱

上为末，汤浸蒸饼为丸桐子大，每服三十丸，温米汤送下。食前。

谷　劳

谷劳者，胃受水谷，其气虚弱，不能传化，谷盛气虚，则令人怠惰嗜卧，肢体烦重，腹满善饥而不能食，食已则发，谷气不行使然也。

沉香汤

沉香　白术土炒　人参　白茯苓　紫厚朴姜汁炒，各一两　半夏姜制　木香　草豆蔻　甘草　陈皮

黑干姜、生姜、大枣水煎三钱，温服，日二。

《肘后》云：饱食便卧，得谷劳病，令人四肢烦重，嘿默欲卧，食毕辄甚，用大麦蘖一升，椒一两，并炒，干姜三两捣末，每服方寸匕，日三。

食　亦

内经曰：大肠移热于胃，善食而瘦，谓之食亦。夫胃为水谷之海，所以化气味而为营卫者也。胃气和，饮食有节，气血盛而肤革充盈。若乃胃受邪热，消烁谷气，不能变化精血，故善食而瘦。病名食亦，言虽食亦若饥也。又胃移热于胆，亦名食亦。以胆为阳木，热气乘之，则烁

土而消谷也。

甘露饮 治胃热善食，不生肌肉。

生地　熟地　天冬　麦门冬　片芩　石斛　枇杷叶　甘草　枳壳　茵陈各一两

上十味，水煎三钱服。

血　症

诸 血 统 论

失血诸症，妄行于上则吐衄；衰涸于内则虚劳；妄返于下则便红；积热膀胱则癃闭、尿血；渗透肠间，则为肠风；阴虚阳搏，则为崩中；湿蒸热瘀，则为滞下；热极腐化，则为脓血。火极似水，则血色紫黑；热胜于阴，则发为疮疡；湿滞于血，则发为痛痹；瘾疹皮肤，则为冷痹；蓄之在上，其人喜狂；蓄之在下，其人喜忘。

血出上七窍为血溢，大小便下血为血泄，然《内经》云：溢则后血，是血下出亦可云溢，正不必拘也。

先见血，后见痰嗽，多是阴虚；先见痰嗽，后见血，多是痰火积热。

凡吐衄血太甚不止，当防其血晕，用茅根烧酒[①] 将醋洒之，令鼻嗅气以遏其势，或蓦然以冷水㗫[②] 其面，使惊则止。

血虚眩晕卒倒，不可艾灸，惊哭叫动，动则乘虚而死矣。须以当归、川芎、白芍、熟地、黄芪、人参、白术、茯苓、陈皮、荆芥穗、甘草各七分，枣二枚，乌梅一个，同煎服。

凡用血药，不可单行单止，又不可纯用寒凉，必加辛温升药。如用寒凉药，用酒煎、酒炒之类，乃寒因热用也。久患血

———————

① 酒：文瑞楼本作"烟"。
② 㗫：医学大成本作"喷"。

证，血不归元，久服药而无效者，以川芎为君则效。丹溪

凡呕吐血，若出未多，必有瘀于胸膈者，当先消而去之。骤用补法，血瘀成热，多致不起。

业师薛一瓢先生治陆元宾劳伤吐血后日渐消瘦，有时发寒热，饮食减少，微有干咳，四肢无力，语亦懒。师用大当归一只，重二两者，木器捶松、陈酒煎，令服三剂。以其人素不饮酒，改用酒水各半煎，果三服而诸病皆愈。鹤年

吐　血

风 热 吐 血

风，阳邪也；热，火气也。并入络中，则血溢络外。其证乍寒乍热，咳嗽口干烦躁者是也，宜以辛凉入血之药治之。

《圣惠》荆芥地黄汤

荆芥穗为末，生地汁调服二钱。

骆隆吉曰：风火既炽，当滋肾水。此以荆芥发阳邪，而以地黄养阴气也。

《圣济》荆芥穗散

荆芥穗　山栀仁　片芩　蒲黄

水煎五钱，温服，晚再服，以瘥为度。

郁 热 失 血

郁热失血者，寒邪在表，闭热于经，血为热迫，而溢于络外也。勿用止血之药，但疏其表，郁热得舒，血亦自止。若表已解而热不消，血不止者，然后以清热降血之药治之。若肺气已虚，客热不去，咳嗽咽干，吐血嗽血者，宜以甘润养血为主，而以辛药凉肺佐之，如大阿胶丸之类。

《宝鉴》大阿胶丸

阿胶微炒　生地黄　熟地黄　卷柏

干山药　五味子　鸡苏叶　大蓟各一两

茯苓　柏子仁另研　百部　远志　人参

麦门冬　防风各半两

上为细末，炼蜜丸弹子大，煎小麦麦门冬汤下一丸，食后。

大蓟饮子　解郁热，止吐衄，亦治辛热物伤肺胃，呕吐血，名肺疽。

大蓟根洗　犀角镑　升麻　桑白皮炙　蒲黄炒　杏仁去皮尖，各二钱　甘草炙　桔梗炒，各一两

水二盏，生姜五片，煎至一盏，不拘时服。

《和剂》龙脑鸡苏丸　治胸中郁热咳嗽，吐血衄血，凉上膈，止虚烦。

鸡苏净叶一斤，即龙脑薄荷　生干地黄末六两，后入　麦冬　人参　阿胶　蒲黄　木通　柴胡锉，同木通以沸汤大半升浸一二宿，绞汁后入膏，各二两　黄芪一两　甘草一两半

上为细末，以蜜二升，先炼一二沸，然后下生地黄末，不住手搅，时时入绞下柴胡木通汁，慢慢熬成膏，勿令焦，然后将其余药末，同和为丸如豌豆大，每服二十丸，热水下。

侧柏散　治郁热内损心肺，吐血下血，其出如涌泉，口鼻俱流，须臾不救，服此即安。

侧柏叶蒸干，二两半　荆芥穗烧灰　人参各一两

上为末，每服三钱，入白面二钱，新汲水调如稀糊啜服。

暑 毒 失 血

暑毒失血者，脉大气喘，多汗烦渴，盖心主血而暑气喜归心也。此病多于酒客，及阴虚之人有之。

《千金》治酒客瘟疫，中热毒，干呕吐血方。

蒲黄　犀角　栝楼根　甘草各二两

桑寄生　葛根各三两

水七升，煮三升，分三服。

《局方》枇杷叶散　治暑毒攻心，呕吐鲜血。

香薷二钱　厚朴　甘草　麦冬　木瓜　茅根各一钱　陈皮　枇杷叶　丁香各五分

为末，每服二钱，姜水煎服。

蓄热吐血

蓄热吐血者，热蓄血中，因而妄行，口鼻皆出，势如涌泉，膈上热，胸中满痛，脉洪大弦长，按之有力，精神不倦，或血是紫黑成块者，须用生地黄、赤芍、茜根、牡丹皮、三制大黄、滑石、桃仁泥之属，从大便导之。此非釜底抽薪之法，不能夺火热上涌之势也。

海藏云：畜血喜忘如狂，身热屎黑者，疾已甚也。但小腹满，小便不利者，轻也。

滑伯仁曰：血溢血泄，诸蓄血证，其始也，予率以桃仁、大黄行血破滞之剂折其锐气，而后区别治之，虽往往获效，然犹不得其所以然也。后来四明遇故人苏伊举，闲①论诸家之术。伊举云：吾乡有善医者，忘其姓字，每治失血畜妄，必先以快药下之，或问失血复下，虚何以当。则曰：血既妄行，迷失故道，不去血利瘀，则以妄为常，曷以御之。且去者自去，生者自生，何虚之有。予闻之愕然曰：昔者之疑，今释然矣。

按：去者自去，生者自生，人易知也。瘀者未去，则新者不守，人未易知也，细心体验自见。

《简要济众》

川大黄一两为末，每服一钱，以生地汁一合，水半盏，煎三五沸，服无时。

藕汁茯苓饮

生藕汁　小蓟根汁　生地黄汁　茯苓

蒲黄炒黑

后二味等分为末，每服二钱，用三汁调下。

按：虚人未可下者，宜此法清热，且利瘀也。

按：《千金》云：凡吐血后，体中但俺俺，心中不闷者，辄自愈。假令烦躁，心中闷乱，纷纷呕吐，颠倒不安者，当急以瓜蒂、杜蘅、人参等，吐去清黄汁，或血一、二升无苦。盖谓中有瘀血不尽故也。然与其涌而上之，不若导而下之之为顺也。吐法昔人且不忌，而况于下法乎。

《直指》方

鲜生地黄捣汁煮饮，日数升良。

四生丸　治吐血衄血，热妄行乘于阴也。

生荷叶　生艾叶　侧柏叶　生地黄各等分

上捣烂为丸，如鸡子大，每服一丸，用水二盅，煎一盅，去滓服。一方有生薄荷叶，无荷叶。

十灰散　治呕吐咳嗽血。

大蓟　小蓟　柏叶　荷叶　茅根　茜根　大黄　栀子　棕榈皮　牡丹皮

上各等分，烧存性，出火毒，研为极细末，用生藕汁及生萝卜汁，磨松墨半碗，调服五钱即止。

气逆失血

气逆失血者，血从气逆，得之暴怒而厥也。经云：阳气者，大怒则形气绝，而血菀于上，使人薄厥。又怒则气逆，甚则呕血及飧泄是也。必有胸胁满痛等证。宜芍药、陈皮、枳壳、贝母之属，行其气而血自下。或肝火因气而逆者，必有烦躁、燥渴等证，宜芍药、生地黄、丹皮、芩连

---

① 闲：医学大成本作"间"。

之属，降其火而血自宁。

小乌沉汤

乌药去心，十两 甘草炒，一两 香附子炒，砂盆淅去毛皮，焙干，二十两

上为细末，每服一钱，不拘时沸汤点。

按：大怒气逆，必有火热从之上行，宜以黄连、青黛、香附、柴胡、甘草、山栀等药，平其肝则自愈。独进温燥，宁无偏胜之弊。且非古人抑怒全阴之意。

劳伤吐血

劳伤吐血者，经所谓用力太过则络脉伤是也。盖络脉之血，随经上下，往来不休。若络脉有伤损之处，其血因得渗漏而出矣。如是者须和养血气，安顺谨调，使损者复完，则血脉循行如故，所谓劳者逸之是也。此等未关脏气，但体性坚凝，尚可望其生全，若不能如此，而或纵情违理，络脉完已复损，则必无幸矣。

发灰散

乱发烧灰 每服二钱，米醋汤调服，亦治小儿尿血。

治吐血不止，将本人血，磁锅焙干为末，每一钱二分，以参麦煎汤调下即止。

凡吐粉红色痰涎者，是肺络损伤而血渗也。治以鲜藕、白糯米、红枣三物，煎汤频频服之，久自愈。此方系正白旗迟维职所授，用之良验。迟公曾任崇明及六合县，系一榜出身三世明医。

阳虚失血

阳虚失血者，脾胃气虚，不能固护阴气也。《仁斋直指》云：血遇热则宣流，故止血多用凉剂。然亦有气虚挟寒，阴阳不相为守。荣气虚散，血亦错行，所谓阳虚阴必走是耳。外证必有虚冷之状。其血色必黯黑而不鲜，法当温中，使血自归经

络。可用理中汤加南木香，或甘草干姜汤，其效甚著。曹氏云：吐血须煎干姜甘草汤与服，或四物理中汤亦可。若服生地黄、竹茹、藕汁，去生便远。

《三因》云：理中汤能止伤胃吐血，以其最理中脘，分利阴阳，安定血脉也。

按：经云，荣气出于中焦，是以脾胃为统血之司，而甘温气味，有固血之用也。世医畏其能动血，虽遇当用而不敢用者多矣。厥疾不瘳，谁之过与。或有仿《千金》例于伏龙肝、甘草、干姜、白术之中，加阿胶之润，黄芩之苦，以折炎上之势，而复既脱之阴，亦《内经》甚者从之之意也。

理中汤

人参 白术 甘草 干姜炮，各三两

水八升，煮取三升，去滓，温服一升，日三服。

甘草干姜汤

甘草炙，四两 干姜炮，二两

水三升，煮取一升五合，去滓，分温再服。

黑神散《和剂》

黑豆炒，半升，去皮 干熟地黄酒浸 当归去芦，酒制 肉桂去粗皮 干姜炮 甘草炙芍药 蒲黄各四两

上为细末，每服二钱，酒半盏，童子小便半盏，不拘时煎服。

凡吐血脉微、身凉恶风者，须于地黄、芍药中加肉桂一钱，虚冷人多有此证。

伤胃吐血

伤胃吐血者，酒食过饱，胃间不安，或强吐之，气脉贲乱，损伤心胃，血随呕出也。

《简易》黑神散 治伤酒食，醉饱过度，胃络内伤，及低头掬损吐血，致多口

鼻俱出。

百草霜不拘多少，村居者佳

上研细，每服二钱，糯米汤下。喜凉水者，新汲水调服。

鼻衄

鼻衄有表寒、里热之异。表寒者，伤寒不解，而闭热于经也，详伤寒门。里热者，阳明之热，而血为热迫也。宜犀角地黄汤主之。或阳明之热，不得下通，而反上壅者，宜《拔萃》犀角地黄汤，通其下而上自愈。

诸衄血家不可与白虎汤，虚者亦不可与。卒得之，腹痛而利者，但可温之。

罗谦甫云：经历晋才卿，膏粱而饮，至春病衄，易医数四，皆用苦寒之剂，俱欲胜其热而已，然终不愈。而饮食起居，浸不如初，肌寒而时躁，言语无声，口气臭秽，恶冷风，而其衄之余滴，则未绝也。彼惟知见血为热，而以苦寒攻之，抑不知苦泻土，土，脾胃也，脾胃人之所以为本者。今火为病，而泻其土，火固未尝除，而土已病矣。土病则胃虚，胃虚则营气不能滋荣百脉，元气不循天度，气随阴化而无声肌[1]寒也。粗工嘻嘻，以为可治，热病未已，寒病复起，此之谓也。

项彦章治一妇患衄三年许，医以血得热则淖溢，与泻心凉血之剂，益困，衄出数滴，辄昏去，六脉微弱，而寸为甚。曰：肝藏血而心主之，今寸口脉微，知心虚也，心虚则不能主血而逆，而妄行，法当补心，兼养脾气。脾者，心之子，实则心不虚矣。与琥珀诸补心药遂安。

按：心虚补脾，即《千金》脾旺则气感于心之意。然补脾药未议及，窃谓当兼补脾阴，不当专补脾气也。

犀角地黄汤　易老云：治鼻衄，此药为最胜。

犀角　芍药　丹皮各一钱半　生地四钱　甘草五分

水一盅半，煎八分服。《拔萃》加大黄、黄连、黄芩。

茅花汤

白茅花　水煎浓汁两碗，分二服，如无花，以根代之。

人参莲心散

人参一钱　莲子心一分

共为末，以水空心下二钱，以瘥为度。

一方：莲子心五十个，糯米五十粒，为末酒调服，治劳心吐血。

发灰散

发灰一钱　人中白炙研，五分　麝香研，一分

上为细末，用少许吹鼻中，立愈。

《元珠》鸡苏散

鸡苏叶　黄芪　生地　阿胶　白茅根各一两　麦门冬去心　桔梗　蒲黄炒　贝母去心　甘草炙，五钱

每服四钱，姜三片，水煎服。此养血和阴之法，仍兼辛凉泄热。

麦门冬饮子　治脾肺虚弱，气促，精神短少，衄血吐血。此方气血兼补，纯虚者宜之。

人参　麦门冬　当归各五分　五味子五个　黄芪　甘草　芍药各一钱　紫菀一钱五分

上㕮咀，分作二服，水二盏，煎至一盏，去滓温服，食后。一方有生地，无甘草、芍药、紫菀，名清肺饮子。

齿衄

齿衄有手足阳明与足少阴之异，盖手阳明入下齿中，足阳明入上齿中，而肾主骨，齿又为骨之余也。大抵属阳明者多有

————————

① 肌：医学大成本作"风"。

余，故有便秘、口臭、齿龈肿痛等证。凡素嗜肥甘，或善饮胃强者多有之。属少阴者多不足，故口不臭，牙不痛，虽痛不甚，但齿摇不坚，凡阴虚羸瘦好色者多有之，而宜清宜补，为治迥别，不可不分也。

《元珠》云：齿衄多阳明热盛所致，缘手足阳明俱入齿中，而冲任二脉并附阳明。阳明者，多气多血之经也，阳明有热，发则随经上入齿中，血如潮涌，疼痛不已，甚则昏昧。予率用三制大黄末二钱，枳壳汤少加童便调下，并去黑粪数块，其血顿止。要知肾虚出血者，其血必点滴而出，齿亦悠悠而疼，决不如此之暴且甚也。

东垣清胃饮 治醇酒厚味，或补胃热药太过，以致牙疼不可忍，牵引头脑，满面发热，或龈齿腐溃，出血不止，此阳明火也。

生地一钱五分 升麻 当归 牡丹皮 犀角 连翘各一钱 甘草 黄连各五分

水煎服。

按：阳明热实①，上熏口齿者，宜此清之。若大便闭结不通者，须加大黄，从下夺之。

《外台》方 治满口齿出血。

枸杞根洗，煎汤漱咽验。

《元戎》**地黄引子** 治肾虚②齿衄不止。

熟地黄 生地黄 地骨皮 枸杞子各等分

焙干为末，每服二钱，蜜汤调服无时。

《宝鉴》用治衄血往来久不愈，日三服，良。

安肾丸方见喘证 治肾虚阴火上炎，服凉药而愈甚者，宜淡盐汤送下三五钱，间进黑锡丹。方见肾虚头痛证内或用肾气丸煎

服效。鹤年

舌 衄

舌衄者，舌出血不止也。心主血，在窍为舌。若心脏蕴热，血得热而妄行，或溢于心之窍，则有舌上出血之证，甚者出如涌泉。

《圣济》阿胶散

阿胶炒 黄芪蜜炙 蒲黄新者，一两

共末，用生地黄汁，空心调下二钱。

《千金》方

乱发烧灰，水服方寸匕，日三服。

大 衄血汗附

大衄者，口鼻耳目皆出血是也。由热气乘虚入血，则血妄行，与卫气错溢于窍也。阿胶汤主之。

阿胶汤

阿胶蛤粉炒，一两 蒲黄五钱 水煎去滓，入生地黄汁服之，急以帛系两乳

神白散 治血汗。

用人中白瓦上炙，研末，入麝香少许和匀，空心酒下二钱。一方有发灰。

圣惠散 治大衄久衄，及诸窍出血不止。

人中白一团鸡子大，绵五两，烧研，每服二钱，温水服。

大便下血统论

许学士云：予苦疾三十年，蓄下血药方，近五十余品，其间或验或否，或始验而久不应者，或初不验弃之，再服有验，未易历谈。大抵此病，品类不同，对病则易愈。如下清血色鲜者，肠风也。血浊而色黯者，脏毒也。肛门射如血线者，脉痔

① 热实：医学大成本作"实热"。
② 虚：底本原作"血"，据文瑞楼本改。

也。亦有一种下部虚，阳气不升，血随气而降者。仲景云：脉弦而大，弦则为减，大则为芤，减则为寒，芤则为虚，寒虚相搏，此名为革。妇人则半产漏下，男子则亡血失精。此下部虚，而下血者是也。若得革脉，却宜服温补药。虫痔宜薰，《千金》用猬皮、艾者佳。予尝作，颇得力。

黑地黄丸颇佳。鹤年

苍术油浸，一斤 熟地一斤 五味子半斤 干姜秋冬一两，夏五钱，春七钱，共研末。

枣肉拌为丸如梧子大，食前服百丸。

结 阴 便 血

结阴便血者，以风冷之邪，结于阴分而然。盖邪在五脏，留而不去，是之谓结阴。邪内结不得行，则病归血分，故为便血。经曰：结阴者，便血一升，再结二升，三结三升，正此之谓。宜外灸中脘、气海、三里以引胃气，散风邪，内以平胃地榆汤温散之剂止之。景岳

《宝鉴》平胃地榆汤 治邪陷阴分，结阴便血。

陈皮 厚朴 苍术 甘草 地榆 人参 白术 当归 芍药 升麻 干葛 茯苓 神曲 干姜炒 香附各等分 此温散中兼燥湿之法，下血瘀晦、内挟寒湿者宜之。

上㕮咀，每服五钱，加姜枣煎，空心服。一方无香附，有附子、益智仁。

胃风汤 治风冷乘虚入客肠胃，水谷不化，及下血，或下清血，或下豆汁，久而无度者。即八物汤去地黄、甘草，加官桂等分，每服二钱，水一大盏，粟米百余粒，同煎七分，去滓稍热服。盖亦阴结之类，为阴气内结，故去甘寒而加辛热，结者散之也。

经验方

荆芥一味，略炒为末，米饮服二钱。此专治血中之风，血清而稀者宜之。

地榆汤 河间曰：阴结便血者，以阴气内结，不得外行，血气无宗，渗入肠下，致使渐多，此汤治之。

地榆四两 甘草半炙半生，三两 缩砂仁七枚 用缩砂者，亦取其辛温散结也。

上为末，每服五钱，水三盏，煎至一半，去滓温服。

湿 热 便 血

湿热便血者，血浊而色黯，滑氏所谓足太阴积热久而生湿，从而下流也，赤豆当归散主之。若但热而无湿者，腹中痛，血色鲜，连蒲散主之。

赤豆当归散《金匮》 治下血，先血后便，此近血也。大肠与肛门近，故曰近血。此由大肠伤于湿热。

赤小豆三升，浸，令芽出晒干 当归十两，按《金匮》原方当归十分

上二味杵为散，浆水服方寸匕，日三服。

连蒲散

生地 当归 白芍 枳壳 川芎 槐角 黄芩各一钱 黄连 蒲黄炒，各一钱二分

水二盅，煎八分服。此清营泄热之法。

《泊宅编》云：干柿烧灰，米饮服二钱。《本草》：柿治肠癖，解热毒，消宿血。又《百一选方》云：曾通判子病下血十年，用此方一服而愈。

王焕之知舒州，下血不止。郡人陈宜父令其四时取柏叶，其方如春取东枝之类，烧灰调二钱，服之而愈。

洁古芍药黄连散 治腹痛下血有热。此方清热而兼行瘀滞。

芍药 黄连 当归各半两 大黄一钱 淡桂五分 甘草炙，二钱

每服五钱，水煎。痛甚者，调木香、槟榔末一钱。用淡桂者，略借辛温以助药力，且拔病本也。

一方：平胃散加槐花、当归、枳壳、乌梅。丹溪

中 虚 脱 血

中者，脾胃也。脾统血，脾虚则不能摄血。脾化血，脾虚则不能运化。是皆血无所主，因而脱陷妄行。其血色不甚鲜红，或紫或黑，此阳败而然，故多无热证。而或见恶心呕吐，宜理中汤温补脾胃。中气得理，血自归经矣。

理中汤

理物汤 即理中四物合剂。

黄土汤《金匮》 治下血先便后血，此远血也。

白术 甘草 附子 地黄 阿胶 黄芩各三两 灶心黄土半升

水八升，煮取三升，分温三服。

肠 痔 下 血

《本事》治肠痔在腹内，有鼠奶出血方

白芜荑 贯众 狼牙根 椿东引枝 槐东引枝白皮者，各一分 雄黄半两 猬皮一分，炙焦 白蟮头一个，炙焦

上为末，腊月猪脂和为丸，如弹子大，绵裹纳下部，日三易。

附方

木耳五钱 浸一宿洗净，空心生食，禁茶汤半日许。如嫌淡少加盐，三服必愈。但不能除根耳。鹤年自试验过

溲 血

溲血有虚有实，实者下焦结热，血为热迫，尿血成淋。虚者房劳内伤，血失统御，溺血不已。亦有心脏有热，热乘于血，血渗小肠而尿血者，当参合脉证治之。

凡小便血出，成淋作痛，或杂尿而出者，从膀胱中来也。如血出不痛者为尿血，乃心移热于小肠，血从精窍中来也。

《济生》小蓟饮子 治下焦结热之剂。

生地四两 小蓟根 滑石 通草 蒲黄炒 淡竹叶 藕节 当归 山栀仁 甘草炙，各半两

上㕮咀，每服四钱，水一盏，煎八[①]分，空心温服。一方有白茅根、阿胶。

鹿茸散 治下元虚惫，小便尿血，日夜不止之剂。

鹿茸酒洗去毛，涂酥，炙令黄 当归焙 生地黄焙，各二两 蒲黄一合 冬葵子炒，四两半

上为极细末，每服三钱匕，空心温酒调服，日二。一方炼蜜为丸，如梧子大，每服二十丸，食前炒盐汤下。

如神散 治心脏有热，热乘于血之剂。

阿胶蛤粉炒，一两 山栀 车前子 黄芩 甘草炙，各二钱半

上为细末，每服半钱，或一钱。井华水调服，日三。此方合犀角地黄汤用之良。

发灰散

乱发烧存性为末，每服二钱，以醋二合、汤少许调服，或以侧柏叶汁调糯米粉，和丸梧子大，汤服五十丸。

鹿角胶丸 治房室劳伤，小便出血。

鹿角一两，炒成珠 没药 油发灰各六钱

上为末，取白茅根汁打糊为丸，如梧子大。空心盐汤吞七八十丸。

---

① 八：底本原无，据文瑞楼本补。

卷 三

膈 噎反胃附

膈噎反胃统论

膈，膈也。饮食入咽，不得辄下，噎塞膈中，如有阻隔之者，故名曰膈噎。又其病正在膈间，食不得下，气反上逆，随复吐出，故又名膈气。反胃者，饮食入胃，全无阻隔，过一二时，辄复吐出，有反还之意，故曰反胃。甚者朝食暮吐，暮食朝吐，有翻倾之义，故亦名翻胃。不似噎膈之噎，然后吐，不噎则不吐也。

噎膈之病，有虚有实。实者或痰或血，附着胃脘，与气相搏，瞖膜外裹，或复吐出，膈气暂宽，旋复如初。虚者津枯不泽，气少不充，胃脘干瘪，食涩不下。虚则润养，实则疏瀹，不可不辨也。

饮食不咽，不得入胃为噎；食不下通，气反上逆为塞，东垣乃谓阳气不得出者为塞，阴气不得降者为噎，岂非谓入食从阴，而气出从阳耶？其文则深，其旨反晦，至谓先用阳药治本，后用堵塞[①]泻标，吾不知其何所谓矣。

子和论膈噎，累累数百言，谓三阳结热，前后秘涩，下既不通，必反上行，所以噎食不下。夫膈噎，胃病也。始先未必燥结，久之乃有大便秘少，若羊矢之证。此因胃中津气上逆，不得下行而然，乃胃病及肠，非肠病及胃也。又因河间三乙承气之治，谓噎膈之病，惟宜用下，结散阳消，其疾自愈。夫脘膈之病，岂下可去？虽仲景有大黄甘草，东垣有通幽润肠等法，为便秘呕吐者立，然自是食入辄吐之治，非所论于食噎不下也。独其所谓慎勿顿攻，宜先润养，小著汤丸，累累加用，关扃自透。或用苦酸微涌膈涎，因而治下，药势易行。设或不行，蜜苦[②]盐下导，始终勾引，两药相通者，其言甚善。盖痰血在脘，不行不愈，而药过病所，反伤真气，非徒无益矣。故以小丸累加，适至病所，无过不及，以平为期，则治噎之道也。但须审是痰是血而行之耳。

膈噎之证，大都年逾五十者，是津液枯槁者居多。若壮年气盛，非血即痰。近见有津液枯槁之剂，治一少年肥实男子，至死不悟。哀哉。鹤年

先姉传一方云：用烧酒一斤，浸海蜇花头一斤，入磁瓶内，埋地数年，则海蜇化为水矣。取饮半酒杯妙。鹤年又识

痰 膈

痰膈，因七情伤于脾胃，郁而生痰，痰与气搏，升而不降，遂成噎膈。其病令人胸膈痞闷，饮食辄噎，不得下入胃中，必反上逆而呕，与痰俱出。治法宜调阴阳，化痰下气，阴阳平均，气顺痰下，病

---

① 堵塞：文瑞楼本作"诸寒"。
② 苦：文瑞楼本无。

斯已矣。

《和剂》四七汤　治喜怒忧思悲恐惊之气，结成痰涎，状如破絮，或如梅核，在咽喉之间，咯不出，咽不下，此七情所为也。中脘痞闷，气不舒快，或痰饮呕逆恶心，并皆治之。

半夏制，二钱　茯苓一钱六分　紫苏叶八分　厚朴姜制，一钱二分　水一盏，生姜七片，红枣二枚，煎至八分，不拘时服。

丁沉透膈汤《和剂》　治脾胃不和，痰逆恶心，或时呕吐，饮食不进，十膈五噎，痞塞不通，并皆治之。

人参　砂仁　香附各一两　青皮　木香　肉豆蔻　白豆蔻　丁香各半两　陈皮　藿香　沉香　厚朴各七钱五分　草果　半夏　神曲各二钱半　甘草一两五钱　麦芽五钱　白术二两　每服四钱，水一盏，姜三片，枣一枚，不拘时热服。

涤痰丸

半夏曲　枯矾　皂角炙，刮去皮弦子　元明粉　白茯苓　枳壳各等分

上为末，霞天膏和丸，量人虚实用之。

血　膈

丹溪治一少年，食后必吐出数口，却不尽出，膈上时作声，面色如平人。病不在脾胃，而在膈间，其得病之由，乃因大怒未止，辄食面，故有此证。想其怒甚则血菀于上，积在膈间，碍气升降，津液因聚，为痰为饮，与血相搏而动，故作声也。用二陈加香附、韭汁、萝卜子二日，以瓜蒂散败酱吐之；再一日又吐，痰中见血一盏；次日复吐，见血一盅而愈。

一中年人，中脘作痛，食已乃吐，面紫霜色，两关脉涩，乃血病也。因跌仆后，中脘即痛，投以生新血推陈血之剂，吐血片碗许而愈。

一中年妇人反胃，以四物加带白陈皮、留尖去皮桃仁、生甘草、酒红花，浓煎，入驴尿，以防生虫，与数十帖而安。

一人咽膈间，常觉有物闭闷，饮食妨碍，脉涩稍沉，形色如常，以饮热酒所致。遂用生姜[①]汁每服半盏，日三服，至二斤而愈。

一人食必屈曲下膈，梗涩微痛，脉右甚涩而关沉，左却和，此污血在胃脘之口，气因郁而为痰，必食物所致。询其去腊，日饮刲剁酒三盏，遂以生韭汁冷饮细呷之，尽半斤而愈。

一贫叟病噎膈，食入即吐，胸中刺痛，或令取韭汁入盐梅卤少许细呷，得入渐加，忽吐稠涎数升而愈。此亦仲景治胸痹用薤白，取其辛温能散胃脘痰涎恶血之义也。愚谓此不独辛温散结之义，盖亦咸能润下，而酸味最能开膈胃，止呕吐，品味不杂而意旨周密，殊可取也。

一妇年及五十，身材略瘦小，勤于女工，得噎膈证半年矣。饮食绝不进，而大便燥结不行者十数日，小腹隐隐然疼痛，六脉皆沉伏。以生桃仁七个，令细嚼，杵生韭汁一盏送下。片时许，病者云：胸中略作宽舒。以四物六钱，加栝蒌仁一钱，桃仁泥半钱，酒蒸大黄一钱，酒红花一分，煎成上药一盏，取新温羊乳汁一盏，合而服之。半日后下宿粪若干，明日腹中痛止，渐可进稀粥而少安。后以四物出入加减，合羊乳汁服五六十帖而安。

江应宿治一老妇年近七旬，患噎膈，胃脘干燥，属血虚有热，投五汁汤，二十余日而愈。其方芦根汁、藕汁、甘蔗汁、牛羊乳、生姜汁少许，余各半盏，重汤煮温，不拘时徐徐服。

滋血润肠汤　治血枯及死血在膈，饮

---

① 姜：文瑞楼本作"韭"。

食不下，大便燥结。

当归酒洗，三钱 芍药煨 生地黄各一钱半 红花酒洗 桃仁去皮尖，炒 大黄酒煨 枳壳麸炒，各一钱

水一盏半，煎七分，入韭菜汁半酒盏，食前服。

秦川剪红丸《良方》

雄黄另研 木香各五钱 槟榔 三棱煨 蓬术煨 贯仲去毛 干漆炒烟尽 陈皮各一两 大黄一两半

上面和丸，梧子大，每五十丸，食前米饮送下，吐出瘀血，及下虫为效。

气 膈

气膈病使人烦懑食不下，时呕沫。淳于意作下气汤治此疾，一日气下，二日能食，三日愈。然下气汤方不传。

一村夫因食新笋羹，咽纳间忽为一噎，延及一年，百药不效。王中阳乃以荜拔、麦芽、炒青皮去穰、人参、苦桔梗、柴胡、白蔻、南木香、高良姜、半夏曲共为末，每服一钱，水煎热服。次日病家报云：病者昨已痛极，自己津唾亦咽不下，服药幸纳之。胸中沸然作声，觉有生意，敢求前剂。况数日不食，特游气未尽，拟待就木，今得此药，可谓还魂散也。王遂令其捣碎米煮粥，将熟，即入药再煎一沸，令啜之，一吸而尽，连服数剂，得回生。因名曰还魂散。后以之治七情致病，吐逆不定，面黑目黄，日渐瘦损，传为噎证者多验，但忌油腻、鱼腥、粘滑等物。

《永类钤方》治噎膈不食，黄犬干饿数日，用生粟或米干饲之，俟其下粪，淘洗米粟令净，煮粥入薤白一握，泡熟去薤，入沉香末二钱，食之。

救急疗气噎方

半夏 柴胡各三[①]两 生姜三两 羚羊角 犀角 桔梗 昆布 通草 炙甘草各二两

水八升，煮三升，分三服。

疗因食即噎塞，如炙脔在膈不下方

射干六分 升麻四分 桔梗四分 木通一钱 赤苓八分 百合八分 紫菀头二十一枚

水二大升，煎九合，去渣分温三服，食远。

虫 膈

张文仲《备急方》，言幼年患反胃，每食羹粥诸物，须臾吐出。贞观中许奉御兄弟及柴、蒋诸名医奉敕调治，竟不能疗。渐疲困，候绝旦夕。忽一卫士云：服驴小便极效。遂服二合，后食只吐一半；晡时再服二合，食粥便定。次日奏知，宫中五六人患反胃者同服，一时俱瘥。此物稍有毒，服之不可过多，须热饮之。病深者七日当效。后用屡验。

《广五行记》，永徽中绛州有僧，病噎数年，临死遗言，令破喉视之，得一物，似鱼而有两头，遍体悉是肉鳞，致钵中，跳跃不止。以诸味投钵悉为水。时寺中刘蓝作靛，试取少许置钵中，虫绕钵畏避，须臾虫化为水，后人以靛治噎疾，每效。

治梅核膈气方

取半青半黄梅子，每个用盐一两，淹一日夜，晒干，又浸又晒，至水尽乃止。用青钱三个，夹二梅，麻线缚定，通装磁罐内，封埋地下，百日取出。每用一梅含之，咽汁入喉即消。收一年者治一人，收二年者治二人，其妙绝伦。

昆布丸 治五噎，咽喉妨塞，食饮不下。

昆布洗 麦门冬 天门冬并去心，焙 诃黎勒去核，各一两五钱 木通 川大黄微炒 川朴硝 郁李仁汤浸去皮，微炒 桂心 百

---

① 三：医学大成本作"二"。

合各一两　羚羊角屑　杏仁去皮尖，麸炒黄苏子微炒　射干各五钱　柴胡去芦　陈皮去白　槟榔各二钱半

上为细末，炼蜜和捣三百杵，丸如梧子大，每服三十丸，不拘时热酒送下，夜饭后用绵裹弹子大一丸嚼化。

杂 疗 方

《普济方》云：反胃吐食，药物不下，结肠三五日，至七八日，大便不通，如此者必死。昔金州周禅师，得正胃散方于异人，十瘥八九。君子收之，可济人命。用白水牛喉一条，去两头节，并筋膜脂肉，及如阿胶黑片，临时旋炙，用米醋一盏浸之，微火炙干，淬之，再炙再淬，醋尽为度。研末，厚纸包收。或遇阴湿时，微火烘之，再收。遇此疾，每服一钱，食前陈米饮调下，轻者一服立效。

《集验》疗反胃，朝食暮吐，暮食朝吐方

羊肉去脂膜作脯，以好蒜齑空腹任意食之，立见效验。

《圣济总录》治咽喉妨碍，如有物吞吐不利方

杵头糠　人参各一钱　石莲肉炒，二钱
水煎服，日三次。

生生子云：噎膈反胃，乃是三病，古今未有剖析其义者。夫饮食入于噎间，不能下噎，随即吐出，自噎而转，故曰噎。膈是膈膜之膈、非隔截之谓也。饮食下噎，至于膈间，不能下膈，乃徐吐出，自膈而转，故曰膈。反胃是饮食已入胃中，不能运化，而下脘又燥结不通，朝食暮吐，暮食朝吐，自胃中倒出，故曰反胃也。均一吐病，有上中下之分。洁古老人论曰：上焦吐者主于气，中焦吐者主于积，下焦吐者主于寒。

虚 劳

虚 劳 统 论

虚劳，一曰虚损。盖积劳成虚，积虚成弱，积弱成损也。虚者，空虚之谓。损者，破散之谓。虚犹可补，损则罕有复完者矣。

古有五劳、五蒸、六极、七伤之名，而不一其说。然五劳者主五脏，心劳、肝劳、脾劳、肺劳、肾劳是也。五蒸者主躯体，肤蒸、肉蒸、脉蒸、筋蒸、骨蒸是也。六极者，气极、血极、筋极、肌极、精极、骨极，合内外兼阴阳者也。七伤者，大饱伤脾，大怒气逆伤肝，强力举重、久坐湿地伤肾，形寒饮冷伤肺，忧悉思虑伤心，大恐惧不节伤志，风雨寒暑伤形，合形脏神而言者也。外此所谓志劳、忧劳、瘦劳、思劳及阴寒、阴痿、里急精速等症为七伤者，皆非也。

损证有自上至下者，有自下至上者，而皆以中气为主。故《难经》一损损于肺，皮聚而毛落。二损损于心，血脉虚弱不能荣于脏腑，妇人则月水不通。三损损于胃，饮食不为肌肤。此自上而下者也。一损损于肾，骨痿不能起于床。二损损于肝，筋缓不能自收持。三损损于脾，饮食不能消克。此自下而上者也。《机要》云：虚损之疾，寒热因虚而感也。感寒则损阳，故损自上而下，治之宜以辛甘淡，过于胃则不可治也。感热则损阴，故损自下而上，治之宜以苦酸咸，过于脾则不可治也。夫脾胃居中而运水谷，脾胃气盛，四脏虽虚，犹能溉之。不然则四脏俱失其养矣，得不殆乎。故曰：过于脾胃者不治。

治损之法莫善于《难经》，谓损其肺者益其气，损其心者调其荣卫，损其脾者

调其饮食,适其寒温;损其肝者缓其中;损其肾者益其精。盖肺主气,益之使充也。心主血,而营卫者血之源,和之使无偏也。脾运水谷而主肌肉,调之适之。毋困其内,亦无伤其外也。肝苦急,缓之使疏达也;肾主精,益之使不匮也。后人不辨损在何脏,概与养阴清火,术亦疏矣。

陈藏器诸虚用药凡例,本出《千金》,此在初学,殊足以为准则。若夫得心应手,神明变化,端不在此区区形迹间也。

虚劳营卫不足

虚劳营卫不足者,脉极虚芤迟,短气里急,四肢痠疼,腹中痛,或悸或衄,或手足烦热,咽干口燥,宜甘酸辛药调之。甘以缓急,酸以养阴,辛以养阳也。

小建中汤方

白芍六两 甘草 桂枝 生姜各三两 大枣十二枚 胶饴一升 虚甚者加黄芪一两半

上六味,以水七升,煮取三升,去滓,内胶饴,更上微火消解,温服一升,日三服。深师治虚劳腹满、食少泄泻者,无胶饴,有人参二两,半夏一升。

《必效方》治虚劳失精,加龙骨、白薇各一两。

《古今录验》治虚劳里急,小腹急痛,气引胸胁,或心痛短气,以干姜代生姜,加当归四两。

经云:肝生于左,肺藏于右,心位在上,肾处在下,脾居四脏之中,生育营卫,通行津液。一有不调,则失所育所行矣。必以此汤温健中脏,故名建中。中脏者,脾胃也。脾欲缓,急食甘以缓之,故以饴糖为君,甘草为臣。桂枝辛热,散也润也,营卫不足,润而散之;芍药酸寒,收也泄也,津液不足,收而行之,故以芍、桂为佐。生姜辛热,大枣甘温,胃者卫之源,脾者营之本,卫不足,益之必以

辛,营不足,补之必以甘,甘辛相合,脾胃健而荣卫通,故以姜枣为使也。

大建中汤方

治内虚,里结少气,手足厥冷,小腹挛急,或腹满弦急,不能食,起即微汗阴缩,或腹中寒痛,或唇口干,精自出,或手足乍寒乍热而烦冤,酸疼不能久立,多梦失精。

黄芪 当归 桂心 芍药各二钱 人参 甘草各一钱 半夏 黑附子炮,各二钱半

每服五钱,水二盏,姜三片,枣二枚,煎一盏,去滓,食前温服。

本方加白术、苁蓉、麦冬、川芎、熟地、茯苓,名十四味建中汤,皆补益营卫之剂也。

炙甘草汤

治虚劳不足,汗出而闷,脉结悸,行动如常,不出百日,危急者十一日死。

炙甘草四两 桂枝 生姜各三两 麦冬去心 麻仁各半升 人参 阿胶各二两 大枣二十枚 生地黄一斤

上九味,以酒七升,水八升,先煮八味取三升,去滓,内胶消尽,温服一升,日三服。

朱雀汤

治劳伤心气,变生诸疾。

雄雀一只,取肉炙 赤小豆一合 人参 赤苓 紫石英 小麦 大枣肉各一两 紫菀 远志 丹参各半两 炙甘草二钱半

上细锉拌匀,每服三钱,用水一盏,煎六分,去滓,食远温服。《奇效方》

肺 劳

肺劳者,呼吸少气,咳嗽喘急,嗌干气极,则皮毛焦干,津枯力乏,腹胀喘鸣。由预事而忧,或风邪久住而成,宜分邪正冷热而治之。

紫菀汤

治气极,皮毛焦枯,四肢无力,喘急短气不足以息。

紫菀茸洗 干姜炮 黄芪 人参 五

味子 钟乳粉 杏仁麸炒，去皮 甘草炙，各等分。

上㕮咀，每服四钱，水一盏，姜三片，枣一枚，煎服无时。

葛可久保和汤 治风寒久嗽成劳，及肺燥成痿者，服之决效。

知母 贝母 天冬 麦冬 款冬各三钱 花粉 薏仁 杏仁炒，去皮尖，各二钱粉草炙 紫菀 五味子 马兜铃 百合 桔梗各一钱 阿胶 生地黄 当归 紫苏 薄荷各五分 生姜三片

上水煎，入饴糖一匙服，三日三服，食后进。一方无地黄，有百部。若血盛，加薄黄、茜根、藕节、大蓟、茅花根；痰盛，加半夏、橘红、茯苓、枳实、栝蒌炒；喘盛，加桑白皮、陈皮、葶苈子、苏子；热盛，加山栀炒黑、黄连、黄芩、连翘；风热加防风、金沸草、甘菊花；寒盛，加桂枝、五味子；腊月加干姜。

心　劳

心劳者；恍惚惊悸，少颜色。热则烦心、口干、溺涩；寒则内栗、梦多恐怖。由曲运神机而成。热则清之，寒则温之，养血安神则一也。

远志引子 治心劳虚寒，梦寐惊悸。

远志去心 茯神去木 肉桂 人参 枣仁炒 黄芪 当归各一两 甘草炙，半两

上㕮咀，每服四钱，水一盏，姜五片，煎服无时。

麦门冬汤 治心劳虚热，唇口赤，烦渴溺涩。

麦门冬去心 远志甘草煮，去心 人参黄芩 生地黄 茯神 石膏煅，各一两 甘草炙，半两

煎服法同前。

肾　劳

肾劳之证，面黑足冷，耳聋，膝软腰

痛，少腹拘急，小便不利，八味肾气丸主之。此为肾脏不足，内生寒冷。王太仆所谓肾虚则寒动于中也。

八味肾气丸方

熟地黄八两 黄肉 山药各四两 牡丹皮 建泽泻 白茯苓各三两 附子制 肉桂各一两

上为末，炼蜜丸如桐子大，每服七八十丸，空心滚汤下。本方加五味子、鹿茸，名十补丸。本方去附子，加五味子二两，名加减八味丸。

薯蓣丸 补丈夫一切病不能具述方。

薯蓣 枸杞子 续断 茯苓 牛膝兔丝子 巴戟 杜仲各一两 苁蓉二两 五味子 山萸肉 蛇床子各一两

上为散，酒调方寸匕，日三夜二，禁醋蒜。

治肾劳精败面黑方

肉苁蓉四两，水煮令烂，薄细切研，精羊肉分为四度，下五味以米煮粥，空心食。《圣济总录》

许学士《本事方》，唐郑相国云：予为南海节度使，时年七十有五，粤地卑湿，伤于内外，众疾俱作，阳气衰绝。乳石补益之药，一切不应。元和七年，有诃陵国舶主献此方，经七八日而觉应验，自尔常服，其功神验。十年二月，罢郡归京，录方传之。其方用破故纸十两，拣洗为末，用胡桃肉去皮十二①两研如泥，即入前药末，更以好炼蜜和匀如饴，盛瓷器中，旦②日以温酒化药一匙服之。不饮酒，温热水化下。弥久则延年益气，悦心明目，补益筋骨，但禁食芸苔、羊血。蕃人呼为补骨脂丸。

---

① 十二：文瑞楼本作"二十"。
② 旦：文瑞楼本作"且"。

脾 劳

脾劳之证，食不化，心腹痞满，呕吐吞酸，面色痿黄。甚者心腹常痛，大便泄利，手足逆冷，骨节痠疼，日渐消瘦，由脾胃久积风冷之气所致，亦名冷劳。木香猪肚丸主之。

木香猪肚丸方

木香 附子 郁李仁 干姜 陈皮麦冬各一两 肉豆蔻一两 熟艾 鳖甲 柴胡 神曲各二两 厚朴姜水炒，三两 钟乳粉桂心各五钱

共末，用雄猪肚一具，去脂膜切细，入好米醋三升，煮烂研细入末捣和丸梧子大，空心温酒米饮任下二十丸。

《千金》治虚补劳方

羊肚一具，切 白术一升

上二味，以水二斗，煮取六升，每服二升，日三。

又方

猪肚一具 人参五两 蜀椒 干姜各二两半 葱白七两 白粱米半升

上六味，㕮咀，诸药令相得，和米内肚中，缝合勿令泄气，取四斗半水，缓火煮烂，空腹食之，大佳，兼下少饭。

《济生》白术汤 治脾劳虚寒，呕吐不食，腹痛泄泻，胸满善噫。

人参 白术 草果 肉豆蔻面裹煨熟厚朴 陈皮 木香 麦芽各一两 炙草半两

每服四钱，水一盏，姜五片，枣一枚，煎服无时。

风 劳

风劳之证，肌骨蒸热，寒热往来，痰嗽盗汗，黄瘦毛焦，口臭，或成疳利，由风邪淹滞经络，瘀郁而然。其病多著于肝，亦名肝劳。

《宝鉴》秦艽鳖甲散

鳖甲一两，醋炙 柴胡 地骨皮 秦艽知母 当归各半两

上为粗末，每服半两，水一盏，入乌梅一枚，青蒿五叶，同煎至七分，去滓温服，临卧空心各一服。如嗽多可加阿胶、麦冬、五味。《元戎》有桃柳枝各七个，姜三片，为柴胡鳖甲散，大便硬者服之。大便溏者，半气半血，服逍遥散。《元珠》云：体虚之人，最易感于邪气，当先和解，微汗微利之，从其性而治之，次则调之。医者不知邪气加于身而未除，便行补剂，邪气得补，遂入经络，往往至死，不可不知也。

柴胡饮子太无

人参 黄芩 炙草 大黄 芍药 柴胡 当归各半两

每服四钱，水姜煎温服。

麦煎散 治少男室女，骨蒸黄瘦，盗汗肌热，口臭，妇人血风攻疰四肢。方见发热门。

《良方》团鱼丸 治骨蒸劳嗽累效。

贝母 前胡 知母 杏仁各一两 柴胡半两

用团鱼二个，同煮熟，取肉连汁食之。将药焙干为末，再以团鱼骨甲，煮汁一盏，和药丸梧子大，每服二三十丸，煎黄芪六一汤空心送下。病既安，仍服黄芪六一汤方调理。

《广济》疗骨蒸肺热，每至日晚，即恶寒壮热，颊色微赤，不能下食，日渐羸瘦方

生地黄三两，切 葱白一把 香豉二两炙甘草五钱 童子小便二升

上五味，以地黄等，于小便中浸一宿，平晨煎两沸，绞去滓，澄取一升二合，分温二服，相去如人行七八里，服一剂，瘥止。

《直指》全鳖丸 此与《良方》团鱼

丸治同。

知母　贝母　杏仁浸去皮，各三两　柴胡二两　川芎一两　当归　明阿胶炒酥，各半两

上粗截，入厚磁器中，用中等活鳖一个，生宰去头，以鳖肉并血并药，用醇酒五升，同浸一宿，密纸封，次早慢火同煮香熟，令病者随意食之。只留鳖甲，并骨并药，焙干为末，以浸药酒汁调米粉为糊，丸桐子大，每七十丸，米饮下。

伤寒余热未尽，或失于调摄，致咳嗽寒热，吐血衄血，缠绵日久，状如劳瘵。此皆元气虚，邪气留著，例用养气生血药，兼小柴胡、青蒿、鳖甲，或前胡、犀角、石膏等，随证加减，无有不愈者。切不可纯用补剂，亦不可误认为虚损劳怯，轻用杜仲、熟地、山萸等温补之药也。

热　劳

热劳者，因虚生热，因热而转虚也。其证心神烦躁，面赤唇焦，身热气短，或口舌生疮是也。《明医杂著》云：人之一身，阳常有余，阴常不足，况节欲者少，过欲者多，精血既亏，相火必旺，火旺则阴愈消，而劳瘵咳嗽，咯血吐血等证见矣。故宜常补其阴，使阴与阳齐，则水能制火，而水升火降，斯无病矣。

补阴丸方

黄柏去皮，酒炒褐色　知母去皮毛，酒炒　龟板酥炙透，各三两　杞子　锁阳酥炙干　白芍酒炒　天冬去心，各二两　熟地酒蒸，五两　五味一两　干姜炒紫色，三钱，冬用五钱

上为末，入炼蜜及猪脊髓三条，和匀杵丸桐子大，每服八九十丸，空心淡盐汤送下。寒月可用温酒下。丹溪原方，有陈皮、牛膝、当归、虎骨，无杞子、天冬、五味、干姜，用酒煮羊肉为丸。

琼玉膏　治虚劳干咳。

生地黄四斤　茯苓十二两　人参六两　白蜜一斤

上先将生地黄熬汁去滓，入蜜炼稠，再将参苓细末和入磁罐封，水煮半日，白汤化服。臞仙加琥珀、沉香各五钱。

按：虚劳之人，气血多有郁聚之处，故虽形衰气少[1]，而胁下迫塞，不得左右卧者，虚中有实也。臞仙于滋补之中，寓通行之意，如张僧繇画龙，一经点睛，通体皆灵，而用之者，往往获效，是岂徒参、地、苓、蜜之力哉。

大造丸

紫河车一具，米泔洗净，少加酒蒸极烂，以山药末捣和焙干　败龟板酥炙，一两半[2]　天冬麦冬各一两二钱　熟地二两半　夏加五味七钱

上除熟地另杵外，共为末，用酒煮米糊，同熟地捣膏丸桐子大，或蜜丸亦可，每服八九十丸，空心临卧盐汤下，冬月酒下。妇人去龟板，加当归二两。

大补天丸　治男妇虚损劳伤，形体羸瘦，腰背疼痛，遗精带浊。

紫河车初胎者一具，米泔浸净，入小砂罐内，加水一碗，煮沸候冷取起放竹蓝中，四围用纸糊密烘干为末　知母乳炒　龟板酥炙，各三两　黄柏蜜炙，三两　熟地五两，捣　肉苁蓉　牛膝麦冬　山药炒　虎胫骨酥炙　黄芪蜜炙　茯神各一两半　杜仲　何首乌　人参　白芍各一两　枸杞二两　生地酒洗　天冬　当归　北五味各一两　冬加干姜半两炒焦。

上为细末，用猪脊髓三条蒸熟，加炼蜜和捣为丸，桐子大，每服八十丸，空心淡盐汤下，冬月酒下。

治骨蒸便溏口渴者方

青蒿　乌梅　秦艽　甘草　小麦　水煎服。

草还丹　治阴虚骨蒸。

---

① 少：医学大成本作"弱"。
② 半：文瑞楼本无。

青蒿一斗五升 童便三斗

文武火熬，约童便减至二斗，去青蒿，再煎至一升，入猪胆七个，再熬数沸，用甘草末，收和为丸，梧子大，每服五十丸。

又方

鲜地骨皮三钱 红枣七枚 煎汤代茶，日一剂。治骨蒸神效。若治童劳，加燕窝一钱。鹤年

黄芪鳖甲煎 治虚劳客热，肌肉消瘦，四肢倦怠，五心烦热，口燥咽干，颊赤心松，日晡潮热，夜有盗汗，胸胁不利，减食多浊，咳唾稠粘，时有脓血。

黄芪 知母 桑白皮 炙甘草 赤芍药 紫菀各五钱半 地骨皮 秦艽 白茯苓 生地 柴胡各六钱六分 肉桂 人参 苦桔梗各三钱三分 鳖甲酥炙 天冬各一两 半夏五钱

上为粗末，每服三钱，水一盏，煎至七分，去滓，食后温服。一名人参黄芪散。

干 血 劳

干血，血瘀而干也。瘀则生热，内伤肝肺，发热咳嗽，日以益甚，不已则成劳。《金匮》所谓经络营卫气伤，内有干血，肌肤甲错，两目黯黑者是也。

大黄䗪虫丸

大黄二两五钱 黄芩二两 甘草三两 桃仁 杏仁 虻虫 䗪虫 蛴螬各一升 芍药四两 干地黄十两 干漆一两 水蛭百枚

上为末，蜜丸小豆大，酒服五丸，日三服。

王念西云：虚劳发热，未有不由瘀血者，而瘀血未有不由内伤者。人之起居饮食，一有失节，便能成伤。瘀积之血，牢不可拔，新生之血，不得周灌，与日俱积，其人尚有生理乎。仲景施活人手眼，

以润剂濡干血，以蠕动啖血之物行死血，死血既去，症根以铲，而后可从事于滋补矣。陈大夫百劳丸可与此互用。

喻嘉言曰：此世俗所称干血劳之良治，血结在内，手足脉必相失，宜服此方。然必兼大补剂琼玉膏之类服之。按相失者，不相得也。血结脉不通使然。

陈大夫百劳丸 治一切劳瘵积滞，疾不经药坏者宜服。

锦纹大黄去皮及黑心，四钱 乳香 没药 当归各一钱 人参二钱 桃仁去皮尖，另研如泥 虻虫 水蛭各十四枚，炒

上为极细末，炼蜜丸桐子大，都作一服，可百丸，五更用百劳水下，取恶物为度，服白粥十日。

按：都作一服，服当作剂。剂，量也。量病之轻重而制其大小也。云取恶物为度，则非一服令尽可知。

传 尸 劳

张鸡峰云：传尸劳者，缘尸疰，及挟邪精鬼气而成者也。大概寒热淋露，沉沉默默，不的知其所苦，而无处不恶，积年累月，渐就委顿，既死之后，又复传易他人者是也。兹须以通神明去恶气诸药治之。

《百一选方》 治传尸劳。

天灵盖三钱，酥炙黄为末，秤 鳖甲极大者，醋炙黄为末，称一两，九肋者更妙 桃仁二钱五分，去皮尖，研 青蛇脑小豆许，酥炙色转为度，无蛇脑亦得 虎粪内骨 安息香半两以上，为末，绢筛筛过 槟榔二钱半，别为细末 麝香一钱，别研 青蒿取近梢三四寸细锉，六两 豉三百粒 枫叶二十一片 葱根二十一个，拍破 童便半升 桃、柳、李、桑东引枝各七茎，长七寸，如箸头大，细锉

上先将青蒿、桃、李、柳、桑枝、枫叶、葱、豉以官升量水三升，煎至半升，

去滓，入安息香、天灵盖、虎粪内骨、鳖甲、桃仁、童便同煎取汁，去滓有四五合，将槟榔、麝香同研匀，调作一服，早晨温服，以被覆出汗。恐汗内有细虫，以帛拭之，即焚此帛。相次须泻必有虫下，如未死，以大火焚之，并弃长流水内，所用药，切不可令病人知之，日后亦然，十来日后，气体复原，再进一服。

獭肝散

獭肝一具，阴干杵末，饮服方寸匕，日三，未愈再服。《肘后》云：此方甚效。

《宝鉴》紫河车丸　治传尸劳，服三月必平复，其余劳症，须数服神效。

紫河车一具，用米泔水浸一宿，洗净，焙干　鳖甲酥炙　桔梗去芦　胡黄连　芍药　大黄　败鼓皮心醋炙　贝母去心　龙胆草　黄药子　知母各二钱半　芒硝　犀角　蓬术各一钱半　朱砂研，二钱

上为细末，炼蜜丸如梧子大，朱砂为衣，食前温酒服，二十丸，如膈热，食后服，重病不过一料。

发　热

发 热 统 论

有表而热者，谓之表热。无表而热者，谓之里热。故苦以治五脏，五脏属阴而居于内，辛者以治六腑，六腑属阳而居于外，故曰内者下之，外者发之。

饮食劳倦，为内伤元气。元气伤，则真阳下陷，内生虚热。故东垣发补中益气之论，用人参、黄芪等甘温之药，大补其气而提其下陷，此用气药以补气之不足者也。劳心好色，内伤真阴，阴血既伤，则阳气偏胜，而变为火矣，此谓阴虚火旺劳瘵之症。故丹溪发阳有余阴不足之论，用四物加黄柏、知母，补其阴而火自降，此

用血药以补血之不足者也。益气、补阴，皆内伤症也。一则因阳气之下陷而升提之，一则因阴火之上升而滋降之，一升一降，迥然不同矣。节斋

平旦发热，热在行阳之分，肺气主之，故用白虎汤以泻气中之火。日晡潮热，热在行阴之分，肾气主之，故用地骨皮散以泻血中之火。白虎汤治脉洪，故抑之，使秋气得以下降也。地骨皮散治脉弦，故举之，使春气得以上升也。

治热之法有五：一曰和，二曰取，三曰从，四曰折，五曰夺。假令小热之病，当以凉药和之。和之不已，次用取，为热势稍大，当以寒药取之。取之不已，次用从，为热势既甚，当以温药从之。谓药气温也，味随所为。或以寒因热用，味通所用；或寒以温用，或以汗发之。不已，又用折，为病势极甚，当以逆制之。制之不已，当以下夺之。下夺之不已，又用属，为求其属以衰之。缘热深陷在骨髓，无法可出，针药所不能及，故求属以衰之。求属之法，是同声相应，同气相求之道也。如或又不已，当广求其法而治之。譬如孙子之用兵，在山谷，则塞渊泉；在水陆，则把渡口；在平川广野，当清野千里。塞渊泉者，刺俞穴；把渡口者，夺病发时前；清野千里，如肌羸瘦弱，当广服大药以养正。

劳 倦 发 热

劳倦发热者，积劳成倦，阳气下陷，则虚热内生也。其症身热心烦，头痛恶寒，懒言恶食，脉洪大而空，状类伤寒，切戒汗下，但服补中益气汤一二服，得微汗则已。非正发汗，乃阴阳气和，自然汗出也。

补中益气汤

黄芪蜜炙，钱半　人参　炙甘草各一钱

白术土炒　陈皮　当归各五分　升麻　柴胡
各三分

上加姜三片，枣二枚，水煎。本方加
芍药　五味，名调中益气汤。

火郁发热

火郁者，阳气为外寒所遏，不得宣
行，郁而成火，或因胃中过食冷物，郁遏
阳气于脾土之中，令人心烦，手足心热，
骨髓中热如火燎，此为郁热。经云：火郁
则发之。

东垣火郁汤

升麻　葛根　白芍药　柴胡根各一两
防风　炙草各五钱

上㕮咀，每服三四钱，水二大盏，入
连须葱白三寸，煎去滓稍热服。

血虚发热

血虚发热，亦从劳倦得之。东垣云：
饥困劳役之后，肌热烦躁，困渴引饮，目
赤面红，昼夜不息，其脉大而虚，按之无
力，经云：脉虚则血虚，血虚则发热，症
象白虎，惟脉不长实为辨也。误服白虎，
旬日必变。

当归补血汤

黄芪一两　当归二钱　生地黄五钱　生草
一钱

上作一服，水煎，温服食前。

阳浮发热

阳气虚浮，其端有二。或脾胃气虚，
阳浮于外，其症上见呕恶，下为溏泄，其
脉大而不实，身虽大热，切忌寒凉，宜甘
辛温药温其中，使土厚则火自敛也。或肾
虚火不归经，游行于外，其症烦渴引饮，
面赤舌刺唇黑，足心如烙，或冷如冰，其
脉洪大无伦，按之微弱，宜八味肾气丸之
属，导火下行也。

理中汤

八味肾气丸方见虚劳门

王肯堂云：相火寄于命门。命门者，
男子以藏精，女子以系胞，因嗜欲竭之，
火无所附，故厥而上行，桂附与火同气，
而其味辛，能开腠理，致津液，通气道，
据其窟宅而招之，同气相求，火必降下
矣。且火从肾出者，是水中之火也。火可
以水折，而水中之火，不可以水折，故巴
蜀有火井焉，得水则炽，得火则熄，则桂
附者，固治浮游相火正剂软。

痰积发热

积痰发热者，其脉弦滑，其证胸膈痞
塞，背心疼痛。《活人书》所谓中脘有痰，
令人憎寒发热，状类伤寒，但头不痛、项
不强为异。

瘀血作热

瘀血发热者，其脉涩，其人但漱水而
不欲咽，两脚必厥冷，少腹必结急，是不
可以寒凉，不可以辛散，但通其血，则发
热自止。

当归承气汤

当归　大黄各四钱　芒硝　甘草各二钱
上㕮咀，入姜煎。一方无芒硝，有芍
药，名清凉饮子。

骨蒸热

骨蒸热者，热伏于内，而气蒸于外
也。其症肌热盗汗，黄瘦口臭，久而不
愈，此骨蒸①伏热，营卫不通之所致也，
少男室女，多有此证。

麦煎散方见虚劳门

柴胡梅连散　治骨蒸劳热，久而不
愈，三服除根，其效如神。

————

① 蒸：文瑞楼本作“髓”。

柴胡　人参　黄芩　甘草　胡黄连
当归　芍药各半两

上为末，每服三钱，童便一盏，乌梅
一个，猪胆五匙，猪脊髓一条，韭根半
钱，水一盅，同煎至七分，去滓，温服无
时。原方有前胡，无人参、黄芩、甘草、
当归、芍药，余盖从柴胡饮子增入，以备
补虚泻热之用。去前胡者，不欲重散也。

食积酒毒发热

食积者，当暮发热，恶闻食臭，时时
嗳腐，其脉滑或实，《活人》所谓伤食令
人头痛脉数发热，但左手人迎脉平和，身
不疼是也。酒毒者，脉数溺赤，经云：酒
气与谷气相搏，热盛于中，故热遍于身，
内热而溺赤是也。

加味越鞠丸

苍术　神曲　香附　黑山栀　抚芎
针砂　山楂

上为末，糊丸①

酒煮黄连丸

黄连八两，用酒二升，入瓦罐同，重
汤煮烂，取出晒干为末，滴水丸桐子大，
每五十丸，食前温水下。

分治脏腑上下血气诸热

钱氏泻青丸　治肝热。

当归焙　龙胆草　川芎　山栀　羌活
防风　大黄

上为末，蜜丸鸡头子大，每服一丸。
一方弹子大，竹叶汤化下一丸。

龙荟丸　治肝脏积热。

当归焙　龙胆草　栀子　黄连　黄柏
黄芩各一两　大黄　芦荟　青黛各半两
木香二钱半　麝香五分，别研

上为末，炼蜜丸如小豆大，小儿如麻
子大，每二十丸，生麦汤下。

《外台》麦门冬饮　疗心劳不止，口

赤干燥，心闷，肉毛焦色。

生姜冬一升，去心　陈粟米一升　鸡子白
二七枚　淡竹叶三升，切

上先以水一斗，煮粟米、竹叶取九
升。去滓澄清，接取七升，冷下鸡子白，
搅五百转，去上沫，下麦门冬，煮取三
升，分三服。

《济生》黄芩汤　治心热，口疮烦渴，
小便不利。

生地　木通　甘草　黄连　黄芩　麦
冬　栀仁　泽泻

每服四钱，水一盏，姜三片，煎服无
时。

泻黄散　治脾热口臭，咽干目黄。

藿香叶七钱　山栀一两　石膏半两　防风
四两　甘草二两

上锉同蜜酒拌，微炒香为末，每服二
钱，水一盏，煎清汁饮。

《外台》疗脾热方

石膏一斤，碎，绵裹　生地汁一升　淡竹
叶切，五升　赤蜜一升

水一半二升，煮竹叶取七升，去滓，
内石膏取一升五合，去滓，下地黄汁两
沸，下蜜煎取三升，细细服。

泻白散　治肺热。

桑白皮炒黄　地骨皮各一两　甘草炙，半
两

上为末，每二三钱，水一盏，入粳米
百粒煎，食后服。易老加黄连。海藏云：
加山栀、黄芩方能泻之。

东垣滋肾丸　治肾热。

黄柏三两　知母二两　桂二②钱半

上为末，熟水丸桐子大，每七八十丸
至百丸，食前百沸汤下。

《外台》三黄汤　治肾热，大小便秘

---

① 糊丸：医学大成本此后有"桐子大，温服无时"。
② 二：文瑞楼本作"一"。

塞，耳鸣色黑。

大黄切，别渍水，一斗 黄芩 芒硝各三两 栀子十四枚 甘草炙，一两

上以水四升，先煮三物取一升五合，去滓，下大黄更煎两沸，下芒硝，分三服。

《外台》栀子散 治胆实热，精神不守。

栀子二十一枚 甘竹茹一两，炒 香豉六合 大青 橘皮各一两 赤蜜三合

水六升，煎取一升七合，去滓，下蜜，更上微火，煎两沸，分再服。

导赤散 治小肠实热，小便赤涩而渴。

生地黄 木通 甘草各等分

上为末，每服三钱，水一盏，入竹叶七片，同煎至五分，食后温服。丹溪云：导赤散，正小肠药也。

泻白汤 治大肠实热，腹胀不通，侠脐痛，食不化，口生疮，喘不能久立。

淡竹叶 黄芩 栀子仁 柏皮炙，各半两 茯苓 芒硝各一两 生地黄三两 橘皮半两

上锉，每四钱，入姜、枣煎，空心服。

《千金》竹叶汤 治胃热。

竹叶 小麦各一升 知母 石膏各三两 黄芩 茯苓 麦冬各二两 人参一两 生姜五两 栝蒌根 半夏 甘草各一两，生

上㕮咀，以水一斗，煮竹叶、小麦，取八升去滓，内诸药，煮取三升，分三服，老小分五服。

《千金》地黄煎

生地黄汁四升三合 茯神 知母 葳蕤各四两 栝蒌根五两 竹沥三合 生姜汁白蜜 生麦冬汁 生地骨皮汁各一升 石膏八两

上以水一斗二升，先煮诸药取三升，去滓，下竹沥、生地黄、麦冬汁，微火熬

四五沸，下蜜、姜汁，微火煎取六升。初服四合，日三夜一，加至六合，夏月作散服之。

东垣云：发热而不能食，自汗短气者，虚也。以甘寒之剂泻热补气。能食而热，口舌干燥，大便难者，以辛苦大寒之剂下之，泻热补水，当细分之，不可概论。

凉膈散 治上焦积热烦躁，面赤头昏，咽痛喉痹，口疮颊肿，便溺秘赤，谵妄，睡卧不安，一切风壅。

新薄荷 连翘 黄芩 栀子 甘草各一两半 大黄 芒硝各半两

上末，每服二三钱，竹叶七片，蜜三匙，煎食后服。与四物各半服，能益血泄热，名双和散。《本事》加赤芍、干葛，治诸热病累效。

《玉机》云：轻者宜桔梗汤，本方去硝、黄，加桔梗舟楫之品，浮而上之，去膈中无形之热，且不犯下二焦也。

八正散 治下焦积热，二便秘涩，口渴咽干，舌疮血淋。

大黄 瞿麦 木通 滑石 萹蓄 车前子 山栀 甘草各等分

上为末，每服二钱，入灯芯，水煎服。

通膈丸《本事》 治上焦虚热，肺脘咽膈有气如烟抢上。

人参 川黄连 茯苓各三两 朱砂一分 真片脑少许

上为细末，研匀炼蜜丸如梧子大，熟水下三五丸，日二三服。

四顺清凉饮子 治血分热。

大黄蒸 甘草炙 当归 芍药各等分

上㕮咀，每服五钱，用水一盏半，薄荷十叶，同煎至七分，去滓温服。洁古云：凉风至而草木实，清凉饮子，乃秋风撤热之剂也。

海藏桔梗汤 治气分热。

桔梗 连翘 山栀 薄荷 黄芩酒炒
甘草各等分

上为粗末，竹叶白水煎，温服。汗
之，热服。

恶 寒

恶寒有阳虚阳郁之异，阳虚者宜补而
温之，阳郁者宜开发上焦，以升阳明之
气。丹溪所谓久病恶寒，当用解郁是也。

桂枝加人参附子汤 治阳虚腠理不
固，恶寒自汗，其脉浮虚。

桂枝 白芍各一两半 甘草炙，一两 附
子炮，半个 人参一两半

每服五钱，生姜三片，枣一枚，水煎
服。

阳郁治案：

进士周，年近四十，得恶寒证，服附
子数百帖而病益甚，脉弦而缓。遂以江茶
入生姜汁、香油些少调饮之，吐痰一升
许，减大半。又与通圣散去麻黄、硝、
黄，加当归、地黄，百帖而安。

一女子恶寒，用苦参、赤小豆各一钱
为末，齑水调饮之，吐痰甚多，继用南
星、川芎、苍术、黄芩，酒打面为丸服
愈。《元珠》云：上焦不通，则阳气抑遏，
而皮肤分肉，无以温之，故寒栗。东垣升
阳益胃汤用升发之剂，开发上焦，以升阳
明之气，出于表而温之也。丹溪吐出湿
痰，亦开发上焦，使阳气随吐伸发出外而
温之也。故寒栗皆愈。二者乃阳郁表寒之
要。

大建中汤 疗中虚怯寒。

黄芪 当归 桂心 白芍各二钱 人
参一钱 甘草一钱 半夏 黑附炮去皮，各二钱
半

上八味㕮咀，每服五钱，水二盏，姜

三片，枣二枚，煎至一盏，去滓，食后温
服。

罗谦甫治金院董诚彦，夏月劳役过
甚，烦渴不止，极饮乳，又伤冷物，遂自
利，肠鸣腹痛，四肢逆冷，冷汗自出，口
鼻气亦冷，六脉如蛛丝，时发昏愦。众太
医议以葱熨脐下，又以四逆汤五两，生姜
二十片，连须葱白九茎，水三升，煮取一
升，去滓凉服。至夜半，气温身热思粥
饮，至天明而愈。许鲁斋先生闻知叹曰：
病有轻重，方有大小，治有缓急，金院之
病，非大方从权急治，不能愈也。

昔有一妇人恶寒特甚，盛暑亦必服皮
衣数件，昼夜常坐卧床褥，饮食如常，亦
一无所苦，更名医数四[1]，终莫能治。补
泻寒热温凉备尝之矣。一医以玉屏风散大
剂煎水，以大锅令患者薰蒸半日许，汗出
得愈。鹤年识

疟 疾

疟疾统论

少阳胆为风木之府，疟家寒热之邪，
必归少阳，是以疟脉多弦。少阳居半表半
里之间，其气从阳则热，从阴则寒也。疟
者金火交诊，故其病寒热并作也。

气分受邪，发于六阳时；血分受邪，
发于六阴时。浅者每日一发，深者间日一
发，极深者三日发也。浅者属阳，阳性易
动，故日行之气，触着便发；深者属阴，
阴性常静，故日行之气，屡触而始发也。

疟发时，虽大热大渴，必以淡生姜汤
适寒温饮之。若恣饮冷水瓜果，脾胃转
伤，邪气不达，绵延难愈。

凡疟疾多热，久而不解者，其人必本

---

[1] 四：医学大成本作"百"。

阴虚，法当益阴除热，非当归、鳖甲、制首乌、牛膝之属，不能除也。多寒而久不解者，其人必本阳虚，法当甘温散邪，非干姜、附子、桂枝、人参之属，不能已也。

疟邪在阳者，其证多汗，感而即发，邪不能留。其留藏不去者，惟阴邪耳，阴邪不能作汗，虽以汗药发之亦不得，惟甘润和阴，如当归、牛膝之属，多服久服，自能出汗而解也。

伤寒往来寒热，劳瘵寒热如疟，伤食劳役，脚气疝气，肿毒初起，俱有寒热。阴虚证，每日午后发热恶寒，至晚亦得微汗而解。脉弦而数，但不大弦为辨耳，俱不可误认为疟也。凡病寒热，有期者疟也，无期者诸病也。

凡疟病自阴而渐阳，自迟而渐早者，由重而轻也。自早而渐迟，自阳而渐阴者，由轻而重也。凡感邪极深，发愈晏而作愈迟者，必使渐早渐近，方是佳兆。故治此疾者，春夏为易，秋冬为难。

疟邪必从汗出，邪在阴者，必汗出至足乃佳，然非麻、葛辈可发，但开郁通经，其邪热即散，而为汗矣。其虚者，非参、芪、归、地，则终不能得汗也。

古称风寒暑湿，皆能成疟，然必客于营卫之舍，然后成疟，不尔不成疟也。夫营之有舍，犹行人之有传舍也。营卫之气，日行一周，历五脏六腑、十二经络之界分，必其舍有邪，与日行之卫气相遇则病作；离则病休，故发作有时，与伤寒大异也。

俗有伤寒变疟、疟变伤寒之说，愚谓伤寒变疟者，本是疟邪，因其气特甚，故一发而不即止，追汗出气衰，乃复返于舍而后日作，非伤寒能变疟也。疟变伤寒者，本是伤寒，因邪气先中少阳，故寒热如疟，其邪递引递出，遍满三阳之界，因

而发热不止，设不解，则又转而之三阴，非疟邪能变伤寒也。是以始先似疟之证，热虽退，身表尚有余热，不似疟之热退即凉也。始先似伤寒者，汗常浃体而热不退，过一二日，忽振寒而发热，或热退一日而复作寒热，非如伤寒之汗出即热退而邪解也。学者智识既具，自当独断，岂可习焉不察，自同众人也。

久疟不退，邪气陷入阴分，亏损营血，有热无寒，口燥唇干，有似伤寒，人皆谓之变伤寒，不知其为传劳瘵也，脉将散大，或细数，而死期至矣。

风　疟

风疟者，脉浮、多汗、恶风，多于春时得之。经云：以春病者恶风是也。亦有发于秋者，经云：夏暑汗不出者，秋成风疟是也。杨仁斋云：风疟是感风而得，恶风自汗，烦躁头疼。风，阳气也，故先热后寒，可与解散风邪。

温　疟

温疟者，先热而后寒，与风疟大略则同，其但热而不寒者，经所谓得之冬中于风，寒气藏于骨髓之中，至春夏阳气大发，邪气与汗皆出。此病藏于肾，其气先从内出之于外也。《外台》云：病疟六七日，但见热者，温疟也。与夏伤暑而秋病疟者不同。又有先伤风而后伤寒者，亦先热而后寒，名曰温疟，与此亦不同。

桂枝白虎汤

知母六两　甘草炙，二两　石膏一斤，碎　桂枝三两　粳米六合

上锉，每服五钱，水一盏半，煎至八分，去滓温服，汗出即愈。

《延年》疗温疟，壮热不能食，知母鳖甲汤

知母　鳖甲炙　骨皮各三两　常山二两

竹叶一升　石膏四两

水煎，分三服。

湿 疟

湿疟者，寒热身重，肢节烦疼，胀满，善呕，自汗。陈无择云：因汗出复浴，湿舍皮肤，及冒雨湿所致。当从太阴论治，除湿汤主之。寒多者必兼温，行阳气也。

除湿汤

半夏　厚朴　苍术米泔制，各二两　白术生　藿香　橘红　白茯苓各一两　甘草炙，七钱

上㕮咀，每服四钱，姜七片，枣一枚，水煎食前温服。本方去白术，加人参、草果、水姜、乌梅煎，即《和剂》人参养胃汤。脉无力，寒多，加姜、附；脉有力，热多，加芩、连、柴胡。朴、苍、藿、姜，发散也；半、果、茯、橘，劫痰也，人参惟虚人最宜。

瘅 疟

瘅，单也，言独热而无寒也。经云：阴气孤绝，阳气独发，则热而少气烦冤，手足热而欲呕，名曰瘅疟。此以阳脏而病阳证，与诸疟证亦不同，其治之之法有三：一者热气内蓄，而表有客寒，则当散以辛凉。一者客邪已解，而蕴热独盛，则当清以苦寒或甘寒。一者邪火虽盛，而气血已衰，真阴已耗者，急宜壮水固原也。

《备急》竹叶常山汤　治瘅疟及温疟。

常山三两　淡竹叶一握　小麦一升

水五升，煮一宿，明旦煮取二升，分温三服。

牡 疟

疟多寒者，名曰牡疟，《金匮》云然也。然牡当作牝，传写之误耳。卫州书

云：疟多寒者，痰多也，痰为水类，能遏绝其阳气于里，使不得外达，故寒多不热，虽热亦不甚也。用蜀漆散者，吐去其痰，阳气一伸，其疾自愈。夫牡属阳，牝属阴，寒多为阴，故宜曰牝。

牡蛎汤

牡蛎　麻黄各四两　蜀漆三两　甘草二两

上先取蜀漆三过去腥，水八升煮蜀漆、麻黄等得六升，去沫内余药，煮取二升，吐① 复饮之。

痰 疟

痰疟由夏月乘凉饮冷，及卧湿地、饥饱失时、脾胃不和、痰积中脘所致。其脉弦滑，其证胸痞呕吐，或时眩晕者是也。微则消之，甚而实者，蜀漆、常山之类，攻而去之。虚者四兽饮之属，补而去之。

常山散

常山一两锉碎，以好酒浸一宿，瓦器煮干为末，每服二钱，水一盏，煎半盏，去滓停冷，五更服之，不吐不泻效。

四兽饮

半夏　茯苓　人参　草果　陈皮　甘草减半　乌梅肉　白术各等分

上㕮咀，同姜、枣等分，以盐少许淹服食顷，厚皮纸裹煨令香熟，焙干，每服半两，水煎，未发前并进三服。

食 疟

食疟一名胃疟。饮食无节，伤胃而成。其证腹痛，中满不能食，食则呕逆，嗳腐吞酸，其脉气口独盛。戴复庵法：平胃散加草果、砂仁，吞红丸子。方并见饮食门。

《先醒斋笔记》，梁溪王兴甫偶食牛肉，觉不快，后遂发疟，饮食渐减，至食

---

① 吐：文瑞楼本此后有"勿"字。

不下咽，已而水饮亦不下，白汤过喉间，呕出作碧色。药不受，小便一滴如赤茶，大便秘。医皆束手。仲淳所至，视之，令仰卧，以指按至心下偏右，大叫，因询得其由。用丸药一服，至喉辄不呕，水道渐通。次日下黑物数块如铁，其病如失。丸药用矾红和平胃散作末，枣肉丸，白汤下三钱。

虚　疟

虚疟者，或体虚而病疟，或因疟而致虚，六脉微弱，神气倦怠，是以补养正气为主。经云：疟脉缓大虚，便用药，不宜用针。盖病疟而脉虚，气先馁矣，故不宜用针而宜用药。所谓阴阳形气俱不足者，勿刺以针，而调以甘药也。

补中益气汤　小建中汤

二方俱补虚散邪之剂。杨仁斋云：有中年人，脏腑久虚，大便常滑，忽得疟疾，呕吐异常，惟专用人参为能止呕，其他疟药并不可施，遂以二陈汤加人参、缩砂，倍白豆蔻一二服，病人因自觉气脉顿平，于是寒热不作。盖白豆蔻能消能磨，流行三焦，营卫一转，寒热自平也。

新定人参乌梅散　治虚疟、久疟，少气不食。亦治劳疟，劳疟者，遇劳即发，经年不瘥者是。

人参三钱　乌梅一枚　黄芪　当归　茯苓　陈皮各一钱　鳖甲　制首乌　白术各二钱

上都作一服，加姜煎。

痎　疟

痎疟者，老疟也。三日一发，其气深固，卒不得出。有累年不愈者，亦曰三阴疟。大抵疟病在三阳者，宜汗宜和；在三阴者，宜温宜利，甚者非吐下不能拔其病根也。其胁下有块者，名曰疟母，以鳖甲丸主之。

《千金》常山丸

常山三两　鳖甲二两，炙　知母一两　甘草五钱

蜜丸梧子大，未发前酒服十丸，临发一服，正发又一服。

鳖甲丸

鳖甲　香附各二两　三棱　蓬术各一两　常山一两　阿魏二钱

上并用醋浸神曲糊丸，白汤下梧子大五十丸，积消及半即止。

仁斋云：疟之经久而不歇，其故何耶？有根在也。曰饮、曰水、曰败血是耳。疟家多蓄痰涎黄水，或停潴心下，则常山能吐之；或结癖胁间，则常山能破其癖而下之。其有纯热无寒，或蕴热内实之证，投以常山，大便点滴而下，似泄不泄，须用北大黄为佐，大泄数下，然后获愈也。又妇人产后，败血流经，亦能令人寒热如疟，至暮则发，发则身痛如被杖，宜通经活血之剂，鹿角屑和血止痛如神。

卷　四

尸　疰

五　尸

恶气所发，一病而五名也。其症令人寒热淋沥，沉沉默默，无处不恶。或腹痛胀急，不得气息，上冲心胸，及攻两胁；或垒块踊起，或挛引腰脊是也。其得之疾速，如飞走状者，名曰飞尸。停遁不消，去来无时者，名曰遁尸。沉痼在人脏腑者，名曰沉尸。冲风则发者，名风尸。隐伏积年不除者名伏尸。然虽有五者之名，其为鬼恶邪气则一也。亦可通以一法治之。

雄黄丸　治卒中飞尸，腹痛胀急，上冲心胸，及攻两胁，或块垒踊起，或挛引腰脊。

雄黄研　大蒜各一两

二味捣丸如弹子大，每服一丸，热酒化下，未瘥更服。

蒺藜子丸　治同前。

蒺藜子炒去刺，二两

为末，蜜丸小豆大，食后水下二十丸。

木香丸

木香　丁香各三分　鬼箭羽　桔梗当归　陈皮去白，炒　紫苏微炒，各一两　白槟榔煨，十四枚　桃仁去皮尖双仁，炒黄色，十四枚

上捣筛，每服五钱，水煎温服无时，日二。

蒸熨方　治遁尸、飞尸，及风毒肿，流入头面四肢。

芥子蒸熟，焙，一斤

为末，以铅丹二两拌匀，分作两处，用疏皮袋盛之，更换蒸热以熨痛处。

麝香散　治卒中恶气，心腹刺痛。

麝香一分　犀角屑　木香各半两

为末，每服二钱，空心热水调下，日二，未止再服。

又方　韭根一握，切　乌梅十四枚　吴茱萸汤浸，焙干，二两半

水五升，煮，以病人栉内其中，三沸，栉浮者生，沉者死，煮三升，时饮之。

按：栉有通疏之用，浮属阳，沉属阴，阳主开而阴主闭，卒死客忤者，邪气暴加，诸阳乍闭，得阳而开则生，得阴而闭则死也。

《本事方》云：飞尸者，游走皮肤，穿脏腑，每发刺痛，变作无常。遁尸者，附骨入肉，攻凿血脉，每发不可得近见尸丧，闻哀哭便发。风尸者，淫跃四肢，不知痛之所在，每发昏沉，得风雪便作。沉尸者，缠骨结脏，冲心胁，每发绞切，遇寒冷便作。注尸者，举身沉重，精神错杂，常觉昏废，每节气致变，辄成大恶。并宜用太乙神精丹，及苏合香丸，及忍冬叶锉数斛，煮令浓，取汁煎之，如鸡子

大，一枚，日三。

顷在徽城日，尝修合神精丹一料。庚申余家一妇人梦中见二苍头，一在前，一在后，手中持一物，前者云：到也未？后应云：到也。击一下，爆然有声，遂魇。觉后心一点，痛不可忍，昏闷一时许。予忽忆神精丹，有此一症，取三粒令服之，遂至府，过少顷归，妇已无病矣。云服药觉痛止神醒，今如常矣。日后相识，稍有邪气，与一二服，无不应验。方在《千金》中，乃治中风之要药，但近世少得曾青、磁石，为难合耳。

太乙神精丹 治客忤霍乱，腹痛胀满，尸疰恶风，颠狂鬼语，蛊毒妖魅。

雄黄油煎七日 雌黄 朱砂 磁石 曾青各一两 金芽石六钱

上各研细，将雌、雄黄、朱砂醋浸三日，曾青用好酒浸铜器中，纸封曝七日，如天阴，用火焙干。六味同研匀，用砂盆盛令药满，得三分许，以此准合子大小，先以赤石脂末固缝，外用六一泥固济讫，候透干，以晴明六合吉日，别用泥作三个柱子，高五寸，令平稳如鼎足状，安合子，下置炭火三斤，逐渐添炭，常令及五斤，只在盆底，不得过口，煅五日为度。放冷水中浸合子候透，剥去泥，将合子轻手取开，其药精英五色，画在盖上，亦有三色者，纯白为上，研细，枣肉为丸，如粟米大，每服一丸，米饮下，如噤口牙紧，斡开前齿灌下，醒。

诸 疰

疰者，住也，邪气停住而为病也。皆因精气不足，邪气乘之，伏于筋脉，流传脏腑，深入骨髓，经久不已，时发时止，令人昏闷，无不痛处。其因风邪所触者，则为风疰；临丧哭泣，死气所感者，则为尸疰；鬼邪所击者为鬼疰。其风疰之去来击痛，游走无常者，又谓之走疰。其他又有气血温凉劳泄等疰之名，病各不同，其为停住不去则一也。详见《千金》、《外台》、《圣济》诸书。

羌活汤 治风疰，心腹刺痛，上攻胸背。

羌活 橘红 大腹皮焙，各三钱 桑白皮一两五钱 芎䓖一两 大豆炒，一合

捣末，每服三钱，水煎温服，良久再服。

杏仁丸 治尸疰。

杏仁去皮尖双仁，炒 乱发灰各一钱

研匀和丸如小豆大，每服五丸，猪膏酒下。

八毒丸 治鬼疰中恶心痛，癖积蛊注鬼气。

雄黄研 珍珠研 矾石煅 巴豆去皮心，炒去油 丹皮各一两 附子去皮脐，三两 藜芦二两 蜈蚣去头足，炙，一条

上为末，蜜丸如小豆大，米饮下二丸，得吐为效。

一方用雄黄、矾石、朱砂、附子、炮藜芦、丹皮、巴豆各一两，蜈蚣一条为末，蜜丸小豆大，每服五七丸，冷白汤送下，无时。

厚朴丸 治一切气疰，大肠结涩，背膊刺痛，及食物不消，奔豚气逆。

厚朴姜汁炒，一两 桂心 大黄醋炒，各二两 桃仁去皮尖双仁，炒，三两

为末，蜜丸如小豆，每服三十丸，米饮下，食后临卧服，微利即效。一方加附子二两。

鬼迷鬼击

鬼迷者，心气不足，精神衰弱，幽阴之气，乘虚而感，令人喜怒不常，情思如醉，或狂言惊怖，向壁悲啼，梦寐多魇，与鬼交通，乍寒乍热，腹满短气，不食，

诊其脉人迎气口乍大乍小，乃鬼魅所持之候也。鬼击之病，得之无渐，卒著人如矛戟所伤，令人胸胁腹满急痛，不可按抑，或即吐血，或即下血，轻者获免，重者或致不救，治宜符禁之法，兼辟邪安正之剂。

治鬼迷不醒方

雄黄一味研如粉，吹入两鼻中瘥。安息香取一皂子大，焚令烟起，邪自退。

治妖魅病人不言鬼方

生鹿角_镑　一味为细末，每服一钱，一言即瘥。

治卒中鬼击方

鸡冠血一味，沥口中令下咽，仍破鸡以拓心下，冷即弃于道旁。

《肘后方》治鬼击诸病，卒然著人如刀刺状，胸胁腹内切痛，不胜抑按，或吐血、鼻血、下血。一名鬼排，以醇酒吹两鼻内良。

《千金方》吹醋少许入鼻中。

癫　狂_{惊痫附}

癫 狂 惊 痫

狂病多火而属阳，或以谋为失志，或以思虑郁结，屈无所伸，怒无所泄，以致肝胆气逆，木火合邪，乘于心则为神魂不守，乘于胃则为暴横刚强，故治此者以治火为先，或痰或气，察其甚而兼治之。

生铁落饮　治痰火热狂，坠痰镇心。

生铁_{四十斤}　入火烧赤，砧上捶之，有花出如兰如蛾，纷纷落地者，是名铁落。用水二斗；煮取一斗，用以煎药。

石膏_{三两}　龙齿_{煅，研}　茯苓　防风_{各一}_{两半}　元参　秦艽_{各一两}　竹沥_{一升}

上㕮咀，入铁汁中，煮取五升，去滓，入竹沥和匀，温服二合，日五服。

按：此以重下气，以寒抑热之法。易老治一人病阳厥，怒狂骂詈，或歌或哭，六脉无力，身表如冰，发则叫呼高声。因夺其食，又以大承气汤下之，五七行泻渣秽数斗，身温脉生而愈。盖铁落饮，以抑无形上怒之火，承气汤所以下有形内结之热也。

真珠丸《本事》　治肝经因虚，内受风邪，卧则魂散而不守，状若惊悸。

真珠_{三分，另研极细}　干地黄　当归_{各一}_{两半}　人参　枣仁　柏仁　犀角　茯神沉香　龙齿_{各一两}

为细末，蜜丸梧子大，辰砂为衣，每服四五十丸，金银薄荷汤下，日午夜卧各一服。

许学士云：肝藏魂者也，游魂为变，平人肝不受邪，故卧则魂归于肝，神静而得寐。今肝有邪，魂不得归，是以卧则魂扬若离体也。此方以真珠母为君，龙齿佐之，真珠平入肝为第一，龙齿与肝同类故也。龙齿、虎睛，今人例以为镇心药，不知龙齿安魂，虎睛定魄，盖言类也。东方苍龙木也，属肝而藏魂；西方白虎金也，属肺而藏魄。龙能变化，故魂游而不定，虎能专精，故魄止而有守。予谓治魄不宁者宜以虎睛，治魂飞扬者宜以龙齿，万物有成理而不失，亦在夫人达之而已。

宁志膏《本事》

人参　枣仁_{各一两}　辰砂_{五钱}　乳香_{二钱}_半

蜜丸弹子大，每服一丸，薄荷汤下。一方有琥珀、茯神、石菖蒲、远志，名人参琥珀丸。一方无人参，用酒调服，名灵苑辰砂散。

一僧忽患癫疾，不得眠卧，诸药不效。孙兆曰：今夜睡着，明后日便愈也。但有咸物，任与师吃，待渴却来道。至夜僧果渴，孙以温酒一角，调药一服与之。

有顷再索酒，与之半角，其僧便睡，两日夜乃觉，人事如故。人问其故，孙曰：人能安神矣，而不能使神昏得睡，此乃灵苑中辰砂散也，人不能用之耳。

许学士云：予族弟缘兵火失心，制宁志膏与之，服二十粒愈。亲旧传去，服之皆验。《灵苑》云：服辰砂散讫，便令安卧，不可惊觉，待其自醒，即神魂定矣。万一惊寤，不可复活。吴正甫少时，心病服此一刻，五日方寤，遂瘥。

安神丸　治癫痫、惊狂、痰火之症，能镇心安神。

人参　茯苓　枣仁炒　当归　生地酒炒　黄连酒炒　橘红　南星姜制，各一两　天竺黄五钱　雄黄　牛黄各二钱　琥珀　真珠各二钱

为末，蜜丸桐子大，朱砂为衣，米饮下五十丸。忌动风辛热之物。

《本事》惊气丸　治惊忧积气，心受风邪，发则牙关紧急，痰涎昏塞，醒则精神若痴。

附子　橘红　天麻　南木香　僵蚕　白花蛇　麻黄各五钱　苏子一两　干蝎一分　南星洗浸，薄切，姜汁浸一夕，半两　朱砂一分

为末，入龙脑、麝香少许，同研极匀，蜜丸如龙眼大，每服一丸，金银薄荷汤化下。

许叔微云：此予家秘方也。戊午年，军中有一人犯法，褫衣将受刃而得释，神失如痴。余与一粒，服讫而寐，及觉，病已失矣。山东提辖张载扬妻，因避寇失心已数年，余授此方，不终剂而愈。又黄山沃巡检彦妻，狂厥者逾年，更十余医不验，予授此方去附子加铁粉，亦不终剂而愈。铁粉非但化涎镇心，至如推抑肝邪特异，若多恚怒，肝邪大甚，铁粉能制伏之。《素问》云：厥阳怒狂，治以铁落饮，金制木之义也。

茯苓丸

辰砂　石菖蒲　人参　远志　茯苓　茯神　铁粉　半夏曲　胆星各等分

为细末，生姜四两取汁，和水煮和丸，如桐子大，别用朱砂为衣，每服十粒，加至二十粒，夜卧生姜汤下。此医官都君方，余尝用以疗心疾良验。

镇心丸　治心风，狂言多惊，迷闷恍惚。

人参　茯神　犀角各一两　牛黄　铅粉各七钱半　朱砂水飞　龙齿研　胆草　天竺黄研　远志　生地各半两　金箔五十片　铁粉七钱半，研

为细末，蜜丸桐子大，每服七丸，竹叶汤送下，无时。

温胆汤《三因》　治心虚胆怯，触事易惊，或梦寐不祥，短气悸乏，或自汗，谵妄不寐，合目则惊，此气郁生涎，涎与气搏，故变生诸症。

半夏　枳实　竹茹各一两　橘红一两五钱　炙草四钱

每服四钱，水一盏半，生姜七片，枣一枚，煎七分。

十味温胆汤　治症如前而挟虚者宜之。

半夏　枳实　陈皮去白各二钱　枣仁炒　远志肉甘草汤制　熟地酒焙　竹茹　人参各一钱　茯苓一钱五分　炙草五分

水二盅，生姜五片，红枣一枚，煎一盅服。

滚痰丸王隐君　方见痰门

按：癫狂之病属痰热相结，多在肝胆胞络之间，余遇此症，辄投礞石滚痰丸二三钱，下胶痰如桃胶、蚬肉者五升许即愈。若痰少热多，阳明内实者，当如罗谦甫之治丑斯兀阑，发狂热渴，用大承气一两半，加黄连二钱，以下其热，俾便通汗出乃愈。

丑宝丸 治一切癫痫怔忡，搐搦难治之疾，祛风清火，豁痰调气，开心定志，安神镇惊。

妙香丸 治惊痫百病，亦治伤寒潮热积热，结胸发黄，狂走燥热，大小便不通。

巴豆三百十五粒，去皮心膜，炒熟，研如面 牛黄研 腻粉研 龙脑研 麝香研，各三两 辰砂飞，九两 金箔九十片，研

研匀，炼黄蜡六两，入白蜜三分，同炼令①匀为丸，每两作三十丸，白汤下二丸，日二服。

通涎散 治忽患癫狂不止。或风涎暴作，气塞倒仆。

瓜蒂五钱

为末，每服一钱，井花水调下，涎出即愈。如未出，含砂糖一块，下咽涎即出。

鹤年②予治昆山清水湾一人发狂，先为刺百会、神庭、人中三穴，后以蜀漆水拌炒熟，一钱、龙骨煅、牡蛎煅，各三钱、黄连五分、生大黄三钱，水煎服，一剂即安。

按：狂症未有不从惊得者，龙齿最能安魂者也。未有无痰者，惊则气逆，气逆则痰聚，蜀漆最善劫痰者也。未有无火者，火性炎上，故登高而歌，弃衣而走，黄连能泻火。病属阳明，故用大黄以泻之，釜底抽薪法也。鹤年

疸　症　黄病附

黄　疸

已食如饥，但欲安卧，一身面目及爪甲小便尽黄也。此为脾胃积热，而复受风湿，瘀结不散，湿热蒸郁，或伤寒无汗，瘀热在里所致。是宜分别湿热多少而治

之。若面色微黄，而身体或青黑赤色皆见者，与纯热之症不同，当于湿家求之。

加减五苓散

茵陈　猪苓　白术　赤苓　泽泻

大茵陈汤

茵陈蒿半两　大黄三钱　栀子四枚

水三升，先煮茵陈减一半，内二味，煮取一升去滓，分三服，小便利出如皂角汁，一宿腹减，黄从小便出也。如大便自利者，去大黄，加黄连二钱。

寇宗奭治一僧，因伤寒发汗不彻，有留热，面身皆黄，多热，期年不愈方。

茵陈　山栀各三分　秦艽　升麻各四钱

为散，每用三钱，水四合，去滓，食后温服。五日病减，二十日悉去。

搐鼻瓜蒂散《宝鉴》

瓜蒂二钱　母丁香一钱　黍米四十九粒赤豆五分

为细末，每夜卧时，先含水一口，却于两鼻孔搐上半字，便睡至明日，取下黄水。

许叔微云：夏有篙师病黄症，鼻内酸疼，身与目黄如金色，小便赤涩，大便如常，此病不在脏腑，乃黄入清道中也。若服大黄则必腹胀为逆，当瓜蒂散搐之，令鼻中黄水出尽则愈。

孟诜方

瓜蒂　丁香　赤小豆各七枚

为末，吹豆许入鼻，少时黄水流出，隔一日用，瘥乃止。一方用瓜蒂一味为末，以大豆许吹鼻中，轻则半日，重则一日，出黄水愈。

谷　疸

始于风寒而成于饮食也。《金匮》云：

---

① 令：医学大成本作"合"。
② 鹤年：医学大成本此后有"曰"字。

风寒相搏，食谷即眩，谷气不消，胃中苦浊，浊气下流，小便不通，阴被其寒，热流膀胱，身体尽黄，名曰谷疸。又云：谷疸之为病，寒热不食，食即头眩，心胸不安，久久发黄为谷疸，茵陈蒿汤主之。

茵陈蒿汤 即前大茵陈汤 此下热之剂，气实便秘者宜之，不然不可用。

茯苓茵陈栀子汤 《宝鉴》 治谷疸，心下痞满，四肢困倦，身目俱黄，心神烦乱，兀兀欲吐，饮食迟化，小便瘀秘发热。

茵陈一钱 茯苓五分 栀子 苍术去皮，炒 白术各三钱 黄连 枳壳 猪苓 泽泻 陈皮 防己各二分 黄芩六分 青皮一分

长流水煎，去滓，空心温服。栀子、茵陈，泄湿热而退黄；黄连、枳壳，泄心下痞满；热能伤气，黄芩主之；湿热壅胃，二术、青皮除之；湿热流注经络膀胱，二苓、防己利之。

胆矾丸 《本事》 治男妇食劳，面黄虚肿，疢癖气块。

胆矾无石者，三两 黄蜡二两 大枣五十枚

用石器入头醋三升，下胆矾、大枣慢火熬半日，取出枣子去皮核，次下黄蜡再熬一二时如膏，入腊茶二两，同和为丸桐子大，每服二十丸，茶清下，日三。

许叔微云：宗室赵彦才下血，面如蜡，不进食，盖酒病致此。授此服之，终剂而血止，面色鲜润，食亦如常。

治湿热黄病，助脾去湿方 《乾坤生意》

针砂擂净锈水，淘白色，以米醋于铁铫内浸一宿，炒干，再炒三五次，候通红，二两五钱 陈粳米半升，水浸一夜，捣粉作块，煮半熟 百草霜一两半

上三味捣千下，丸如桐子大，每服五十丸，用五加皮、牛膝根、木瓜根浸酒下。初服若泻，其病本去也。

脾劳黄病方 《摘玄》

针砂四两，醋炒七次 干漆烧存性，二钱 香附三钱 平胃散五钱

为末，蒸饼丸如桐子大，汤下。

万① **病有积神方** 《先醒斋笔记》

苍术 厚朴姜汁炒 橘红 甘草 楂肉 茯苓 麦芽各二两 槟榔一两 绿矾醋煅研细，一两五钱

为末，枣肉丸梧子大，每服一钱，白汤下，日三服。凡服矾者，忌食荞麦、河豚，犯之即死。

予每治脱力劳伤，面黄能食，四肢无力，用造酒曲丸平胃散，加皂矾煅透、针砂，淡醋汤下十丸，日二。

酒　疸

小便不利，心中懊侬而热，不能食，时时欲吐，面目黄，或发赤斑，由大醉当风入水所致。盖酒湿之毒，为风水所遏，不得宣发，则蒸郁为黄也。

茵陈蒿汤 治酒疸，心中懊侬，小便黄赤。

茵陈蒿 葛根 赤苓各五钱 升麻 秦艽 栝蒌根各三钱 山栀五分

水煎三钱，温服，日二，以瘥为度。

小麦饮

生小麦二合，水煎取汁顿服，未瘥再服。

大黄汤 治酒疸，懊侬，胫肿溲黄，面发赤斑。

大黄炒，二两 山栀 枳实 豉炒，三合

水煎四钱，温服，日二。加茵陈亦得。

葛根汤 《济生》

干葛二钱 栀子二钱 枳实 豆豉各一钱 炙草五分

水煎温服无时。

---

① 万：文瑞楼本作"黄"。

女劳疸

色欲伤肾得之。《金匮》云：额上黑，微汗出，手足心热，薄暮即发，膀胱急，小便自利，名曰女劳疸。盖黄疸热生于脾，女劳疸热生于肾，故黄疸一身尽黄，女劳疸身黄，额上黑也。仁斋云：脾与肾俱病为黑疸。

凡房劳黄病，体重不眠，眼赤如朱，心下块起若痕，十死一生，宜灸心俞、关元二七壮，及烙舌下，以妇人内衣烧灰，酒服二钱。

范汪亦云：女劳疸气短声沉者，取妇女月经布和血烧灰，空腹酒服方寸匕，日再，不过三日必瘥。

阴 黄

病本热而变为阴，非阴症能发黄也。韩祗和云：病人三五日，服下药太过，虚其脾胃，亡其津液，渴饮水浆，脾土为阴湿所加，与热邪相会发黄，此阴黄也。当以温药治之，如两手脉沉细迟，身体逆冷，皮肤粟起，或呕吐，舌上有苔，烦躁欲坐卧泥水中，遍身发黄，小便赤少，皆阴候也。

茵陈橘皮汤韩氏　治身黄，脉沉细数，热而手足寒，喘呕烦躁，不渴者。

茵陈　橘红　生姜各一两[①]　半夏茯苓各五钱　白术二钱五分

水四升，煮取二升，分作四服。

小茵陈汤韩氏　治发黄脉沉细，四肢及遍身冷。

附子一枚，炮，作八片　炙草一两　茵陈二两

水四升，煮取二升，分三服。一方有干姜，无甘草，名茵陈附子汤。韩氏

茵陈理中汤　治身冷面黄，脉沉细无力，或泄而自汗，小便清白，名曰阴黄。

人参　白术　炮姜　炙草　茵陈

上㕮咀，每服五钱，水煎。

罗谦甫治真定韩君祥，暑月劳役过度，渴饮凉茶及食冷物，遂病头身肢节沉重疼痛，汗下寒凉屡投不应。转变身目俱黄，背恶寒，皮肤冷，心下硬，按之痛，脉紧细，按之空虚，两寸脉短，不及本位。此症得之因时热而多饮冷，加以寒凉过剂，助水乘心，反来侮土，先伤其母，后及其子，经所谓薄所不胜，而乘所胜也。时值霖霪，湿寒相合，此为阴黄，以茵陈附子干姜汤主之。《内经》云：寒淫于内，治以甘热，佐以苦辛；湿淫所胜，平以苦热，以淡渗之，以苦燥之，附子、干姜辛甘大热，散其中寒为君，半夏、草蔻辛热，白术、陈皮苦甘温，健脾燥湿为臣，生姜辛温以散之，泽泻甘平以渗之，枳实苦辛，泄其痞满，茵陈苦微寒，其气轻浮，佐以姜、附，能去肤腠间寒湿，而退其黄为使也。煎服一两，前症减半，再服悉愈。又与理中汤服之，数日得平复。

李思训谓发黄皆是阳症，凡云阴黄者，皆阳坏而成阴，非原有阴症也。茵陈干姜汤，是治热症坏而成寒者之药，学者要穷其源，盖即于本病主治药内，加热药一味以温之，如桂枝汤加大黄之意。

虚 黄

病在中气之虚也，其症小便自利，脉息无力，神思困倦，言语轻微，或怔忡眩晕，畏寒少食，四肢不举，或大便不实，小便如膏。得之内伤劳役，饥饱失时，中气大伤，脾不化血，而脾土之色自见于外。《金匮》云：男子痿黄，小便自利，当与虚劳小建中汤。又《略例》云：内伤劳役，饮食失节，中州变寒之病，而生黄

---

① 两：医学大成本作"钱"。

者，非伤寒坏症，而只用建中、理中、大建中足矣。不必用茵陈也。

表邪发黄

即伤寒症也。东垣云：伤寒当汗不汗，即生黄。邪在表者，宜急汗之，在表之里，宜渗利之；在半表半里，宜和解之；在里者，宜急下之。在表者必发热身痛，在里者必烦热而渴，若阳明热邪内郁者，必痞结胀闷也。

麻黄连翘赤小豆汤　发汗之剂。

麻黄去节　连翘　炙草　生姜各二两　赤小豆一升　杏仁四十个，去皮尖　生梓白皮一升　大枣十二枚

劳水一斗，先煮麻黄百沸，去上沫，内诸药煮取三升，分温三服，半日服尽。

茵陈五苓散　渗利之剂。

茵陈蒿末一钱　五苓散五分

水调方寸匕，日三服。

柴胡茵陈五苓散　和解之剂。

五苓散一两　茵陈五钱　车前一钱　木通一钱五分　柴胡一钱五分

分二服，水一盏半，灯芯五十茎煎服，连进数服，小便清利愈。因酒后者，加干葛二钱。

急　黄

卒然发黄，心满气喘，命在顷刻，故名急黄也。有初得病，身体面目即发黄者；有初不知黄，死后始变黄者。此因脾胃本有蓄热，谷气郁蒸，而复为客气热毒所加，故发为是病也。古云：发热心颤者，必发为急黄。

瓜蒂散《广济》　疗急黄。

瓜蒂　赤小豆　丁香　黍米各二七枚　薰陆香　麝香等分，另研　青布二方寸，烧灰

上为细末，白汤下一钱，得下黄水，其黄则定。

消　渴

消渴统论治法附

消渴病有三：一渴而饮水多，小便数，有脂如麸片，甜者是消渴也。二吃食多，不甚渴，小便少，似有油而数者，是消中也。三渴饮水不能多，但腿肿脚先瘦小，阴痿弱，数小便者，是肾消也。《古今录验》

消渴大禁有三：一饮酒，二房室，三咸食及面，能慎此者，虽不服药，自可无他。不知此者，纵有金丹，亦不可救，慎之，慎之。

李祠部曰：消渴之疾，发则小便味甜。按：《洪范》云：稼穑作甘。以理推之，淋炀醋酒作脯法，须臾即皆能甜也。人饮食之后，滋味皆甜，积在中焦，若腰肾气盛，则上蒸精气，化入骨髓，其次为脂膏，其次为肌肉，其余则为小便。气臊者，五脏之气；味咸者，润下之味也。若腰肾虚冷，不能蒸化于上，谷气则尽下而为小便，故甘味不变，下多不止，食饮虽多而肌肤枯槁。譬如乳母，谷气上泄，皆为乳汁。消渴疾者，谷气下泄，尽为小便也。又肺为五脏之华盖，若下有暖气上蒸，即润而不渴；若下虚极，即阳气不能升，故肺干而渴。譬如釜中有水，以板盖之，若下有火力，则暖气上腾而板能润；若无火力，则水气不能上，板终不可得而润也。故张仲景云：宜服八味肾气丸，并不可食冷物，又[①]饮冷水，此颇得效，故录正方于后云。

八味肾气丸方见肾劳　服讫后，再服后方以压之。

――――――――

① 又：医学大成本作"及"。

黄连二十分　麦冬十二分　苦参十分　生地七分　知母七分　牡蛎七分　栝蒌根七分

为末，牛乳为丸，桐子大，暴干，浆水或牛乳下二十丸，日再服。病甚者，瘥后须服一载以上，即永绝病根。一方有人参五两。以上见《本事方》。

又疗消渴、口苦舌干方

麦冬五两　花粉三两　乌梅十个，去核小麦三合　茅根　竹茹各一升

水九升，煎取三升，去滓分四五服。细细含咽。

疗饮水不消、小便中如脂方崔氏

黄连　栝蒌根各五两，为末

生地汁和，并手丸如桐子大，每食后牛乳下五十丸，日二服。一方用生栝蒌汁、生地汁、羊乳汁，和黄连任多少，众手捻为丸，如桐子大，麦冬饮服三十丸，渐加至四五十丸。轻者三日愈，重者五日愈，名羊乳丸。

麦冬饮子　治膈消胸满，烦心短气。

人参　茯神　麦冬　知母　五味子生地　生甘草　葛根　栝蒌根

上等分㕮咀，每服五钱，水二盏，竹叶十四片，煎至七分，去滓温服。

河间云：心移热于肺为膈消。膈消者，心肺有热，胸满烦心，津液燥少，短气，久则引饮为消渴也。麦冬饮子主之。

麦冬丸　消渴之人，愈与不愈，常须虑有大痈，以其内热而小便数故也。小便数则津液竭，津液竭则经络涩，经络涩则营卫不行，营卫不行则热气留滞，必于大骨节间发痈疽而卒。当预备此药，除肠胃实热，兼服消渴方。

麦冬　茯苓　黄芩　石膏　玉竹各八分　人参　龙胆草各六分　升麻四分　枳实五分　生姜　栝蒌根各十分　枸杞根

为末，蜜丸桐子大，茅根粟米汁下十丸，日二服。若渴则与后药。

栝蒌根　生姜　麦冬汁　芦根各三升茅根切三升

水一斗，煮取三升，分三服。

冬瓜饮子　治消渴，能食，小便如脂麸片，日夜无度。

冬瓜一个，割开去瓤，入黄连末十两，仍将顶盖好，热灰中煨熟，去皮细切，研烂，用布取汁，每服一盏，日三夜二服。

葶苈丸　疗消渴成水病浮肿方。

甜葶苈隔纸炒　瓜蒌根　杏仁麸炒黄汉防己各一两

为末，蜜丸桐子大，每服三十丸，茯苓汤下，日三。

白术散　治诸病烦渴，津液内耗，不问阴阳，皆可服之，大能止渴生津。

干葛二两　白术　人参　茯苓　炙草藿香　木香各一两

为粗末，每服三钱，水一盏半，煎至一盏，温服。

猪肚丸　治消渴。

猪肚一具，洗净　黄连　白粱米各五两花粉　茯神各四两　知母三两　麦冬二两

上六味为末，内猪肚中缝密，置甑中蒸极烂，乘热入药臼中捣为丸。若硬加蜜丸梧子大，每服三十丸，加至五十丸，日二。

水　病

风　水

水为风激而上行也。其脉浮而洪，其症骨节疼痛，恶风，面目四肢皆肿，是宜驱散风气为主，风去则水自下也。

麻黄附子汤

麻黄三两　甘草一两　附子一枚

水七升，先煎麻黄去上沫，内诸药煮

取二升半，温服八分，日三。此治风水挟寒之剂。

越婢汤

麻黄六两 石膏半斤 生姜三两 大枣十五枚 甘草二两

水六升，先煮麻黄去上沫，内诸药煮取三升，分温三服。此治风水挟热之剂。

香薷丸《外台》

干香薷五十斤

细锉，内釜中，以水淹之，出香薷上数寸，煮使气尽，去滓澄清，慢火煎令可丸，丸如梧子大，每服五十丸，日三，稍加之，以小便利为度，无所忌。

薷术丸

干香薷一斤 白术七两

先将白术为末，后浓煎香薷汁和丸，如桐子大，饮服十丸，日夜四五服，利小便良。

五加皮散《和剂》

五加皮 地骨皮 生姜皮 大腹皮 茯苓皮

以上三方，并苦辛淡利之法。东垣云：风水宜以辛散之，以苦泻之，以淡渗利之，使上下分消其湿。

皮 水

从肺闭得之，盖肺主诸气而行水道，肺闭则水不下行而泛滥皮肤，状与风水相似，但不恶风为异。

防己茯苓汤

防己 黄芪 桂枝各三两 茯苓六两 甘草二两

水六升，煮取三升，分温服。

崔氏疗大腹水肿，上气，小便赤涩，颈脉动，不得卧方

苦葶苈五两，炒黑色 杏仁二两，炒令色黄 大枣四十枚，饭上蒸去皮核

先捣葶苈一百杵，再另捣杏仁三百杵，总和枣膏捣烂，丸如枣核大，空心服八丸。日晚食消，更服五丸，米饮下。三日后平旦服五丸，晚服三丸。

葶苈散《圣济》

治十种水气，百方不愈，面目四肢俱肿，气息喘急，眠卧不安，小便渐涩，腹胀气闭，水不入口，命垂绝者。

椒目微炒，三两 猪苓 泽泻四两 牵牛 苦葶苈炒，六两

加姜、葱煎三钱，酒半盏冲服。良久吃葱白粥一碗，酒一盏，面东热服，百日消尽。

白前汤

白前二两 紫菀二两 半夏五合 泽漆根三两

水一斗，内药志水痕后，加水七升，微火煎令至痕边，去滓内药六种：白术二两 吴茱萸五合 桂心三两 人参一两 干姜一两 栝蒌五合

微火煎取三升，分三服，小便当利，或溏下，勿怪，气即降，肿即减。

海藻散

治男子妇人通身浮肿，喘闷不便。

海藻 大戟 大黄 续随子去壳，各一两

锉碎，好酒二盏，净碗内浸一宿，取出晒干，后用白牵牛头末一两、滑石半两、甘遂麸炒黄，一两、青皮去白、橘红各半两、肉豆蔻一个，共前药一处为细末，每服二钱，平明淡茶清调下，至辰时取下水二三行，肿减五六分，隔二三日，平明又一服肿消，忌盐、鱼肉百日。小儿只用一钱，五岁以下用半钱，孕妇不可服。

石 水

从膀胱不利得之。四肢瘦，腹大肿，是其症也。王太仆云：下焦为分注之所，气窒不利，则溢而为水也。亦名里水，其

根在少腹是也。

鲤鱼泽漆汤

鲤鱼重五斤者一头，以水二斗煮汁去鱼　泽漆五两　茯苓三两　桑白皮三升　泽泻五两

将后四味，内鱼汁中煮取四升，去渣，分四服，小便当利，渐[1]消也。忌酢物。《千金翼》有赤小豆、甘草、麦冬、人参、生姜。一方无泽漆，有赤小豆、白术、陈皮、葱白。

《千金》疗膀胱石水，腹肿四肢瘦方

桑白皮六两　射干　茯苓　黄芩各四两　泽泻五两　白术四两　泽漆一升　防己一两　大豆三升

水五斗，先煮大豆取三斗，去滓澄清，取汁一斗，下诸药煮取三升，分温三服。

禹功散

张子和云：病水之人，如长川泛滥，非杯杓可取，必以神禹决水之法治之，故名禹功散。

黑牵牛头末四两　茴香一两，炒为末

每服一二钱，以生姜自然汁调下，当转下气也。

肾　水

肾为水脏而元阳寓焉。肾虚阳弱，水无所制而泛滥，肢体浮肿，咳嗽喘急，腰重足冷，小便不利，或因脾胃虚弱，治失其宜，元气复伤而变症者，非《金匮》加减肾气丸不效。

金匮肾气丸

白茯苓三两　附子五钱　牛膝　官桂　泽泻　车前　山萸肉　山药　丹皮各一两　熟地四两

为末，和地黄膏炼蜜丸桐子大，每服七八十丸，空心白汤下。

妇人水病补

先经断后病水，名曰血分，此病难治，先病水后经水断，名曰水分，此病易治。何以故，去水其经自下。《金匮》

调荣饮　治瘀血凝滞，血化为水，四肢浮肿，皮血赤纹，名血分。

蓬术　川芎　当归　元胡索　槟榔　陈皮　赤芍　桑皮炒　大腹皮　赤茯苓　葶苈　瞿麦各一钱　大黄一钱五分　细辛　官桂　甘草炙，各五分

姜、枣水煎服。

胀　满

胀　满　统　论

二阴一阳发病，善胀，心满善噫者，肾胆同逆，三焦不行，气蓄于上也。

三阳盛入于阴，病膜胀而头痛，言三阳之邪盛也，盛则满，满则溢，而入于阴之分矣。夫头为阳，腹为阴，阴病故腹胀满也。

有所堕坠，恶血留内，腹中满胀，不得前后，此上伤厥阴之脉，下伤少阴之络。腹胀属脾胃者，则饮食少；属他脏腑者，则饮食如常。其胀在皮肤孙络之间者，饮食亦如常；其在肠胃肓膜之间者，则饮食亦少。其气壅塞于五脏，则气促急不食而病危矣。是故病在表者易治，在腑者难治，入脏者不治。

腹胀满气不通者，加厚朴以破滞气，腹中夯闷。此非腹胀满，乃散而不收，可加芍药收之。是知气急[2]而胀，宜厚朴以散之[3]。气散而胀，宜芍药以收之。

脾　胀

湿气归脾，壅塞不行，其脉濡，其体

---

[1]　渐：医学大成本此前有"肿"字。

[2]　急：文瑞楼本作"结"。

[3]　以散之：底本无，据文瑞楼本补。

重，其小便不利，大便溏而不畅。经云：诸湿肿满，皆属于脾。又土郁之发，民病心腹胀，跗肿是也。又脾土受湿，不能制水，水渍于肠胃而溢于皮肤，漉漉有声，怔忡喘息，即为水胀是也。

小温中丸　治脾虚肝实，不能运化，不可下之。

陈皮　半夏　神曲　茯苓各一两　白术二两　生香附　针砂醋炒红，各一两五钱　苦参炒　川连炒　厚朴各半两　甘草三钱

为末，醋水各一盏打糊为丸桐子大，每服七八十丸。白术六钱、陈皮一钱、生姜一片煎汤吞下。虚甚加人参一钱。病轻者服此丸六七两，小便即长，病甚者服一斤后，小便如常。

胃苓汤　和脾胃，去湿消胀。

苍术　厚朴姜汁炒　陈皮　白术　茯苓各一钱　泽泻　猪苓各一钱　甘草六分　官桂五分　加姜煎。

禹余粮丸《三因》　许学士、朱丹溪云：此方乃治膨胀之要药。

蛇含石大者，三两，置新铁铫上，入炭火中，烧与铫子一般红，倾入醋中，候冷取出，研极细　禹余粮石三两　真针砂五两，淘净炒干，入余粮一处，用米醋二升，铜器内煮干为度。置铫上入炭火中烧红，倾净砖上，候冷研极细

以上三物为主，其次量人虚实，加入下项：

羌活　木香　茯苓　川芎　牛膝酒浸　桂心　白蔻炒茴香炒　蓬术　附子　青皮　京三棱炮　白蒺藜　当归酒浸，各半两

为末，入前末拌匀，以汤浸蒸饼，掅去水，和药再杵极匀，丸如桐子大，空心温酒，白汤下三十丸，至五十丸。最忌盐，一毫不可入口，否则发疾愈甚，但试服药，即于小便内旋去，不动脏腑病去，日二三服。兼以温和调补气血药助之，真神方也。

肝　胀

怒动肝火，逆于中焦，其症口苦，脉弦，胁及小腹胀满或痛，发则身热气逆是也。

左金丸

黄连六两　吴茱萸一两

粥为丸，椒目大，每服三十丸，白汤下。

按：《缪刺论》谓有所堕坠，恶血留内，腹中满胀，不得前后，先饮利药。此上伤厥阴之脉，下伤少阴之络，是火逆之外，又有血滞一症，火无形，以苦辛平之，血有形，故以利药行之。

新定

赤芍　生地　归尾　桃仁各一钱　红花　香附童便浸，二钱　大黄酒浸，一钱半　丹皮　青皮醋炒，各八分

膜　胀即气胀

胸膈胀满也。经云：浊气在上，则生膜胀是也，宜升清降浊。盖清不升则浊不降也。又七情郁结，气道壅隔，上不得降，下不得升，腹大而四肢瘦削，即气胀也。

木香顺气汤

木香　苍术　草蔻　青皮　益智仁　陈皮　泽泻　茯苓　半夏　干姜　吴茱萸各一分　升麻　柴胡各一钱　厚朴四分　人参当归各五分

水二盏，煎一盏，食前温服。

通幽汤　东垣云：浊阴本归六腑而出下窍，今在上，是浊气反行清道，气乱于中，则胀作矣。治在幽门，泄其阴，润其燥，使幽门通利，大便不闭，则浊阴得归下地，膜胀腹满俱去矣。

当归　升麻　桃仁　红花　甘草炙，各一钱　生地　熟地各五分　一方加枳壳五分。

本方加大黄、麻仁，名当归润肠汤，治同。

血　胀

污血成积，石瘕之属也。经云：石瘕生于胞中，寒气客于子门，子门闭塞，气不得通，恶血当泻不泻，衃以留止，日以益大，似怀子状，可导而下。

经验桃奴丸

桃奴　延胡索　鼹鼠粪　香附　官桂砂仁　五灵脂　桃仁去皮尖，各等分

为末，每服三钱，温酒调下。

鸡矢醴散《宣明》

大黄　桃仁去皮尖　干鸡屎各等分

为末，每服二钱，水一盏，姜三片，煎汤调下。

夺命丹　治瘀血入胞衣，胀满难下。服此血即消，胞衣自下。

炮附子半两　牡丹皮一两　干漆一两，碎之，炒令烟尽

为末，醋一升，大黄末一两，同熬成膏，和匀丸如桐子大，温酒下五七丸。

食　胀　一名谷胀

饮食过节，停滞中焦，其症吞酸嗳气，恶闻食臭，得食则益甚。经云：饮食不节，起居不时者，阴受之。阴受之则入五脏，入五脏则膜满闭塞是也。是宜消而去之，甚则下之，所谓中满者，泻之于内也。

枳实导滞丸

大黄一两　枳实麸炒　黄芩　黄连俱酒炒焦神曲各五钱　白术土炒　茯苓三钱　泽泻二钱

为末，蒸饼为丸。

人参丸《外台》　疗久心腹痛胀，痰饮不下食。

人参　白术　枳实各六分　厚朴　青木香　大黄　槟榔各六分　茯苓八分　橘皮五分

蜜丸桐子大，生姜、大枣煎汤，送下二十丸，日二服，渐加至三十丸。

无碍丸　治脾病[①]横流，四肢胀满。

木香五钱　京三棱炮　蓬莪术炮　槟榔郁李仁汤浸去皮，各一两　大腹皮二两

为末，炒麦芽粉糊丸，桐子大，每服二十丸，生姜汤下。

热　胀

热聚于里，口干便闭。经云：诸腹胀大，皆属于热是也。

枳壳锉散　治热症胀满。

厚朴　枳壳　桔梗各半两　炙草一钱大黄蒸，三钱

锉，每服三钱，姜五片，枣二枚，乌梅一枚，煎服。

愚按：热胀有二，假令外伤风寒有余之邪，自表入里，寒变为热，而作胃实腹满，仲景以大承气下之。亦有膏粱之人，湿热郁积于中，而成胀满者，宜清热导湿，东垣中满分消丸主之。

中满分消丸　治中满热胀，有寒者勿用。

黄芩一两二钱　黄连炒，五钱　姜黄　白术　人参　炙草　猪苓各一钱　茯苓　干姜　砂仁各二钱　枳实　半夏各五钱　厚朴姜制，一两　知母炒，四钱　泽泻　陈皮各三钱

为末，蒸饼为丸，如桐子大，每服百丸，热白汤下，食后，量病人虚实加减。

寒　胀

其症有二：有寒气袭表而胀于外者，经云：肤胀者，寒气客于皮肤，𪔅𪔅然

———
① 病：医学大成本作"水"。

不坚，腹大，身尽肿，皮厚，以手按其腹，窅而不起，腹色不变，此其候也。有寒气入里而胀于内者，盖阴气凝聚，久而不散，内攻肠胃，则为寒中胀满泄利之症，经云：脏寒生满病是也。在表者温而散之，在里者温而行之。

温胃汤　治冷则气聚，胀满不下食。

熟附子　当归　厚朴　人参　半夏曲　橘红　生姜各一两　炙草一两　川椒去合口者，三钱

锉散，每服三钱。

木香塌气丸《元戎》

丁香　胡椒各三钱　郁李仁四钱　白丑　枳实各一两　槟榔　木香　蝎尾各半两

为细末，饭丸绿豆大，每服十丸，加至十五丸，姜汤下。

此温行之剂，治单腹胀最妙。若胸胁胀满，一身面目尽浮，鼻塞咳逆，清涕出，当用小青龙汤二三服，分利其经，却进消胀药。

实　胀

胃气实则胀也。脉大坚，便秘，按之痛。仲景云：腹满按之痛者为实，可下之。经云：中满者泻之愈①，又云：下之则胀已是也。

沉香交泰丸　治胀而大便燥结者。

沉香　橘红　白术各二钱　厚朴五钱吴茱萸　枳实　青皮　木香　茯苓　泽泻　当归各二钱　大黄酒浸，一两

为末，蒸饼为丸，梧子大，每服五十丸，加至七八十丸，温汤下，微利为度。

四妙丸　治老幼腹胀，血气凝滞，用此宽肠顺气。

商州枳壳厚而绿背者，去穰，四两分作四份　一用苍术一两同炒　一用茴香一两同炒　一用莱菔子一两同炒　一用干漆一两同炒

炒黄后，去四味，只取枳壳为末，以

四味煎汁煮面糊丸，桐子大，每食后米饮下五十丸。

虚　胀

中气虚衰，脾胃不健而三焦痞塞，是为气虚中满。经云：足太阴虚则鼓胀也。其脉软，其色白，其症腹胀，按之不痛，溏泄肠鸣，宜温养阳气为主，塞因塞用也。

参术健脾汤

人参　白术　茯苓　陈皮　半夏　缩砂　厚朴姜制，各一钱　炙草三分

水姜煎服。一方无甘草，有麦芽、山楂，因甘能满中。

积　聚

积聚统论

积者，积累之谓，由渐而成，重而不移；聚者，聚散之谓，作止不常，痛无定所。故曰积者阴气，聚者阳气。

积聚之病，非独痰食气血，即风寒外感，亦能成之。然痰食气血，非得风寒，未必成积。风寒之邪，不遇痰食气血，亦未必成积。经云：卒然多食饮则肠满，起居不节，用力过度，则络脉伤，血溢肠外，与寒相搏，并合凝聚，不得散而成积，此之谓也。经论心肝肾皆有积，心曰伏梁，心下坚直，如梁木也。肝曰肥气，胁下气聚如覆杯也。肾曰奔豚，往来上下如豚之奔也。又有伏瘕、疝瘕、瘕聚、血瘕。伏瘕者，伏结于内。疝瘕者，冲痛如疝。瘕聚者，聚散不常。血瘕者，血凝成瘕也。《难经》又补脾肺之积。脾曰痞气，气痞而不运。肺曰息贲，贲响有声也。巢

---

① 愈：文瑞楼本作"于内"二字。

氏又有癥瘕之辨，谓其病不动者，癥也；虽有癖而可推移者，瘕也。癥者征也，有形可见也；瘕者假也，假物成形也。张子和又分九积。酒积者，目黄口干。食积者，酸浸心腹。气积者，噫气痞塞。涎积者，咽如拽锯。痰积者，涕唾稠粘。癖积者，两胁刺痛。水积者，足肿胀满。血积者，打扑衃疼。肉积者，赘瘤核疬。各治法详见本方。

许学士云：大抵治积，或以所恶者攻之，所喜者诱之，则易愈。如硇砂、阿魏治肉积；神曲、麦芽治酒积；水蛭、虻虫治血积；木香、槟榔治气积；牵牛、甘遂治水积；雄黄、腻粉治痰积；礞石、巴豆治食积。各从其类也。若用群队之药分其势，则难取效。

肥　气

经曰：肝之积，名曰肥气。在左胁下，如覆杯，有头足，久不愈。令人发咳、痎疟，连岁不已。咳，肺病也。积气上攻至肺则咳，侮所不胜也。痎疟，三日疟也，肝所生病为往来寒热，连岁不已者，积不去则疟亦不已也。

温白丸《局方》　通治五积及十种水气、八种痞气、五种淋疾、九种心痛、七十二种风、三十六种遁尸疰忤、癫痫、翻胃噎塞、胀满不通。

紫菀去苗　菖蒲九节者，去毛　吴茱萸汤洗七次，焙干　柴胡　厚朴姜制，各一两　桔梗去芦　茯苓去皮　皂荚去皮子弦，炙　桂枝　干姜炒　黄连　川椒去目及闭口者，微炒出汗　巴豆去皮膜油　人参各半两　川乌炮去皮脐，八钱

为细末，入巴豆研匀，蜜丸桐子大，每服三丸，渐加至五丸、七丸，生姜汤送下，临卧服。有孕忌服。易老云：本方治肥气，加柴胡、川芎。

鳖甲丸　治肥气体瘦，饮食少思。

鳖甲一枚重四两，者洗净，以醋和黄泥固济，背上可厚三分，令干　京三棱炮，锉　枳壳麸炒黄，各三两　川大黄锉，炒，二两　木香忌火桃仁去皮尖双仁，用麸炒微黄，细研如膏，一两半

上除鳖甲外，俱捣为细末，后泥一风炉子，上开口，可安鳖甲，取前药末，并桃仁膏，内鳖甲中，用好米醋二升，时时旋取入鳖甲内，慢火熬令稠，取出药，却将鳖甲去泥净，焙干，捣为细末，与前药同和捣为丸，梧子大，每服二十丸，温酒送下，空心临卧各一服。

伏　梁

经曰：心之积，名曰伏梁。起脐上，大如臂，上至心下，久不愈。令人烦心。心为火脏，心受邪，则火内郁而烦也。

温白丸　加石菖蒲、黄连、桃仁。

桃奴散　治伏梁气在心下，结聚不散。

桃奴三两

为末，空心温酒调下一[①]钱。桃奴是桃实著树不落，正月中采者是也。

痞　气

经曰：脾之积，名曰痞气。在胃脘，覆大如盘，久不愈，令人四肢不收，发黄疸，饮食不为肌肤。脾气行乎四肢，脾气既痞，四肢无以受气，故不收，不收犹不举也。脾色黄而合肉，气痞不运，热郁于中，故黄色中见，而肌肤日削也。

温白丸　加吴茱萸、干姜。

息　贲

经曰：肺之积，名曰息贲。在右胁下，覆大如杯，久不已，令人洒淅寒热，喘咳发肺壅。肺主气而合皮毛，肺郁成

---

① 一：文瑞楼本作"二"。

积，壅于内者不能卫于外，故洒淅寒热，痹于上者不复降于下，故喘咳发肺壅。壅，痹也。

温白丸 加人参、紫菀。

奔 豚

经曰：肾之积，名曰奔豚。发于少腹，上至心下，若豚状，或上或下，无时，久不已。令人喘逆，骨痿少气。肾为水脏而喜凌心，故上至心下，奔突如豚。肾居下焦，而善逆，故令人喘逆。肾合骨而为气之根，故骨痿少气。

温白丸 加丁香、茯苓、远志。

气 积

气滞成积也。凡忧思郁怒，久不得解者，多成此疾。故王宇泰云：治积之法，理气为先，气既升降，津液流畅，积聚何由而生。丹溪乃谓气无形，不能作聚成积，只以消痰破血为主，误矣。天地间有形之物，每自无中生，何止积聚也。戴复庵只以一味大七气汤，治一切积聚，其知此道欤。

大七气汤

香附一钱半 青皮 陈皮 桔梗 官桂 藿香 益智 莪术 三棱各一钱 甘草七分半

为末，每服四五钱，姜三片，枣一枚，水煎服。

肝积肥气，用前汤煎熟待冷，却以铁器烧通红，以药淋之，乘热服。肺积息贲，用前汤加桑皮、半夏、杏仁各五分。心积伏梁，用前汤加石菖蒲、半夏各五分。脾积痞气，用前汤下红丸子。肾积奔豚，用前方倍桂加茴香、炒楝子肉各五分，此《济生》方也。《指迷》有半夏、无三棱。《统旨》有元胡索、姜黄、草蔻、无桔梗。

血 积

痛有定处，遇夜则甚，其脉芤涩。妇人产后及跌仆努力者，多有此症。或忧怒伤其内，风寒袭于外，气逆血寒，凝结成积。内经云：卒然外中于寒，若内伤于忧怒，则气逆，六输不通，温气不行，凝血蕴里而不散，此之谓也。

加减四物汤东垣 治妇人血积。

熟地 当归 川芎 芍药 肉桂 广皮 三棱 干漆炒烟尽，各等分

为粗末，每服二钱，水煎服。丹溪当归丸，无桂、漆，有神曲、百草霜，酒和丸。

伏 瘕

经云：小肠移热于大肠为伏瘕。河间云：大肠热气菀结，津液消耗，腹痛秘涩，槟榔丸主之。

槟榔丸

槟榔 大黄锉碎，炒 枳壳麸炒，各二两 木香 桃仁去皮尖炒 大麻仁另研，各一两

为末，蜜丸桐子大，每服十丸至十五丸，温酒下无时。

石瘕瘕聚

石瘕者，衃血留止，结硬如石，即血瘕也。经云：寒气客于子门，子门闭塞，气不得通，恶血当泻不泻，衃以留止，日以益大，状如怀子，月事不以时下，皆生于女子。可导而下，亦名瘕聚。经云：任脉为病，男子七疝，女子瘕聚。此之谓也。

新定

大黄三钱，用酒同三棱、蓬术浸一宿，去棱、术不用，炒 桃仁三十粒，去皮尖，炒 肉桂三钱 附子四钱，炮 木香一钱半 青皮二钱，醋炒 当归五钱 干漆二钱半，炒烟尽

为末，酒糊丸桐子大，每服五十丸，淡醋汤下，温酒亦可。

米　瘕

乾德中，浙江有慎恭道，肌瘦如劳，惟好食米，缺之则流清水，情似忧思。食米顷，顿复如常。众医莫辨。后遇蜀僧道庶，以鸡屎及白米各半合，共炒为末，水一盏调服。良久，病者吐出如米形，遂瘥。其病为米瘕是也。

肉　积

阿魏丸

阿魏　山楂肉各一两　连翘五钱　黄连六钱五分

上三味为末，以阿魏醋煮为糊丸如梧子大，每服五六十丸，食前白汤下。

又方：治肉积虫积，一应难消难化，腹中饱胀疼痛，皆能取效如神，不伤元气。《元珠》名积块丸

京三棱　莪术并醋炒　自然铜　蛇含石并醋淬七次，各二钱　雄黄　蜈蚣全用，焙燥，各一钱二分　木香一钱半　辰砂　沉香各八分　铁花粉用米醋炒，一钱　天竺黄　阿魏　全蝎洗焙干　芦荟各四钱　冰片五分

上为极细末，用雄猪胆汁炼为丸，如梧子大，每服七八分，重者一钱，五更酒送下，块消即止，不必尽剂，用黑狗胆汁丸亦妙。

通 治 诸 积

《宣明》三棱汤　治癥瘕痃癖，积聚不散，坚满痞胀，饮食不下。

京三棱二两　白术一两　蓬术　当归各半两　槟榔　木香各七钱半

为末，每服三钱，沸汤调下。

《三因》散聚汤　治九气积聚，状如癥瘕，随气上下，发则心腹绞痛，攻刺腰胁，小腹膜胀，大小便不利。

半夏　槟榔　当归各七钱半　厚朴姜制　枳壳　茯苓　附子炮　川芎　吴茱萸汤炮　炙草各一两　杏仁去皮尖，麸炒　桂心　橘红各二两

为末，每服四钱，水一盏，姜三片，煎七分，空心温服。大便不利加大黄。

诸积太仓丸

陈仓米四两，以巴豆二十一粒，去皮①同炒，至米香豆黑，勿令米焦，去豆不用，再入橘红四两，为末，和丸桐子大，姜汤送下，五丸，日二。

万病紫菀丸

即温白丸加羌活、独活、防风。

万病感应丸

即温白丸减去川椒，加下药：羌活、三棱、甘遂、杏仁、防风各一两五钱　威灵仙一两

---

① 皮：文瑞楼本此后有"心"字。

卷 五

头

头痛统论

头,象天,六腑清阳之气,五脏精华之血,皆会于此。然天气所发,六淫之邪,人气所变,五贼之逆,皆能相害。或蔽复其清明,或瘀塞其经络,因与真气相薄而为痛也。因风而痛者,抽掣恶风,有汗而痛。因暑热而痛者,或有汗、或无汗,则皆恶热而痛。因湿而痛者,痛而头重,遇天阴尤甚。因痰饮而痛者,亦头昏重而痛,愦愦欲吐。因寒而痛者,恶寒而脉细急。气虚而痛者,遇劳则痛甚,其脉大。血虚而痛者,善惊惕,其脉芤。

东垣治头痛,大率皆以酒芩、酒连、酒柏加风剂,如清空膏、安神散、清上泻火汤之类,但杂用羌、防、升、柴、藁、蔓等药,殊欠纪律,学者师其意可也,《元珠》茶调散,简要可用。

治头风久痛,须加芎、归、红花少许,非独治风,兼和血止痛也。细茶最能清上风热,久痛以之作引弥佳。东垣、谦甫皆常用之。

许学士荆芥散,独用荆芥治风,煅石膏治热,何等简要。东垣清空膏诸方,盖师其意而扩充之。

风痰头痛,多兼呕逆眩晕,若用风药,其痰愈逆,其痛益甚。《和剂》玉壶丸,乃是的药。东垣变为白术半夏天麻汤,则兼气虚而言之耳。

肾厥头痛、肝厥头晕[①],《本事方》论之最详。

玉真丸,硫磺、半夏,温降之力弥大,石膏、硝石,寒下之能甚长。夫阴气上逆,其来最暴,治以纯阳,必多格拒,故须膏、硝为之佐使,令其相入而不觉其相倾耳。黑锡丹亦见此意。

茸珠丹有二方,一用朱砂、鹿茸二味为丸。盖亦补虚坠浮之意。一用朱砂同草乌、瞿麦、黄药子火煅,独取朱砂为末作丸。此不特朱砂经火有毒,即草乌之辛散,瞿麦、黄药子之苦降,并已成灰,吹去不用,而顾需其相济,讵可得耶。

搐鼻诸方,《本事》独用辛温,东垣、河间并用辛凉。夫久畜之风,多化为热,而闭郁之气,非温不通,随病斟酌,从少从多,则贤者之责也。

头风饼子,有用五味[②]子、全蝎、土狗各七个,醋和作饼者;用南星、川芎等分同连须葱白捣烂作饼者;有用蓖麻子、乳香者;有用大黄、芒硝同井底泥捣贴者。然外治之药,无论邪之寒热,并宜辛温开达,徒用苦寒,郁闭益甚,苟非热极,不可轻用。

头痛之因,非止一端,有风、有寒、

---

① 晕:文瑞楼本作"痛"。
② 味:文瑞楼本作"倍"。

有湿、有热、有兼气。兼气者，如火与湿合，《内经》所谓少阳司天之政，二之气，其热郁于上，头痛、呕吐、昏愦是也。有火胜水复者，《内经》所云岁金不及，炎火乃行，复则阴厥，且格阳反上行，头脑户痛，延及脑顶，发热是也。有胃实者，经所谓头痛耳鸣，九窍不利，肠胃之所生是也。有肾厥者，经所谓头痛巅疾，下虚上实，过在足少阴巨阳，甚则入肾是也。有心热者，经所谓心烦头痛，病在膈中，过在手巨阳少阴是也。有痰饮者，其病在脾，东垣所谓太阴痰厥，头痛眼黑，呕吐闷乱，亦湿胜也。有内风者，风从火化，其病在肝，不特厥阴之脉与督脉上会于巅，盖即肝脏冲逆之气，亦能上至巅顶也。又有真气不守，厥而上行，天门真痛，上引泥丸，名真头痛，多不可治。古方云：与黑锡丹，灸百会穴，猛进参、附、乌、沉，或有可生，然天柱折者，亦难为力矣。

风 头 痛

风头痛者，风气客于诸阳，诸阳之邪，皆上于头，风气随经上入，或偏或正，或入脑中，稽而不行，与真气相击则痛。经云：风气循风府而上，则为脑风是也。其挟寒挟热，则随症审而治之。

经验治头痛、风热痛不可忍者方《元珠》名茶调散

小川芎一两　香白芷五钱　细芽茶三钱　片黄芩二两，酒拌炒，再拌再炒，如是三次，不可令焦　荆芥穗四钱　薄荷叶三钱

上细末，每服二三钱，茶清调下。一方有菊花、防风、僵蚕。

石膏散

石膏二两，炭火烧，研细末　川芎一两　炙甘草半两

上为末，每服一钱，葱白、好茶同煎汤调下，食后日二服。

一方：决明子作枕，去头风、明目佳。

《本事》白附散　治风寒客于头中，疼痛牵引两目，遂至失明。

白附子一两　麻黄　川乌　南星各半两　全蝎五个　干姜　朱砂　麝香各二钱半

上为细末，酒调一匙服，略睡少时效。

三五七散　治风寒入脑，头痛恶寒目眩。

防风二两　茱萸　炮姜　茯苓各一两五钱　细辛　炮附子各七钱五分

上为细末，每服二钱，温酒调下。《局方》

芎辛汤　治风寒湿在脑，头痛眩晕呕吐。

川芎三钱　细辛　白术各一钱半　甘草一钱

上锉作一贴，入生姜五片，芽茶少许，水煎服。《济生》

东垣云：高巅之上，惟风可到，故味之薄者，自地升天者也。所以头痛皆用风药治之。然患痛人，血必不活，而风药最能燥血，故有愈治而愈甚者。此其要尤在养血，不可不审也。

热 厥 头 痛

热厥头痛者，胃热气盛，不能下行也。其证头中热痛，虽严寒犹喜风寒，微来暖处，或见烟火，则痛复作，其脉数或大者是也。

小清空膏

片芩细切，酒拌匀，晒干为末，茶清调下。

治热厥头痛方

大黄酒炒三次为末，茶清调服。

热气在头，以风药引之，则热弥盛而

痛益甚。大黄苦寒泻热，得酒则能上行泻脑热。昔人所谓鸟巢高巅，射而去之是也。茶性清上，故诸头痛药中多加用之。

新定

生地三钱　知母酒炒　黄芩酒炒，各一钱　薄荷　黑山栀　甘菊　甘草　荆芥各五分　红花三分

上作一服，水煎食远服。便闭加酒炒大黄一钱五分。此方治头痛烦热，喜见风寒，稍近烟火，则痛复作，或便闭不通者，往往取效。古法动作辄头重痛，热气潮者属胃。丹溪云：头痛如破，酒炒大黄半两，茶清煎服。

湿热头痛

湿热头痛者，湿与热合，交蒸互郁，其气上行，与清阳之气相搏，则作痛也。东垣云：诸湿热头痛，清空膏主之。又云：湿热在头而头痛者，必用苦吐之，或用搐鼻药。

清空膏　疗风湿热头痛，上壅损目，及脑痛年深不止。

羌活　防风各一两　柴胡七钱　川芎五钱　炙草一两半　黄连一两，炒　黄芩三两，一半酒制，一半炒

上为细末，每服二钱，入茶少许，汤调如膏，抹在口内，少用白汤送下，临卧。

搐鼻散

青黛　石膏　芒硝　郁金　薄荷　牙皂

上为末搐鼻。东垣白芷散，有白芷，无牙皂、青黛。

又头重如山者，湿气在头也。用红豆散。

红豆十粒　麻黄　瓜蒂各五分　连翘　羌活各三钱，烧

上为末搐鼻。

透顶散《本事》

细辛表白者，三茎　瓜蒂七个　丁香三粒　糯米七粒　冰片　麝香各一黑豆大

上为极细末，每一大豆许，患人随左右搐之。良久出涎一升许则安。此药性味，视前搐鼻散稍温也，当随证审而用之。

子和神芎丸　治湿热壅滞头目，赤肿疼痛，大小便闭涩。

大黄　黄芩各二两　牵牛生　滑石各四两　黄连　薄荷叶　川芎各半两

上为末，滴水为丸，梧子大，每服五十丸，食后温水送下。

寒湿头痛 鹤年补集

头痛由于湿热上壅者颇多，然亦有因寒湿者。《金匮》所云：头痛鼻塞而烦，其脉大，自能饮食，腹中和无病，病在头中寒湿，故鼻塞，纳药鼻中则愈。愚以为《本事》透顶散，正治寒湿头痛之剂，否则丁香、细辛，治湿热头痛，无乃以火救火欤。

痰厥头痛

痰厥头痛者，病从脾而之胃也。夫脾主为胃行其津液者也，脾病则胃中津液不得宣行，积而为痰，随阳明之经上攻头脑而作痛也。其证头重闷乱，眩晕不休，兀兀欲吐者是也。

半夏白术天麻汤　治太阴痰厥头痛，眼黑头旋，恶心烦乱，肢冷身重。

半夏　陈皮去白　麦芽各七钱半　神曲　白术五钱，炒　黄芪炙　苍术米泔浸　天麻　茯苓　人参　泽泻各五钱半　黄柏二分，酒洗　干姜三分

稍热服食前。一方加生姜一片。

《外台》云：头痛非冷非风，此膈有痰也。浓煎茶啜一二升探吐之，吐已复

吐，候苦汁出乃止，不损人，待渴自止妙。

茶调散子和

瓜蒂、好茶二味，等分为末，每二钱，齑汁调，空心服之取吐。

半夏茯苓汤 治热痰呕逆头痛。

半夏二钱 赤苓一钱 陈皮去白 甘草各五分 黄芩五分 生姜三片，煎作一服。

头痛连眼痛，此风痰上攻，用雨前茶、川芎、白芷、防风、天台乌药、细辛、当归为末，汤调服。

防风饮子 疗风痰气，发即头旋，呕吐不食。

防风 人参 橘皮各二两 白术 茯苓各三两 生姜四两

上锉碎，以水六升，煮取三长，去滓分温四服，一日服尽。忌醋、桃、李、雀肉、蒜、面。《直指方》云：二陈汤加荆芥，治头风，兼治痰壅酒壅。又云：头风证眉棱耳角俱痛，投以风药不效，投以痰药收功，眼目赤肿羞明而痛，与之凉剂弗瘳，与之痰剂获愈也。

玉壶丸 治风痰吐逆，头痛目眩，胸膈烦满，饮食不下，及咳嗽痰盛，呕吐涎沫。

天南星生 半夏各一两，生 天麻半两 头白面三两

上为细末，滴水为丸，梧子大，每服三十丸。用水一大盏，先煎令沸，下药五七沸，候药浮即熟，漉出放温，别用生姜汤下，不计时。一方有白术五钱，雄黄水飞三钱半。

东垣壮岁病头痛，每发时，两颊尽黄，眩晕，目不欲开，懒于言语，身体沉重，兀兀欲吐，数日方退。洁古老人曰：此厥阴太阴合而为病，名曰风痰，以《局方》玉壶丸，加雄黄、白术治之。

芎辛导痰汤 治痰厥头痛。

川芎 细辛 南星 陈皮去白 茯苓各一钱半 半夏二钱 枳实 甘草各一钱

上作一服，水二盅，姜七片，煎至一盅，食后服。

此导痰汤加川芎、细辛为引，使上行也。方殊简要。

肾虚头痛

肾虚头痛者，肾阴不足，虚阳无附而上攻，《素问》所谓头痛巅疾，下虚上实，过在足少阴巨阳，许学士谓之肾厥头痛是也。

玉真丸 治肾气不足，气逆上行，头痛不可忍，谓之肾厥。其脉举之则弦，按之则坚。

硫磺二两 石膏煅通赤，研 半夏 硝石各一两，研

上为细末研匀，生姜汁和丸桐子大，阴干，每服二十丸，姜汤或米饮下。更灸关元百壮良。虚寒者去石膏，加钟乳粉一两。

黑锡丹《局方》 治脾元久冷，上实下虚，胸中痰饮，或上攻头目，及奔豚上气，两胁膨胀，五种水气，脚气上攻，或卒暴中风，痰潮上膈，并阴阳气不升降等症。

沉香 附子 葫芦巴 肉桂各半两 茴香 破故纸 肉豆蔻 金铃子 木香各一两 黑锡 硫黄与黑锡结砂子，各二两

上为末同研，酒煮面糊为丸，如梧子大，阴干以布袋擦令光莹，每服四十丸，空心姜盐汤送下。一方有阳起石半两，巴戟一两。

肝厥头痛

肝厥头痛者，肝火厥逆，上攻头脑也。其痛必在巅顶，以肝之脉与督脉会于巅故也。虽太阳之脉，亦上额交巅，然太

阳头痛，必恶风寒，而厥阴头痛，必多眩晕，或厥逆抽掣也。

龙荟丸方见厥聋 加甘菊、羚羊角，气实便坚者用之；虚者宜生地、羚羊角、甘菊、麦冬之类滋之清之，使肝柔则厥自已。

抑青丸

黄连一味，吴茱萸汤浸一宿，为末粥丸。

泻青丸 此苦寒以泻肝火，而佐以疏风养血，因木喜条达，且为藏血之所也，升降并用，补泻兼施，是为平肝之法。

当归去芦，焙 龙胆草 川芎 栀子 川大黄煨 羌活 防风去芦，各等分

上为末，炼蜜丸鸡豆大，每服一丸，竹叶汤同砂糖温水化下。

食积头痛

食积头痛者，食气上攻，胃气不清也。子和云：邪在胃而头痛者，必下之。其证必兼痞膈咽酸，噫败卵臭，或饱食则痛甚，其脉右手滑盛者是也。

馆职张学士，嗜酒散诞，忽头痛发热，医作伤寒治之愈甚，孙兆脉之，右手脉甚数，左手脉和平，曰：此疾非伤寒，学士好酒啖食所伤也。遂用食药五七丸，经食久，膈渐宽，痛遂减，再进利膈药，遂获安。

红丸子方见饮食门

治中汤 即理中汤加青皮、陈皮等分。

血虚头痛

血虚头痛者，血虚脉空，自鱼尾上攻头痛者是也。产后多有此证。鱼尾眉尖后近发际是。鱼尾在眉梢后陷中，即丝竹空穴是也。

川芎当归汤 芎、归辛温，为阴中之阳，以和营气也。

川芎 当归等分

为细末，每服二钱，水煎温服。

一方 川芎半两为末，每服二钱，腊茶调下甚效。

一方 当归一两 酒一升，煮取六合，饮至醉效。

一方 四物汤加甘菊、薄荷。四物养血，加入二味以散风热，是补中有泄也。

新定

生地二钱 当归一钱 蔓荆五分 黄芩一钱，酒炒 白芍一钱，酒炒 炙草三分 甘菊七分 川芎五分 此方意亦同前，而疏风泄热之力较胜，是补泄兼行之法。

气虚头痛

气虚头痛者，清阳气虚，不能上升也。其脉必弦微，其证必倦怠气短，恶风寒，不能食。

罗太无云：参谋柏仲实年六十余，二月间患头痛不可忍，邀往视之。其人云，近在燕京，患头昏闷微痛，医作伤寒治之，汗出后，痛转加。复汗解，痛益甚，遂归。每召医用药雷问。到今痛甚不得安卧，恶风寒而不喜食饮，诊其脉，弦微而细，气短而促，懒言语。《内经》曰：春气者病在头。今年高气弱，清气不能上升头面，故昏闷。此病本无表邪，因发汗数四，清阳之气愈亏，不能上荣，亦不能外固，所以头苦痛，而恶风寒，不喜饮食，气弱而短，宜升阳补气，头痛自愈。

黄芪一钱半 人参一钱 白术 当归 白芍各五分 陈皮 炙草 升麻 柴胡 蔓荆各三分 川芎 细辛各二分

上㕮咀，作一服，水煎食后温服减半，再服愈。

新定

人参 黄芪 白术各一钱 甘草五分 当归 陈皮各七分 升麻二分 蔓荆 细茶

各八分 白芍一钱

上作一服水煎。此即前方除去柴胡、细辛、川芎，加入细茶之苦降，不欲其升散过甚也。

偏头痛

偏头痛者，由风邪客于阳经，其经偏虚者，邪气凑于一边，痛连额角，久而不已，故谓之偏头痛也。

王荆公患偏头痛，裕陵传禁中秘方，用生莱菔汁一蚬壳，仰卧注鼻中，左痛注右，右痛注左，或两鼻皆注亦可，数十年患，皆一注而愈。

一妇人患偏头痛，一边鼻塞不闻香臭，常流清涕，或作臭气一阵，遍治头痛药皆不效。一医教服芎犀丸，不十数服，忽然嚏突出一铤稠脓，其疾遂愈。

芎犀丸 此方兼祛风清热之长，而得参、胶等安定气血，虽虚人亦可用之。安内攘外，并行不悖也。

川芎 朱砂水飞，内一两为衣 石膏 龙脑各四两 人参 茯苓 炙草 细辛各二两 生犀角 栀子各一两 阿胶炒，一两半 麦冬三两，去心

上为细末，蜜丸弹子大，每服一丸，食后细嚼，茶酒任下。

节斋云：久病头风，略感风寒，便发寒热，头须重绵厚帕包裹者，此属本热而标寒，世人不识，悉用辛温散之。轻时得效，误认为寒，殊不知其本有郁热，毛窍常疏，故风易入，外寒束其内热，闭逆而为痛。辛热之药，虽能开通闭逆，散其表之寒邪，然以热济热，病本益深，恶寒愈盛矣。惟当泻火凉血，而佐以辛温散表之剂，以从法治之，则病可愈而根可除也。

雷头风

雷头风者，头痛而起核块，或头中如雷之鸣。盖为邪风所客，风动则有声也。亦有因痰热者，盖痰生热，热生风也。其法轻则散之，甚则吐之下之。

新定消风散热方

薄荷七分 连翘 黄芩 黑山栀 犀角 荆芥 牛蒡子各一钱 桔梗 甘草各五分

上作一服水煎。

二仙散 子和云：雷头风，每用此药吐之，次用神芎丸下之，一名茶调散。

瓜蒂 好茶等分

上为末，每二钱，齑汁调，空心服之，取吐。

神芎丸 方见湿热头痛门 治痰火上升，壅于气道，兼乎风火，头中痛而有声，轻如蝉鸣，重如雷响。

半夏一两，牙皂姜汁煮 大黄酒浸透，湿纸包煨，再浸再煨三次，二两 天虫 连翘 橘红 桔梗 天麻各五钱 片芩七钱，酒炒 薄荷叶三钱 香白芷 青礞石 粉草各一钱

上为末，水浸蒸饼丸，如绿豆大，食后临卧，茶吞二钱，以痰利为度。然后用清痰降火煎药调理。

大头痛

大头痛者，头痛而肿大如斗，乃天行疫疠病也。

普济消毒饮子

黄芩酒炒 川连各一两，酒炒 薄荷一钱 橘红二钱 元参二钱 甘草二钱，生 连翘一钱 鼠粘子一钱 板蓝根一钱 马勃一钱 天虫炒，七分 升麻七分 柴胡 桔梗各二钱

上共为细末，用汤调，时时服。或拌蜜丸噙化，或加防风、薄荷、川芎、当归，㕮咀，如麻豆大，每服五钱，水煎去渣，热服之。食后时时服之，如大便硬，加酒煨大黄一钱，或二钱以利之。肿热甚者，宜砭刺之。一方无薄荷，有人参三

钱。

东垣监济源税时，长夏多疫疠病，初觉憎寒体重，次传头面肿盛，目不能开，上气喘急，咽喉不利，舌干口燥，俗云大头天行，亲戚不相访问，传染多死。张县丞亦患此，医以承气汤加蓝根下之稍缓。翌日其病如故，下之又缓，莫能愈，渐至危笃。东垣诊之，谓曰：夫身半以上，天之气也，身半以下，地之气也，此邪客于心肺之间，上攻头目而肿痛，反以承气下之，泻胃中之实热，是诛伐无过也。夫安知适其病所为故哉，遂处方。用黄连、黄芩味苦寒，泻心肺间热以为君，元参咸微寒，甘草甘寒，泻火补气以为臣，连翘、鼠粘子、薄荷苦[①] 辛平，板蓝根味甘寒，马勃、白僵蚕味苦平，散肿消毒，定喘以为佐，升麻、柴胡苦平，行少阳、阳明二经，使气得升，桔梗味苦辛温，为舟楫不令下行，服之良愈。乃施其方，全活甚众，名普济消毒饮子。

又方 治大头疫如神。《元珠》

贯众三钱 葛根二钱 甘草一钱半 白僵蚕炒，一钱

水煎服极佳，加黑豆三钱尤妙。

又方 用井底泥调大黄、芒硝涂之。《元珠》

头面肿，多是少阳阳明二经之火上壅，热极而生风也。故肿每在两颊车及耳前后，当用清降二法。方用

僵蚕 花粉 酒芩 酒连 牛蒡 甘草 柴胡各一钱 贝母 元参 桔梗 枳壳各八分 连翘 石膏各三钱 升麻一钱葱白三根 姜三片 竹叶二十片 《元珠》

食后缓缓服，便闭加酒煨大黄一钱。

项　背

项背痛

《本事方》云：一亲患项筋痛，连及背胛不可转，服诸风药皆不效。余尝忆及《千金》有肾气攻背椒附丸，予强与之两服，顿瘥。自后与人皆有验。盖肾气自腰夹脊，上至曹谿，然后入泥丸宫，曹谿一穴，非精于搬运者不能透，今逆行至此不得通，用椒以引归经，则安矣。

椒附丸

大附一枚，六钱以上者，炮去皮脐，末之

上每末二大钱，好川椒二十粒，用白面填满，水一盏半，生姜七片，同煎至七分，去椒，入盐通口空心服。

回头散 治头项强急筋痛，或锉枕转项不得者，乌药顺气散加羌活、独活、木瓜。

顺气散

乌药 橘红各二钱 麻黄 川芎 白芷 桔梗 枳壳各一钱，炒 天虫炒 炮姜 炙草五分 加姜葱煎。

臂

臂　痛与臂痹门参看

臂痛有痰、有虚、有气血凝滞，各随症治之。

《指迷》茯苓丸 治中脘留伏痰饮，臂痛难举，手足不得转移，此治痰之第一方也。

半夏二两 茯苓一两 枳壳去穰，麸炒，半两 风化朴硝二钱五分

上为末，姜汁面糊丸，如梧子大，每服三十丸，姜汤下。

十味锉散 治中风血虚臂痛，举动难

---

① 苦：底本原无，据文瑞楼本补。

支。

附子　黄芪　当归　白芍各一钱　川芎　防风　白术　茯苓　肉桂各七分　熟地酒浸，焙干二钱

上水二盏，姜三片，枣二枚，食后临卧服。

眩　晕

鸡峰云：夫风眩之病，起于心气不足，胸中蓄热而实，故有头风面热之所为也。痰热相感而动风，风与心火相乱则闷瞀，故谓之风眩闷瞀也。又云：头风目眩者，由血气虚，风邪入脑，而牵引目系故也。五脏六腑之精，皆上注于目，血气与脉并上为目系属于脑，后出于项中，血脉若虚，则为风邪所伤，入脑则转，而目系急，故成眩也。诊其脉洪大而长者，风眩也。

按：眩晕虽为风疾，而有内外之分。鸡峰所谓痰热相感而动风者，风自内生者也。血气虚风邪入脑者，风从外入者也。内风多从热化，引之则弥盛。外风多从虚入，清之则转加。二者不可不辨也。

《素问》云：头痛巅疾，下虚上实，过在足少阴巨阳，甚则入肾，徇蒙招尤，目瞑耳聋，下实上虚，过在足少阳厥阴，甚则入肝。下虚者，肾虚也。故肾虚则头痛；上虚者，肝虚也，故肝虚则头晕。徇蒙者，如以物蒙其首，招摇不定，目瞑耳聋，皆晕之状也。

高鼓峰云：肾阴不足，三阳之焰，震耀于当前，中土虚衰，下逆之光，上薄于巅顶，阴虚而眩者，目中时见火光，土虚而眩者，必兼恶心呕吐也。

按：中土虚衰，不能下蔽真阳，则上乘清道，所谓上入之光也。然亦有中虚肝气动而晕者，如土薄则木摇也。大抵眩晕多从肝出，故有肝虚头晕，肾虚头痛之说，虽亦有肝病头痛者，要未有眩晕而不兼肝者也。

《圣济总录》云：风头旋者，以气虚怯，所禀不充，阳气不能上至于脑，风邪易入，与气相鼓，致头旋而晕也。亦有胸膈之上，痰水结聚，复犯大寒，阴气逆上，风痰相聚而结，上冲于头，亦令头旋，治当用人参丸、祛痰丸之类者也。

风虚眩晕之方

守中丸　治风虚头眩脑转，目系急，忽然倒仆。

人参　白术　甘菊　枸杞子　山药各二两　白茯苓十两，去皮　麦冬三两　生地黄二十斤，绞去汁

上为细末，先用生地黄汁于银器内，入酥三两，白蜜三两，同煎，逐旋掠取汁上金花令尽，得五升许，于银器内拌炒前七味药，渐渐令干，入白蜜同捣数千杵，丸如梧子大，每服五十丸，空心温酒送下。服百日后，五脏充满，肌肤滑泽。此药须择四季旺相日，或甲子日修合，亦名五芝地仙金髓丸。

防风饮子　方见痰厥头痛

《**本事**》**川芎散**　治风眩头晕。

山茱肉一两　山药　人参　甘菊花　小川芎　茯神各半两

上为细末，每服二钱，酒调下，不拘时，日三服。

肝厥头晕之方

《**本事**》**钩藤散**

钩藤　陈皮　半夏　麦冬　茯苓　茯神　人参　甘菊　防风各半两　甘草一分　石膏一两

上为粗末，每服四钱，水一盏半，姜七片，煎七分，去渣温服。

下虚眩晕之方

沉香磁石丸 治上盛下虚，头目眩晕，耳鸣耳聋。

沉香 青盐并别研 蔓荆 甘菊各五钱 巴戟 葫芦巴 山药炒 川椒去目，炒 磁石火煅醋淬，细研水飞 山萸肉 阳起石火煅，研 附子各一两，炮

上为细末，用酒煮米和丸，梧子大，每服五十丸，加至七十丸，空心盐汤下。

热风头眩之方

羚羊角汤 治热毒风上冲，头目旋晕，耳内虚鸣。

羚羊角二两[1] 菊花三两 防风 藁本 元参 黄芩 杏仁去皮尖 石菖蒲 炙甘草各一两

每服五钱，水煎，食后温服。一方有羌活，前胡。

耳

耳 病 统 论

耳者肾之窍，而胆与胃之脉所过之处也。故其病亦有数种，有气厥而聋者；有肾虚而聋者；有风火壅闭肿痛，或鸣或聋者；有热气乘虚，随脉入耳，而为脓耳者；有耳出津液，结核塞耳，而为耵耳者。又有左聋、右聋、左右俱聋之异。左聋者，有所忿怒过极，则动少阳胆火，故从左起，以龙荟丸主之。右聋者，多因色欲过度，致动少阴相火，故从右起，以六味地黄丸主之。左右俱聋，因醇酒厚味无节，则动阳明胃火，故从中起，以通圣散、滚痰丸主之。统三者而论之，忿怒致耳聋者为尤多也。

风 聋

风聋者，经气虚而风乘之，正气不通，风邪内鼓，则耳中引痛，牵及头脑，甚者聋闭不通也。

鱼脑骨 治风聋日久。

生鲤鱼脑二两 当归 细辛 附子去皮脐 白芷 菖蒲各三两

共为末，以鱼脑置银器中，入药在内，微火煮，候香去滓，入瓷盒中候凝，取如枣核大，绵裹塞耳中。

一方 以竹筒盛鲤鱼脑，炊饭处蒸之令烊，置耳中。

一方 以鲤鱼胆汁滴入耳中。

久聋方

蓖麻子二十一粒，去油 远志 乳香 磁石煅，各二钱 皂角半挺，煨取肉 生地龙中者一条 全蝎二个，焙

上为细末，入腊捣丸，拄入耳。

犀角饮子 治风与热合，上壅耳内，痛肿聋闭。

犀角 木通 石菖蒲 甘菊花 元参 赤芍 赤小豆各二钱 甘草一钱，炙

水二盏，生姜五片，煎一盏，不拘时服。若风热壅盛，便秘心烦者，宜防风通圣散。亦有胃中痰火壅热生风，上攻清道，因而耳鸣筑筑然，气闭而不通，鼻塞不利，口不知味，痰多膈热不清，脉滑数大，或弦。《内经》所谓头痛耳鸣，九窍不利，肠胃之所生也。宜半夏曲、橘红、甘菊、茯苓、甘草、知母、酒芩、麻黄、石膏、桔梗、桑皮之属。

鼠粘子汤 治风热壅盛，耳内生肿如樱桃，痛极。

连翘 黄芩酒炒 牛蒡子炒 元参 桔梗 栀子炒 生甘草 龙胆草炒 板蓝根

---

[1] 二两：医学大成本作"一两"。

上锉，水煎，食后服，随饮酒一二盏。

厥聋

厥聋者，经脉气厥而聋也。巢氏云：脏腑气逆，名之为厥。厥气相搏，入于耳之脉，则令聋。手少阳之脉动而气厥者，其候耳内烨烨焯焯也；手太阳厥而耳聋者，其候聋而耳内气满。然厥聋之候，大都肝胆气逆所致，其症必起于卒暴之间，盖肝胆并善逆，而其气多暴也，以龙荟丸泻肝胆，降逆气，中有辛香，并能通窍也。

龙荟丸

当归焙　龙胆草酒洗　山栀炒　黄连　黄柏　黄芩各一两　大黄　芦荟　青黛各半两　木香二钱半　麝香五分，另研

炼蜜丸桐子大，姜汤下，二三十丸。便不坚者去大黄。一方无黄连、黄柏，有青皮、柴胡、胆星。

秘传降气汤，加石菖蒲，治气壅耳聋，大有神效。方见气门

肾虚耳聋

肾藏精而气通于耳，肾虚精少，其气不通于上，则耳聋不聪。经云：精脱者耳聋是也。其候颊颧色黑，瘦悴力疲，昏昏愦愦，因劳则甚，亦谓之劳聋。

肉苁蓉丸

肉苁蓉酒浸一宿，切焙　附子去皮脐　山茱萸炒　桂心　巴戟天去心　石斛去根　干熟地焙　泽泻　兔丝子酒浸一宿，别研　人参　白茯苓　蛇床子炒　牡丹皮　当归酒浸　菖蒲米泔浸一宿　炙草　黄芪　远志　芍药　防风各一两　羊肾一对，去筋膜，炙

蜜丸，梧子大，每服二十丸，食后温酒下，渐加至三十丸，日三。一方有干姜、细辛，酒糊丸亦得。

益肾散　治肾虚耳聋。

磁石制　巴戟　川椒各一两　沉香　石菖蒲各半两

上为细末，每服二钱。用猪肾一具，细切，和以葱白，少许盐并药，湿纸十重裹，煨令香熟，空心嚼以酒送下。一方有附子，无沉香、菖蒲。

大安肾丸，加磁石、羌活、石菖蒲良。丸见喘门

忆有戈雨亭令郎，十余岁，痘后耳渐重听，日甚一日，几与聋无异。业师薛一瓢诊之云：此必痘涉肾经，幸而收功者，所以告乏，日甚一日，为之图惟于六味丸方中，加入盐水炒紫衣核桃肉三两，盐水炒杜仲三两，石菖蒲二两，蜜丸开水下，服一料而愈。鹤年

脓耳耵耳

《直指》云：热气乘虚，随脉入耳，聚热不散，脓汁时出，谓之脓耳。治宜蔓荆子散，外用石膏、明矾、黄丹、真蚌粉、龙骨、麝香等分为末，绵缠竹试耳糁之。又耳间有津液，轻则不能为害，风热搏之，津液结韧成核塞耳，令人暴聋，谓之耵耳。治宜四物加羌活、柴、芩、连翘、元参等分，外用生猪脂、地龙、釜底墨等分细研，以葱汁和捏如枣核，薄绵裹入耳，令润即挑出。

蔓荆子散

蔓荆子　赤芍　生地　甘菊　桑皮　赤茯苓　升麻　麦冬　木通　前胡　炙草各一钱

水二盏，姜三片，红枣二枚，煎一盏，食后服。

黄龙散　治脓耳。

枯白矾　龙骨研　黄丹　胭脂各一钱，烧　麝香少许

上为末，以绵杖子搵去耳中脓水，以药掺入少许，日日用之，勿令风入。

鼻

鼻渊鼻塞

经曰：胆移热于脑，则为辛頞鼻渊。鼻渊者，浊涕下不止也。王注曰：胆液不澄则为浊涕不已如水泉者，故曰鼻渊。此为足太阳与阳明脉俱盛也。可与防风通圣散加黄连、薄荷。夫足太阳主表之风寒，足阳明主里之热，云太阳阳明俱盛者，谓表邪与里热搏结，久之寒亦化热，郁伏于脑頞而不解也。

脑漏有老人肾经虚寒使然者，用八味及暖肾之剂而愈。《元珠》

鼻塞不闻香臭，或但遇寒月便塞，或略感风寒亦塞，不时举发者。世俗皆以为肺寒，而用解表辛温通利之药不效。殊不知此是肺经多有火邪，郁甚则喜见热而恶风寒，故遇寒便塞，偶感便发，治法清金降火为主，而佐以通利之剂。若如常鼻塞不闻香臭者，只作肺热治之。泻火消痰，或丸药噙化，或末药轻调，缓服久服无不效。若平素原无鼻塞之病，一时偶感风寒，而致鼻塞声重，或流清涕者，只作风寒治之。

防风通圣散

《元珠》去硝黄，其滑石、石膏减半，多加辛夷花，先用三五帖，再用此为丸，每七十丸，早晚白汤送下。

雄黄丸 治鼻齆。

雄黄五分 枯矾一钱 瓜蒂二钱 麝香少许

上为丸，取如豆大搐鼻，亦治瘜肉。

苍耳散 治鼻流浊涕不止，名曰鼻渊。

辛夷仁五钱 苍耳子一钱半 白芷一两 薄荷一钱

上为末，葱茶汤调下二钱。

治鼻中肉赘，臭不可近，痛不可摇者方

以白矾末加硇砂少许，吹其上，顷之化水而消，与胜湿汤、泻白散二贴。此厚味拥湿热蒸于肺门，如雨霁之地，突生芝菌也。

铅红散 治肺风，鼻赤生瘇。

舶上硫黄 白矾灰各半两

上为末，入黄丹少许，染与病人面色相同，每上半钱，津液涂之，洗漱罢，及临卧再上，兼服升麻汤，下泻青丸，除其本也。

舌

舌胀舌出

临安民有因病伤寒而舌出过寸，无能治者。但以笔管通粥饮入口，每日坐于门。一道人见之，咨嗟曰：吾能疗此顷刻间耳，奈药不可得何？会中贵人罢直归，下马观病者，问所须，乃梅花片脑也。笑曰：此不难。即遣仆驰取。道人屑为末，掺舌上，随手而缩，凡用五钱。《医说》

又方 舌胀出口，以蓖麻子油蘸纸作捻，烧烟熏之。

治肿满如猪胞方

釜下墨末，以酢和，厚敷舌上下，脱去更敷，须臾即消，或先决去血汁，竟敷之弥佳。《千金方》名百草霜散

一方

釜下墨和盐等分，醋调涂。

余小儿师鲁幼时，忽患舌胀，余以煅过皂矾，取红色者少许研末，搽舌上，少顷便瘥。

口

口　疮

口舌生疮，其候有二。一者心胃有热，气冲上焦，熏发口舌。其症口臭作渴，发热饮冷是也。《外台》含煎主之。一者胃虚食少，肾水之气逆而承之，则为寒中。脾胃虚衰之火，被迫上炎，作为口疮。其症饮食少思，大便不实，或手足逆冷，肚腹作痛。经曰：岁金不及，炎火乃行，复则寒雨暴至，厥阴乃格，阳反上行，民病口疮是也。宜附子理中汤，参、术、甘草补其中，干姜、附子散其寒，使土温则火自敛也。

《外台》含煎

升麻　大青　射干各三两　苦竹叶　栀子　黄柏各一升　蜜八合　生地汁　生元参汁各五合，干者二两　蔷薇根白皮五两

上以水六升，煎取二升，去滓，入生地、蜜等同煎如饴，细细含之，瘥止。《外台》云：蔷薇根角蒿，为口疮之神药。

黄连膏《圣济》

黄连三两　猪脂一斤　白蜜四两　羊髓研，二两

上以慢火煎猪脂，取油去滓，入黄连又煎令黑色，下羊髓令化，以绵滤去滓，入蜜更煎成膏，瓷盒盛，每含一枣大，日三五度，咽津不妨。

附子理中汤

生姜煎

生姜汁一盏　白蜜三两

同煎十沸，瓷瓶盛，时时以热水调一匙，含咽之。

按：《圣济》论口疮，有实有虚，实则清之，虚则温之，最为明晰。然二者之外，又有肾虚火动一症。而肾虚之候，又

有二端，一者肾脏阴虚，阳无所附，而游行于上者，宜六味之属，壮水敛火；一者肾脏内寒，阳气不安其宅，而飞越于上者，宜七味、八味之属，温脏敛阳也。虽有元脏阴火上攻口舌之说，乃用巴戟、白芷、良姜等味，殊未妥协，惟附子蜜炙含咽瘥，为可耳。

《集简方》　治口舌生疮。

溺桶垩七分　枯矾三分

二味研匀敷之，有涎拭去之，数次即愈。

齿

齿　痛

牙齿者，骨之所终，髓之所养也。又手足阳明之支脉入于齿，故骨髓之气不足，与夫阳明之脉虚，不能有所滋养，于是乎有牙齿之疾，其候甚多，治疗之法固不可略也。若阳明脉虚，风冷乘之而痛者，谓之风痛。虫居齿根，侵蚀不已，传受余齿而痛者，谓之虫痛。若足少阴脉虚，不能荣养于骨，因呼吸风寒，或饮漱寒水而痛者，谓之肾虚齿风痛。风痛者，齿龈多肿，或赤，得风则痛愈甚。虫痛者，齿龈有窍，甚则摇动宣露。虚痛者，悠悠戚戚，无甚大痛，而亦久而不已也。亦有肾虚阴火上冲作痛者，其候手足冷，腰膝软痛，气上冲，头面热色赤，颈筋粗大，舌不大赤，龈不甚肿，七味汤加骨碎补、牛膝治之。一服如神。

去风之剂

皂荚汤

皂荚一挺，去皮子，炒令黄色　露蜂房一枚盐一分

三味擘锉，分为三帖，每帖以浆水

煎，热漱，冷吐。

当归连翘饮

当归 川芎 连翘 生地 防风 荆芥 白芷 羌活 黄芩 黑山栀 枳壳 甘草 细辛

水煎服。

东垣蝎梢散

麻黄—钱 白芷 羌活 防风 藁本 柴胡 升麻各五分 当归六分 蝎梢少许 生地—钱半 细辛三分 草豆蔻—钱 羊胫骨灰二钱

上为细末，先用温水漱口净，后搽之，其痛立止。一方有熟地、黄连、吴茱萸。

补肾去风之剂

地黄丸 治肾脏虚，食冷热齿皆痛。

生地黄—两 白茯苓 防风 独活 枸杞子 山药各半两

六味捣罗为末，炼蜜丸梧子大，每空心煎枣汤下十丸至十五丸。《圣济》

张文仲疗齿根欲脱方

生地黄捣，以棉裹贴齿根，常含之甚妙。

地骨皮汤

地骨皮 生干地黄各—两 细辛半两 戎盐—分

每用五钱，水煎三五沸，热漱冷吐，以瘥为度。

地黄汤

生地黄二两 独活—两

每用五钱，以酒一盏浸一宿，煎十余沸，热漱冷吐，以瘥为度。

杀虫之剂

白矾散 治龋齿，龈肿出脓汁。

白矾烧灰 熊胆各—分 蟾酥 雄黄 麝香各半分

上为散，每用半钱，敷牙根。一方有干蛤蟆半分。

牛膝散 治风龋疼痛，解骨槽风毒痛。

牛膝—两，烧灰[1]

每以少许末，著齿间含之。

又方 郁李根一握，水一盏，煎至六分，热含之，吐虫长六分，黑头。

又方 大醋一升，煮枸杞根白皮一升，取半升，含之虫立出。《肘后》

补肾之剂

地黄丸

人参 山萸各四两 生地五斤取汁 白蜜—升 枸杞根三两 白茯苓二两 酥少许

上将参、苓、杞、萸为末，以好酒一斗煎至三升，去滓，入地黄汁酥蜜同煎至可丸，即丸如小豆大，每服二十丸，温酒送下，日三服，渐加至五服。

八味丸

安肾丸见喘门

咽 喉

咽者咽也，喉者候也。咽接三脘以通胃，故以之咽物；喉通五脏以系肺，故以之候气。气喉谷咽，皎然明白。《千金》谓喉咙主通利水谷之道，喉门主通脏腑津液神气，误也。

喉以纳气，故曰喉主天气。咽以纳食，故曰咽主地气。一阴一阳结，谓之喉痹。一阴谓心主，一阳为三焦，二脉并络于喉，气热内结，故为喉痹。

喉风喉痹，皆由膈间素有痰涎，或因七情不节而作，火动痰上，壅塞咽喉，所以内外肿痛，水浆不入，言语不出，可谓

---

① 烧灰：医学大成本作"火烧"。

危且急矣。

两寸之脉，浮洪而溢者，喉痹也。脉微而伏者死。

热结咽喉，肿绕于外，且麻且痒，肿而大者，名缠喉风。缠喉风之症，先两日胸膈气紧，出气短促。忽然咽喉肿痛，手足厥冷，气闭不通，顷刻不治。缠喉风多属痰火，其咽喉内外皆肿者是也。

喉痹之症，宜速用针法、吐法以救之。若悬雍垂，则不可刺破，刺则杀人。悬雍者，生于上腭，音声之关也。脏腑伏热，上冲咽喉，则悬雍肿长下垂也。

乳蛾，俗名也。古方通谓之喉痹。以一边肿者为单蛾，两边肿者为双蛾。然双蛾易治，单蛾则难治。

嗌痛者，咽门不能纳谷与唾，而地气闭塞也。喉痹咽痛者，咽喉俱病，天地之气并闭塞也。盖病喉痹者，必兼咽痛，病咽痛者，不必兼喉痹也。

凡咽喉痹，不可纯用凉药，目前取效。上热未除，中寒复起，毒气乘虚入腹。胸前高肿，上喘下泄，手足厥冷，爪甲青紫，七日后全不食，口如鱼口者死。

客热咽痛

客热咽痛者，凡风邪客喉间，气郁成热，故为痛也。《统旨》云：有初得病发热而咽喉自痛者，此得之感冒后，顿厚衣被，或用辛热即卧，遂成上壅，或有壅热而欲取寒凉，为外邪所袭者，俱宜甘桔汤，甘以除热，辛以散结也。

喉痹咽痛，一乡皆相似者，属天行运气之邪，勿用酸寒之药，点之下之，郁其邪于内，不得出也。

清咽利膈散

薄荷 防风 元参 甘草各五分 桔梗 连翘各一钱 大黄酒炒 芒硝 牛蒡 荆芥各七分 片芩酒炒 栀子各五分

上作一贴，水煎，温服食后。《医鉴》

甘桔汤

甘草二两，炒 桔梗一两，米泔浸

每服五钱，水一盅半，煎服。钱氏加阿胶；海藏加牛蒡子、竹茹；太无加荆芥、生姜。

丹溪云：咽痛必用荆芥，阴虚火炎，必用元参。

《必用方》加荆芥、薄荷、元参、防风、黄芩各一两。

《圣济总录》云：一切咽喉痛，紫雪为要药。

绛雪散 治咽喉热痛肿塞。

寒水石半两，煅红 硼砂 牙硝 朱砂各研一钱 龙脑半钱

上为细末，每一字，掺入口咽津。

《千金》乌扇散此酸苦法以泄热和阴。

生乌扇十两 升麻三两 羚羊角 通草 芍药各二两 蔷薇根切，一升 生地切，五升 猪脂二斤 生艾叶六铢

上㕮咀，绵裹、苦酒一升，淹浸一宿，内猪脂中，微火煎取苦酒尽，膏不鸣为度。去滓，薄绵裹膏，似大杏仁大，内喉中，细细吞之。

碧雪 治积热，口舌生疮，心烦喉闭。

芒硝 青黛 寒水石 石膏煅，各飞研 朴硝 硝石 马牙硝各等分

甘草煎汤二升，入诸药再煎，用柳枝不住搅令溶，方入青黛和匀，倾入砂盆内，冷即成霜，研末，每用少许，以津含化，如喉闭，以竹管吹入喉中。

牛蒡子汤

牛蒡子二钱 元参 犀角 升麻 黄芩 木通 桔梗 甘草各一钱

水煎食后服，此辛凉解散之剂。

《圣济》射干丸方此方泄热解毒之剂。

射干一两 香豉一合 杏仁去皮尖，炒

芍药　犀角各二两　升麻一两　炙草半两

蜜丸小弹子大，每一丸含化咽津，日三五服。

元参散

元参一两　升麻　射干　大黄各五钱，酒浸　甘草二钱半，炙

每服五钱，水煎，时时含咽。

客寒咽痛

《针经》云：寒气客于会厌，卒然如哑，此寒气与痰涎凝结咽喉之间，宜以甘辛温药治之。切忌寒凉，邪郁不解，则疾成矣。

《千金》母姜酒

母姜汁一升　酥　牛骨髓各一升　桂心　秦椒各一两　防风一两半　芎劳　独活各一两六铢

上为末，内姜汁中，煎取相淹濡，下酥髓等合调，微火三上三下煎，平旦温清酒一升下膏二合，即细细吞之，日三夜一。

半夏桂甘汤　治冷症无阳，咽疼喉闭。

辣桂　甘草炙　半夏制

上件等分锉，每服三钱，水一大盏，煎半盏，候冷，细细呷之。《活人》

伏气之病，谓非时暴寒中人，伏于少阴之经，始先不觉，旬日乃发，先发咽痛，次必下利，古方谓之肾伤寒，宜用半夏桂甘汤

咽痛失音

咽痛失音者，风热痰涎壅闭咽门也。亦有阴虚肺损者，盖肺象金而出声音，金破则不鸣，金实亦不鸣，辨之之法，实者壅遏不出，虚者声嘶破也。

《宣明》诃子汤

诃子四个，半生半熟　桔梗一两，半炙半生

甘草二寸，半炙半生

上为细末，每服二钱，用童子小便一盏，水一盏，煎五六沸，温服，甚者不过三服即愈。

海藏发声散　治咽喉痛，语声不出。

栝蒌一个　白僵蚕去头，炒，半两　甘草炙，二钱

上为细末，每服三钱，温酒或生姜自然汁调下，用五分，绵裹噙化，咽津亦得，日两三服。《宝鉴》有桔梗七钱半，炒为末，每一钱，入朴硝一钱匕，和匀口含咽津。

咽喉妨闷

咽喉如有物妨闷者，肺胃壅滞，痰气相搏，结于喉间。《金匮》所谓咽中如有炙脔；《千金》所谓咽中贴贴，状如炙脔，吞不下吐不出者是也。其症妇人多郁者恒患之。《圣惠方》云：忧愁思虑，气逆痰结，皆生是疾也。

《医学正论》：喉干燥痛，四物加桔梗、荆芥、黄柏、知母煎服立已。

咽喉干枯，常如毛刺，吞咽有碍者，风燥也，宜荆防败毒散，加薄荷、黄芩，倍桔梗，入生姜煎服。

厚朴汤

厚朴姜汁，炙　赤苓　紫苏叶各一两　半夏姜制，一两半

每服三钱，入生姜三片同煎，食后温服。

杏仁煎

杏仁去皮尖双仁，炒　桑根白皮　贝母各一两半　酥半两　生姜汁二合　生地汁二合半　大枣六十枚　紫菀二分　甘草炙　桔梗炒五味子　地骨皮　赤茯苓去皮，各一两　人参三分

共十四味，研杏仁以水五升，滤取汁，将草药细锉，同煎至二升，以绵滤去滓，续下酥及地黄汁，慢火煎成膏，每食

后含一匙，细细咽津。

按：喉间痰气结聚成核，久而不散，则生燥涩，厚朴汤用辛味以破之也。杏仁煎，假润药以通之也。

发声散 治咽痛生疮妨闷。

黄瓜蒌大者一枚 桔梗七钱半 白僵蚕五钱，炒 甘草二钱，炒

上为末，每取少许，干掺。如咽肿红紫色，加朴硝一钱，如喉中有小白头疮，入白矾末五分。

通嗌散 治喉痛生疮，声哑。

白硼砂二钱 孩儿茶 青黛 滑石 寒水石各一钱 蒲黄 马牙硝 桔白矾各六分 黄连 黄柏各五分 片脑二分

上为细末，炼化白砂糖和丸芡实大，卧时舌压一丸，自化入喉神效。

一人但饮食，若别有一咽喉，斜过膈下，径达左胁而作痞闷，以手按之，则漉漉有声，以控涎丹十粒服之，少时痞处热作一声，转泻下痰饮二升，再食正下而达胃矣。

喉痹诸法

喉痹者，咽喉肿塞痹痛，水浆不得入是也。由脾肺不利，蕴积热毒，而复遇暴寒折之，热为寒闭，气不得通，结于喉间。其症发热恶寒，喘塞胀闷，不急治杀人，针刺出血，搐鼻吐痰，皆急法也。

文潞公喉肿咽痛，喉科治之，三日愈甚。上召孙兆治之，孙曰：病得相公书判笔一管，去笔头，沾水点药入喉，便愈。孙随便刺，相公昏仆不省人事，左右皆惊愕流汗。孙乃笑曰：非我不能救相公。须臾呕出脓血升余，旬日乃平复如故。予尝治一男子喉痹，于太谿穴刺出黑血半盏而愈。由是言之，喉痹以恶血不散故也。

凡治此疾，暴者必先发散，发散不愈，次取痰，取痰不愈，次取污血也。娄

全善《纲目》。火郁则发之，即发散之意也，血出多则愈。有针疮者，姜汁调熟水时时呷之。

治急喉痛，于大指外边指甲根齐针之，不问男左女右，只用人家常使针针之，令血出即效。如大段危急，两手大指多针之甚妙。《夷坚志》

挑背法，于暗室中，用红纸条点火照背上，隐隐有红点，用针挑破，喉痹将死者，破尽即苏。

元公章少卿，述闻德府士人，携仆入京。其一患喉闭胀满，气喘塞不通，命在须臾。询诸郡人云：惟马行街山水李家可看治。即与之往。李骇曰：此症甚危，犹幸来此，不然死耳。乃于笥中取一纸捻，用火点着半，烟起吹灭之，令仆张口，刺于喉间，俄吐出紫血半合，即时气宽能言，及啜粥，掺药敷之立愈。士人甚神其术。后还乡里，村落一医，偶传得此法，云：咽喉病发于六腑者，如引手可探及，刺破瘀血即已。若发于五脏，则受毒牢深，手法药力难到，惟用纸捻为第一。然不言所以用之之意。后有人拾得其残者，盖预以巴豆油涂纸，故施火即着，藉其毒气，径赴病处以破其毒也。牙关紧闭者，以烟薰入鼻中，即时口鼻涎流，牙关自开。《医说》

周密《齐东野语》云：密过南浦，有老医授治喉痹垂死方，用真鸭嘴胆矾为末，醋调灌之，大吐胶痰数升即瘥。临汀一老兵妻，苦此绝水粒三日矣，如法用之即瘥。屡用无不效验，神方也。《济生方》用胆矾二钱半，白僵蚕炒，五钱，研，每以少许吹之吐涎，名二圣散。

孙兆治潘元从急喉痹，以药半钱，吹入喉中，少顷吐出脓血立愈。潘谢曰：非明公不能救，赠金百两，愿求其方。孙曰：猪牙皂、白矾、黄连等分，瓦上焙为

末耳。既授方，不受所赠。

解毒雄黄丸

雄黄 郁金各一分 巴豆去皮油，十四粒

细末，醋糊丸绿豆大，茶清下七丸，吐出顽痰立苏。水浆不得入口者，醋磨灌喉取吐，未吐再服。

丹溪云：姜汁僵蚕末，治咽痛喉痹神效。

喉痹吹药

白矾末一钱，同巴豆一粒同炒，去巴豆，取矾研细末吹之，即吐浊痰，名碧云散。再入轻粉、麝香少许，名粉香散。吹乳蛾即开。

玉锁匙

焰硝七钱半 硼砂二钱半 白僵蚕一钱二分半 龙脑一字

为末，以竹管吹半钱，入喉中神效。《直指》

搐鼻透关散

雄黄研 猪牙皂荚蜜炙，去皮 藜芦各一分

上为末，每用一匙，分弹入两鼻中，关透即瘥。

凡人患喉闭及缠喉风，用药开得咽喉，可通汤水，急吃薄粥半碗或一碗，压下余热，不尔即病再来，不可不知也。咽喉既可，身热头痛不止，此感外邪，看脉气及大小便。有表症则发散，有里症则微下之皆愈。愈后虚喘而身不热者，必是服凉药过多而下虚也。当服镇重温药一服，如黑锡、正元之类，以粥压之。

冰梅丸 治喉风肿痛如神。

天南星三十个 大半夏 白矾 白盐 防风 朴硝各四两 桔梗二两 甘草一两 大梅实拣七分熟者一百个

先将硝盐水浸一伏时，然后将各药研碎，入水拌匀，方将梅实置于水，淹过三指为度。浸七日，取出晒干，又入水中，浸透晒干，俟药水干为度。方将梅子入磁罐封密，如霜衣白，愈佳。用时绵裹噙口中，徐徐咽汁下，痰出即愈。

时行喉痛，宜用普济消毒饮子。

神效散 治喉痹语声不出，猪牙皂角和霜梅为末噙之。急喉痹其声鼾者，有如痰在喉响，此为肺绝之候。宜用人参膏救之。用竹沥、姜汁放开，频频服之。如未得参膏，独参汤亦得。早者十全七八，次则十全四，迟则十不全一也。

烂喉痧方 笔友张瑞符传

西牛黄五厘 冰片三厘 真珠三分 人指甲五厘，男病用女，女病用男 象牙屑三分，焙 壁钱二十个，焙，土壁砖上者可用，木板上者不可用 青黛六分，去灰脚净

共为极细末，吹患处效。

笔友张瑞符，湖州府人也，予往来二十年矣。其为人也，敦厚和平，年过五旬，并未生育，虽置妾亦终不得怀孕。忽一日途遇李相士，即道喜云：尔当生子矣。李乃张之同乡友也。张错愕曰：我半生以来，并未生育，尔何得相戏若此。李曰：我昔年曾看尔相，许尔无子。今尔阴骘纹已满面，岂无子之相。后果如其言。予因问张曰：尔一生如何为善？张曰：生平并未有善，只有两事，亦人所当为者也。一舍弟早亡，所遗一子，我抚养长大。而舍弟所有主顾，我已相与二十年矣。舍侄既长，我使之去，彼不愿。我曰：尔在我处，我甚有益。但尔不去，终身只作店伙，我所不忍，今与尔笔，同往各主顾家，相致曰：此即我舍弟某之子也，今已长，可仍用其笔。况此子自幼在我店习业，彼之笔即我之笔也。又此方甚效，我所不秘，余亦无所为。予曰：只此可称善矣。有侄少孤，抚之成立，并使其能继父业；有急救之方而公之于世，善莫大焉。予得是方，并述其始末云尔。鹤年

喉痹肾火上冲者，用六味地黄汤，加山楂，枳壳。此方一以补阴，一以敛阳，是上病治下之法，加山楂、枳壳二味，以破上焦之结滞也。

卷　六

心　痛

心痛统论

方论心痛有九种：曰饮、曰食、曰风、曰冷、曰热、曰虫、曰悸、曰疰、曰去来。悸者动也，心虚则动而痛也。疰者住也，恶风所著也。去来者，作止不常，亦邪气也。但疰为阴而去来为阳耳。

心主诸阳，又心主血。是以因邪而阳气郁伏，过于热者痛。阳气不及，邪气胜之者亦痛。血因邪泣在络而不行者痛。血因邪胜而虚者亦痛。

五脏六腑任督支脉，皆络于心，是以各脏腑经脉，挟其淫气，自支脉上乘于心，皆能作痛。然必有各脏腑病形与之相应。经云：心痛引少腹，上下无定处，溲便难者，取足厥阴；心痛腹胀啬然，大便不利，取足太阴；心痛短气，不足以息，取手太阴；心痛引背不得息，刺足少阴，不已，刺手少阳。此之谓也。

胃居中焦，禀冲和之气，为水谷之海，三阳之总司。凡饮食、寒热[①]、气血、虫邪、恶气，亦如心痛有不一之因也。惟肝木之相乘者尤甚。其症胃脘当心而痛，上支两胁，膈咽不通，饮食不下，病名食痹。食痹者，食已心下痛，吐出乃已是也。其肾水上逆者次之。肾水上逆者，寒厥入胃也。

胃者，土气也，主乎痞。故胃病者，或满或胀，或食不下，或呕吐吞酸，或大便难，或泻利，面色浮而黄者，皆是胃之本病也。其有六淫五邪相乘于胃者，大率与前所列心痛之形状相类，但其间必与胃本病参杂而见之也。忧思忿怒之气，素蓄于中，发则上冲旁击，时复下注，若三焦无所阻滞，任其游行，则不能作痛，虽痛亦微，若有湿痰死血，阻滞其气而不得条达，两相搏击，则痛甚矣。

余家有治心胃痛丸方

白胡椒　枳壳　白檀香　红花　五灵脂去砂　广木香

各为末，于六月六日修合，水泛为丸。每用七丸嚼化，少顷痛即止。余因名之曰灵香丸。此条宜注胃脘痛中，鹤年识。药共六味，五味各一两，五灵用五两。予忆昔年合药时，配分两仿佛若此。

热 厥 心 痛

金铃子散《保命》

金铃子　延胡索各一两

上为末，每服三钱，酒调下，痛止，与枳术丸。

左金丸

川黄连六两，盐水炒　吴茱萸去闭口，盐水浸一伏时，一两

上为末，水泛为丸，或粥糊丸，每服

---

① 热：原作"邪"，据文瑞楼本改。

三十丸，开水送下。

《机要》云：热厥心痛者，身热足寒，痛甚则烦躁而吐，其脉浮大而洪，当灸太谿、昆仑，谓表里俱泻之，是为热病。汗不出，引热下行，表汗通身而出者愈也。灸毕，服金铃子散则愈。痛止，服枳术丸，去其余邪也。

丹溪云：心膈痛，曾服香燥热药，复作复结，转深转痼，宜山栀炒黑二两，香附盐水浸炒一两，川芎一两，黄芩、黄连并酒炒，木香、槟榔各二钱五分，赤曲、番降香各五钱，芒硝二钱，为末，生姜汁、童子小便各半盏，调二钱，痛时服。

心 寒 痛

大建中汤
蜀椒二合，炒去汗　干姜四两　人参二两

以水四升，煮取二升，去滓，内胶饴一升，微火煎取一升半，分温再服，如一炊顷，可饮粥二升，后更服，当一日食糜粥，温覆之。

扶阳益胃汤
附子炮，去皮脐，二钱　干姜炮，一钱半草豆蔻　益智仁　官桂　白芍　甘草　人参各一钱　吴茱萸　陈皮　白术各五钱

上锉如麻豆大，都作一服，水二盏，姜三片，枣二枚，同煎至一盏，去滓，温服食前。

罗谦甫治漕运使崔君长男云卿，年二十五，体本丰肥，奉养膏粱，时时有热证。友人劝进寒凉药，食寒物。至元庚辰秋发疟，医以砒霜等药治之，新汲水下，禁食热物。疟病未除，反添吐泻，脾胃复伤，中气愈虚，腹痛肠鸣，时复胃脘当心而痛，不任其苦，屡医未效，至冬不瘥。延至四月，劳役烦恼过度，前症大作，请余治之。诊得脉弦细而微，手足稍冷，面色青黄不泽，情思不乐，恶人烦扰，饮食

减少，微饱则心下痞闷，呕吐酸水，每发作，冷汗时出，气促不安，须人额相抵而坐，少时易之。予思《内经》，中气不足，溲便为之变，肠为之苦鸣；下气不足，则乃为痿厥心悗。又曰寒气客于肠胃之间，则卒然而痛，得热则已，非甘辛大热之剂，则不能愈。遂制此方。经曰：寒淫于内，治以辛热，佐以苦温。附子、干姜大辛热，温中散寒，故以为君；草豆蔻、益智仁辛苦温，治客寒犯胃为佐；脾不足者以甘补之，炙甘草甘温，白术、陈皮苦温，补脾养气。水挟木势，亦来侮土，故作急痛，桂辛热以退寒水，芍药味酸，以泻木来克土；吴茱萸苦热，泻厥气上逆于胸中为使。三服大势去，痛减半。至秋先灸中脘三七壮，以助胃气，次灸气海百余壮，生发元气，滋荣百脉，以还少丹服之。喜饮食，添肌肉，皮肤润泽。明年春灸三里二七壮，乃胃之合穴，亦助胃气，引气下行，又以芳香助脾，服育气汤加白檀香平治之，戒以惩忿窒欲，慎言语，节饮食，一年而平复。

《金匮》治心痛彻背、寒冷者方
赤石脂　干姜　蜀椒各四分　附子炮，二分　乌头炮，一分

上为末，蜜丸梧子大，先食服一丸，日三，不住稍增之。

余尝治一香山人，心痛，问之则服药已一月矣，向左卧则右痛，向右卧则左痛，仰卧则痛在前，偃卧则痛在背，坐立则痛在上，无一刻少安。余曰：此中虚，与以小建中汤重用饴糖、炙甘草，四剂而安。鹤年

心 虚 痛

《良方》妙香散　治心气不足，时时疠痛，按之则止，虚烦少睡，夜多盗汗，常服补益气血，养心止痛。

黄芪姜汁炙 山药 茯神去皮木 茯苓去皮 远志去心炒，各一两 人参 桔梗 甘草炙，各半两 木香煨，二钱半 辰砂三钱，另研 麝香一钱，另研

上为细末，每服二钱，不拘时。

按：此方宜去茯苓、麝香。盖心气已虚，惟宜收养，有木香之通，不宜更益麝香之散；有茯神之淡，不必加以茯苓之渗也。昔人云：按之痛止者为虚，宜以酸收之，勿食辛散之剂。又云：病久气虚血损，及素作劳羸弱之人，患心痛者，皆虚痛也。有服大补之剂而愈者，不可不知。

气刺心痛

气针丸 治久积风壅，心胸筑痛，两胁心胸有似针刺，六脉沉伏，按之手不可近，此药屡试神验，常服疏滞气，止刺痛。

木香 槟榔 青皮 陈皮 大黄各四两 牵牛取头末，半斤，半生半熟

蜜丸梧子大，每服三十丸，姜汤送下，食前，量虚实加减。

新定乌附丸 治气刺攻痛，但忍气即发者。

天台乌药二两 白豆蔻五钱 沉香五钱 茯苓一两 香附四两 甘草一两

上为细末，炼蜜丸弹子大，每服一丸，食后淡生姜汤化下。

一粒金丹 治气痛。

鸦片二钱半 阿魏一钱 木香 沉香各五分 牛黄二分半

上将沉香、木香、牛黄为末，以鸦片、阿魏放碗内，滴水溶化，和蜜为丸绿豆大，金箔为衣，每一粒。热气痛，凉水下；冷气痛，滚水下。

神保丸 治诸气疰痛，心肠腹胁肾气皆治。

全蝎七个 巴豆十粒，去皮为霜 木香 胡椒各二钱半 朱砂二钱半，内一半为衣

上为末，蒸饼和丸麻子大，朱砂为衣，每五七丸，姜汤温酒任下。

血瘀心痛

拈痛丸《奇效》下同

五灵脂去净砂子 蓬莪术煨 木香 当归各等分

蜜丸梧子大，每服二十丸，食前橘皮汤送下。

手拈散①

延胡索 五灵脂 草果 没药各等分

上为细末，每服三钱，热酒调下无时。

经验失笑散

五灵脂净好者 蒲黄等分

上为末，每服二钱，用黄醋一杓，熬成膏，再入水一盏，煎至七分，热服。

丹溪云：死血作痛，脉必涩。作时饮汤水下，或作呃，壮人用桃仁承气汤下之，弱人用失笑散和之。或以归尾、川芎、牡丹皮、苏木、红花、延胡索、桂心、桃仁泥、赤曲、番降香之属，煎成童便、酒、韭汁大剂饮之。

蛔咬心痛

芜荑散 治大人小儿，蛔咬心痛。经云：虫贯心则杀人。欲验之，大痛不可忍，或吐青黄绿水涎沫，或吐虫出，发有休止，此是蛔咬心痛也。宜速疗之。

芜荑 雷丸各半两 干漆捶碎，炒令烟尽，一两

上为细末，每服三钱，温水七分盏调和，服不拘时，甚者不过三服。小儿每服半钱。

乌梅丸 治脏寒蛔虫动作，上入膈

_____

① 散：原作"丸"，据文瑞楼本改。

中，烦闷呕吐，时作时止，得食即呕，常自吐涎。有此症候，谓之蛔厥，此药主之。

乌梅三百个　黄柏炙　细辛去苗　肉桂　附子炮，去皮脐　人参各六两　干姜炮，十两　当归　蜀椒去目及闭口者，微炒出汗各四两　黄连十六两

上异捣筛合治之，以醋浸乌梅一宿，去核蒸之五斗米下，饭熟捣成泥，和药令相得，内臼中加炼蜜，杵二千下，丸如梧子大，每十五丸，温米饮食前下。

化虫丸　治寸白虫。

黄丹半两，炒　锡灰一两，罗　定粉二两

上同研极细末，每服一钱，先烧猪肉五文，吃了，后以生油一口许调药服，至晚取下，妇人有胎不可服。

胃 脘 痛

痰积胃脘痛

丹溪白螺壳丸

白螺壳火煅　滑石　苍术　山栀子　红曲炒　香附童便浸　南星炮制，各一两　青皮　枳壳麸炒黄　木香　半夏　砂仁各半两　桃仁炒，去皮尖，三十粒

上为末，春加川芎；夏加黄连；秋加吴茱萸，用生姜汁浸蒸饼为丸，绿豆大，每服五十丸。

海蛤丸丹溪　治痰饮心痛。

海蛤烧灰，研极细，过数日火毒散用之　瓜蒌仁带穰，同研

上以海蛤粉入瓜蒌内干湿得所为丸，每服五十丸。

加味二陈汤　治痰饮食积，胃脘作痛，或胀或痞。

陈皮　半夏　茯苓　炙草　枳实　川连　滑石　木通　山楂　干葛

此中焦湿痰蕴热，痞滞不通，以二陈加连、枳、山楂，清涤中宫，妙在干葛升引清气，滑石、木通蠲除浊气，清升浊降，痛胀自除。

肝 乘 胃 痛

新定吴茱萸汤　治胃脘痛不能食，食则呕，其脉弦。

人参一钱　吴茱萸三分，炮淡　川连六分　茯苓二钱　半夏一钱半　宣州木瓜七分

上作一服，水姜煎。

肾 逆 胃 痛

新定桂苓汤

桂一钱　茯苓三钱　人参一钱　甘草五分　芍药一钱　生姜五分

上作一服，水煎空心服。

按：古法有生韭汁和五苓散为丸，空心茴香汤下。盖亦取泄水气，益土气之意。愚谓白术之滞，不如人参之益胃，韭汁之辛，不如生姜之散逆，且猪、泽亦过伤肾气，不如芍药之摄水下行也。

腹 痛

寒 冷 腹 痛

腹痛属寒冷者，多是口食寒物，鼻吸冷气，脉涩气阻，则为疼痛。其症四肢逆冷，唇口变青，其脉沉或紧。经云：寒气客于脉中，则脉寒，脉寒则缩绻，缩绻则脉细急，细急则外引小络，故卒然而痛。得炅则痛立止。或吐清水，所谓寒气客于肠胃，厥逆上出，故痛而呕也，宜温散，或温利之。

《本事》温脾汤

厚朴　干姜　甘草　桂心　附子各二两　大黄四钱

上哎咀，各一两，水二盅，煎六分顿服。治痼冷在肠胃，泄泻腹痛，宜先取去，然后调治，不可畏虚以养病也。

温脾丸《外台》

大黄 麦芽 干姜各三两 厚朴炙 当归 附子炮 甘草炙 桂心 人参 枳实炙，各一两

蜜丸如梧子大，十五丸，日三，增至二十丸。

按：温脾丸，大黄多而用蜜丸少服，急法缓用也。温脾汤大黄少而作汤服，且不用参、归，缓法急用也。总之，病非实热，法不可下，而痼冷在脏，不下则病不去，故权宜于缓急之间如此。若其中无积滞者，则但宜缓①之而已，不必下也。或挟虚者，则兼补之。

《外台》附子汤

附子炮 甘草炙，各二两 宿姜一两 仓米半升 半夏制，四两 白术三两 大枣二十枚

水一斗，煮三升，去滓，分三服，治虚冷腹痛佳。

《外台》建中汤 治气血虚寒，不能荣养心脾，其痛连绵不已，而亦无急暴之势。按之则痛反缓，或按之便痛，重按却不甚痛，此正是虚证。经所谓虚者聂辟气不足，按之则气足以温之，故快然而不痛是也。

黄芪 白芍各三两 甘草炙 桂心各二两 生姜六两 半夏五两 大枣十二枚 饴糖十两

上以水八升，煮取三升，分三服。

治当脐痛，便溺不利，怯寒脉虚者方

熟地三钱 肉桂五分 白芍一钱五分 桂枝五分 当归 茯苓各一钱

水煎服。

治脐下冷撮痛，阴内冷如冰，延胡苦楝汤方

熟地二钱 川楝 延胡各五分 附子 肉桂各七分 炙甘草一钱

上都作一服，水四盏，煎至一盏，去滓稍热服，空心食前。

温中汤 治戊土已衰，不能运化，又加客寒，聚为满痛，散以辛热，佐以苦甘，以淡泄之。气温胃和，痛自止矣。

厚朴姜制，一两 橘皮去白，一两 干姜七钱 甘草炙 草豆蔻 茯苓去皮 木香各半两

上为粗末，每服五钱，水二盏，姜三片，煎一盏，去粗②温服食前。

《局方》神保丸

全蝎 巴豆各十个，取霜 木香 胡椒各二钱五分

上为末，入巴豆研匀，汤化蒸饼丸如麻子大，朱砂为衣，每服五七丸。此药大能宣通脏腑，治诸积气为痛。

热痛

热痛者，二便闭赤，喜冷恶热。经云：热留于小肠，肠中痛，瘅热焦渴，则坚干不得出，故痛而闭不通也。宜寒宜下，勿遽补也。

《肘后》疗卒腹痛方

掘土作小坑，以水满中，搅取汁饮之瘥。

《统旨》清中汤

黄连 山栀炒，各二钱 陈皮 茯苓各一钱半 半夏一钱，姜汤炮七次 草豆蔻仁捶研 甘草炙，各七分

水二盅，姜三片，煎八分，食前服。

冷热痛

冷热痛者，经所谓寒气客于经脉之中，与炅气相搏则脉满，满则痛而不可按也。寒气稽留，热气从上，则脉充大而血气乱，故痛甚不可按也。治之宜兼寒热而

① 缓：文瑞楼本作"温"。
② 粗：医学大成本作"渣"。是。

调之。

一方

草豆蔻七分　炒山栀二钱

上二味为末，以姜汁调粥丸服之。

苦楝丸　治奔豚小腹痛。

川楝子　茴香各二两　附子一两，炮，去皮脐

上三味，酒二升，煮尽为度，焙干细末之。每药末一两，入延胡索半两，全蝎一十八个炒，丁香一十八粒，别为末和匀，酒糊丸梧子大。温酒下五十丸，空心服。

风　痛

风痛者，邪风内淫肠胃，与正气相搏而痛也。其症恶风脉弦，腹中奔响急痛。仲景所谓阳脉涩，阴脉弦，法当腹中急痛，先与小建中汤。不瘥者，与小柴胡汤是也。

小柴胡汤

柴胡　黄芩　半夏　甘草炙　人参干姜　大枣

水煎服。按此方宜照仲景加减法，腹痛者去黄芩，加芍药。

《和剂》抽刀散

川白姜五两，锉，入巴豆肉一钱一字同炒至豆黑去豆　良姜五两，入斑蝥二十五个，同炒至蝥黑去蝥　石菖蒲五两，半不炒　糯米六两一钱，炒黄

上为末，每服二钱，空心温酒调下。《仁斋直指》云：有一田夫醉饱之余，露星取快，一枕天明。自此脾疼攻刺，百药罔效。淹淹数载。后遇至人授以抽刀散，数服顿愈。则知风露之根，入在脾胃，良姜、菖蒲为能散其邪，巴、蝥借气为能伐其根，观此可以通一毕万矣。然而痛不复作，养脾之剂，独不可继是而调理之乎？疗病如濯衣，必去其垢污，而后可以加浆饎。医者意也，请借是以为喻。

食　积　痛

食积痛者，经所谓饮食自倍，肠胃乃伤也。其症恶心恶食，吞酸嗳腐，其脉多沉实，当分三焦而治，在上吐之，在中消之，在下下之。

吐之方

烧盐半升，温汤五六升，和服探吐。

吴鹤皋云：凡腹痛连胁膈，手足冷，脉沉伏者，多是饮食痰饮，填塞至阴，抑遏少阳上升之气，不得敷畅。两实相搏，令人自痛，肢冷脉伏，皆阳气闭藏之象也。经曰：木郁达之。故用吐法，咸能软坚，故用烧盐。

消之方

取其余类烧作末，酒服方寸匕。如食肉即以肉烧作末，然必得如所食者烧作末乃效。鹤年

又治杂食瘀实不消，心腹坚痛方

白盐一升，以水三升，煎服吐下即定。

下之方

川大黄　干姜　巴豆去皮心，研压去油，等分

蜜丸如小豆大，温水下一丸，实者加一丸，未知服三丸，腹中鸣转下行便愈。此治寒饮食过伤，心腹卒痛，如锥刺之状。若伤湿热之物，不得化而闷乱便秘者，宜厚朴三物汤，或枳实导滞丸良。

厚朴三物汤

厚朴二两，炙去皮　枳实二枚，大者，炙大黄四两

水二斗，煮枳实、厚朴二味，至五升，下大黄煮取二升，温服一升，以利为度。

死　血　痛

死血痛者，多从郁怒及饱食后急走得之，其痛必有定处，其脉必芤涩，微则和

之，甚则下之。

桃仁承气汤

桃仁五十粒，去皮尖 桂枝二两，去皮 大黄四两 芒硝二两 甘草炙，二两

上五味，以水七升，煮取二升半，去滓，内芒硝，更上火，微沸下火，先食温服五合，日三服，当微利。虚者加地黄蜜丸，以缓除之。

一方

妇人油头发，烧如灰，细研筛过，温酒调下二钱。元丰中，丞相王郇公，小腹痛，国医治之，百药不止，服此即愈。

腰 痛

风虚腰痛

风虚腰痛者，肾虚而风冷乘之也，其尺脉虚浮而痛多抽掣，或拘急且痠，而上连脊背，不时速治，喜流入脚膝，为偏枯冷痹缓弱之疾。

独活寄生汤《宝鉴》

独活三两 细辛 牛膝 桑寄生 秦艽 茯苓 白芍 人参 熟地黄 防风 杜仲 川芎 当归各二两 桂心 甘草

每服五钱，水煎空心服。

甘豆汤《直指》 治肾虚内蓄风热，腰痛，或大小便不通。

生甘草二钱 黑大豆二合

加生姜七片，水煎服。

治肾脏风，攻至[1] 脚膝痛。

连珠甘遂一两 木鳖子一个雄，一个雌，去壳

上为末，獖猪腰子二个，破开，药末一钱掺匀，湿纸裹数重，慢火煨熟放温，五更初细嚼，米饮下。如积多则利多，少则少也。宜软饭将息。若患一脚，却看左右。如左脚用左边腰子，右用右边者，药

末止一钱。壬子年在毗陵，有马姓人鬻酒久不见，因询其亲，云：宿患肾脏风，今一足发肿如瓠，自腰以下，巨细通为一律，痛不可忍，欲转侧，必两人挟持方可动，或者欲以铍刀决之。予曰：未可，予有药当合以赠，如上法服之，辰巳间下脓如水晶者数升，即时痛止肿退，一月拄拐而行。予再以赤乌散，令涂贴其膝方愈。后十年过毗陵，牵[2] 其子列拜以谢云：向年脚疾，至今不复作，虽积年肾脏风，并已失去，今健步自若矣。

经云：邪之所凑，其气必虚，留而不去，其病则实。若不决而去之，而欲以补药攻疾，非徒无效而已也。余读《本事方》，有取乎此，故备录如上。

湿冷腰痛

湿冷腰痛者，坐卧湿冷，久久得之。《金匮》所谓肾著是也。其症痛而冷重，遇阴或久坐则甚，肾著汤主之。

肾著汤
生附汤

附子生，一分 苍术炒 杜仲姜汁炒，各半两 生干姜 白术 茯苓 牛膝酒浸，焙 厚朴制 甘草炙，各二两

上锉，每三钱，姜四片，枣二枚，食前服。

牵牛丸 治冷湿流注，腰疼不可屈伸。

黑牵牛 延胡索微炒 补骨脂三味另研，另捣，另炒，取末，各二两

上煨蒜研膏，丸如桐子大，每服五十丸，食前葱酒盐汤任下。《杨氏家藏方》

子和禹功散 治水气流注腰痛。

黑牵牛四两 茴香炒，一两

---

① 至：文瑞楼本作"注"。

② 牵：文瑞楼本作"率"。

上为末，姜汁调一二钱服。

湿 热 腰 痛

脾有湿热，传之于肾，得之醇酒厚味，内伤中气，湿热蕴积，流注肾经，令人沉重疼痛，遇天阴或久坐而发，其脉缓者是也。

东垣苍术汤

苍术五钱，去湿止痛　柴胡三钱，行经　防风一钱半，去风胜湿　黄柏一钱半，除热止痛

水二盏，煎至一盏，空心食前。

丹溪治湿热腰腿痛方

龟板酒炙，二两　苍术　黄柏酒炒　苍耳　威灵仙酒浸，一两　侧柏半两

上为末，酒糊为丸，每用黑豆汁，煎四物汤，加陈皮、甘草、生姜，煎汤下。一方有白芍、知母。

肾 虚 腰 痛

肾虚腰痛者，精气不足，足少阴气衰也。足少阴者，肾之经也。其脉贯脊属肾，抵腰中，精气不足，则经脉虚而痛。其症形羸气少，行立不支，而卧息少可，无甚大痛，而悠悠戚戚，屡发不已。经云：腰者肾之府，转摇不能，肾将惫矣，此之谓也。丹溪云：肾虚者，其脉大。

《本事》麋茸丸

麋茸鹿茸亦可　兔丝子制，各一两　舶茴香五钱

上为末，以羊肾二对，陈酒煮烂去膜，研如泥，和丸桐子大，阴干。如羊肾少太干，以酒糊佐之，每服三五十丸，温酒或盐汤下。

青娥丸

破故纸四两，炒香　杜仲净，八两，姜汁炒　胡桃肉十两

上为末，酒糊丸梧子大，每三五十丸，空心温酒送下，蜜丸亦可。《百一》

补髓丹有鹿茸二两，没药一两。

无比山药丸

赤石脂煅　茯苓去皮木　山茱萸去核　巴戟去心　牛膝酒浸　熟干地黄酒浸　泽泻各一两　菟丝酒浸　杜仲去皮，切，姜汁炒　山药各三两　五味子六两　肉苁蓉酒浸，四两

蜜丸梧子大，每服三十丸，空心温酒，或盐汤下。

余治一姓顾妇女，患肾虚腰痛，用猪腰二枚，破开纳盐水炒杜仲末缝好，煮熟去药，任意服之而愈。鹤年

食 积 腰 痛

食积腰痛者，食滞于脾而气传于肾也。夫肾受脾之精而藏焉者也。若食不消，则所输于肾者，非精微之气，为陈腐之气矣。而肾受之，乱气伤精，能无痛乎。亦有醉饱入房太甚，酒食之积，乘虚流入少阴，腰痛难以俯仰者，疏瀹其源，澄清其流，此大法也。或云四物合二陈，加麦芽、神曲、杜仲、黄柏、官桂、砂仁、葛花、桔梗之类。

神曲酒

陈久神曲一块，烧通红淬老酒，去神曲，通口吞青娥丸，两服顿愈。

青娥丸见前

瘀 血 腰 痛

瘀血腰痛者，闪挫及强立举重得之。盖腰者一身之要，屈伸俯仰，无不由之。若一有损伤，则血脉凝涩，经络壅滞，令人卒痛，不能转侧，其脉涩，日轻夜重者是也。

茴香酒

破故纸炒香　茴香炒　辣桂等分

上为末，每服二钱，热酒调，食前。故纸主腰痛，主行血。《仁斋》

《和剂》复元通气散　治闪挫腰胁痛。

舶上茴香炒 穿山甲蛤粉炒,各二两 延胡索醋炒 白牵牛炒 甘草炙 陈皮去白,各一两 南木香一两半

上为末,每服一钱,热酒调下,食前。

胁 痛

胁痛统论

经云:左右者,阴阳之道路也。又云:肝生于左,肺藏于右,所以左属肝,肝藏血,肝,阳也,血,阴也,乃外阳而内阴也。右属肺,肺主气,气,阳也,肺,阴也,乃外阴而内阳也。由阴阳五脏气血分属,是以左胁之痛,多因留血,右胁之痛,悉是痰积,岂可一概而言乎。虽痰气固亦有流注于左者,然必与血相搏而痛,不似右胁之痛,无关于血也。

肝郁胁痛

肝郁胁痛者,悲哀恼怒,郁伤肝气,两胁骨疼痛,筋脉拘急,腰脚重滞者是也。

枳壳煮散

枳壳四两,先煮 细辛 桔梗 防风 川芎各二两 葛根一两半 甘草一两

上为粗末,每服四钱,水一盏半,姜、枣同煎至七分,去滓,空心食前温服。

悲哀烦恼,肝气致郁,枳壳能通三焦之气,故以为君;肝欲散,故细辛、川芎、桔梗之辛以散之;肝苦急,故用甘草之甘以缓之。其用防、葛者,悲则气敛,借风药以张之也。

戴云:胁痛,身体带微热者,《本事》枳壳煮散良。若只是胁痛,别无他症,其痛在左,为肝经受邪,宜川芎、枳壳、甘草;其痛在右,为肝移病于肺,宜片姜黄、枳壳、桂心、甘草。此二方出严氏《济生续集》。

柴胡疏肝散

柴胡 陈皮醋炒,各二钱 川芎 芍药 枳壳 香附各一钱半 炙草五分

水煎食前服。

调肝散 治郁怒伤肝,发为腰痛。

半夏制,三分 辣桂 宣木瓜 当归 川芎 牛膝 北细辛各二分 石菖蒲 酸枣仁去皮,炒 甘草炙,各一分

上锉细,每服三钱,姜五片,枣二枚,煎服。《仁斋直指》

《良方》香橘汤 治七情所伤,中脘不快,腹胁胀满。

香附 橘红 半夏姜制,各三钱 炙草一钱

上作一服,水二盅,生姜五片,红枣二枚,煎至一盅,食远服。

肝虚胁痛

肝虚者,肝阴虚也。阴虚则脉细急,肝之脉贯膈布胁肋,阴虚血燥,则经脉失养而痛,其症胁下筋急,不得太息,目昏不明,爪枯色青,遇劳则甚,或忍饥即发者是也。

滑氏补肝散

酸枣仁炒,四钱 熟地一钱 白术炒,一钱 当归 山茱萸 山药 川芎 木瓜各一钱半 独活 五味各三分

上为末,每服五钱,水煎服。

肝体阴而用阳,此以甘酸补肝体,以辛味补肝用,加独活者,假风药以张其气也。一方有人参、黄芪、牛膝、石斛、柏子仁、桃仁,无山药、独活、五味。

补肝汤

干地黄三钱 白芍一钱半 当归 陈皮各一钱 川芎七分 甘草五分

上六味都作一服，水煎，此亦甘酸辛兼补体用之法。

一方 阿胶为丸，梧子大，每服二钱，空心白滚汤下。

一方 鸡子黄一枚，调吞日二服。

以上二方，皆甘酸补肝体之法。

肾虚胸胁痛

房劳过度，肾气虚弱，羸怯之人，胸胁之间，多有隐隐微痛，此肾虚不能纳气，气虚不能生血之故，气与血犹水也。盛则流畅，少则壅滞，故气血不虚则不滞，既虚则鲜有不滞者，所以作痛。宜用熟地、破故纸之类补肾，阿胶、芎、归之类和血，若作寻常胁痛治即殆矣。

戴云：曾有一人胁痛连膈，进诸药味并大便导之，其痛殊甚，后用辛热补剂，下黑锡丹方愈。此乃肾肝虚冷作痛，愈疏而愈虚耳。

肝火胁痛

肝火盛而胁痛者，肝气实也。其人气收善怒。经云：肝病者，两胁下痛引少腹，善怒，又云：肝气实则怒是也，其脉当弦急数实，其口当苦酸，其痛必甚，或烦热，或渴，或二便热涩不通。

龙荟丸方 丹溪云：治肝火胁痛要药。

龙胆草 当归并酒洗 栀子 黄连 黄柏 黄芩各一两 大黄酒浸 青黛 芦荟各五钱 木香二钱半 麝香五分

蜜丸小豆大，姜汤下二三十丸。

《元珠》云：一人性躁，夏月受热，忽左胁间痛，皮肤红如碗大，发水泡疮三五点，脉弦数，医作肝经郁火治之，用黄连、青皮、香附、川芎、柴胡之类，进一剂痛益甚，且增热，皮红大如盘，水泡疮又加至三十余粒。医以水调白郁金末敷，

于前剂加青黛、龙胆进之，夜痛益甚，胁中如钩摘之状。次早视之，红已及半身矣，水泡又增至百数。后询黄古谭乃以大瓜蒌一枚，连皮捣烂，加粉草二钱，红花五分，药进而痛止。盖前药苦寒，益资其燥，瓜蒌之为物，柔而润滑，于郁不逆，甘缓润下，故奏效捷也。

污血胁痛

污血胁痛者，凡跌仆损伤，污血必归胁下故也。其症昼轻夜重，或午后发热，脉短涩或搏，其人喘逆。经云：肝脉搏坚而长，色不青，当病坠若搏，因血在胁下，令人喘逆是也。

东垣复元活血汤

柴胡半两 瓜蒌根 当归各三钱 红花 甘草 穿山甲炮，各二钱 大黄酒浸，一钱半 桃仁去皮尖，研如泥，五十枚

上除桃仁外，锉如麻豆大，每服半两，水盏半，酒半盏，同煎至七分，去渣，大温服之，以利为度。

《针经》云：有所堕坠，恶血留内，若有所大怒，气上而不下[①]，积于胁下，则伤肝。肝胆之经俱行于胁下，经属厥阴少阳，宜以柴胡为君，以当归和血脉。又痛者急也，甘草缓其急，亦能生新为臣。穿山甲、瓜蒌根、桃仁、红花破血润血为之佐，大黄酒制以荡涤败血为之使，气味和合，气血有所归，痛自定矣。

芍药散 治妇人胁痛。

白芍药 延胡索 肉桂各一两 香附二两，醋一升，盐半两，同煮干

上为细末，每服二钱，不拘时白汤下。

———————

① 下：底本原脱，据文瑞楼本补。

息 积

《内经》曰：病胁下满，气逆，二三岁不已，病名曰息积。夫消息者，阴阳之更事也。今气聚于胁下，息而不消，积而不散，故满逆而为病。然气不在胃，故不妨于食，特害于气而已。治宜导引服药，药不可独治，盖导引能行积气，药力亦藉导引而行故也。《圣济》同

推气散 治右胁痛，胀满不食。

片姜黄 枳壳 桂心各五钱 炙草二钱

上为细末，每服二钱，姜、枣汤调下，食远服。

赤茯苓汤 治息积，胁下气逆满闷。

赤茯苓 桂心 陈皮炒，半两 高良姜一两 大腹皮五钱 吴茱萸三分 甘草一分

水煎三钱，空心温服日二。

白术丸

白术陈土炒 枳实麸炒 桂心各一两半 人参 陈皮去白，炒 甘草蜜炙 桔梗炒，各一两

为末，蜜丸梧子大，空心酒下，三十丸，日二。

胸痛附

生地黄五斤绞取汁，微火煎三沸，投白蜜一升，再煎取三升，每服半升，日三。

四 肢 肿

经云：结阳者，肿四肢。河间云：四肢者，诸阳之本也。阳结故不得行于阴，阳脉不行，故留结而为肿也。

犀角汤

犀角屑 元参 连翘 柴胡各半两 麦门冬 芒硝各一两 升麻 木通各三钱沉香 射干去毛 甘草炙，各一分

上为末，每服三钱，水一大盏，同煎至八分，食前去渣温服。

余曾治手十指独肿大者，与此药愈。有伤寒后手足肿而赤者，与此亦愈。但去柴胡、沉香，芒硝不用，加枳壳一味。盖柴胡散气，沉香行气，皆所以通留结之阳，然升、柴不必并行，而沉香之温燥，不如枳壳之和利也。芒硝泻阳明之阳，以其人便溏，故去之耳。

颤 振

颤振，手足动摇，不能自主，乃肝之病，风之象，而脾受之也。肝应木，木主风，风为阳，阳主动；脾应土，土主四肢，四肢受气于脾者也。土气不足，而木气鼓之，故振振动摇，所谓风淫末疾者是也。

按：手足为诸阳之本，阳气不足，则四肢不能自主，而肝风得以侮之。肝应木，热生风，阴血衰则热而风生焉。故犯此症者，高年气血两虚之人，往往有之，治之极难奏功。

脚 气

脚 气 之 源

《内经》曰：暑胜则地热，风胜则地动，湿胜则地泥，寒胜则地裂。寒暑风湿之气，虽本乎天，而皆入乎地，而人之足履之，所以往往受其毒也。始从足起，渐及小腹，甚乃上攻心胸，若不急治，遂至杀人，况五脏经络，脾与肝肾，皆从足指上走腹中，故脚气之候，或呕吐恶食，或腹痛下利，或二便闭塞不通，或胸中冲悸，不欲见明，或精神昏愦，错语善忘，或头疼壮热，或身体冷痛，时觉转筋，或少腹不仁，或髀腿顽痹，或百节挛急，或

缓纵不随，症状不一，以其自脚得之，故均谓之脚气。而又有干湿之异。干脚气之状，血脉痞涩，皮肤痛痹，胫细痠疼，食减体瘦，脏腑秘滞，上冲烦闷。湿脚气之状，脚先肿满，或下注生疮，浸淫滋水，或上攻心腹，咳嗽喘急，面浮膝肿，见食呕吐，为病不同，盖阴阳体脏所分，其为风毒湿气则一，要当随其病症所在而治之。

脚气痹挛

脚气痹挛者，寒气多也。寒则筋急，热则纵；寒则脉闭，热则流。寒搏于筋脉则挛痹不能转移，艰于步履，甚则不可屈伸也。

肉苁蓉丸

苁蓉 牛膝 天麻 黄芪 首乌 木瓜各十两，酒五斤浸一日，晒入后药 狗脊 续断 萆薢各三两

共末，用木瓜三枚剜空，入青盐一两，开①口，饭上蒸，研成膏，入上件和丸，如干如酒，糊丸梧子大，盐汤酒任下三十丸。

石南丸 脚气挛痹，去风湿，活血络，益元气。

石南 白术 牛膝同上酒浸 天麻 防风 枸杞 黄芪二两 鹿茸 桂枝一两五钱

共为末，用木瓜一枚，去皮瓤蒸烂，捣膏入糊丸梧子大，酒下三五十丸。

《杨氏家藏方》 治寒湿脚气，腿膝疼痛，行步乏力，胡芦巴酒浸一宿，焙，破故纸炒香各四两为末，以木瓜切顶去瓤，安药在内，令满，用顶合住签之，烂蒸捣丸梧子大，每服七十丸，空心温酒下。

脚气脚膝肿痛

脚膝肿痛者，风寒湿气客于气血，不能宣通，则壅滞为肿，凝塞②为痛。人之气血，得温则行，遇寒则止故也。又邪气初中，但在于下而未及乎上，所谓伤于湿者，下先受之也。疏导其下，固护其中，法斯善矣。

防己汤

防己 猪苓 郁李仁 槟榔 木通 枳壳 紫苏五钱 赤茯苓 炙草一两

姜水煎四钱。一方有白术。

经验加味二妙丸 治两脚湿痹疼痛，或如火燎，从足跗热起，渐至腰胯，或麻痹痿软，皆是湿热为病，此药主之。

苍术四两，米泔浸 黄柏二两，酒浸晒干 川牛膝一两，去芦 防己 当归尾 川萆薢 龟板酥炙，各一两

上为细末，酒煮面极熟，糊丸如梧子大，每一百丸，空心姜盐汤下。

槟榔散 治风毒脚气肿痛。

橘叶 杉木节各一握

上用童子尿一盏，醇酒半盏，煎六分，滤清，乘热调槟榔末二钱。《仁斋》

脚气少腹不仁

《金匮》云：脚气上入少腹不仁，肾气丸主之。盖湿淫之气，自下侵上，肾虚阳弱，不能御之，则渐入少腹而痹著不仁矣。肾气丸理肾之气者也，肾气得理，邪气自下，而不仁者仁矣。

肾气丸

熟地黄八两 萸肉 山药各四两 茯苓 泽泻 丹皮各三两 附子制 肉桂各一两

上八味末之，炼蜜为丸梧子大，每服三钱，空心淡盐汤下。

《三因》吴萸丸 治脚气入腹，腹中不仁，喘急欲死。

---

① 开：文瑞楼本作"闭"。
② 塞：文瑞楼本作"涩"。

吴茱萸汤洗七次　木瓜去瓤，切片，日干，等分

上为末，酒糊丸梧子大，每服五十丸，至百丸，酒饮任下，或以木瓜蒸烂，研膏为丸尤妙。

脚气上气

脚气上气者，风毒湿气，循经上入于肺故也。肺主气而司呼吸，邪气入之，则气道奔迫，升降不顺，故令上气喘满，甚者不得偃卧也。

桑白皮汤

桑白皮炙，二两　陈皮一两　葶苈苦者炒研，一两　杏仁去皮尖，一两

共为末，水煎，姜枣汤，入末三钱，再沸温服，当利一二行，肿气下却瘥。三五日服一次。一方无杏仁。

《活人》桑白皮散

桑白皮　郁李仁各一两　赤苓二两　木香　防己各一两半　紫苏子　木通　槟榔　青皮各七钱半

每服三钱，姜三片，水煎。

脚气冲心

脚气冲心之候，令人心胸烦闷，呕吐气急，甚者脉绝不出欲死也。盖风湿毒气，初从足起，久而不治，则上冲心胃之分，最为急候。下气，除湿，泄毒，不可缓也。

吴茱萸汤

吴茱萸半两　木瓜一两　槟榔二两，鸡心者佳

水煎五钱，入竹叶一把，以快利为度。一法㕮咀，每服八钱，水一中盏半，生姜五片，煎至一盏，去滓温服无时。

苏长史茱萸汤

吴萸六升　木瓜二枚

水一斗三升，煮取三升，分三服。如人行十里久，进一服，或吐、或汗、或利、或大热闷，即瘥。

木香汤

青木香　生黑豆皮二两　大黄炒　紫雪一两

水煎五钱，入紫雪三钱，分二服，顷再服，当下燥粪。

杉木节汤

杉木节　橘叶一升　大腹七枚，连皮　童便三升

同煮取一升半，分二服。如一服得快利即止。

唐·柳宗元患脚气，夜半痞绝，左胁有块如大石，且死，困塞不知人三日矣，家人皆号哭。荥阳郑洵美传此方服之。半日顷，气通立愈。

犀角散　治脚气冲心，烦喘闷乱，头痛口干，坐卧不得。

犀角屑　枳壳去瓤，麸炒　沉香各七钱半　紫苏梗叶　槟榔　麦冬去心　赤苓去皮，各一两　木香　防风各半两　石膏研细，二两

上㕮咀，每服八钱，水一中盏半，煎至一大盏，去渣，入淡竹沥一合，更煎一二沸，温服不拘时。

脚气肿满渐成水状

脚气肿[1]满渐成水状者，邪气上攻脾肾也。夫脾，土气也。肾，水气也。脚气者，清湿之疾，其气最易感于脾肾，同气相求之义也。脾受邪则湿气不行，肾受邪则水气不化，水湿二气，内外合邪，积而成满，闭而成胀也。

赤苓汤

赤茯苓　防己　桑白皮　陈皮一两半　旋覆五钱　杏仁　麻黄去根节　白术　紫

———————

[1] 肿：底本作"冲"，据文瑞楼本改。

苏各一两

水煮黑豆汁盅半，煎药五钱，姜半分。

脚气瘥后复发

脚气瘥后，邪气未尽，正气未复，或触恼怒，或感风湿，则其疾复发，与前症往往相似，然与前法辄不应，要在随时令、审气体而治之。

四斤丸 干湿脚气瘥后，常服令永不发。

牛膝　木瓜　肉苁蓉　天麻 各一斤

酒五升，浸一日，晒干为末，用浸酒熬膏，丸梧子大，酒下三十丸。

痹　症

痹症统论

《内经》谓风寒湿三气杂至合为痹，其风气胜者为行痹，寒气胜者为痛痹，湿气胜者为著痹。行痹者，行而不定，世称谓走注疼痛是也。痛痹者，疼痛苦楚，世称谓痛风是也。著痹者，著而不移，世称谓麻木不仁是也。夫痹者闭也，五脏六腑之正气，为邪所闭，则痹而不仁也。

《内经》论痹，又有骨、筋、脉、肌、皮五痹。大率风寒湿所谓三痹之病，又以所遇之时，所客之处而命其名，非此行痹、痛痹、著痹之外，又别有骨痹、筋痹、脉痹、肌痹、皮痹。风寒湿三气袭人经络，入于骨则重而不举，入于脉则血凝不流，入于筋则屈而不伸，入于肉则不仁，入于皮则寒，久不已则入五脏。烦满喘呕者肺也。上气嗌干厥胀者心也。多饮数溲，夜卧则惊者肝也。尻以代踵，脊以代头者肾也。四肢懈惰，发咳呕沫者脾也。大抵显脏症则难治矣。

行　痹

行痹者，风气胜也。风之气善行而数变，故其症上下左右，无所留止，随其所至，血气不通而为痹也。治虽通行血气，宜多以治风之剂。又寿夭刚柔篇云：病在阳者名曰风，病在阴者名曰痹，阴阳俱病，名曰风痹。风痹云者，以阳邪而入于阴之谓也。故虽驱散风邪，又必兼以行血之剂。又有血痹者，以血虚而风中之，亦阳邪入阴所致也。盖即风痹之症，而自风言之，则为风痹；就血言之，则为血痹耳。若其他风病而未入于阴者，则固不得谓之痹症矣。

四妙散 治行痹走注疼痛。

威灵仙 酒浸，焙干，五钱　羯羊角灰三钱 苍耳子 一钱半　白芥子一钱，炒

细末，每服一钱匕，姜汤下。

如意通圣散 治行痹走注疼痛。

当归　陈皮　麻黄　炙草　川芎　御米壳　丁香 等分

上用慢火同炒令黄色，每服三钱，水煎服。

按：麻黄之猛而得粟壳之涩，则内行经络，不复外发皮毛，故得治痹痛之疾。芎、归所以行血，陈皮、丁香所以行气，气血以行，邪气以去，炙草则和药缓急之用耳。慢火同炒者，欲令气味和合，使不相戾而相就也。

丹溪治痹走注疼痛方

苍术　黄柏各酒炒，二钱　酒威灵仙　白芥子　羚羊角灰 各一钱

生姜一片，水煎服。

摩风膏

蓖麻子 一两，去皮研　草乌头 半两，生用 乳香 一钱，另研

以猪脂炼去滓成膏，入药搅匀，以手心摩娑如火之热，却以药涂摩攻注之处大

妙。

痛痹

痛痹者，寒气偏胜，阳气少，阴气多也。夫宜通而塞，则为痛。痹之有痛，以寒气入经而稽迟，泣而不行也。治宜通引阳气，温润经络，血气得温而宣流，则无壅闭矣。河间云：痹气身寒，如从水中出者，气血不行，不必寒伤而作，故治痛痹者，虽宜温散寒邪，尤要宣流壅闭也。

没药散 治遍身百节走注疼痛。

没药二两，另研 虎骨 四两，酥炙

上为细末，每服五钱，酒下，日三服。

一粒金丹

草乌头锉，炒 五灵脂 各一两 地龙去土，炒 木鳖子 各半两 白胶香 一两，另研 当归 去芦，一两 麝香 一钱，另研

上为细末，糯米糊丸梧子大，每服三丸，温酒下，服药后微汗为效。原方有细墨、乳香各半两，没药一两。八神丹有防风，无当归、细墨、麝香、没药，面糊丸。酒服十丸，云：汗出则痛麻自散。

著痹

著痹者，湿气胜也。夫湿，土气也，土性重缓，营卫之气与湿俱留，则著而不移，其症多汗而糯，其病多著于下，有挟寒、挟热、在气、在血之异，须审而治之。

经验加味二妙丸方见脚气脚膝肿痛

治湿热在下在血之剂，两足湿痹疼痛，或如火燎，从足胕热起，渐至腰胯，或麻痹痿软，皆是湿热为病，此药主之。一方无萆薢，有虎胫骨一两。

又治妇人脚疼怕冷，夜剧日轻。

生地 白芍 归梢 各五钱 黄柏炒 黄芩 白术 苍术 陈皮各三钱 牛膝二钱

甘草梢一钱

上分四服，水煎，带热服。

按：足三阴虚而湿热袭之，多为脚痛，二术、二黄并除湿热，地、芍、归、膝益阴，陈皮、甘草和中，阴气益则热易清，中气和则湿易除，与加味二妙同一机轴。

除热蠲痛汤 湿痹气分多者，用此分而消之。

苍术米泔浸，炒， 白术 羌活 茯苓 泽泻 陈皮各一钱 甘草五分

水煎，入煎汁、竹沥各二三匙。

大羌活汤

羌活 升麻各一钱 独活七分 苍术 防风 甘草 威灵仙 茯苓 当归 泽泻各五分

上锉作一服，水二盏，煎至一盏，温服，食前后各一服。忌酒面生冷硬物。

罗谦甫云：真定张大，素嗜酒。五月间病手指节肿痛，屈伸不利，膝膑亦然，心下痞闷，身体沉重，不欲食，食即欲吐，面色痿黄，精神短少。至六月间，求予治之。诊其脉，沉而缓，缓者脾也。《难经》云：俞主体重节痛，俞者脾之所主，四肢者脾之所属。盖其人素嗜酒，加之时助湿气大胜，流于四肢，故为肿痛。《内经》云：诸湿肿满，皆属脾土。仲景云：湿流关节，肢体烦疼，此之谓也。《内经》云：湿淫于内，治以苦温，以苦发之，以淡渗之。又云：风胜湿，羌活、独活苦温，透关节而胜湿，故以为君；升麻苦平，威灵仙、苍术、防风，苦辛温发之者也，故以为臣；血壅而不流则痛，当归辛温以散之，甘草甘温益气，泽泻咸平，茯苓甘平，导湿而利小便，以淡渗之，使气味相合，上下分散其湿也。

热痹

热痹者，闭热于内也。《内经》论痹

有云：其热者，阳气多，阴气少，病气胜，阳遭阴，故为痹热，所谓阳遭阴者，腑脏经络，先有蓄热，而复遇风寒湿气客之，热为寒郁，气不得通，久之寒亦化热，则痛痹熻然而闷也。

升麻汤

升麻 射干 甘草 芎䓖各二两 麦冬 葳蕤 生姜各三两 赤小豆炒，三合 人参二两

每服四钱，入生地黄汁半合，青竹叶十五片，水煎温服无时。

河间升麻汤 治热痹，肌肉热极，体上如鼠走，唇口反纵，皮色变。

升麻三两 茯苓 人参 防风 犀角 羚羊角 羌活各一两 官桂三钱

上为末，每服四钱，水二盏，姜二片，竹沥半酒杯，同煎至一盏，温服无时。

《千金》犀角汤 治热毒流入四肢，历节肿痛。方见风症

肠 痹

肠痹者，《内经》所谓数饮而出不得，中气喘争，时发飧泄是也。夫大肠者，传导之腑，小肠者，受盛之官，皆水谷气味，出入之要路也。今风寒湿三气痹之，邪气独留，正气遂闭，由是水道不通，糟粕不化，则虽多饮而不得溲便，中气喘满而时发飧泄也。

吴茱萸散 治肠痹，寒湿内搏，腹痛气急，大便飧泄。

吴茱萸汤炮，焙干 干姜炮 甘草炙 肉豆蔻煨，各五钱 砂仁 神曲 白术各一两 厚朴姜汁炒 陈皮去白，焙 良姜各二两

上为末，每服一钱，食前米饮下。

胞 痹

胞痹者，《内经》云：少腹膀胱，按之内痛，若沃以汤，涩于小便，上为清涕是也。膀胱藏津液而禀气化，邪气痹之，水气不行，则蓄而生热，积而成实，故按之内痛，若沃以汤而涩于小便也。足太阳之脉，其直行者从巅入络脑，邪气不得下通于胞者，必反而上逆于脑，脑气下灌出于鼻窍，则为清涕也。

肾沥汤 治胞痹，小腹急痛，小便赤涩。

麦冬 五加皮 犀角镑，各一钱 杜仲 桔梗 赤芍 木通各一钱半 桑螵蛸一个

上水盏半，入羊肾一只，去脂膜切细，竹沥少许，同煎一盏去滓，空心顿服，日再服。一方有桑皮，无螵蛸。

按：肠痹、胞痹，同为内痹，而胞痹为肾虚，热壅膀胱，肠痹为风寒湿著于脾胃。肾沥汤用清凉以化热壅，吴茱萸散用辛辣以开邪痹也。

肾著汤 治胞痹，小便不通。

臂 痹

臂痹者，臂痛连及筋骨，上支肩胛，举动难支，由血弱而风中之也。

十味锉散

附子 黄芪 当归 白芍各一钱 川芎 防风 白术 茯苓 肉桂各七分 熟地酒浸焙干，二钱

上水二盅，姜三片，枣二枚，食后临卧服。

《本事方》服桑枝法。桑枝一小升，细切炒香，以水三大升，煎取二升，一日服尽无时。《图经》云：桑枝平，不冷不热，可以常服，疗体中风痒，干燥脚气，四肢拘挛，上气眼晕，肺气嗽，消食，利小便，久服轻身，聪明耳目，令人光泽，兼疗口干。《仙经》云：一切仙药，不得桑枝煎不服。出《抱朴子》。政和间，予尝病二臂痛，服诸药不效，依此作数剂，

臂痛寻愈。

治风寒湿痹，四肢麻木不仁，乌头粥法。

川乌头生末四钱，用香熟白米作粥半碗，慢火同熬，令稀薄不要稠，下姜汁一茶匙许，蜜三大匙，搅匀，空心啜之为佳。如若中湿，更入薏苡米二钱，增米作一中碗服。许氏云：此粥大治手足麻木不遂，肿痛不能举者。左氏风淫末疾，谓四肢为末也。脾主四肢，风邪客于肝则淫脾，脾为肝克，故疾在末，此以谷气引风湿之药，径入脾经，故四肢得安。此汤剂极有力，予尝以此方授人，服者良验。

挛 症

挛皆属肝，经云：肝主身之筋膜故也。有热，经云：肝气热，则筋膜干。筋膜干，则筋急而挛是也。有寒，经云：寒多则筋挛骨痛。又云：寒则筋急是也。有湿热，经云：湿热不攘，大筋软短，小筋弛长，软短为拘，弛长为痿是也。有虚，经云：脉弗荣则筋急，屈伸不利。仲景云：血虚则筋急是也。

治案：杨吉老治歙丞张德操内筋挛，脚不得屈伸，逾年，动则令人抱。杨吉老云：此筋病，宜服下三方，一年而愈。

治筋极，养血地黄丸春夏服之。

熟地 蔓荆各一分 山萸 黑狗脊炙 地肤子 白术 干漆 蛴螬炒 天雄 车前子各三分 萆薢 山药 泽泻 牛膝

上为细末，炼蜜为丸，如梧子大，每服五十丸，温酒下空心。

治筋痹，肢节冷痛，羚羊角汤秋服之。

羚羊角 肉桂 附子 独活各一两三钱半 白芍 防风 川芎各一两

上为粗末，每服五钱，水一盏半，生姜同煎至八分，取清汁服，日可二三服。

治寒冷湿痹，留于筋脉，挛急不能转侧，乌头汤方冬服之。

大乌头 细辛 川椒 甘草 秦艽 附子 官桂 白芍各七分 干姜 茯苓 防风 当归各一两 独活一两三钱五分

上为粗末，每服三钱，水一盏半，枣一枚，同煎至八分，去滓空心食前服。

卷　七

咳　嗽

咳嗽统论

经言五脏六腑，皆令人咳。盖有自外而入者，风寒暑湿燥火是也；有自内而发者，七情饥饱劳伤是也。风寒诸气，先自皮毛而入，皮毛者肺之合，皮毛受邪，内从其所合则咳者，自外而入者也。七情饥饱，内有所伤，则邪上逆，肺为气出入之道，故五脏之邪，上触于肺亦咳，此自内而发者也。然诸气所感，有不为嗽者，病邪特甚，径伤脏腑，不留于皮毛。七情所伤，亦有不为嗽者，病邪尚浅，止留本脏，未即上攻。所以伤寒以嗽为轻，而杂病以嗽为重也。

咳嗽一症，其因实多。辨证不明，妄投希效，亦安赖有医治哉。当按昔贤所述，如咳嗽有风寒、有火、有劳、有痰、有肺胀。风寒者，鼻塞声重，恶风寒是也，宜发散行痰。又有咳喘声哑，或咽痛遇冷则发者，此谓寒包热也，解表则热自除。肺中有痰者，遇冷亦发，宜解表豁痰。火郁者，咳多痰少，面赤焦烦是也。劳者，盗汗出，痰多唾红，作寒热是也。痰者，咳动便有痰，痰出咳止是也。肺胀者，动则喘满，气急声重是也。丹溪以上数条，合而观之，参之居养，合之气体，虽有不中，亦不远矣。

治漱最要分别肺之虚实，痰之滑涩，邪之冷热，及他脏有无侵凌之气，六腑有无积滞之物。虚者人参、黄芪之属补之，使气充则脏自固。实者葶苈、杏仁之属泻之，使邪去则肺自宁。痰滑者，南星、半夏之属燥其湿。痰涩者，瓜蒌、杏仁之属润其燥。寒者，干姜、细辛温之。热者，黄芩、栀子清之。气侵者，五味、芍药收其气，使不受邪也。积滞者，枳实、瓜蒌逐其客，使无来犯也。

冷　嗽

冷嗽者，身受寒气，口饮寒浆得之。盖肺主气，外合皮毛，而其经内循胃口，故外内得寒，皆能伤之。经云：形寒饮冷，外内合邪，因而客之，则为肺咳是也。其症呼吸不利，呕吐冷沫，胸中急痛，恶寒声嘶，得温则减，得寒益甚。

仲景小青龙汤　散外寒，蠲内饮。

麻黄　芍药　干姜　炙甘草　细辛　桂枝各三两　五味子　半夏各升半

上八味，以水一斗先煮麻黄减二升，去上沫，内诸药，煮取三升，去滓，温服一升。

此散寒蠲饮之神剂。东垣云：肺寒气逆，则宜五味子同干姜治之。有痰者以半夏为佐。按：《金匮》厚朴麻黄汤，加厚朴、石膏、杏仁、小麦，减桂枝、芍药。《圣济》干姜汤，加紫菀、杏仁、减芍药、细辛、半夏。《外台》羊肺汤，加款冬、紫菀、白前、食茱萸，减麻黄、芍药、半夏。《易简》杏仁汤，加人参、茯苓、杏仁，去麻黄。其干姜、五味、甘草则四方如一辙也。盖本一青龙而各有裁制耳。

加减麻黄汤

麻黄去节一两 桂枝 炙甘草各半两 陈皮 半夏各七钱 杏仁五十个，去皮尖，微炒另研

上细锉，每三钱，紫苏七叶，生姜四片，煎服。

三拗汤

麻黄 杏仁 甘草炙，各等分

上㕮咀，每服三钱，生姜三片，煎服微汗愈。深师有细辛；《外台》加桂枝，名小投杯汤；《和剂》加苏子、茯苓、桑皮、陈皮，名华盖散。

《圣济》饴糖煎

饴糖 干姜炒，一两半 豉炒，二两 杏仁五十个，去皮尖

上分二剂，煎去滓，入饴糖、干姜末服。

按：咳嗽经年不愈，余无他症，服药无效者，得三拗汤恒愈。多用清凉，屡发屡甚，别无热症者，得饴糖煎遂瘥。不可不知也。《局方》于麻黄、杏仁、甘草中，加阿胶、贝母、桑叶、知母、款冬、半夏，盖杂清润于辛温之内，凡阴虚邪伏者，服之最宜，名款冬花散。

热　嗽

热嗽有久暴之异，暴者时热伤肺也，肺象金而恶热，得之则脉数，气促，口渴，胸膈不利，咽喉肿痛。子和云：热乘肺者，急喘而嗽，面赤潮热，手足寒，乳子每多有之。久者风寒不解，久而化火，肺受火邪，气从火化，有升无降，其候咳唾痰浊，烦热口渴，或吐脓血，甚者身热不已，则成肺劳。

六味竹叶石膏汤

石膏煅 淡竹叶 桔梗 薄荷叶 木通 甘草各一钱

水煎服。

又治热嗽，诸药不效者方

人参 石膏 甘草 半夏 麦冬 知母 五味 杏仁 枇杷叶，水煎服。

按：五味子治嗽，新病惟热伤肺者宜之。若风寒所客，则敛而不去矣。久病气耗者，非五味子不能收之，然热痰不除，则留固弥坚矣。

紫菀丸

《衍义》云：一妇人患肺热久嗽，身如炙，肌瘦，将成肺劳，以枇杷叶、木通、款冬花、紫菀、杏仁、桑白皮各等分，大黄减半，各如常制治讫，同为末，炼蜜丸如樱桃大，食后夜卧，各含化一丸，未终剂而愈。与泻肺中积热之剂。

人参清肺汤《和剂》 治肺痿，吐血，年久劳嗽，喘急坐卧不安。

人参 炙甘草 阿胶炒 杏仁去皮尖 桑皮 知母 粟壳去蒂盖，蜜炙 乌梅去核 地骨皮各等分

每服三钱，水盏半，姜一片，枣一枚，食后温服。

按：此方治劳嗽最宜，盖以温补虚损之阴，以酸收散亡之阳也。

元霜膏 治虚劳热嗽，咯血唾血神效。

乌梅汁 梨汁 柿霜 白沙糖 白蜜 萝卜汁各四两 生姜汁一两 赤茯苓末八两，用乳汁浸晒九次 款冬花 紫菀并末，各二两

上共入砂锅内熬成膏，丸如弹子大，每一丸，临卧含化咽下。

定肺丸

款冬花 紫菀 知母 贝母 人参 炙甘草 桑白皮 马兜铃 御米壳 五味子 麦冬 百部 乌梅肉等分

上为细末，炼蜜丸樱桃大，噙化下一
丸。

《直指》人参紫菀散　治虚劳咳嗽。

人参　五味子　紫菀茸　陈皮　贝母
紫苏叶　桑白皮炒，各一两　白茯苓二两
杏仁　甘草炙，各七钱五分　川芎　半夏曲
阿胶蛤粉炒，五钱

上㕮咀，每服一两，水二盏，姜七
片，乌梅一个，煎一盏温服。

郁　热　嗽

郁热者，由肺先有热，而寒复客之，
热为寒郁，肺不得通，则喘咳暴作。其候
恶寒，时有热，口中干，咽中痛，或失音
不出是也。宜辛以散寒，凉以除热，或只
用辛散，使寒去则热自解。若遽以苦寒折
之，邪气被抑，遗祸不小。

《本事》利膈汤

鸡苏叶　荆芥　桔梗　牛蒡子　甘草
僵蚕　元参各一两

上为末，每服一钱，沸汤点服，日
三。

方古庵云：肺主皮毛。人无病之时，
营卫周流，内气自皮肤腠理通达于外，一
或风寒外束，则内气不得外达，便从中
起，所以火升痰上，故咳嗽。宜用辛温或
辛凉之剂，以发散风寒，则邪退正复而嗽
止也。

饮　气　嗽

饮气嗽者，其症喘咳上气，胸膈注
闷，难于偃卧。许仁则云：由所饮之物，
停澄在胸，水气上冲入肺，便成咳嗽，此
而不治，则为水气。《医余》亦云：此症
宜利水道，化痰下气，不尔则成水。

深师白前汤

白前二两　半夏　紫菀各三两　大戟七合
水一斗，渍一宿，煮取三升，分作数
服。

芫花散

芫花　干姜　白蜜等分

上用前二味为末，内蜜中搅令相和，
微火煎如糜，服如枣核一枚，日三夜一。
《备急方》用枳壳二两炒，水煮去滓，内
白糖一斤，服如枣大。

葶苈大枣泻肺汤

葶苈不拘多少，炒令黄

上件细研，丸如弹子大，水三盏，枣
十枚，煎一盏，去枣入药，煎七分，食后
服。

孙兆治一人吐痰，顷间已升余，咳不
已，面色郁暗，精神不快。兆告曰：肺中
有痰，胸膈不利，当服仲景葶苈大枣汤，
一服讫，已觉胸中快利，略无痰唾矣。
《外台》用葶苈、杏仁各一升，大枣六十
枚，合捣如膏，加蜜作丸梧子大，桑白皮
饮下六七十丸，以大便通利为度。《本事》
枣膏丸，无杏仁，有陈皮、苦桔梗，枣肉
丸梧子大，每服五七丸，饮下。许叔微
云：余常患停饮，久渍肺经，食已必嚏，
渐喘，觉肺系急，服此良验。

苏子降气汤　治久年肺气，咳嗽喘
逆，上盛下虚，痰涎壅盛，胸膈噎塞。

紫苏炒　半夏制，各二钱半　前胡　甘草
炙　厚朴姜汁炒　陈皮去白，各一钱　当归一钱
半沉香七分

水二盏，生姜三片，煎至一盏，不拘
时服。虚冷人加桂五分，黄芪一钱。

一人痰嗽，胁下痛，以白芥子、瓜
蒌、桔梗、连翘、风化硝、竹沥、姜汁加
蜜丸噙化，茶清下。

按：痰饮有寒有热，凡咳而面赤，胸
腹胁常热，惟手足乍有凉时，其脉洪者，
热痰在胸膈也。宜寒润清膈之剂下之。面
白悲嚏，胁急胀痛，脉沉细弦迟者，寒痰
在胸腹，宜以辛热去之。

ᅳ

ᄀ

痰热久嗽，气急胸满，知母、杏仁、萝卜子、贝母各二钱，生姜一片，水煎服。

玉液丸 治热痰壅盛，咳嗽烦热。

寒水石烧令赤，出火毒，水飞过，三十两 半夏洗焙为末，十两 白矾枯，十两，细研。

上合研，面糊丸梧子大，每服三①十丸，食后淡姜汤下。

治妇人形瘦，有时夜热痰嗽，月经不调。

香附童便浸，晒干，上 瓜蒌中 青黛下

上为末，姜汁蜜调，噙化豆大一丸。

食积咳嗽

食积咳嗽者，谷肉过多，停凝不化，转为败浊，随呼吸之气而上溢入肺。肺者清虚之府，不能容物，则有咳而出之耳。王节斋云：因咳而有痰者，咳为重，主治在肺。因痰而致咳者，痰为重，主治在脾。但是食积成痰，痰气上升，以致咳嗽，只治其痰，消其积，而咳自止，不必用肺药以治嗽也。

瓜蒌丸

瓜蒌仁 半夏 山楂 神曲等分

上为末，以瓜蒌瓤拌为丸，竹沥、姜汤送下。

《元珠》云：食积痰嗽，非青黛、瓜蒌仁不除。其人面色青黄不常，或面上如蟹爪路，一黄一白者是也。又方 杏仁、萝卜子，各二两为末，粥丸服。又方治食积痰嗽发热，二陈加瓜蒌、莱菔子、山楂、枳实、神曲。

燥 咳

肺燥者，肺虚液少而燥气乘之也。其状咳甚而少涎沫，咽喉干，气哽不利。子和云：燥乘肺者，气壅不利，百节内痛，皮肤干燥，大便秘涩，涕唾稠粘。洁古

云：咳而无痰者，宜以辛甘润其肺也。

延年天门冬煎

生天门冬煎汁一升 生地黄汁五升 橘皮 炙甘草 人参各二两 白蜜五合 牛酥二合 白糖五两 杏仁一升 贝母 紫菀 通草各三两 百部 白前各二两 生姜汁各一合

上以水六升，煮贝母等取二升五合，去滓，入天门冬、地黄汁煎减半，内酥、蜜、姜汁等煎，令可丸，取如鸡子黄大，含咽之，日四五次。

杏仁煎

杏仁一升，去皮尖 白糖 酥 生姜汁各一合 蜜五合 贝母八合，别研 苏子一升，研取汁

上先捣杏仁如泥，内后六味同煎如稠糖，取如枣大含咽之，日三。

又有一种肝燥碍肺者，其症咳而无痰，胁痛潮热，女子则月事不来，此不当治肺而当治肝。盖本非肺病，肝血燥，则肝气强而上触肺脏也，滋之调之，血液通行，干咳自愈。

《千金》豕膏丸

发灰 杏仁熬令黄色

上二味等分研如脂，以猪膏和酒，服如桐子大三丸，日三，神良。

上清丸 清声润肺，止咳嗽，爽气定神。

白沙糖八两 薄荷叶四两 柿霜四两 硼砂 寒水石 乌梅肉各五钱 片脑五分

上为末，甘草水熬成膏，和丸芡实大，每一丸噙化。

虚 寒 嗽

虚寒嗽者，其寒不从外入，乃上中二焦阳气不足而寒动于中也。或初虽起于火热，因过服寒凉消克，以致脾土受伤而肺

―――――

① 三：医学大成本作"二"。

益失养，脉微气少，饮食不入者，急宜温养脾肺为主也。

加味理中汤

人参　白术　干姜生　甘草炙　橘红　茯苓　半夏　细辛　五味等分

上㕮咀，每服三钱，姜、枣煎，食前服。戴元礼云：饮水一二口而暂止者，热嗽也。呷热汤而得停者，寒嗽也。治热嗽以小柴胡加五味，冷嗽以理中汤加五味，皆已试之验。《直指方》理中丸加阿胶、五味。

《济生》紫菀汤　治肺虚寒嗽喘急，无热症者。

紫菀茸洗　干姜炮　黄芪　人参　五味子　钟乳石　杏仁麸炒，去皮尖　甘草炙，各五钱

上㕮咀，每服四钱，水一盏，姜五片，枣一枚，煎服。

肾　咳

肾虚气逆者，肾之脉从肾上贯肝膈，入肺中，循喉咙。肾中阴火上炎入肺则咳。肾中阴水随经入肺亦咳。《内经》云：咳嗽烦冤者，是肾气之逆也。又少阴所谓咳呕上气喘者，阴气在下，阳气在上，诸阳气浮，无所依从，故咳呕上气喘也。水则《济生》肾气补而逐之，火则六味、都气之属引而下之。又有一种少阴肾症，水饮与里寒，合而作嗽，腹痛下利者，宜真武汤加减治之。

真武汤

白茯苓　白术　白芍各一两　熟附子半两

上锉散，每二钱半，加生姜、细辛、五味子各半钱，姜三片，食前煎服。

咳　嗽　失　音

咳而失音，有新久虚实之异。新者多

实，痰火闭郁，所谓金实不鸣也。久者多虚，肺损气脱，所谓金破亦不鸣也。实者逐邪蠲饮易治。虚者补肺养气难治。亦有肺已虚损而风寒未尽，或痰火闭塞者，则攻补俱碍，其治尤难也。

诃子饮　治久嗽语声不出。

诃子肉　杏仁各一钱，炒　通草一钱半

分二服，每服水二盏，姜三片，煎一盏，食远温服。一方诃子四个，有桔梗一两半，甘草二寸。

杏仁煎　治嗽失音不出。

杏仁三两，研泥　生姜汁　蜜各一两　木通　桑白皮　贝母各一两二钱　紫菀　五味各一两

水三升，煎半升，去滓，入杏仁、蜜、姜汁，再熬成稀膏，食后卧嚼化一匙。

又方　皂角一握，去皮弦子，萝卜三个，切片，水一碗，煎至半碗服之。不过三服，能使语出声。

治盛寒失音不语，咽喉痒痛。

桂心　杏仁各一两

为末，蜜丸樱桃大，绵裹咽津。

戴云：有嗽而咽痛失音，多进冷剂而声愈不出者，宜生姜汁调消风散，少少进之。或只一味姜汁亦得。又云：声哑者，寒包其热也，宜细辛、半夏、生姜之属，辛以散之。若痰热壅于肺者，金空则鸣，必清肺中邪滞，用清咽宁肺汤主之。

清咽宁肺汤

桔梗二钱　炒山栀　黄芩　桑皮　甘草　前胡　知母　贝母各一钱

水二盏，煎八分，食后服。

《和剂》款冬花散　治肺已虚而风寒未尽，喘满烦闷，痰涎壅盛，鼻塞流涕，咽喉不利。

杏仁　阿胶炒　麻黄去根节　半夏汤洗，姜制　款冬花　桑叶　知母　贝母各一两

上㕮咀，每服二钱，水一盏，姜三片，水煎，食前温服。《准绳》用炙甘草与半夏加一倍

喘

喘统论

《三因方》云：喘病肺实者，肺必胀，上气，咽中逆，如欲呕状，自汗。肺虚者，必咽干无液，少气不足以息也。王宇泰云：喘而无汗，烦躁，脉浮大者，汗之。喘而有汗，腹满，脉沉实者，下之。又云：喘而自汗，腹满便秘，气口脉大于人迎，下之无疑，外此则不宜轻下也。

咳嗽气急，喉声如鼾者为虚。喉中如水鸡声者为实。戴复庵云：有痰喘，有气喘，有胃虚喘，有火炎上喘。痰喘者，凡喘便有痰声。气喘者，呼吸急促而无痰声。胃气虚喘者，抬肩撷肚，喘而不休。火炎上喘者，乍进乍退，得食则减，食已复甚。大概胃中有实火，膈上有稠痰，得食入咽，坠下痰涎，其喘即止。稍久食已入胃，反助其火，痰再升上，喘反大作。俗不知此，作胃虚，治以燥热之药者，以火济火也。

痰实肺闭

肺虚如器而不容物，痰热实之，则气不得宣，呼吸壅滞，喘急妨闷，胸膈痞痛彻背者，宜《济生》瓜蒌实丸。此与水气相似，但水即饮也，饮体稀而痰质稠，饮多寒而痰多热耳。

《济生》瓜蒌实丸

瓜蒌实研 枳实去瓤，麸炒 桔梗 半夏等分

上为末，姜汁打糊为丸，如梧子大，每服五七十丸，食后淡姜汤下。

《元戎》葶苈大枣汤

葶苈二两，炒紫色，杵成丸

以水三升，大枣二十枚，同煮取二升，去滓，内麻黄、五味子各半两，取清，令二日服一剂尽，瘥。《外台》方：葶苈、杏仁二味，杵末，枣肉丸。此又加麻黄、五味，其用弥广矣。

水气乘肺

喘因水气乘肺者，经所谓不得卧，卧则喘者，是水气之客也。古法：心下有水气，上乘于肺，喘而不得卧者，以《直指》神秘汤主之。若肾中水邪干肺者，则以《济生》肾气丸主之。

神秘汤

人参 陈皮 桔梗 紫苏 半夏 桑皮 槟榔各一钱 炙甘草五分 五味子十五粒

上用水姜煎，食远温服。

寒邪入肺

喘因寒邪入肺者，经曰：邪在肺，则病皮肤痛，寒热，上气喘咳动肩背，因背受寒邪，伏于肺中，关窍不通，呼吸不利，右寸沉而紧，亦有六部俱伏者，宜发散，则身热退而喘定。小青龙、三拗汤之属。若内兼火热，外显烦躁者，宜散而兼清，麻杏甘石之属。

小青龙汤

麻黄 桂枝 芍药 细辛 甘草各三两 干姜三两 半夏 五味子各半升

上以水一升，先煮麻黄去上沫，内诸药，煮取三升，强人服一升，羸者减之。

三拗汤方见咳门

令火烁金

喘因夏月火烁肺金者，上焦热甚，烦渴，多汗，肺主气而属金，金畏火逼，气不得降而反上行，从化于火也。

人参白虎汤

人参 石膏 知母 甘草 粳米

肾虚气逆

喘因肾虚,气吸不下者,或因气自小腹下起而上逆者,但经微劳,或饥时即发。宜以六味补阴之属,壮水配火。若足冷面热者,须以八味安肾之属,导火归元。

安肾丸

肉桂去粗皮,不见火 川乌头炮,去皮脐,各十六两 桃仁麸炒 白蒺藜炒去刺 巴戟去心 山药 茯苓 肉苁蓉酒浸,炙 石斛去根,炙 萆薢 白术 破故纸各四十八两

上为末,炼蜜为丸梧子大,每服三十丸,盐汤送下,空心食前。

小安肾丸 治肾虚冷惫,阴火上升、喘嗽,齿痛,腰痛。

香附子 川乌头 川楝子以上各一斤,用盐四两,水四升,同煮,候干切焙 茴香十二两 熟地黄八两 川椒去目及闭口者,炒出微汗,四两

上六味为细末,酒糊丸桐子大,每服二十丸,至三十丸,空心临卧,盐汤温酒任下。

齁 喘

齁喘者,积痰在肺,遇冷即发,喘鸣迫塞,但坐不得卧,外寒与内饮相搏,宜小青龙汤主之。若肺有积热,热为寒束者,宜越婢汤主之。

小青龙汤方见前

越婢加半夏汤

麻黄六两 石膏半斤 生姜三两 甘草一两 半夏半升 大枣十五枚

上六味以水六升,先煮麻黄去上沫,内诸药,煮取三升,分温三服。

定喘汤

白果二十一枚,去壳、切碎,炒黄色 麻黄 半夏 杏仁 苏子 桑皮 款冬花各二钱 黄芩炒,一钱半 甘草一钱

水三盅,煎二盅,分二服,徐徐服无时。一方无黄芩。

按:仲景云:咳而上气,此为肺胀,其人喘,目如脱状,越婢加半夏汤治之。又肺胀,咳而上气,烦躁而喘,脉浮者,心下有水,小青龙加石膏汤主之。丹溪云:肺胀而咳者,用诃子、青黛、杏仁,佐以海石、香附、瓜蒌、半曲,蜜丸噙化。仲景之治,乃伤寒法也。邪从皮毛入肺,则肺胀,故治以散邪之剂;丹溪之治,乃阴虚火动迫肺,及浊痰瘀血凝结于内,故治以收敛消瘀之剂。然亦有引动肾间虚气,喘不得卧,足冷如冰者,非《济生》肾气不效。丹溪治齁喘之症,未发以扶正气为主,八味味肾气,温肾行水之谓也。已发用攻邪气为主,越婢、青龙,泄肺蠲饮之谓也。

定喘丸 治虚人痰多咳嗽,胸满气逆,行坐无时,连年不已。

人参二钱半 南星 半夏各二钱 苦葶苈五钱

上为末,生姜自然汁糊丸黍粒大,每三五十丸,生姜汤下,亦可渐加。

血积肝伤

喘因血积肝伤者,经曰:肝脉搏坚而长,色不青,当病坠若搏,因血在胁下,令人喘逆是。

呕 吐

呕吐统论

《仁斋直指》云:呕吐出于胃气之不和,人所共知也。然有胃寒,有胃热,有痰水,有宿食,有脓血,有气攻。又有所

谓风邪干胃，凡是数者，可不究其所自来哉。寒而呕吐，则喜热恶寒，四肢凄清，法当以刚壮温之。热而呕吐，则喜冷恶热，烦躁中干，法当以清凉解之。痰水症者，吐沫怔忡，先渴后呕，与之消痰逐水辈。宿食症者，胸腹胀满，醋闷吞酸，与之消食去积辈。腥气燥气，薰炙恶心，此脓血之聚，经所谓呕家有痈脓，不须治，脓尽自愈是也。七情内郁，关格不平，此气攻之症，经所谓诸郁干胃则呕吐是也。若夫风邪入胃，人多不审，率用参、术助之，拦住寒邪，于此尤关利害。其或恶闻食臭，汤水不下，粥药不纳，此则反胃之垂绝者也。辨之不早，其何以为对治乎？虽然，足阳明之经，胃之络脉也，阳明之气，下行则顺，今逆而上行，谨不可泄，固也。然呕吐者，每每大便秘结，上下壅遏，气不流行，盍思所以区画而利导之。他如汗后水药不入口者，遂呕而脉弱，小便复利，身微热而手足厥者，虚寒之极也。识者忧焉。

洁古论吐，以气、积、寒，分属上、中、下三焦。大旨原从启玄子食不得入，是有火，食入反出，是无火来。至中焦吐，则独以积字该之。夫中焦气交之分，主运行上下，和调阴阳，其病有虚有实，有寒有热，其治亦不拘一法，岂区区毒药去积，槟榔、木香和气所能尽其事哉，东垣论吐，以呕、吐、哕，分属太阳、阳明、少阳，以其经气血多少而为声物有无之别，未见着实。

刚 壮 之 剂

吴茱萸汤 治冷涎呕吐。

吴茱萸沸汤泡洗三次，焙干 生姜各一两半 人参三钱 大枣五个

上锉，每服四钱，水盏半，食前服。

《本事》附子散 治反胃呕吐。

附子一枚极大者，坐于砖上，四面著火，渐渐逼热，淬入生姜自然汁中，再用火逼再淬，约尽姜汁半碗，焙干末之，每服二钱，水一盏，粟米少许同煎七分，不过三服。

清 凉 之 剂

《本事》竹茹汤 治胃热呕吐。

干葛三两 甘草三钱 半夏一两，姜汁半盏浆水一升煮，耗半

上为粗末，每服五钱，水二盏，姜三片，枣一枚，竹茹一钱，同煮至一盏，去滓温服。

许叔微云：胃热者，手足心热。政和中一宗人病伤寒，得汗身凉。数日忽呕吐，药与食俱不下，医者皆进丁香、藿香、滑石等药，下咽即吐。予曰：此正汗后余热留胃脘，孙兆竹茹汤正相当耳。急治药与人，即时愈。

庞老枇杷叶散

枇杷叶刷净毛 人参各一钱 茯苓半两 茅根二两 半夏一钱

上细锉，每服四钱，水一盏半，生姜七片，慢火煎至七分，去滓，入槟榔末半钱，和匀服之。此方宜入行气项下。

新定清中止呕方

半夏一钱 茯苓二钱 陈皮一钱 竹茹一钱 干葛五分 生姜五分 芦根五钱 枇杷叶三片 麦冬一钱 白风米百粒

消 痰 逐 水 之 剂

大半夏汤 治痰症呕吐。

半夏制，二升 人参三两，切

上每四钱，姜七片，蜜少许，熟煎服。

小半夏茯苓汤 《金匮》云：呕家用半夏以去其水，水去呕止。

半夏一升 生姜半斤 茯苓三两

上三味，以水七升，煮取一升半，分温再服。

《局方》二陈汤　治痰饮呕恶，头眩心悸。

陈皮　半夏制，各三钱　茯苓二钱　炙甘草一钱

水二盅，姜三片，食远服。

东垣云：辛药生姜之类治呕吐，但治上焦气壅表实之病。若胃虚谷气不行，胸中痞塞而呕吐者，惟宜益胃，推扬谷气而已。故服小半夏汤不愈者，服大半夏汤立愈，此仲景心法也。

《本事》神术丸　治呕吐清水，亦治呕酸。方见痰饮门

经云：太阴之复，呕而密默，唾吐清液，治以苦热，是呕水属湿也。或一味苍术制炒为丸服之。丹溪云：或问吞酸，《素问》明以为热，东垣又以为寒，何也？曰：吐酸与吞酸不同，吐酸是吐出酸水如醋。平时津液随上升之气，郁而成积，成积既久，湿中生热，故从木化，遂作酸味，非热而何？其有郁积之久，不能自涌而出，伏于肺胃之间，咯不得上，咽不得下。肌表得风寒，则内热愈郁，而酸味刺心；肌表温暖，腠理开发，或得香热汤丸，津液得行，亦可暂解，非寒而何？《素问》言热者，言其本也，东垣言寒者，言其末也。但东垣不言外得风寒，而作收气立说，欲泻肺金之实，又谓寒药不可治酸，而用安胃汤加二陈汤，俱犯丁香，且无治热湿积郁之法，为未合经意。予尝论治吞酸，用黄连、茱萸各制炒，随时令迭为佐使，苍术、茯苓为辅，汤浸蒸饼为小丸吞之，仍教以粝食蔬果自养，则病自愈。

消食去积之剂

治中汤　治食症呕吐。

人参　白术　干姜炮　甘草炙　青皮橘皮等分

上锉，每服三钱，枣一枚，煎服。积聚大便多者，加大黄二棋子许。

二陈汤加缩砂、丁香，亦治宿食呕吐。

洁古紫沉丸　治中焦吐食，由食积与寒气相格，故吐而疼。

砂仁　半夏曲各三钱　乌梅去核　丁香槟榔各二钱　沉香　杏仁　白术　木香各一钱　陈皮五钱　白豆蔻　巴霜各五分

上除巴霜另炒外，为细末和匀，醋糊为丸，如黍米大，每服五十丸，食后姜汤下，愈则止。

温中法曲丸　治食已心下痛，阴阴然不可忍，吐出乃已，病名食痹。

法曲炒　麦芽炒　白茯苓　陈皮去白厚朴　枳实麸炒，各一两　人参　附子制　炮姜炙草　桔梗各五钱　吴茱萸汤泡，三钱

上为细末，炼蜜丸梧子大，每服七八十丸，食前热水送下。一方有当归、细辛。

行气之剂

加减七气丸　治气郁呕吐。

半夏制，二两半　人参　辣桂　厚朴制，各一两　茯苓一两半　甘草炙，半两

上锉散，每三钱半，姜七片，枣一枚，煎服。加木香亦得。

去风和胃之剂

藿香正气散　治风邪入胃呕吐。

半夏曲　川厚朴制，各三两　藿香叶橘红各一两　甘草炙，七钱

上锉散，每三钱，姜三片，枣一枚，食前煎服。

清胃丸　治呕吐，脉弦头痛。

柴胡—两 黄芩七钱半 甘草炙 人参各
五钱 半夏三钱 青黛二钱半

上细末，每姜汁浸蒸饼丸桐子大，每
五十丸，姜汤下。

理中安蛔之剂

安蛔丸 人参 白术 干姜 甘草
川椒 乌梅

导利之剂

《金匮》大黄甘草汤 治食已即吐。

大黄四两 甘草—两

水三升，煮取一升，分温再服。

此上病疗下之法。夫阳明之气，顺而
下行者也，若下焦不通，其气必反而上
行，是以食已即吐。用大黄以通大便，则
气复顺而下行矣。所谓浊气自归浊道也。

东垣通幽汤 治幽门不通，上冲吸
门，呕吐噎塞，气不得上下，治在幽门。

熟地 生地各二钱 红花五分 桃仁泥
七粒 当归 甘草 升麻各五分 大黄—钱

上㕮咀都作一服，水二大盏，煎至一
盏，去滓热服。

《准绳》云：阴虚邪气逆上，窒塞呕
哕，不足之病，此地道不通也。当用生地
黄、当归、桃仁、红花之类，和血、凉
血、润血，兼用甘草以补其气，微加大
黄、芒硝以通其闭，大便利，邪气去，则
气逆呕吐自愈矣。

益胃之剂

《广济》豆蔻子汤 治翻胃呕吐，不
下食，腹中气逆。

人参—两 白豆蔻七粒 甘草炒，—两
生姜五两

水四升，煮取一升五合，去滓，分温
三服，相去如人行五六里。

丁香煮散

丁香 石莲肉各十四枚 北枣七枚 生
姜七片 黄秫米半合

上以水一碗半，煮稀粥，去药，取粥
食之。

咳嗽呕吐痰血饮食

咳而呕吐，痰食俱出者，伤于胃气。
昔人所谓肺病连胃是也。呕血带痰而出
者，伤于肺之络，《金匮》所谓热伤血脉
是也。吐食者二陈汤加减治之，吐血者补
肺汤主之。

加减二陈汤

半夏—钱 杏仁—钱五分 茯苓—钱五分
炙草五分 橘红—钱 竹茹八分 生姜—片
粳米—百粒

上药用清水煎服，加枇杷叶、芦根
佳。

补肺阿胶汤

阿胶—钱五分 兜铃五分 炙草五分 牛
蒡—钱 杏仁七粒 糯米—百粒

都作一服，甚者加生地黄、藕汁。

泄 泻

泄泻诸症统论

戴复庵云：泻水腹不痛者，湿也。饮
食入胃，辄泻之，完谷不化者，气虚也。
腹痛泻水，肠鸣，痛一阵泻一阵者，火
也。或泻或不泻，或多或少者，痰也。腹
痛甚而泻，泻后痛减者，积也。飧泄者，
水谷不化而完出，湿兼风也。溏泄者，渐
下污积粘垢，湿兼热也。鹜泄者，所下澄
彻清冷，小便清白，湿兼寒也。濡泄者，
体重软弱，泄下多水，湿自甚也。滑泄
者，久下不能禁固，湿胜气脱也。故曰湿
多成五泄。

湿　泻

湿泻，一名濡泄，其脉濡细，其症泄水，虚滑，肠鸣，身重，腹不痛。由脾胃有湿，则水谷不化，清浊不分。久雨潮溢，或运气湿土司令之时，多有此疾。《内经》所谓湿胜则濡泄。《左传》所谓雨淫腹疾是也。又水寒之气，入客肠间，亦令人濡泻，经云：太阳之胜，寒客下焦，传为濡泄是也。

《本事》芎䒌丸　治风湿滑泄。

芎䒌　神曲　白术　附子炮，各等分

上为细末，面糊丸，如梧子大，每服三五十丸，米饮送下。

许叔微云：左氏述楚子围萧，萧将溃，无社告叔展曰，有曲麦乎，有山鞠䒌乎，意欲令逃水中以避，是知芎䒌能除湿。予常加术、附以制方，治脾湿而泻者，万无不中，此药亦治飧泄。

刘草窗泻湿汤

生白术三钱　白芍二钱　陈皮炒，一钱五分　防风一钱　升麻五分

上锉作一帖，水煎服。

此用风药以举其气，抑胜其湿也。河间云：有肠胃燥郁，水液不能宣行于外，反以停湿而泄，或燥湿往来而时结时泄者，此又湿泻之变。余见有老人久泄，饮牛乳而泄反止者，此类是耳。

胃苓汤　治脾湿太过，泄泻不止。

平胃散　五苓散各等分

上锉，水煎服。

平胃散治酒泄不已，饮后尤甚，加丁香、缩砂、麦芽、神曲各五钱为末，米饮调二钱，立愈。

升阳除湿汤方见飧泄

东垣云：予病脾胃久衰，视听半失，气短精神不足，此由阳气衰弱，不得舒伸，伏匿于阴中耳。癸卯岁六七月间，淫雨阴寒，逾月不止，时人多病泄利。一日予体重肢节疼痛，大便泄下，而小便闭塞。治法诸泄利，小便不利，先分利之。又云：治湿不利小便，非其治也。噫圣人之法，布在方策，其不尽者，可以意求耳。今客邪寒湿之淫，从外而入里，若用淡渗之剂以除之，是降之又降，复益其阴，而重竭其阳，则阳气愈削而精神愈短矣。故必用升阳风药，羌活、独活、柴胡、升麻各一钱，防风、葛根半钱，炙甘草半钱，同㕮咀，水二盏，煎至一盏，去滓稍热服。大法云：湿寒之胜，助风以平之。又曰：下者举之，得阳气升腾而去矣。又云：客者除之，是因曲而为之直也。医不达升降浮沉之理，而一概施治，其愈者幸也。

寒　泻—名鹜溏

鹜溏者，水粪并趋大肠也。夫脾主为胃行其津液者也，脾气衰弱，不能分布，则津液糟粕并趋一窍而下。《金匮》所谓脾气衰则鹜溏也。又寒气在下，亦令人水粪杂下，而色多青黑，所谓大肠有寒则鹜溏也。

罗谦甫云：鹜溏者，大便如水，其中有少结粪是也。

补本丸

苍术　川椒去目，炒，各一两

末之，醋和丸如桐子大，每服五十丸，食前温水下。一法恶痢久不效者弥佳，小儿丸如米大。

桂枝汤　治太阳经伤寒动传太阴，下利为鹜溏。大肠不能禁固，卒然而下，中有硬物，欲起而又下，欲了而又不了。小便多清，此寒也，宜温：。春夏桂枝汤，秋冬白术散。

川桂枝　白芍药　白术各半两　炙草二钱

每服半两，水一盏，煎七分，去滓温服。

白术散

白术　白芍药各三钱　干姜炮半两　炙草二钱

上为细末，如前服之。甚则除去干姜，加附子三钱，谓辛能发散也。

附子温中汤　治寒泻腹痛，或水谷不化。

附子炮　干姜炮，各一钱半　人参　白术　白茯苓　白芍　炙草各一钱　厚朴　豆蔻　陈皮

上作一帖，水煎空心服。

热　泻

热泻者，夏月热气乍乘太阴，与湿相合，一时倾泻如水之注，亦名暴泄。《内经》所谓暴注下迫，皆属于热是也。其症腹痛自汗，烦渴面垢，脉洪数或虚，肛门热痛，粪出如汤，或兼呕吐，心腹绞痛者，即霍乱之候也。

香薷饮

香薷去土，一斤　白扁豆半斤，微炒　厚朴半斤，去皮，姜汁炙熟

上㕮咀，每服三钱，水一盏煎七分，沉冷，不拘时服。一方加黄连四两，姜汁炒令黄。

六和汤

香薷二钱　砂仁　半夏　杏仁　人参　甘草炙，各五分　赤苓　藿香　白扁豆姜汁略炒　厚朴　木瓜

水二盅，姜五片，红枣一枚，煎一盅，不拘时服。

久　泄

久泄不止，百药不效，或暂止而复来，此必有陈积在肠胃之间。积一日不去，则泻一日不愈，必先逐去陈积而后补

之，庶几获益。如果系脏虚滑泄，审无腹痛，脉微虚不沉滞者，可以温涩之药固之。

《本事》温脾汤　治痼冷在肠胃间，连年腹痛泄泻，休作无时，服诸热药不效，宜先取去，然后调治易瘥。不可畏虚以养病也。

厚朴　干姜　甘草　桂心　附子生，各二两　大黄生，四钱，碎切，汤一盏浸半日滤去渣，煎汤时和渣下

上细锉，水二升半，煎八合，后下大黄汁，再煎六合，去滓澄去脚，分三服，白夜至晓，令尽，不受食前，更以干姜丸佐之。

干姜丸

干姜　巴豆去心，炒黄　人参　大黄各一两

上除巴豆，余为末同研，炼蜜丸如桐子大，服前汤时，用汤下一丸。

震灵丹一名紫金丹　治一切沉寒痼冷，久泻久痢，脐腹冷痛，呕吐不食，及妇人血气虚损，崩漏带下。

禹余粮火煅醋淬不计遍数，手捻得碎为度　紫石英　赤石脂　丁头代赭石如禹余粮制法，各四两

已上四味，并作小①块，入瓦锅内盐泥固济，候干，用炭十斤煅通红，火尽为度，入地埋出火毒二宿。

滴乳香另研　五灵脂去沙石，筛　没药去砂石，研，各二两　朱砂水飞，一两

上八味并为细末，以糯米粉煮糊为丸，如芡实大，晒干出光，每一丸，空心温酒或冷水下。忌猪羊血，恐减药力。妇人醋汤下。

乳豆丸　治滑泄不止，诸药无效。

肉豆蔻生为末

———————

① 小：医学大成本作"大"。

上用通明乳香，以酒浸过，研成膏，丸如桐子大，每五十丸，空心米饮送下。

《和剂》桃花丸 寒泻腹中痛，服诸热药以温中，并不见效，登圊不迭，秽物随出。此属下焦，宜桃花丸以温涩之。

赤石脂 干姜炮，等分

上为末，面糊丸如梧子大，每服三十丸，空心食前米饮下。日三。

河间诃子散 治泄久腹痛渐已，泻下渐少，宜此药止之。

诃子一两，半生半熟 黄连三钱 木香半两 甘草二钱

上为细末，每服二钱，以白术芍药汤调下。如止之未已，宜因其归而送之。于诃子散内加厚朴一两，竭其邪气也。按：收涩之剂，固肠丸、诃子散皆治热滑，扶脾丸、桃花丸皆治寒滑，盖滑泄虽同，而有阴阳之分也。

食　泄

加味平胃散 治食积泻，噫气作酸，泄而腹痛甚，泻后痛减，臭如抱坏鸡子。《得效》云：伤食积而泻者，粪白可验，且腹必耕痛方泄是也。

苍术 厚朴 陈皮 甘草 缩砂 草果 山楂子 麦芽

水煎服。有停饮食数日乃泻，后屡作屡止，饮食稍多即发，名曰瀼泻，宜枳术曲蘖丸。

酒　泄

治饮酒过多，遂成酒泄，骨立不能食，但饮一二杯即发，经年不愈方。

苍术 厚朴 陈皮 甘草 丁香 缩砂 干葛 麦芽 神曲

上为末，空心米饮调下二钱。

治伤酒晨起必泻方

人参 白术 干姜 炙甘草 茯苓

干葛 陈皮 川黄连酒浸，炒

上锉，姜水煎服。

肾　泄

肾泄者，五更溏泄也。肾虽水脏，而中有元阳，为脾土之母。又肾者主蛰封藏之本，而开窍于二阴，肾阳既虚，既不能温养于脾，又不能禁固于下，故遇子后阳生之时，其气不振，阴寒反胜，则腹鸣奔响作胀，泻去一二行乃安，积月不愈，或至累年。此病藏于肾，宜治下而不宜治中者也。

五味子散

五味子二两 吴茱萸半两，细粒绿色者

上二味，同炒香熟为度，细末每二钱，陈米饮下。

许氏云：顷年有一亲识，每五更初欲晓时，必溏泄一次，如是数月。有人云：此名肾泄，感阴气而然，得此顿愈。

四神丸

肉豆蔻 五味子各二两 补骨脂四两 吴茱萸浸炒，一两

上为末，生姜八两，红枣一百枚，煮熟取枣肉和丸如梧子大，每服五七十丸，空心或食前白汤下。一云：夜食前更进一服。盖暖药虽旦服之，至夜力已尽，无以敌一夜阴气之故也。《澹寮》无五味、吴萸，有茴香一两，木香半两。一方去五味、吴萸，入神曲、麦芽。

按：五更溏泄，不独肾虚一端，酒积、食积、寒积，皆作此病。概与温肾，非其治矣。食积、酒积，治法详久泄，吞红丸子，或单服曲蘖枳术丸。寒积者，积寒在脾肾，宜魏氏椒朴丸。

椒朴丸

益智仁去壳，炒 川椒炒出汗 川厚朴姜制 陈皮 白干姜 茴香炒，各等分

上用青盐等分，于银石器内，以水浸

前药，慢火煮干，焙燥为末，酒糊丸如梧子大，每服三十丸，加至四十丸，空心盐汤温酒任下。

伤酒者，湿热在脾，宜理中汤，加干葛、黄连，或葛花解醒汤，吞酒煮黄连丸。

饮食过多，脾胃之气，不能运化，其人必嗳气如败卵，宜治中汤，加砂仁半钱，吞红丸子，或单服曲糵枳术丸。

飧　泄

飧泄，完谷不化也。脾胃气衰，不能熟腐水谷，而食物完出。经所谓脾病者，虚则腹满肠鸣，飧泄食不化是也。又清气在下，则生飧泄者，谓阳气虚则下陷也。又风气入脾，亦令飧泄。夫风者木气也，而行于土中，风性善行，传化疾速，则熟腐不及，经所谓久风入中，为肠风飧泄者是也。又脾所生病，为胸满呕逆飧泄者，亦木气制土之所致也。又虚邪舍于肠胃，多寒则肠鸣飧泄食不化者，土性喜温而恶寒，多寒则变化无权也。故飧泄之病，约有三端，一曰虚，二曰风，三曰冷，而皆以虚为本也，亦曰虚泄。

胃风汤　治风冷虚气，入客肠胃，水谷不化，泄泻注下，腹胁虚满，肠鸣疗痛。

人参　茯苓　川芎　官桂　当归　白芍　白术各等分

每服二钱，水一大盏，粟米百余粒，同煎七分去渣，稍热空心服。若虚劳嗽，加五味子；若有痰，加半夏；若发热，加柴胡；若有汗，加牡蛎；若虚寒，加附子；若寒甚，加干姜，皆依本方等分。

防风芍药汤　治飧泄脉弦，身热腹痛而渴。

防风　芍药各二钱　黄芩一钱　苍术三钱
水煎服。此治风入脾之法也。

鞠蒡丸　方见濡泄
吴茱萸散　方见肠痹
升阳除湿汤　治胃气不升，清气在下，飧泄不已。

苍术一钱半　柴胡　升麻　羌活　防风　泽泻　猪苓　神曲各七分　麦芽　陈皮各五分　甘草三分炙

水二盏，煎一盏，去滓，空心服。如胃寒肠鸣，加益智仁、半夏各五分，姜、枣同煎。

《灵枢》云：头有疾，取之足，谓阳病在阴也。足有疾，取之上，谓阴病在阳也。中有疾，傍取之，中者脾胃也，傍者少阳甲胆也。脾胃有疾，取之足少阳甲胆也。甲风木也，东方春也。胃中真气者，谷气也。饮食不化，谷气下流者，湿胜故也。故曰，湿多成五泄，宜助甲胆风以克之。又是升阳助清气上行之法也。大抵此症，本胃弱不能克化，夺食少食，欲使胃气不困也。若药剂大，则胃不胜药，泄亦不止，当渐渐与之，不可多服饵也。

经云：飧泄取三阴。三阴者，太阴也。宜补中益气汤，去当归，加白芍。东垣云：清气在下者，乃人之脾胃气衰，不能升发阳气，故用升麻、柴胡，助甘辛之味，以引元气之升，不令下陷为飧泄也。

加味四君子汤　治气虚泄泻。

四君子加肉豆蔻煨、诃子炮，各一钱，姜枣煎。一方加缩砂、藿香、炮姜各五分，山药、莲子、陈皮各一钱，乌梅一个，名参苓莲术散。

痢　疾

诸痢治法统论

痢疾古名滞下，亦名肠澼。以其滞涩肠脏，下多不快而澼澼有声也。或赤或白,或赤白相杂,或下肠垢而无糟粕,或糟粕相杂,虽有痛不痛之异,然皆里急后重,逼迫恼人。

痢疾古有赤热白冷,及五色分属五脏之辨,然脏腑寒热,当以脉症互参,虽有前说,存之而已,若执此认病,泥矣。

《准绳》谓后重因邪压大肠坠下者,当用大黄、槟榔辈。如罗谦甫水煮木香膏、东垣白术安胃散等方。泻其所压之邪,则后重自除。若邪而泻,其重仍在者,知大肠虚滑,不能自收而重,当用御米壳等涩剂,固其滑,收其气。用亦愈也,议论自正。但水煮木香、白术安胃二方,皆以御米壳为君,且有乌梅、五味子、白芍、诃子,并无槟榔、大黄,而云然者,岂未之察耶。

又谓大肠为邪坠下之重,其重至圊后不减,大肠虚滑不收之重,其重至圊后随减。愚谓邪坠之重,圊后当减;虚滑之重,圊后不减。兹反言之,亦有误耶。

又谓休息痢多因兜住积滞,以致时作时止,宜四君子吞驻车丸,再投去积,却用兜剂。按:四君、驻车都非去积之剂,然议论自正。

败毒散,发散风温,益元散解利热邪,故俱治发热下利。

治痢大法:后重者宜下;腹痛者宜和;身重者除湿;脉弦者去风;脓血稠粘,以重药竭之;身冷自汗,以毒药温之;风邪内缩者,汗之则愈;鹜溏为利者,温之而已。又曰:在表者发之,在里者下之,在上者涌之,在下者竭之,身表热者内疏之,小便涩者分利之,盛者和之,去者送之,过者止之。

又曰:食寒冷者,宜温热以消导之;伤湿热者,宜苦寒以内疏之;风邪内陷者升举之;湿气内盛者分利之;里急者下之;后重者调之;腹痛者和之;洞泄肠鸣

无力,不及拈衣,脉细微而弱者,温之收之;脓血稠粘,数至圊而不能便,脉洪大而有力者,下之寒之。

分治痢症诸方

寒 下 之 剂

洁古大黄汤

大黄一两,锉　好酒二大盏,浸半日许,煎至一盏半,去滓分二服,顿服之。痢止勿服。如未止再服,取利为度。后服芍药汤和之。痢止再服白术黄芩汤,尽彻其毒也,审系寒积留滞,则宜温下之法治之。

韩柔大黄汤

川黄连吴茱萸炒,一两　广木香一两　大黄酒浸炒,二两

上为末水丸,量人虚实,加减丸数。盖暑毒与食物相搏,结在下脘,则升降出入,不得循其正,糟粕欲行不得行,而火复迫之,则将脏腑脂膏逼迫而下,故取大黄驱热毒,下糟粕,清肠脏也。如脓血相杂,而脉浮大者,慎勿以大黄下之,下之必死,谓气竭也。而阳无所收,不收则死。

和 利 之 剂

芍药汤洁古　行血调气。经曰:溲而便脓血,知气行而血止也。行血则便脓自愈,调气则后重自除。

芍药一两　当归　黄连　黄芩各半两大黄三钱　桂二钱五分　甘草炒　槟榔各二钱木香一钱

上九味,㕮咀,每服五钱,水二盏,煎至一盏,去滓温服。一方无桂、甘,有枳壳,名导滞汤。

《先醒斋》滞下丸

川连姜汁炒,一斤　滑石八两,研末　白芍

酒炒，五两 甘草炙，三两 槟榔四两 枳壳五两 木香二两半

上为末，荷叶汤稍加姜汁和丸，如绿豆大，每服四钱。凡燥烦渴恶心者，勿用木香；元气虚弱者，勿用槟榔、枳壳；里急色赤者，加当归，惟恶心呕吐不思食勿用；白多，加吴茱萸汤泡七次，七分，扁豆炒，二钱，陈皮一钱；赤多，加乌梅肉一钱，山楂肉二钱，红曲一钱；腹痛，加白芍三钱，甘草三钱；口渴及发热，调滑石末三钱，小便赤少，或不利，亦加之。恶心欲吐，即噤口痢，多加人参、石莲肉、绿色升麻，醋炒。久利不止，加肉豆蔻一钱，莲肉去心，炒黄，三钱，扁豆、茯苓各二钱，人参三钱。

刘河间曰：夫治诸痢者，莫若以辛苦寒药治之，或微加辛热佐之。盖辛热能发散邪气，开通郁结，苦能燥湿，寒能除热，使气宣平而已。其湿热郁抑，欲利不利，宜以韩祗加大黄汤利之。

当归导气汤东垣

当归 芍药各一钱 生地二钱 甘草一钱半 槟榔 木香各二钱 青皮 槐花炒，各七分 泽泻五分

上为末，用水煎，食前温服。如小便利，去泽泻；恶心去槐花，加姜汁炒黄连；燥渴减木香一半。

丹溪青六丸 治血痢，及产后腹痛自利，能补脾补血，去三焦湿热

六一散三两 红曲炒，半两，酒糊丸。

按：和者，和养其肠胃；利者，通利其积滞，凡正不足而邪有余者，宜仿此法治之。

疏 解 之 剂

《活人》败毒散 治下利发热脉浮者。

人参 川芎 羌活 独活 前胡 茯苓 枳壳 桔梗 炙草 柴胡 陈仓米

上㕮咀，每服五钱，水一盏半，生姜三片，煎至七分，去滓服无时，一名仓廪汤。

藿香正气散
香薷饮

下利虽曰有积有热，如用药不效，即是肠胃有风邪。热者、赤者，与败毒散；冷者、白者，不换金正气散。治痢之法，大要以散风邪、行滞气、开胃脘为先，不可遽用粟壳、龙骨、牡蛎辈，以闭涩肠胃，邪气得补而愈甚，不为缠扰撮痛，则为里急后重，所以日久淹延而未已也。肉蔻、诃子、白术辈，恐其补住寒邪，亦不可遽投。

温 通 之 剂

葛氏疗痢色白，食不消者，为寒下方。

豉一斤，绵裹 薤白一把

水三升，煮取二升，及热顿服之。此不从暑毒而发者，或过啖生冷，或坐卧高堂大厦，寒气所乘，脾亦不运，故随感而为痢，以葛氏豉薤汤治之，如逾二三日，寒化为热，其病形与暑毒同也。

黑丸子

乌梅肉 杏仁去皮尖，另研，十四粒 巴霜去油，半钱 百草霜六钱

上为细末，和匀稀糊为丸，如黍米大，每服十五丸加至二十丸，白汤送下。一方有半夏、缩砂各十四粒。

感应丸

温 补 之 剂

理中汤

人参 白术 炮姜 炙草

水煎服。如痢不止，宜加豆蔻、木香。有热加黄连。

真人养脏汤

人参 白术各六钱 白芍 木香各一两

六钱　甘草　肉桂各八钱　肉豆蔻面裹煨，五钱
御米壳蜜炙　诃子肉一两二钱

上㕮咀，每服四钱，水一盏半，煎至
八分去渣，食前温服。忌生冷鱼腥酒面油
腻之物。如滑泄夜起，久不瘥者，可加附
子四片。此温补兼收之剂，脏虚滑脱者宜
之。若有热者，不可用也，宜冷涩之剂。

冷涩之剂

《外台》方　治伤寒八九日，至十余
日，大烦渴作热，三焦有疮𧏾下利，或张
口吐舌，目烂口疮，不识人。用此除热毒
止痢，龙骨半斤，水一斗，煮四升，沉之
井底，冷服五合，渐渐进之。

《肘后方》治热病下利欲死者，龙骨
半斤，研，水一斗，煮取五升，候极冷稍
饮，得汗即愈效。

又治久利休息不止者，龙骨四两打
碎，水五升，煮取二升半，分五服冷饮。
仍以米饮和丸，每服十丸。

按：三方并用龙骨水煎冷服，盖以冷
除热，而以涩固脱尔。

和养之剂

驻车丸　治一切下痢，无问冷热。

阿胶十五两，捣碎，蛤粉炒成珠，以醋四升熬
成膏　当归十五两　川黄连三十两，去须　炮干
姜十两

上为末，同阿胶膏，杵成丸梧子大，
每服三十丸，食前米饮下。日三。

凡蕴热血痢，里急而痛甚，虽已疏通
荡涤，然其痛不减者，非热亦非积也。营
血亏少，阳刚胜阴故尔。用药当以血药为
佐，营血一调，其痛立止矣。

卷 八

梦 遗精滑附

梦 遗 精 滑

梦遗精滑，虽皆属火，而有心肾之异。动于心者，神摇于上，则精遗于下也。不必治肾，但清其心而梦自已。盖精之藏贮虽在肾，而精之主宰则在心，是以少年伶俐之人，多有此病，而田野愚鲁之人，无患此者。总由心之动静而已。动于肾者，壮年气盛，久节淫欲，经络壅热，精乃不固，经所谓阳强不能密，阴气乃绝是也。而此病复有二：有出于木者，有出于水者，以二脏皆有相火故也。宜分别治之。又有脾胃湿热下流，肾经精气不清而遗者，得之醇酒厚味过多也。《直指》所谓心肾之外，又有脾精不禁，小便漏浊，手足乏力，腰背酸痛，当用苍术等剂，以敛脾精。敛脾谓何？精生于谷也。

清心之剂

安神丸

生地　朱砂水飞　当归各一钱　甘草五分　黄连一钱五分

汤浸，蒸饼为丸，如黍米大，每服十五丸，或二十丸，津咽，或用温水送下。此方专清心火，是治其本也。以黄连泄热，即以归、地、甘草养血滋阴，以朱砂安神，是补泻兼施法。

导赤散

娄全善云：一壮年，梦遗白浊，与涩精药益甚，改用导赤散，大剂服之，遗浊皆止。

生地　木通　甘草等分　竹叶二十片

水煎服。一方加人参、麦门冬。心与小肠为表里，此方导心经之热，从小肠出，是治标法。

茯神汤

治思想太过，梦泄，夜卧心悸。

茯神去皮木，一钱五分　远志　石菖蒲　茯苓各一钱　枣仁炒，一钱二分　人参　当归各一钱　甘草四分　黄连　生地各八分

水二盅，莲子七枚，捶碎，煎八分，食前服。

莲子六一汤

治心热梦遗赤浊。

石莲肉连心用，六两　甘草炙，一两

上为末，每服二钱，食后灯心一小撮煎汤调下。前茯神汤以养心血，血属阴，故从苦寒以泄热也。此方以定心气，气属阳，故从辛温以宣郁也。同为补心之剂而有阴阳寒热之别。

王荆公妙香散

安神闭精，定心气。

人参　益智仁　龙骨五色者，各一两　白茯苓　茯神去木　远志去心，各半两　朱砂研　甘草炙，各二钱半

上为细末，每服二钱，空心温酒调服。《良方》加木香、麝香以宣郁滞。

真珠丸

真珠六两，以牡蛎六两，用水同煎一日，去牡蛎，以真珠为末

上于乳钵内，研三五日后，宽著水飞过，候干，用蒸饼和丸，如梧子大，每服二十丸，食前温酒送下。

珍珠粉丸

黄柏新瓦上炒赤 真蛤粉各一斤 真珠三两

上为末，滴水丸梧子大，每服一百丸，空心温酒送下。

法曰，阳盛乘阴，故精泄；黄柏降火清心，蛤粉咸而补肾阴，易老方无真珠一味。《正传》

定志珍珠丸 治心虚梦泄。

蛤粉 黄柏 人参 白茯苓各三两 远志 石菖蒲 青黛各二两 樗根白皮一两

上为末，面糊丸梧子大，青黛为衣，空心姜盐汤下五十丸。《正传》

《本事》清心丸 治年壮气盛，久节淫欲，经络壅热梦漏，心松恍惚。

好黄柏皮一两，为细末，用生脑子一钱同研，炼蜜丸如梧子大，每服十丸至十五丸，浓煎麦冬汤下。此方主以黄柏苦寒坚阴，佐以脑子辛香达窍，送以麦冬汤引之入心也。

大智禅师云：梦遗不可全作虚冷，亦有经络热而得之者是也。常治一人，至夜，脊心热梦遗，用珍珠丸、猪苓丸，遗止。后服紫雪，脊热始除，或清心丸，亦佳。《本事》

清燥湿热之剂

神芎丸

大黄 黄芩各二两 黑丑头末 滑石各四两 黄连 川芎 薄荷叶各半两

滴水丸桐子大，每服五十丸，食后温水下。《局方》无黄连 娄全善云：一中年梦遗，与涩药勿效。改与神芎丸下之，后与猪苓丸，遂愈。

猪苓丸 许学士云：经曰：肾气闭即

精泄。又曰：肾气藏精。盖肾能摄精气以生育人伦者也，或敛或散，皆主于肾。今肾气闭则一身之精气无所管摄，故妄行而出不时也。猪苓丸一方正为此设。治年壮气盛，湿热郁滞梦遗。

半夏一两 破如豆粒，用猪苓二两为末，先将一半炒半夏色黄勿令焦，出火毒，取半夏为末，糊丸梧子大，候干，用前猪苓末一半，又同炒微裂，入磁瓶内养之，空心温酒或盐汤下，三四十丸。常又服于未申间以温酒下。此方以行为止，治湿热郁滞，小水频数，梦遗精滑良。盖半夏有利性，而猪苓导水，即肾气闭，导气使通之意。

一男子梦遗，医与涩药，反甚，先服神芎丸大下之，却服此猪苓丸愈。可见梦遗属郁滞者多矣。

经验猪肚丸 治梦遗泄精，进饮食，健肢体，此药神应。

白术面炒，五两 苦参白者，三两 牡蛎左顾者，煅研，四两

上为末，用雄猪肚一具，洗净以瓷罐煮极烂，木石捣如泥和药，再加肚汁捣半日，丸如小豆大，每服四五十丸，日进三服，米饮送下。久服自觉身肥，而梦遗永止。

《和剂》威喜丸

白茯苓去皮，四两，切块，同猪苓二钱半于磁器内煮二十余沸，晒干，不用猪苓 黄蜡四两

上以茯苓为末，溶黄蜡搜和为丸，如弹子大。每空心细嚼，满口生津，徐徐咽服，以小便清利为度效。忌米醋及怒气动性。

三仙丸

益智仁二两，用盐二两炒，去盐 乌梅一两半，炒 山药一两，另为末

上用山药末，煮糊为丸，梧子大，每服五十丸，用朱砂为衣，空心临卧以盐汤

下。

苍术丸

茅山苍术去粗皮，一斤，米泔浸一日夜，焙干 船上茴香炒，三两 川乌炮，去皮脐 破故纸各二两，炒 川楝子蒸取肉，焙干，三两 白茯苓二两 龙骨别研，二两

上末，酒糊丸梧子大，朱砂为衣，每服五十丸，空心缩砂仁汤下。粳米饮亦可。此《直指》所谓脾精不禁，当用苍术辈以敛脾精是也。若有热者，宜凤髓丹。

秘固精气之剂

葛元真人百补交精丸

熟地黄酒浸一宿，切，焙干，四两 五味子六两 山药 牛膝酒浸一宿，焙干 肉苁蓉酒浸一宿，切碎，焙干，各二两 杜仲去粗皮，慢火炒断丝，三两 泽泻 山茱萸 茯神 远志 巴戟肉 柏子仁微炒，另研 赤石脂各一两

上为细末，炼蜜丸如梧子大，每服二十丸，空心酒送下。一方有石膏一两。

固真散

白龙骨一两 韭子一合

上为末，每服二钱匕，空心用酒调服。此二药大能涩精，固真气，暖下元。一方有白茯苓、兔丝子，醋和丸桐子大，每服五十丸，温酒盐汤下，名玉露丸。一方加天雄、鹿茸、牡蛎，酒糊丸梧子大，每服五十丸酒下，日再，名内固丸。

玉锁丹 治玉门不闭，遗精日久，如水之漏，不能关束者。

文蛤八两 白茯苓二两 白龙骨一两

上为细末，米糊丸梧子大，每服七十丸，空心淡盐汤下，临睡更进一服极效。加莲须或肉二两、芡实二两、兔丝子四两、牡蛎一两，山药糊丸尤炒。

赤 白 浊

有湿热下流而致者，病从脾而及肾也。丹溪曰：大率多是湿痰流注，治宜燥湿降火，珍珠粉丸主之。

真珠粉丸

黄柏炒 蛤粉炒各一斤 珍珠三两

上为末，水糊丸如梧子大，每服一百丸，空心温酒下，黄柏苦而降火，蛤粉、珍珠咸而补肾也。又方加樗白皮、青黛、干姜、炒滑石等分，神曲糊丸。卢氏曰：病因湿热的矣，然亦不可专用寒凉药，故用炒柏之类，又以干姜之温而佐之也。又方海蛤、黄柏各三两，樗根白皮、青黛各二两，人参、白茯苓各三两，远志、石菖蒲各二两，面糊丸梧子大，每服五十丸，空心姜盐汤下，名定志珍珠丸。又方加知母炒、牡蛎煅粉、山药炒等分为末，糊丸梧子大，每服八十丸，盐汤下。

萆薢分清饮 治阳虚白浊，小便频数，漩白如油，名曰膏淋。

益智仁 川萆薢 石菖蒲 乌药等分

上㕮咀，每服四钱，水一盏，入盐一捻，煎七分，食前温服。一方加茯苓，甘草。

治肾虚白浊方《圣济总录》

肉苁蓉 鹿茸 山药 白茯苓等分

上为末，米丸梧子大，每服三十丸，枣汤下。

小兔丝子丸

石莲肉二两 白茯苓一两 兔丝子酒浸，研，五两 怀山药二两，内以七钱五分作糊

为上细末，用山药末糊丸梧子大，每服五十丸，温酒或盐汤下，空心服。一方有五味子，名元兔丹。一方无山药，名茯兔丸。

便 秘

便 秘 统 论

洁古云：脏腑之秘，不可一概论治。有虚秘，有实秘，有风秘，有冷秘，有气秘，

有热秘，有老人津液干燥，妇人分产亡血，及发汗利小便，病后血气未复，皆能作秘。不可一例用硝、黄利药，巴豆、牵牛尤在所禁。按：仲景云：脉浮而数，能食不大便者，此为实，名曰阳结，期十七日当剧。脉沉而迟，不能食，身体重，大便反硬，名曰阴结，期十四日当剧。东垣云：阳结者散之，阴结者热之。前所云实秘、热秘，即阳结。所云冷秘、虚秘，即阴结也。

虚　秘

虚秘有二，一以阴虚，一以阳虚也。凡下焦阳虚，则阳气不行，阳气不行，则不能传送而阴凝于下。下焦阴虚，则精血枯燥，精血枯燥，则津液不到，而肠脏干槁。治阳虚者，但益其火，则阴凝自化。治阴虚者，但壮其水，则泾渭自通。

苁蓉润肠丸

肉苁蓉酒浸，焙，二两　沉香另研，一两

为末，用麻子仁汁打糊为丸，梧子大，每服七十丸，空心服。

益血润肠丸　治津液亡，大肠秘，老人虚人皆可服。并祛风养血。

熟地六两　杏仁炒，去皮尖　麻仁各三两，以上三味各杵膏　枳壳　橘红各二两半　阿胶炒　肉苁蓉各一两半　苏子　荆芥各一两　当归三两

末之，以前三味膏同杵千余下，加炼蜜为丸如桐子大，每服五六十丸，空心白汤下。

五仁丸

柏子仁半两　松子仁　桃仁　杏仁各一两　郁李仁一钱　陈皮四两，另为末

上将五仁另研如膏，入陈皮末研匀，炼蜜丸梧子大，每服五十丸，空心米饮下。

黄芪汤　治老人虚秘。

绵黄芪　陈皮去白，各半两

上为末，每服三钱，用大麻仁一合研烂，以水投取浆水一盏，滤去滓，于银石器内煎，后有乳起，即入白蜜一大匙，再煎令沸，调药末，空心食前服。秘甚者不过两服愈。

实　秘

实秘者，胃实而秘。东垣所谓胃气实者秘物，胃气虚者闭气是也。其人能食，小便赤，其脉沉实。

麻仁丸

厚朴姜制　枳实麸炒　芍药各八两　大黄蒸焙一斤　麻仁别研，五两　杏仁去皮尖，炒，五两半

上为末，炼蜜和丸梧子大，每服二十丸，临卧温水下，大便通利则止。

木香逐气丸

槟榔鸡心者　青皮去白　陈皮去白，各半两　南木香二钱半　川巴豆肉一钱半，研如泥，渐入药同研

上件并末，生姜自然汁，调神曲末为糊丸，麻子大，每服十丸，姜汤下，如气攻腹痛，枳壳、木瓜煎汤下。按：巴豆大热有毒，伤胃腐肠，有冷积酌用。子和三法中，下法忌巴豆热药，盖恐伤肠胃也。

按实秘有寒有热，热实者，宜寒下；寒实者，宜温下。麻仁丸、厚朴三物汤治实而热者；逐气丸、温脾汤治实而寒者也。

风　秘

风秘者，风胜则干也。由风搏肺脏，传于大肠，津液燥涩，传化则难。或其人素有风病者，亦多有秘，或肠胃积热，久而风从内生，亦能成秘也。

皂角丸　治大肠有风，大便秘结。

皂角炙，去子　枳壳去瓤，麸炒，各等分

上为末，炼蜜丸梧子大，每服七十丸，空心米饮下，或加麻仁、杏仁、防风、陈皮亦得。

东垣润肠丸

当归梢 羌活 大黄煨，各半两 麻仁 桃仁去皮尖，各一两

蜜丸桐子大，每服三五十丸，白汤下。

冷 秘

冷秘者，寒冷之气横于肠胃，凝阴固结，阳气不行，津液不通，其人肠内气攻，喜热恶冷，其脉迟涩者是也。

半硫丸

半夏汤洗七次，焙干为细末 硫黄明净好者，研令极细，用柳木槌子杀过

上以生姜自然汁同熬，入干蒸饼末，搅和匀，入臼内杵数百下，丸如梧子大，每服十五丸至二十丸，无灰温酒或生姜汤任下。妇人醋汤下，俱空心服。

《准绳》云：热药多秘，惟硫黄暖而能通。冷药多泄，惟黄连肥肠而止泄。

热 秘

热秘者，热搏津液，肠胃燥结，伤寒热邪传里，及肠胃素有积热者，多有此疾。其症面赤身热，腹中胀闷，时欲喜冷，或口舌生疮。

大黄饮子 治身热烦躁，大便不通。

大黄湿纸裹煨，二钱 杏仁炒，去皮尖 枳壳麸炒 栀子仁 生地黄各一钱半 人参 黄芩各七分 川升麻一钱 甘草炙五分

上作一服，水二盏，姜五片，豆豉二十一粒，乌梅一枚，煎至一盏，不拘时服。

气 秘

气秘者，气内滞而物不行也，其脉沉，其人多噫，心腹痞闷，胁肋填胀，此不可用药通之。虽或暂通而其秘益甚矣。或迫之使通，因而下血者，惟当顺气，气顺则便自通矣。苏子降气，治上盛下虚，气不升降而大便不利者。此药流行肺气，肺与大肠相为表里，故能通气秘而行大便也。

苏子降气汤 加枳壳、杏仁煎。此药流行肺气。

苏感丸 即苏合四分，感应六分，研和别丸。大凡腹痛而呕，欲利其大便，诸药皆令人吐，惟苏感丸用姜汁泡汤下最妙。

六磨汤 治气滞腹急，大便秘涩。

沉香 木香 槟榔 乌药 枳壳 大黄各等分

上六味热汤磨服。此治气实之方。

闭 癃遗溺附

闭癃遗溺

太无论小便不利三端：一者大便泻而小便涩，为津液偏渗，治宜分利而已。二者热搏下焦，湿热不行，必通泄则愈。三者脾胃气涩，不能通调水道，下输膀胱，可顺气令施化而出。然津液偏渗，有脾肺之分；湿热不行，亦有肾与膀胱之别。更当参合脉症而分辨之。东垣以小便不通，皆邪热为病，分在气在血而治之。如渴而不利者，热在上焦气分，为肺热不能生水，是绝小便之源也。宜淡味渗泄之药，以清肺泄火，滋水之化源。如不渴者，热在下焦血分，为阴受热邪，闭塞其流，宜气味俱阴之药，以除其热，泄其闭塞也。此以上下二焦分气血言。然在下焦，亦有气壅血污之分；即在上焦，亦有气虚气窒

之异，不可不察也。

《元珠》论遗溺闭癃，惟肝与督脉、三焦、膀胱主之。经云：肝足厥阴之脉，环阴器，所生病遗溺闭癃。督脉者女子入系廷孔，其孔，溺孔之端也。其男子循茎下至篡，与女子等。其生病癃痔遗溺，三焦者足太阳少阴之所将，太阳之别也。上踝五寸，别出贯腨肠，出于委阳，并太阳之正，入络膀胱约下焦，实则闭癃，虚则遗溺。然刺灸之法，但取厥阴、督脉、三焦俞穴，而不及膀胱者，以膀胱但藏溺耳。其出溺，皆从三焦及肝督脉也。按：经云肾开窍于二阴；又云肾合膀胱，余常见老医以白通、六味、肾气等药，辨阴阳虚实而治之、其效捷于桴鼓，而此论独不及肾，故当总统诸家，而参考之，则无遗义矣。

丹溪云：小便不通，有正治，有隔二隔三之治，如不因他故，但膀胱有热者，则宜黄柏、知母之属泻膀胱，此正治也。如因肺燥不能生水者，则宜车前、茯苓之属清肺气，此隔二之治也。如因脾湿不运，而精不升，以致肺不能生水者，则当苍术、白术之属燥脾利湿，此隔三之治也。但所谓清肺之法，自宜《外台》百合饮子之类，清润兼行，庶几得理，若车前、茯苓渗利之品，以求其水，益资其燥矣。

丹溪又谓：不论气虚、血虚、实热、痰闭，皆宜吐之以提其气，气升则水自降，譬之滴水之器，必使上窍通而后下窍之水出焉。夫病在下，取之上，《内经》之旨也。天地之气不升则不降，吐亦法之巧耳。然必痰实气闭者，乃可用之，未可以之概治气虚、血虚等症也。

《元珠》闭癃遗溺不禁之辨，谓闭者，小便不出，塞而不通也。癃者，罢弱而气不充，淋淋沥沥，点滴而出，或涩而疼，一日数十次，俗名淋病者是也。闭则是急病，癃则是缓病；遗溺睡梦中溺出，醒而方知是也。不禁者，日夜无遍数，频频而溺也。

小便不通

有下焦蓄热者，《内经》所谓膀胱不利为癃也，巢氏谓膀胱与肾为表里，而俱主水，热气太盛，故令结涩，小便不通，腹胀气急，甚者水气上逆，令心腹痛呕，乃至于死，其脉紧而滑直者是也。

广济方

冬葵子　滑石　茯苓　通草各三两　茅根四两　芒硝二两，汤成下

水煮分温三服，相去如人行六七里。若不得溺，急闷欲绝者，以盐二升，大铛中熬，以布绵裹脐下揉之，小便当渐通也。曾试有验。

《圣济总录》方

独颗大蒜一枚，栀子仁三七枚，盐花少许，三味捣烂摊纸上，贴脐良久即通，未通涂阴囊上立通。

掩脐法

连根葱勿洗，带土生姜一块，淡豆豉二十一粒，盐二匙，同研烂，捍饼烘热掩脐中，以帛扎定，良久气透自通，不然再换一剂。

有肺热不降者，东垣曰：小便闭而不渴者，热在下焦血分，真水不足，膀胱干涸，乃无阴则阳无以化，法宜苦寒之属，以补肾与膀胱，使阴气行而阳自化，则小便自通。其渴者，热在上焦气分，肺中伏火，不能生水，膀胱绝其化源，宜气味俱薄淡渗之药，以泻肺火，清肺金而滋水之化源。

百合饮子《外台》

桑白皮六分 通草 百合各八分 白茅根一分

水四升，煮取二升，去滓温服。

有下焦阳虚不化者，夫肾开窍于二阴，肾中阳虚，则二阴之窍闭，闭则大小便俱不得出，如重阴沍寒，地道闭塞，惟与白通汤多加葱白，阳气一至，二便立通矣。

白通汤

葱白四茎 干姜一两 附子一枚

上三味，以水三升，煮取一升，去滓，分温再服，加人尿五合尤佳。伤寒并用猪胆者，所以从上焦格拒之阴，此病独加人尿者，所以通阴中闭塞之阳也。

有下焦阴虚而阳不化者，其状脚膝软弱无力，阴汗阴痿，足热不能履地，不渴而小便闭，是不可以淡渗之剂利之，利之则阴愈竭，而水益不行矣。宜苦寒之属以补肾与膀胱，所云使阴气行而阳自化也。

滋肾丸

黄柏酒洗，焙，二两 知母酒洗，焙，一两 肉桂一钱

上为细末，熟水丸芡实大，每服百丸，加至二百丸，百沸汤空心下。

《内经》曰：热者寒之。又云：肾苦燥，急食辛以润之。以黄柏之苦寒泻热，补水润燥，故以为君；以知母苦寒泻肾火，故以为佐；肉桂辛热，寒因热用也。

丹溪云：诸淋皆属于热，余每用滋肾丸，每百丸，可用四物汤加甘草梢、杜牛膝、木通、桃仁、滑石、木香煎汤，空心吞服。兼灸三阴交，如鼓应桴，累试累验。

有转胞不得小便者，由胞为热所迫，或强忍小便，俱令水气迫于胞，屈辟不得充张，外水应入不得入，内水应出不得出，小腹急痛，不得小便，不治害人。亦有虚人下焦气冷不治，胞系了戾者，宜分

而治之。

滑石散

寒水石二两 葵子一合 滑石一两 乱发灰 车前子 木通各一两

上锉散，水一斗，煮取五升，时时服一剂即利。

八味丸

治肾虚小便不通，或过服凉药而闭涩愈甚者，及虚人下元冷，胞转不得小便，膨急切痛，经四五日困笃欲死者，每服五十丸，温盐汤下。

小便闭尿满方

小青菜[①] 炒枳壳

不拘分两，煎汤熏洗即通。

小便不禁

有命门阳衰，不能约束水液者，经所谓水泉不止，膀胱不藏，乃失守之死候也。急宜温固肾气，多有生者。

《济生》菟丝子丸

菟丝子制，二两 肉苁蓉酒浸，二两 牡蛎煅 桑螵蛸酒炙，五钱 五味子 鹿茸酒炙，各二两 鸡膍胵炙干，五钱 附子炮，二两

上为末，酒糊丸桐子大，每服七十丸，空心盐汤温酒任下。

有脾肺气虚，不能约束水道而病为不禁者，《金匮》所谓上虚不能制下者也，宜补中益气之属为主，而以固涩之剂佐之。张景岳曰：小便不禁，古方多用固涩，此亦治标之意，而非塞源之道也。盖水虽主于肾，而肾上连肺，若肺气无权，则肾水终不能摄，故治水者必先治气，治肾者必先治肺，不然徒障狂澜，无益也。

又古方书论小便不禁，有属热属虚之辨，不知不禁之谓，乃以小水太利为言，皆属虚寒，何有热证。若因热而小便频数，则淋沥点滴，不能禁止，而又出之不

---

① 菜：医学大成本此后有"子"字。

快，或多痛涩，非遗失不禁之谓矣。倘以虚寒误认为热，而妄投泻火之剂，岂不殆哉。

巢氏云：人睡中尿出者，是其素禀阴气偏盛，阳气偏虚，膀胱与肾气俱冷，不能制于水，而夜卧阳气衰状，不能制于阴，阴气独盛，则小便多，或不禁而遗尿也。

治之方

雄鸡肠　桂心

二味等分捣为丸，服如小豆大一枚，日三服。

交　肠

交肠者，大小便易位而出，由冷热不调，阴阳不顺，而气乱于下也。妇人多有此证。

加减四物汤

四物五钱　益元散二钱半

水酒各一盏，煎至八分，去滓，空心温服。

按：此证前人有以五苓散为治者，此又一法也。

一法　以旧乌纱帽烧灰服者，此取阳气冲上之义，又取漆能行败血也。

淋　症

诸　淋

诸淋者，由肾虚而膀胱热也。肾气通于阴，阴，津液下流之道也。膀胱与肾为表里，为津液之府，肾虚则小便数，膀胱热则水下涩，数而且涩，则淋沥不宣，故谓之淋。其状小便数起少出，少腹弦急，痛引于脐，有石淋、劳淋、血淋、气淋、膏淋之异。

透格散

消石一两　不夹泥土，雪白者，生研为末，每服二钱。

劳淋，劳倦虚损，小便不出，小腹急痛，葵子米煎汤下，通后便须服补虚丸散。血淋，小便不出，时下血，疼痛满急。热淋，小便热赤色，脐下急痛，并用冷水调下。气淋，小腹满急，尿后常有余沥，木通煎汤下。石淋，茎内痛，尿不能出，内引小腹，膨胀急痛，尿下沙石，令人闷绝。将药末先入铫内，隔纸炒至焦为度，再研，用温水调下，并空心调药，使消如水，乃服之。沈存中《灵苑方》

淋症所感不一，或因房劳，或因忿怒，或因醇酒厚味。房劳者，阴虚火动也。忿怒者，气动生火也。醇酒厚味者，酿成湿热也。积热既久，热结下焦，所以淋沥作痛。初则热淋、血淋，久则煎熬水液，稠浊如膏、如沙、如石也。夫散热利水便，只能治热淋、血淋而已，其膏、石、沙淋，必须开郁行气，破血滋阴方可也。古方用郁金、琥珀，开郁也。青皮、木香，行气也。蒲黄、牛膝，破血也。黄柏、生地黄，滋阴也。东垣治小腹痛，用青皮、黄柏，夫青皮疏肝，黄柏滋肾，盖小腹乃肝肾部位也。

沙　石　淋

沙石淋者，膀胱结热，水液燥聚，有如沙石，随溺而出，其大者留碍水道，痛引小腹，令人闷绝也。

人参散方

人参　通草　青盐研　海金沙别研，各一钱　莎草根炒去毛，半两

上为散，合研匀，每服二钱，空心米饮下。

海金沙散

海金沙　滑石　石膏　木通　井泉石

碎 甘草炙

上六味等分为散，煎灯芯汤调下二钱，不拘时。

鳖甲散

鳖甲烧存性，捣罗为散，每服三钱，空心温酒调下。

茅根汤

茅根细切，一斤 葛花为末，一两 露蜂房为末，二两

上分三服，每服以水三盏，煎温服。

《三因》石燕丸 治石淋，因忧郁气注下焦，结所食咸气而成，令人小便碜[①]痛不可忍，出沙石而后小便通。

石燕火烧通赤，水中淬三次，研极细水飞，焙干 石苇去毛 瞿麦穗 滑石各一两

上为细末，面糊丸梧子大，每服十丸，食前用瞿麦、灯芯煎汤送下，日二三服。

《外台》疗石淋方

石首鱼头十四枚 当归等分

二味杵散，以水二升，煮一升，顿服立愈，或单服鱼头石亦佳。

白茅汤 治妇人产后诸淋，无论膏石冷热皆治之。

白茅根五钱 瞿麦 白茯苓各二钱半滑石七分 人参各一钱二分半 蒲黄 桃胶 葵子各七分 甘草五分 紫贝二个，煅 石首鱼头中骨四个，煅

上锉，分二贴，入姜三片，灯芯二十茎，空心水煎服。

劳 淋

劳淋者，劳伤肾气，内生虚热，热传膀胱，气不施化，以致小便淋涩作痛。此证劳倦即发，故谓之劳淋，其候小腹痛引茎中者是也。

兔丝子丸 治肾劳虚损，溲便不利，淋沥不已。

兔丝子酒浸，别研 人参 黄芪 芍药滑石各一两 木通 车前各一两 黄芩三分冬葵子一合，炒

上为末，蜜丸梧子大，每服二十丸，食前温酒或盐汤下，日二。

白芍药丸 治劳淋，小腹痛，小便不利。

白芍药 熟地黄 当归 鹿茸各一两上细末蜜丸，梧桐子大，每服三十丸，阿胶汤下。

血 淋

血淋者，热在下焦，令人淋闭不通，热盛则搏于血脉，血得热而流溢，入于胞中，与溲便俱下，故为血淋。

白茅根汤

白茅根 芍药 木通 车前子各三两滑石碎 黄芩各一两半 乱发烧灰，半两 冬葵子微炒，半两

上八味捣筛，每服三钱，水煎温服，日三。

鸡苏散

鸡苏叶 竹叶各二两 滑石 木通各五两 小蓟根一两 生地黄六两

每服五钱，水煎温服不拘时，以利为度。

四汁饮

葡萄汁 生藕汁 生地汁 蜜五合

上俱取自然汁，与蜜和匀，每服七分一盏，银石器内慢火煎沸，温服不拘时。

瞿麦汤 治血淋、尿血。

烂滑石 赤芍 瞿麦穗 车前子生赤茯苓 石苇去毛 桑白皮炒 阿胶炒 黄芩生地黄洗焙 甘草炙 白茅根等分

上为细末，每服二钱，入发灰一钱，沸汤调下。

————

① 碜：医学大成本作"郁"。

琥珀散

琥珀为细末，每服二钱，灯芯一握，脑荷少许，煎汤调下。

茅根饮子张仲文方　治胞络中虚热，小便赤淋，此心气虚而热气乘之也。

茅根一升　茯苓三两　人参　干地黄各二两

上四味，以水五升，煮取一升五合，分温五六服，一日服尽验。

又方陶氏

苎根十枚，水五升，煮取二升，一服血止神验。

《本事》火府丹　治心经蕴热，小便赤少，五淋塞痛。

生干地黄二两　黄芩一两　木通三两

上为末，炼蜜丸桐子大，每五十丸，灯心汤下。

新定

生地三钱　麦冬二钱　茅根五钱　竹叶三钱　滑石二钱　葵子一钱　川木通一钱　黄芩一钱

上作一服，水煎服。虚人用缓，加甘草五分；实人用急，加川芒硝一钱。

牛膝膏　治死血作淋。

牛膝四两，去芦，酒浸一宿　桃仁去皮，炒　归尾酒浸，各一两　生地　赤芍各一两五钱　川芎五钱

上锉片，用甜水十盅，炭火慢慢煎至二盅，入麝香少许，分作四次，空心服。

气　淋

气淋者，气闭不能化水，病从肺而及于膀胱也。其候小腹满，尿涩常有作沥。许仁则云：气淋者，气壅小便不通，遂成气淋。此病自须依前疗水气法，然亦有气热不能化水者，当以清肺金为主也。

瞿麦汤

瞿麦　桑白皮　甘草炙，各半两　木通　赤茯苓　陈皮去白，各一两　滑石碎，一两半　冬葵子炒，一合

上共八味捣筛，每服三钱，入葱白二寸同煎，温服。

桑白皮汤　治气淋结涩，溲便不利。

桑白皮一两　茅根二两半　木通　干百合各二两

上捣筛，每服三钱，水煎，温服无时。

石苇散

石苇去毛　赤芍各半两　白茅根　木通　瞿麦　川芒硝　葵子各一两　木香一两　滑石二两

上㕮咀，每服四钱，水一盏，煎至六分，去滓，食前温服。

沉香散　治气淋，多因五内郁结，气不宣行，阴滞于阳而致壅闭，小腹胀满，便溺不通。

沉香　石苇去毛　滑石　王不留行　当归各半两　葵子　白芍各七钱半　橘皮　甘草各二钱半

上为散，每服二钱，煎大麦汤下。

膏　淋

膏淋者，小便肥浊，色若脂膏，故名膏淋，亦曰肉淋。

磁石丸

磁石火煅醋淬三七次　肉苁蓉酒浸，切焙　泽泻　滑石各一两

上为末，蜜丸梧子大，每服三十丸，温酒下，下拘时。如脐下妨闷，加沉香一钱，以行滞气。

秋石丸　此《直指》方也，治浊气干清，精散而成膏淋，黄白赤黯，有如肥膏蜜油之状。

白茯苓一两　桑螵蛸蜜炙　鹿角胶捣碎，炒黄　秋石各半两

上研末，糕糊丸梧子大，每服五十

丸，人参煎汤下。

《三因》鹿角霜丸

鹿角霜　白茯苓　秋石各等分

上为细末，糊丸梧子大，每服五十丸，米饮下。

疝　症

疝症统论

昔人论疝，有专主厥阴经者，有专主任脉者，有兼言五脏者。主厥阴者，谓肝之脉环阴器，抵少腹，是厥阴之分，乃受疝之处也。主任脉者，谓《内经》任脉为病，男子内结七疝，故任之脉，为疝之源也。兼五脏者，谓《内经》心脉搏急为心疝，肺脉沉搏为肺疝，又太阴脉滑为脾风疝，太阳脉滑为肾风疝，少阳脉滑为肝风疝之类是也。以愚观之，则疝病未有不本于肝者，盖任为阴脉之海，其脉同足厥阴并行腹里，而五脏之疝，其脉曰搏急，曰滑。夫搏急是肝脉，滑则为病风，风气通于肝，故任脉诸脏，虽皆有疝，莫不连合肝经。所谓有形如瓜，有声如蛙，或上于腹，或下于囊者，方可谓之疝病，其不与肝相干者，则不得谓之疝矣。至论疝病之因，有主寒者，有主湿热者，有火从寒化者。要之疝病，不离寒湿热三者之邪，寒则急，热则纵，湿则肿，而尤必以寒气为之主。其有热者，寒邪郁热于内，非热能病疝，亦非热能变寒也，故曰热为寒郁则可，热从寒化则不可。又疝者痛也，不特睾丸肿痛为疝，即腹中攻击作痛，控引上下者，亦得名疝。所以昔贤有腹中之疝与睾丸之疝之说。戴人且谓妇人亦有疝。凡血涸不月，少腹有块等症皆是，要不离乎肝经为病，盖肝者藏血主筋而其气暴，且善攻冲也。

诸疝名状，巢氏、戴人言之最详。巢氏辨列七疝，曰厥，曰癥，曰寒，曰气，曰盘，曰胕，曰狼。其厥热心痛，吐食不下者，名曰厥疝。腹中气乍满，心下尽痛，气积如臂者，曰癥疝。寒饮食，即胁下腹中尽痛，曰寒疝。腹中乍满乍减而痛，曰气疝。腹中痛在脐旁，曰盘疝。腹中脐下有积聚，曰胕疝。小腹与阴相引而痛，大便难，曰狼疝。此皆痛在心腹之疝也。戴人亦分七疝，曰寒，曰水，曰筋，曰血，曰气，曰狐，曰癞。寒疝，其状囊冷，结硬如石，阴茎不举，连控睾丸而痛，得之坐卧湿地及砖石，或冬月涉水，或风冷处使内过劳，宜以温剂下之，久而无子。水疝，其状肾囊肿痛，阴汗时出，或囊肿状如水晶，或囊痒搔出黄水，或小腹按之作水声，得之饮水，或醉酒使内过劳，汗出而遇风寒湿之气聚于囊中，故水多令人为卒疝，宜以逐水之剂下之。筋疝，其状阴茎肿痛，或溃或脓，或里急筋缩，或茎中痛，痛极则痒，或挺纵不收，或白物如精，随溲而下，得之房室劳伤及邪术所使，宜以降心火之药下之。血疝，其状如黄瓜，在小腹两旁，横骨两端约中，俗云便痈，得之春夏重感大燠，劳于使内，气血流溢，渗入脬囊，留而不去，结成痈肿，脓少血多，宜以和血之剂下之。气疝，其状上连肾区，下及阴囊，或因号哭忿怒，则郁久而胀，号哭怒罢，则气散者是也，宜以散气之剂下之。狐疝，其状如瓦，卧则入小腹，行立则出腹入囊中，狐昼出穴而溺，夜入穴而不溺，此疝出入上下往来，正与狐相类，亦与气疝大同小异也。宜以逐气流经之药下之。癞疝，其状阴囊肿缒，如升如斗，不痒不痛，得之地气卑湿所生，故江淮之间，湫溏之处，多感此疾，宜以去湿之药下之，此皆痛在睾丸之疝也。

温　剂

温法有二，外入之寒，湿必兼散。内生之寒，温必以补。子和论疝多从劳内得之，然并不立补法。愚谓寒从外入者，其病多实。寒从内生者，其病多虚。设不能辨而概与散法，难免虚虚之咎矣。余采当归羊[①]肉等方，以补子和之未备，且遵仲景之旧法也。

《和剂》葫芦巴丸　治疝气偏坠，痛不可忍，甚则呕吐闷乱。

葫芦巴炒，一斤　川楝子去核，炒，一斤二两　川乌炮去皮　巴戟去心，炒，各六两　茴香盐水炒，十二两　吴茱萸洗，炒，十两

上为末，酒糊丸如梧子大，每服十五丸至二十丸，空心温酒下，食前。一方有黑牵牛。

乌头桂枝汤仲景　治寒疝，腹中痛，逆冷，手足不仁。

乌头

上一味，以蜜二斤，煎减半，去滓，以桂枝汤五合解之，得一升，初服二合，不知即服三合，又不知复加至五合。其知者如醉状，得吐者为中病。桂枝汤和营卫，散寒邪，止痛。乌头直入厥阴，逐寒气，用蜜煎者，缓其毒也。一方只用乌头，水煮去滓，内蜜煎，令水气尽，服之，名乌头煎。

当归生姜羊肉汤

当归三两　生姜五两　羊肉一斤，精者

水八升，煮取三升，温服七合，日三服，若寒多者，加生姜十片；痛多而呕者，加陈皮二两，白术一两，《心曲》云：此治寒多而血虚者之法，血虚则脉不荣，寒多则脉细急，故腹胁痛而里急也。《金匮》治寒疝，腹中痛，及胁痛里急者，当归生姜羊肉汤主之。徐洄溪云：精不足者，补之以味，此方是也。《衍义》

云，服之无不应验。有一妇人产当寒月，寒气入产门，脐以下胀满，手不欲犯，此寒疝也。师将与抵当汤，谓有瘀血，非其治也，与仲景羊肉汤，二服而愈。

海藏附子建中汤

桂　白芍　甘草　饴糖　附子制　白蜜　生姜

此温养营血之剂，亦有虚在气分者。丹溪云：疝有挟虚而发者，其脉不甚沉紧，而豁大无力者是也。然其痛亦轻，唯觉重坠牵引耳。当以参术为君，疏导药佐之，如桃仁、川楝、茱萸、木香、橘核之类是也。

逐水之剂

醉后饮水过多，脾气不化，则流入下焦，或房劳汗出入水，肾气不治，则渗入朘囊，此水疝之源也。子和以导水禹功，治蔡参军疝痛，泻水三十余行，肿痛立消，盖必决去其水而疝乃愈。若杂进姜、附，水湿为燥热所壅，则三焦闭塞，水道不行，而肿痛益甚矣。

禹功散

黑丑头末四两　茴香炒，一两

上为末，以生姜自然汁，调一二钱，临卧服。

宣胞丸　治外肾肿痛。

黑牵牛半生半热，取头末一两　川木通炒，一两　青木香一两，用盐螯七枚同炒香

上为细末，酒糊为丸，如梧子大。每服三十丸，温酒下。

除湿之剂

水湿同气也。然水汪洋而湿淹濡，故水可逐而湿宜渗，水成形而湿化气，故水无阳而湿有热。子和水疝、癩疝所由分

————————

① 羊：医学大成本作"莫"。

也。学者辨诸。

《元戎》加味五苓散

术 茯苓 猪苓 泽泻 肉桂 川楝子

上为末。

降心火之剂

治疝降心火之说，子和语焉而未详。戴氏有心火下降，则肾水不患不温之语，然与子和之治不同。子和所谓降心者，治在筋疝，茎肿痛，溃脓血；戴氏所谓降心者，治在木肾顽痹，结硬如石。大抵子和主清降，使心火下泄，如加味通心散之类；戴氏主咸降，使心火下济，如海藻溃坚丸之类，然而治法悬殊矣。

加味通心散 治膀胱实热，小肠气痛。

瞿麦穗 木通去皮节 栀子仁 黄芩 连翘 甘草 枳壳去瓤 川楝去核，各等分

上锉散，每服五钱，水一盏半，灯芯二十茎，车前草五茎，同煎，空心温服。

海藻溃坚丸 治木肾如斗，结硬如石。

海藻 昆布 川楝实 吴茱萸汤泡，各一两 木香 青皮 小茴香 荔枝核炒 延胡索炒 肉桂各五钱 海带 橘核炒 桃仁麸炒，去皮尖，各一两 木通七钱

酒糊丸梧子大，每服六十丸，温酒盐汤任下。

和血之剂

子和所谓血疝，即今人所谓囊痈也，睾丸肿痛，溃出脓血，以病在血分，故名血疝。血行则疝亦愈，故当和血。

桃仁当归汤 治疝因瘀血作痛。

桃仁去皮尖，二钱 当归梢酒洗 延胡索各一钱半 川芎 生地黄 赤芍药 吴茱萸 青皮醋炒，各一钱 牡丹皮八分

水二盅，姜三片，煎八分，食前服。

散气之剂

气聚则塞，气散则通，是痛之休作，由气之聚散也。故曰治疝必先治气。

青木香丸

黑牵牛二十两，炒香取末十二两 补骨脂炒 荜澄茄各四两 木香二两 槟榔用酸粟米饭裹湿纸包，火中煨令纸焦，去饭，四两

上为细末，清水滴为丸，如绿豆大，每服三十丸，熟水下。

寒热兼行之剂

疝气有寒束于外，郁热在内，攻刺急痛者，法必寒热兼行，如仓卒散之类。丹溪云：用之无有不效。盖川乌头，治外束之寒；山栀仁，治内郁之热也。

仓卒散

山栀仁四十九个，烧半过 附子一枚，炮

上锉散，每服二钱，水一盏，酒半盏，煎七分，入盐一捻，温服即愈。

丹溪方

山栀仁 川乌 吴茱萸 橘核 桃仁各等分

上研，水煎服。

逐气流经之剂

许学士云：疝病多因虚而得之，不可以虚而骤补，邪之所凑，其气必虚，留而不去，其病则实，故必涤去所畜之邪，然后补之，是以治疝诸药，多借巴豆气者，盖为此也。

天台乌药散东垣，下同

天台乌药 木香 茴香炒 青皮去白 良姜炒，各五分 槟榔锉，二枚 川楝十个 巴豆十四枚

上八味，先以巴豆打碎，同楝实用麸炒，候黑色，去巴豆、麸俱不用，外为细

末，每服一钱，温酒调下。

川楝子散

川楝子^{锉散}，用巴豆十四粒打破，一处炒黄色，^{去巴豆}　木香　茴香^{盐一匙炒黄，去盐，各一两}

上为细末，每服二钱①，空心食前，温酒调下。

诊候生死要法

五脏者，中之守也。中脏盛满，气胜伤恐者，声如从室中言，是中气之湿也。言而微，终日乃复言者，此夺气也。衣被不敛，言语善恶不避亲疏者，此神明之乱也。仓廪不藏，是门户不要也。水泉不止者，是膀胱不藏也。得守者生，失守者死。

五脏者，身之强也。头者精明之府，头倾视深，精神将夺矣。背者胸中之府，背曲肩随，府将坏矣。腰者肾之府，转摇不能，肾将惫矣。膝者筋之府，屈伸不能，行则偻附，筋将惫矣。骨者髓之府，不能久立，行则振掉，骨将惫矣。得强则生，失强则死。^{脉要精微论}

人一呼脉四动以上曰死，脉绝不至曰死，乍疏乍数曰死。

人无胃气曰逆，逆者死，脉从阴阳病易已，脉逆阴阳病难已。脉得四时之顺，曰病无他，脉反四时，及不间藏，曰难已。

春夏而脉瘦，秋冬而脉浮大，命曰逆四时也，风热而脉静，泄而脱血脉实，病在中脉虚，病在外脉涩坚者，皆难治。命曰反四时也。

水谷为本，故人绝水谷则死，脉无胃气亦死，所谓无胃气者，但得真脏脉，不得胃气也。

平心脉来，累累如连珠，如循琅玕，曰心平。夏以胃气为本，病心脉来，喘喘连属，其中微曲，曰心病。死心脉来，前曲后居，如操带钩，曰心死，平肺脉来，厌厌聂聂，如落榆荚，曰肺平。秋以胃气为本，病肺脉来，不上不下，如循鸡羽，曰肺病。死肺脉来，如物之浮，如风吹毛，曰肺死。平肝脉来，软弱招招，如揭长竿末梢，曰肝平。春以胃气为本，病肝脉来，盈实而滑，如循长竿，曰肝病。死肝脉来，急益劲，如新张弓弦，曰肝死。平脾脉来，和柔相离，如鸡践地，曰脾平。长夏以胃气为本，病脾脉来，实而盈数，如鸡举足，曰脾病。死脾脉来，锐坚如鸟之喙，如鸟之距，如屋之漏，如水之流，曰脾死。平肾脉来，喘喘累累如钩，按之而坚，曰肾平。冬以胃气为本，病肾脉来，如引葛，按之益坚，曰肾病。死肾脉来，发如夺索，辟辟如弹石，曰肾死。^{平人气象论}

形气相得，谓之可治。色泽以浮，谓之易已。脉从四时，谓之可治。脉弱以滑，是有胃气，命曰易治，取之以时。形气相失，谓之难治。色夭不泽，谓之难已。脉实以坚，谓之益甚。脉逆四时，为不可治。所谓逆四时者，春得肺脉，夏得肾脉，秋得心脉，冬得脾脉，其至皆悬绝沉涩者，名曰逆四时。

五实死，五虚死。脉盛，皮热，腹胀，前后不通，闷瞀，此谓五实。脉细，皮寒，气少，泄利前后，饮食不入，此谓五虚。浆粥入胃，泄注止，则虚者活。身汗，得后利，则实者活。^{玉机真藏论}

形盛脉细，少气不足以息者危。形瘦脉大，胸中多气者死。形气相得者生，参伍不调者病。三部九候，皆相失者死。上下左右之脉，相应如参舂者病甚；上下左

---

① 钱：底本原误作"盅"，据文瑞楼本改。

右相失，不可数者死。中部之候虽独调，与众脏相失者死。中部之候相减者死。目内陷者死。脱肉身不去者死，真脏脉见者死。

九候之脉，皆沉细悬绝者，为阴主冬，故以夜半死；盛躁喘数者，为阳主夏，故以日中死。寒热病者，以平旦死。热中及热病者，以日中死。病风者以日夕死。病水者以夜半死。其脉乍疏数，乍迟乍疾者，日乘四季死。形肉已脱，九候虽调犹死。七症虽见，九候皆从者不死。

脉不往来者死。皮肤著者死。

瞳子高者，太阳不足；戴眼者，太阳已绝，此决死生之要也。三部九候论

乳子而病热，脉悬小者，手足温则生，寒则死。乳子中风热，喘鸣肩息者，脉实大也，缓则生，急则死。肠澼便血，身热则死，寒则生。肠澼下白沫，脉沉则生，浮则死。肠澼下脓血，脉悬绝则死，滑大则生。肠澼之属，身不热，脉不悬绝者，滑大者曰生；悬涩者曰死。

癫疾脉搏大滑，久自已；脉小坚急，死不治。癫疾之脉，虚则可治，实则死。

消瘅虚实，脉悬小坚，病久不可治。脉实大，病久可治。通评虚实论

阳从左，阴从右，老从上，少从下，是以春夏归阳为生，归秋冬为死；反之则归秋冬为生。

一上一下，寒厥到膝，少者秋冬死，老者秋冬生。

形弱气虚死。形气有余，脉气不足死。脉气有余，形气不足生。方盛衰论

得守者生，失守者死；得神者昌，失神者亡。本病论

平人而气胜形者寿；病而形肉脱，气胜形者死，形胜气者危。寿夭刚柔篇

热病七八日，脉微小，病者溲血，口中干，一日半死，脉代者一日死。

热病已得汗出，而脉尚躁，喘且复热，喘甚者死。

热病七八日，脉不躁，躁不数散，后三日中有汗，三日不汗，四日死。

热病不知所痛，耳聋不能自收，口干阳热甚，阴颇有寒者，热在髓，死不可治。

热病已得汗而脉尚躁盛，此阴脉之极也，死；其得汗而脉静者生。热病脉盛躁而不得汗者，此阳脉之极也，死；脉盛躁得汗静者生。

热病不可刺者有九：一曰汗不出，大颧发赤，哕者死。二曰泄而腹满盛者死。三曰目不明、热不已者死。四曰老人婴儿，热而腹满者死。五曰汗不出，呕下血者死。六曰舌本烂，热不止者死。七曰咳而衄，汗不出，出不至足者死。八曰髓热者死。九曰热而痉者死。腰折、瘛疭、齿噤齘也。凡此九者，不可刺。热病篇

热病脉静，汗出已，脉盛躁，是一逆也。病泄脉洪大，是二逆也。著痹不移，䐃肉破，身热脉偏绝，是三逆也。淫而夺形，身热色夭然白，及后下血衃，血衃笃重，是四逆也。寒热夺形，脉坚搏，是谓五逆也。

脉一呼再至曰平，三至曰离经，四至曰夺精，五至曰死，六至曰命绝，此至之脉也。一呼一至曰离经，再呼一至曰夺精，三呼一至曰死，四呼一至曰绝命，此损之脉也。损之为病，一损损于皮毛，皮聚而毛落；二损损于血脉，血脉虚少，不能荣于五脏六腑；三损损于肌肉，肌肉消瘦，饮食不能为肌肤；四损损于筋，筋缓不能自收持；五损损于骨，骨痿不能起于床，反此者至脉之病也，从上下者，骨痿不能起于床者死；从下上者，皮聚而毛落者死。脉来一呼再至，一吸再至，不大不小曰平。一呼三至，一吸三至，为适得

病；前大后小，即头痛目眩，前小后大，即胸满短气。一呼四至，一吸四至，病欲甚，脉洪大者，苦烦满；沉细者，腹中痛；滑者伤热；涩者中雾露。一呼五至，一吸五至，其人当困，沉细夜加，浮大昼加，不大不小，虽困可治，其有大小者难治。一呼六至，一吸六至，为死脉也。沉细夜死，浮大昼死。一呼一至，一吸一至，名曰损，人虽能行，犹当著床，所以然者，血气皆不足故也。再呼一至，再吸一至，名曰无魂，无魂者当死也，人虽能行，名曰行尸。上部有脉，下部无脉，其人当吐，不吐者死。上部无脉，下部有脉，虽困无能为害。所以然者，人之有尺，譬如树之有根，枝叶虽枯槁，根本将自生，脉①有根本，人有元气，故知不死。

扁鹊云：筋绝不治，九日死。手足爪甲青黑，呼骂口不息也。

---

① 脉：底本原无，据文瑞楼本补入。

大父拙吾府君家传

　　楠生十年，随吾父移居花溪。又四年，而大父殁。事大父日浅，而所熟闻于吾父之口述者，十有二三焉。恐后之人，欲举其事而无由也。谨录而载之家乘。大父讳怡，字在泾，号拙吾，吾曾大父第三子。曾大父有田千亩，会伯祖鼎黄公非辜被累，鬻几尽。及析产大父，仅受田三十亩。继又以事弃去，遂为窭人。某年除夕，漏鼓移，益无粒米，大母偕吾父枯坐一室中，灯半灭，大父方卖字于佛寺。晨光透，乃携数十钱易米负薪而归。业医始，不著于时，大母以针指佐食。严寒，鸡数鸣，刀尺犹未离手，卒以是致疾。大父时追悼之，不畜姬妾者二十年。大父甚贫困，往来皆一时名流，若番禺方东华、钱塘沈方舟、宁国洪东岸。同郡若顾秀野、沈归愚、陈树滋、徐龙友、周迂村、李客山诸先生皆折节与交。楠自晓事后，未见有一杂宾至者。性沉静，淡于名利。晚年治病颇烦，稍暇，即读书、灌花、饲鹤、观鱼，以适其幽闲恬淡之意。间作古文、时文，绝类荆川，然非所专力也。已巳得疾，不服药，绝粒待尽。易箦^①前一日，索纸笔书留别同社诸公，诗、字、画苍劲不异平时。诗曰："椰瓢松尘有前缘，交好于今三十年。曲水传觞宜有后，旗亭画壁猥居前。病来希逸春无分，老至渊明酒已捐。此后音尘都隔断，新诗那得到重泉。"盖绝笔也。所著医书数种，已刻者：《金匮心典集注》、《医学读书记》，以及《北田吟稿》二卷，皆已脍炙人口。大父少时学医于马元一先生，先生负盛名，从游者无数。晚得大父喜甚，谓其夫人曰：吾今日得一人，胜得千万人矣。后先生著书甚多，皆大父所商榷以传，于此见前辈之卓识云。孙世楠述。

　　此蔼谷先生所作家传也。先生人品学问为吴中名宿，今读其家传，益信家学渊源，英贤继起，实有所本云。淡安附识

---

① 易箦（Zé 音责）：此指死。

医学读书记

清·尤在泾　著述

陆小左
李庆和　校注
孙中堂

徐　序[①]

　　文中子云：医者，意也；药者，瀹[②] 也。谓先通其意，而后用药物以疏瀹之也。善哉言乎！医理在是矣，而意之通实难。泥一成之见，而欲强人之病以就吾说，其患在固执；好作聪明，而不穷究乎古人之成书，是犹兵家之废阵图，法吏之废律令也，其患在不学。由前之说，在不能用意；由后之说，在误于用意。夫然以不学之人，与不通之识，而又炽以忮[③] 同列，竞名利之心，以此用药，其不致抱薪而救火，持水而投石者几何哉！语云：学书纸费，学医人费，盖为此也。尤君在泾，读书好古士也，而肆其力于医，于轩岐以下诸书，靡昕夕寒暑，穿穴几遍，而以己意条贯之。其间凡有所得，笔之于书，日月既多，卷帙略定。辨五行之生克，察四气之温严，审人事之阴阳虚实，与夫药性之君臣佐使。凡成书之沿误者，厘而正之；古人纷纭聚讼者，折而衷之。夫惟多读古人之书，斯能善用古人之书，不误于用意，亦不泥于用意，于长沙氏之旨，庶几得之，可谓通其意矣。抑吾观太史公之传扁鹊也，云长桑君以禁方尽与之，忽然不见，后遂能生死人，其说近于鬼物，其人不可再得。而其传淳于意也，谓得禁方于公乘阳庆，传黄帝扁鹊脉书五色诊病，是多读书而通于意者。扁鹊吾不得而见之矣，得见如淳于意者斯可矣。尤君之学不知于古人何如，然多读书而通以意，是闻古人之风而兴起者，由此书以治病，当不贻讥于人费也夫！

　　　　　　　　　　　　　　　　乾隆四年己未春三月松陵徐大椿灵胎叙

---

① 徐序：原本作"序"，今据医学大成本补。

② 瀹：疏通，疏导。

③ 忮（zhì 音至）：妒嫉。

校刻《医学读书记》序①

昔陶元亮自言，好读书，不求甚解，每有会意，便忻然忘食。昌黎《进学解》则云：记事者必提其要，积诚生悟。古今人不相远也，即医学亦何独不然。吾郡尤在泾先生，读书好古君子也，键户潜修，不慕荣利，沉酣典籍，更邃于医。其所著《伤寒贯珠集》、《金匮心典》、《金匮翼》诸书，皆能阐灵兰之秘，接长沙之源；吸英吐华，锻年炼月，出其余蕴，成《读书记》，简而精，微而显，引而伸之，触类而长之，其足以嘉惠后学者，法乳所溉，瓣香到今。夫稚川之论名医，胚胎良史，贞白之撰别录，辅翼本经。方之古人，殆不多让，无惑乎烬余之简，历久弥新，径寸之函，先睹为快。吾友谢君桂生，多学而精医理，尤氏诸书，尤其服膺而深有得者，慨是书镂版无存，借录易舛，详加校正，付剞劂氏，俾稽古之士，读是记而并读先生全书，读全书而更能融贯古人之书，诚快事也。至先生文学德望，则诸书序文及家传具存，传中曾述先生句云：病来希逸春无分，老至渊明酒已捐，椰瓢松尘，挥洒自如，盖有出尘之胸襟，乃有济世之神术，彼挟名利之见者，讵可同日而语耶！抑闻之抱朴子读道德五千言，谓当一字一拜。吾尤愿读是记者，字字深思，时时玩索，忻忻然意有所会，陶陶然乐自无涯。秋水空明，则养生之妙谛也；春风和蔼，则活人之真诠也。嘻！微② 先生吾谁与归？

光绪十四年冬月后学鲍晟谨识

---

① 校刻《医学读书记》序：医学大成本作"鲍序"。
② 微：离开。

目　录

---

① 结阳结阴：原本作"结阴结阳"，今据正文改。

② 原本自"肺消"至"煎厥"目录排序有误，今据正文改。

③ 疟：原本为"疟脉实虚"，今据正文改。

④ 柯：原本作"轲"，今据成都昌福本改。

---

① 汤：原本无，今据正文补。

卷　上

阳气阴气

阳气者，精则养神，柔则养筋。盖阳之精如日，光明洞达，故养神；阳之柔如春景和畅，故养筋。

日月之行，不违其道；枢机之运，不离其位；阳气之动，不失其所。故曰：欲如运枢，起居如惊，神气乃浮。又曰：阳气者，若天与日，失其所则折寿而不彰。

阳气，天气也；阴气，地气也。天气不治，则地气上干矣。故曰：阳气者闭塞，地气者冒明。云雾出于地，而雨露降于天。地气不治，则天气不化矣。故曰：云雾不精，则上应白露不下。盖天地阴阳，本出一气，阳失则阴不能独成，阴失则阳不能独化，自然之道也。人与天地参，故肺气象天，病则多及二阴；大小肠象地，病则多及上窍。仲景以大黄甘草汤，治食已即吐。丹溪用吐法，治小便不通。岂非有见于此欤？

四　气

春气，少阳初升之气，阳方升而被抑，生气不达，则脏气内败，犹木郁则腐也。故曰：逆春气，则少阳不生，肝气内变。

夏为盛长之气，心为太阳之脏。夏气不长，则心气不充，不充则内空若洞也。

故曰：逆夏气，则太阳不长，心气内洞。

秋气应收而反泄，秋真气不敛，燥反乘之，则清肃之化，转为郁燠[1]之化也。故曰逆秋气，则太阴不收，肺气焦满。焦满，犹烦满也。

冬气应藏而不藏，则少阴之经气不归，而肾中之脏气独沉。左氏所谓乱气张脉，外强中干是也。故曰逆冬气，则少阴不藏，肾气独沉。

气相得则和　不相得则病

主气[2] 应节候而分，布岁以为常者也；客气[3] 随司天而递迁，六期而复始者也。而主客加临[4]，有相得、不相得之异。如子、午年，初之气，主厥阴风木，客太阳寒水；二之气，主少阴君火，客厥阴风木：以水加木，以木加火，母来生子，为相得也；三之气，主少阳相火，客少阴君火；四之气，主太阴湿土，客太阴湿土：以火遇火，以土遇土，主客同气，为相得也；五之气，主阳明燥金，客少阳

---

① 燠：暖。
② 主气：运气学说用主气以说明一年中六个阶段（即指初之气、二之气、三之气、四之气、五之气、终之气）的正常气候。
③ 客气：运气学说用客气以说明一年中六个阶段（即指司天、在泉、司天左间、司天右间、在泉左间、在泉右间）的反常气候。
④ 主客加临：每年轮转的客气加于固定的主气之上，称为"主客加临"，又称"客主加临"。

相火：以火加金，金畏火制，为不相得也；六之气，主太阳寒水，客阳明燥金：以金加水，金能生水，亦相得也。相得则和，不相得则病矣。其有相得而亦病者，如水临金、金临土、土临火之属，以子临母，以下临上，所谓不当位也，故亦病也。然须合岁运强弱而论之。如甲子年，岁土太过，三之气为少阴君火，以火加土，则土益旺而无制，是虽相得而不相和也。庚子年，岁金太过，五之气少阳相火，以火加金，金有制而反和，是虽不相得，而不为病也。又如水临金、火临木之属，设遇金、木不及之运，则金得水而清，木得火而明，虽不当位，亦不病也。水临土、木临火之属，设遇木、火太过之运，则土得火而坚，火得木而燔，虽当位，亦病也。更有进者，太过之土，木不能制者，金反得而泄之；不及之木，水不能滋者，火反得而养之：此天地生成之妙也。欲明运气之理者，其可以浅求之耶？

天符① 岁会

应天为天符，承岁为岁直②，三合为治③。天，谓司天；岁，谓岁支；曰应、曰承，谓岁运也。司天行天之气，岁支行地之气，岁运行气交之化，三者其气不必皆同，而亦有时而同者。如戊寅、戊申岁，戊为火运，寅、申又为相火，是以岁运而同司天之气，谓之天符。符者，同也，同于天也。如甲辰、甲戌岁，甲为土运，辰、戌又为土，是以岁运而同岁支之气，谓之岁直。直者。值也，值其岁也。又曰岁会，会者，合也，合于岁也。若己丑、己未岁，岁运之土，既同天气，又同岁支，谓之太乙天符，即经所谓三气并合为治。夫气同者，其化同；其气异者，其化异。化同则有相助为虐之害，化异则

有互相克贼之忧。然以不及之运，而得司天岁支之助，则不及之气转为平气，而气反治；若岁运太过，其气已盛，而复得司天、岁支之合，三气并治，其亢而害物，有不可言喻者矣。故曰，中执法④者，其病速而危；中行令⑤者，其病徐而持；中贵人⑥者，其病暴而死。

六元正纪⑦

《素问·六元正纪大论》分列六十年运气、病治之纪，统论六⑧气司天在泉之政，可谓详且尽矣。然而验之于事，合之于时，往往不能相符。且也一年之间，九州之内，有东南旱干而西北淫雨者，有西北焦槁而东南大水者，则九州分野，上应九宫，为地气之不齐也。且有宋元丰四年，岁在辛酉，涸流之纪⑨，而河决大水，则气化胜复之异，胡源所谓岁水不及，侮而乘之者土也。土不务德，故以湿胜，寒时则有泉涌河衍涸流生鱼，其变为骤注，为霖溃，名为少羽，而实与太宫之岁同者是也。是故五运六气之理，不可不知也，亦不易知也。而况古今度数之有差等，天人感召之有休咎⑩。执而泥之，刻舟而求剑者也；废而弃之，亡筌⑪而求

---

① 天符：中运之气与司天之气相符合，称为天符。
② 岁直：指中运之气与岁之本气（指地支的五行属性）相同，又称"岁会"。
③ 三合为治：指即为天符，又为岁会的年份，又称"太乙天符"。
④ 执法：指天符。
⑤ 行令：指岁会。
⑥ 贵人：指太乙天符。
⑦ 纪：原本作"气"，据目录改。
⑧ 六：原本作"元"，与文意不符，疑为形近之误，径改。
⑨ 涸流之纪：水运不及之年。
⑩ 休咎：吉凶。
⑪ 筌：捕鱼用的竹器。

鱼者也。非沉潜之士，而具圆机之智者，乌足以语此！

《灵》《素》不同

六节脏象论云：心为阳中之太阳，肺为阳中之太阴，肾为阴中之少阴，肝为阳中之少阳。而《灵枢·九针十二原》云：阳中之少阴肺也，阳中之太阳心也，阴中之少阳肝也，阴中之太阴肾也。按《素》以肝为阳者，言其时；《灵》以肝为阴者，言其脏也。《素》以肺为太阴，肾为少阴者，举其经之名；《灵》以肺为少阴，肾为太阴者，以肺为阴脏而居阳位，肾为阴脏而居阴位也：二经之不同如此。

经脉十二，络脉十五，凡二十七气。以上下所出为井，所溜为荥，所注为腧，所过为原，所行为经，所入为合。故《本输篇》云：膀胱出于至阴，为井；溜于通谷，为荥；注于束骨，为腧；过于京骨，为原；行于昆仑，为经，入于委中，为合。胆出于窍阴，为井；溜于侠溪，为荥；注于临泣，为腧；过于丘墟，为原；行于阳辅，为经；入于阳之陵泉，为合。胃出于厉兑，为井；溜于内庭，为荥；注于陷谷，为腧；过于冲阳，为原；行于解溪，为经；入于下陵，为合。而根结篇云：足太阳根起于至阴，溜于京骨，注于昆仑，入于天柱、飞扬。足少阳根起于窍阴，溜于丘墟，注于阳辅，入于天容。足阳明根起于厉兑，溜于冲阳，注于下陵，入于人迎、丰隆。是以井、荥、原、经、合之处，即一经所言，而亦有不同如此。

《素问》传写之误

苍天之气，清净则志意治，顺之则阳气固，虽有贼邪，弗能害也。故圣人传精神、服天气而通神明。按"传"，当作"专"，言精神专一，则清净弗扰，犹苍天之气也。老子所谓专气致柔；太史公所谓精神专一，动合无形，瞻足万物；班氏所谓专精神以辅天年者是也。若作"传"，与义难通。王注精神可传，惟圣人得道者乃能尔。予未知精神如何而传也？

因于寒、因于暑二节，丹溪重定章句，为是。

脉乍疏乍数者死，谓气乱而失常也。又少阳脉至，乍数、乍疏、乍短、乍长。夫少阳气即未齐，其脉大小不同已耳！何至失其常度耳？按扁鹊阴阳法云：少阳之至，乍小、乍大、乍长、乍短。夫岂好异而云然哉！

春脉太过，则令人善忘，忽忽眩冒而巅疾。王氏谓"忘"当作"怒"，是。

解脉令人腰痛，痛而引肩，目䀮䀮然，时遗溲。又云：解脉令人腰痛如引带，常[1] 如折腰状，善怒。详本篇备举诸经腰痛，乃独遗带脉，而重出解脉。按带脉起于少腹之侧，季胁之下，环身一周，如束带然。则此所谓腰痛如引带，常如折腰状者，自是带脉为病。云解脉者，传写之误也。

血温身热者死。按"温"当作"溢"。夫血寒则凝而不流，热则沸而不宁，温则血之常也。身虽热，何遽至死，惟血既流溢，复见身热，则阳过亢而阴受逼，有不尽不已之势，故死。今人失血之后，转增身热、咳嗽者，往往致死，概可见矣。

立而暑解，治其骸关[2]。"暑解"当是"骨解"，言骨散堕如解也。"骨"与"暑"相似，传写之误也。

诊法常以平旦，阴气未动，阳气未

---

① 常：原本作"当"，此据下文改。

② 骸关：骸，胫骨，骸关指膝骨之分解处。

散，饮食未进，经脉未盛，络脉调匀，气血未乱，故乃可诊有过之脉。按营卫生会篇云：平旦阴尽，而阳受气矣。夫阴方尽，何云未动？阳气方受，何云未散？疑是"阳气未动，阴气未散"。"动"谓盛之著，"散"谓衰之极也。

《甲乙》之误

《素问》曰：阴气盛于上则下虚，下虚则腹胀满。又曰：阳气盛于上，则下气重上，而邪气逆，逆则阳气乱，阳气乱则不知人。此二段乃岐伯分答黄帝问厥，或令人腹满，或令人昏不知人二语之辞。所谓阴气者，下气也。下气而盛于上，则下反无气矣；无气则不化，故腹胀满也。所谓下气者，即阴气也。阳气上盛，则阴气上奔，阴从阳之义也。邪气亦即阴气，以其失正而上奔，即为邪气。邪气既逆，阳气乃乱。气治则明，乱则昏，故不知人也。《甲乙经》削"阳气盛于上"五字，而增"腹满"二字于"下虚则腹胀满"之下，"则下气重上"之上。林氏云：当从《甲乙》，胃未有阴气盛于上，而又阳气盛于上者。二公并未体认分答语辞，故其言如此，殆所谓习而弗察者耶！

心脉搏坚而长，当病舌卷不能言；其软而散者，当消环自已。按"搏坚而长"者，太过之脉。心象火，而脉萦舌；心火有余，故病舌卷不能言也。"软而散"者，不足之脉。心者生之本，神之处；心不足则精神为消，如卑慄[①]、遗亡、恐惧之类是也。"环自已"者，言经气以次相传，如环一周，复至其本位，而气自复，病自已也。《诊要经终论》云：刺中心者，环死。义与此同。"环自已"者，经尽气复则生；"环死"者，经尽气绝则死也。《甲乙经》"环"作"渴"，非。

推而外之，内而不外，有心腹积也；推而内之，外而不内，身有热也；下而不上，头项痛也；按之至骨，脉气少者，腰脊痛而身有痹也。《甲乙经》"上而不下"作"下而不上"，"下而不上"作"上而不下"，非。盖"上而不下"者，上盛而下虚，下虚则下无气，故腰足冷；"下而不上"者，有降而无升，不升则上不荣，故头顶痛也。经文前二段是有余之病，故受病处脉自着；后二段是不足之病，故当病之处脉反衰。按之至骨而脉气少，为腰脊痛而身有痹者，亦不足之诊也。经文虚实互举，深切诊要，自当从古。

王 注 之 误

《素问》曰：味过于苦，脾气不濡，胃气乃厚；味过于辛，经脉沮弛，精神乃央。注云：苦性坚燥，又养脾胃，故脾气不濡，胃气强厚；辛性润泽，散养于筋，故令筋缓脉润，精神长久。按经云：阴之所生，本在五味；阴之五宫，伤在五味。是以五脏资生于味，而味过反伤五脏。此所谓"脾气不濡，胃气乃厚"者，由脾不能为胃行其津液，而胃亦不能输其精气于脾也。胃不输，脾不行，则津液独滞于胃，而胃乃厚。"厚"犹滞也，宁强厚之足言哉？"沮"，消沮也。"弛"，懈弛也。由辛散太过，而血气消沮，筋脉懈弛，精气衰及其半也，岂润泽长久之谓哉？以过为正，以伤为益，误矣！误矣！

切脉动静，而视精明。精明者，两目之精光也。注云：明堂左右近目之穴，非是。下文云：精明者，所以视万物，别黑

---

① 卑慄：病名，其病心血不足，胸中痞塞，不能饮食，如痴如醉，心中常有所歉，爱居暗室，或倚门后，见人即惊避无地。

白，审短长。然则非目中之精明而何？

肺脉软而散者，当病灌汗，至今[1]不复散发也。"灌汗"者，汗出淋漓，如以水灌之。谓肺气衰弱，故散而不收也。至秋肺金司令之时，其气自收，其汗自敛，而不复散发也。非寒水灌洗，皮密无汗之谓也。

胃脉沉鼓涩，胃外鼓大，心脉小坚急，皆鬲[2]、偏枯，男子发左，女子发右。不喑、舌转可治，三十日起；其从者喑，三岁死。王注云："从"谓男子发左，女子发右也。然则经文何必更出"其从者"三字？按玉版论要云：男左为逆，右为从；女子右为逆，左为从。本文盖谓男子发左，女子发右，于法为逆，然不喑、舌转，则受邪轻，故证虽逆而犹可治；若男子发右，女子发左，于法为从，然喑则受邪重，证虽从，必三岁乃起也，设逆而邪重者，必死不治。从而邪微者，奚待三岁而后起哉？

西北之气，散而寒之；东南之气，收而温之。盖西北寒束于外，而阳聚[3]于内，故宜散而寒；东南阳泄于外，而阴伏于内，故宜收而温。非食冷、食热之谓也。

心欲软肾欲坚

心欲软，急食咸以软之；肾欲坚，急食苦以坚之。盖心于象为离，肾于象为坎。坎之明在内，以刚健而行之于外，故欲坚；离之明在外，当柔顺而养之于中，故欲软。软者，必以咸；坚者，必以苦。咸从水化，苦从火化也。夫坎水润下，愈下则陷矣，故以行为尚。《易》曰：行有尚吉，往有功也。离火炎上，愈上则焚矣，故以畜为吉。《易》曰：离，利贞亨，畜牝牛吉也。然则所以坚之、软之者，固

欲其水上、火下，而成心肾交通之妙欤！

三阳在头三阴在手

三阳外感，诊在人迎；人迎者，结喉两傍动脉，故曰三阳在头。三阴内伤，诊在气口；气口即寸口也，故曰三阴在手。

脾气外绝

脉浮大虚者，是脾气之外绝，去胃外归阳明也。言脾虚气下，不为胃行精气，而与大肠驱糟粕也。人有不能食而数便利者，非脾去胃归阳明之故欤！

劳　风

劳风法在肺下。其为病也，强上冥视，唾出若涕，恶风而振寒。治之奈何？曰：以救俯仰，巨阳引精者三日，中年者五日，不精者七日，咳出青黄涕，其状如脓，大如弹丸，从口中或鼻中出，不出则伤肺，伤肺则死矣。读此，可悟伤风不解成痨之故。劳风者，既劳而又受风也。劳则火起于上，而风又乘之，风火相搏[4]，气凑于上，故云法在肺下也。肺主气而司呼吸，风热在肺，其液必结，其气必壅，是以俯仰皆不顺利，故曰当救俯仰也。救俯仰者，即利肺气、散邪气之谓乎？然邪气之散与否，在乎正气之盛与衰。若阳气王[5]而精气引者，三日，次五日，又次七日，则青黄之涕从咳而出，出则风热俱去，而肺无恙矣。设不出，则风火留积肺

---

① 今：《素问·脉要精微论》作"令"。

② 鬲：通"隔"。

③ 聚：原本作"娶"，今据《中国医学大成》本改。

④ 搏：原本作"抟"，今据《中国医学大成》本改。

⑤ 王：通"旺"。

中而肺伤，肺伤则喘咳声嘶，渐及五脏，而虚劳之病成矣。今人治劳，日用滋养而不少益者，非以邪气未出之故欤？而久留之邪，补之固无益，清之亦不解，虚劳病之所以难治也。

再按脉解篇云：太阳所谓强上引背者，阳气大上而争，故强上也。劳风之病，火在上而风乘之，风、火皆阳也；风性善行，火性炎上，非所谓阳气大上而争者乎？

结 阳 结 阴

结阳者，肿四肢；结阴者，便血一升，再结二升，三结三升。结阳，阳聚而实也。四肢者，诸阳之本。阳实，则四肢肿也。结阴，阴气凝聚，不与阳气相通也。夫阳所以举阴气者也，阴无阳而独，则不复周流四布，有坠而下出耳！再结、三结，谓二阴、三阴并结不解，结愈甚者，下愈多也。

胃 脘 痈

人病胃脘痈者，诊当候胃脉。其脉当沉细，沉细者气逆，逆者人迎甚盛，甚盛则热。人迎者，胃脉也。逆而甚，则热聚于胃口而不行，故胃脘为痈也。按人迎在头，趺阳在足，皆胃脉也。云当候胃脉者，谓趺阳也。趺阳脉不必沉且细，而今沉且细者，气逆于上，而下乃虚，下虚则沉细也。人迎甚盛者，气逆于上则上盛，上盛故人迎甚盛。夫气聚于上而热不行，胃脘壅遏，得不蓄积为痈耶？

肠 覃 石 瘕

覃，延也，瘜肉蔓延，与肠相着。

瘕，假也，假血成形，积于胞中。血积易去，故曰可导而下；瘜肉渐大，则消之非易，故曰状如怀子，久者离岁。

肺 消

心移寒于肺，为肺消；肺消者，饮一溲二，死不治。肺居上焦，而司气化。肺热则不肃，不肃则水不下；肺寒则气不化，不化则水不布。不特所饮之水直趋而下，且并身中所有之津，尽从下趋之势，有降无升，生气乃息，故曰："饮一溲二，死不治"。

四 维 相 代

四维，四肢也。相代，相继为肿也。四肢为诸阳所实之处，相继为肿者，气馁[①]而行不齐也，故曰"阳气乃竭"。

四 肢 不 举

玉机真脏论云：脾脉太过，则令人四肢不举；其不及，则令人九窍不通。《灵枢·本神篇》云：脾气虚则四肢不用；实则腹胀、泾溲不利。盖脾虚则营卫涸竭，不能行其气于四肢，而为之不举；脾实则营卫遏绝，亦不能行其气于四肢，而为之不举。九窍亦然。两经互言之者，所以穷其变也。

折 髀

胃脉搏坚而长，其色赤，当病折髀。胃土太过，而火复益之，腑阳独盛，脏阴受伤，则髀痛如折也。

---

① 馁：饥饿，空虚，贫乏。

水 液 浑 浊

水液浑浊，有脾经谷气不化，湿热下流；亦有因肺金气衰，而便液停凝。盖肺司州都之气化，中气不足，则溲便为之变。未可执其"皆属于热"之一语而施治也。

厥

巨阳主气，故先受邪，少阴与其为表里也；得热则上从之，从之则厥也。故有风热小恙，而亦面赤、足冷者。如是则解外之邪，必靖内之气，设徒与表药，真阳随越，故曰表里刺之，饮之服汤。

煎 厥

煎厥，即热厥也。火迫于下，气逆于上，为厥逆而热烦也。溃溃乎若坏都，汩汩[①]乎不可止者，言其精神散败，若土之崩，若水之放，而不可复收之、掩之也。

气 泄

心脉不及，则令人烦心，上见咳唾，下为气泄。气泄者，气随便失。脾肠之病，即气利也，乃火不足，而土受病也。

疟

疟脉缓大虚，调以甘药。凡诸疟而脉不见，刺十指间出血，血出必已。故初病脉不出者，多是气血壅遏所致，无用张皇，遽投温补，亦致败事。

气痹精少皆能生寒

人身非衣寒也，中非有寒气也，寒从中生者何？是人多痹气也。又肾者水也，而生于骨，肾不生则髓不能满，故寒甚至骨也。是故气痹、精少，皆能生寒，不必谓其定责阳虚也。

刺 久 病

刺久病者，深内[②]而久留之，间日而复取之，必先调其左右，去其血脉。愚谓此刺道也，可通药之用矣。以其病久入深，故必深内；以其阴气难得，故必久留。间日者，休其气也。调其左右，去其血脉者，调其未病之处，使血脉流通也。以丸药攻其病，以甘药养其正，且进且止，毋速其效，以平为期，药之道尽矣。

① 汩汩：水急流貌。
② 内：通"纳"，纳入。

卷　　中

风寒营卫之辨

风为阳邪而上行，卫为阳气而主外，以阳从阳，其气必浮，故曰"阳浮者热自发"。阳得风而反强，阴无邪而反弱，以弱从强，其气必馁，故曰"阴弱者汗自出"。

伤寒发热者，阳气被郁而不伸也；中风发热者，阳气被引而外浮也。郁者必发之，浮者不徒解散而已。此桂枝汤所以兼阴阳、通合散为剂也。

仲景卫强营弱之说，不过发明所以发热、汗出之故。后人不察、遂有风并于卫，卫实而营虚；寒中于营，营实而卫虚之辨。不知邪气之来，自皮毛而至肌肉，无论中风、伤寒，未有不及于卫者，甚者乃并伤于营耳！郭白云所谓涉卫中营者是也。卫病而营和，则汗自出；营与卫俱病，则无汗矣。无汗必发其汗，麻黄汤所以去表实而发邪气也；有汗不可更发汗，桂枝汤所以助表气而逐邪气也。学者但当分病证之有汗、无汗，以严麻黄、桂枝之用，不必执营卫之孰虚孰实，以证伤寒、中风之殊。且无汗为表实，何云卫虚？麻黄之去实，宁独遗卫？能不胶于俗说者，斯为豪杰之士。营卫本是和谐，卫受邪而反强，荣无邪而觉弱，邪正不同，强弱异等，虽欲和谐，不可得矣，故曰营气和者外不谐。

伤寒分立三纲：桂枝主风伤卫，麻黄主寒伤营，大青龙主风寒两伤营卫。其说始于叔微许氏，而成于中行方氏、嘉言喻氏。以愚观之，桂枝主风伤卫则是，麻黄主寒伤营则非。盖有卫病而营不病者，未有营病而卫不病者也。至于大青龙证，其立方之旨，因烦躁而独加石膏。王文禄所谓风寒并重，而闭热于经，故加石膏于发散药中者是也。若不过风寒并发，则麻黄、桂枝已足胜其任矣，何必更须石膏哉？

寒邪闭皮毛而郁阳气，是以发热而汗不出。麻黄、杏仁，开肺气、发腠理。若桂枝、甘草，为辛甘发散之用也。风邪不能外闭阳气，而反内扰阴气，是以其汗自出。用芍药者，所以救其营也。书谓风邪伤营，卫未受病[1]，与芍药以安营者，尚隔一层。

寒邪六经俱受不必定自太阳

伤寒传经次第，先太阳，次阳明，次少阳，次太阴，次少阴，次厥阴，此其常也。然而风寒之邪，亦有径中阳明者。仲景云：阳明中风，口苦，咽干，腹满，微喘，发热，恶寒，脉浮而紧。又少阳中风，两耳无所闻，目赤，胸中满而烦者是

---

[1]　风邪伤营，卫未受病：医学大成本为"风邪伤卫，营未受病"。

也。不独阳明、少阳为然，即三阴亦有之。云少阴病始得之，反发热、脉沉者，少阴初受寒邪之症也。太阴中风，四肢烦疼，阳微阴涩而长者，太有初受风邪之症也。厥阴中风，脉微浮为欲愈，不浮为未愈，此厥阴初受风邪之脉也。此三者，又与三阴直中不同。直中者，病在脏，此则病在经也。是以六经皆能自受风寒，何必尽从太阳传入；即从太阳传入，亦不必循经递进。海藏言之最详，兹不重述。

伤寒传足不传手者，寒邪中人，先着皮肤，而足太阳膀胱之脉，在最外一层，故先入之；稍深则去皮肤而入肌肉，肌肉为足阳明之分，故次入之；又稍深则在躯壳之内，脏腑之外，而足少阳之脉，正当半表半里之间，故又次入之。迨去表而之里，离阳而入阴，则三阴者，太阴为开，厥阴为阖，少阴为枢，故邪气入之，先太阴，次少阴，次厥阴也。合而言之，阳主表而阴主里，表为腑而里为脏，故邪气在表，则足三阳受之，在里则足三阴受之也。手之三阳，虽亦主表而太阳小肠、少阳三焦、阳明大肠，并从手至于头，位偏而脉短，不若足经之自下行上，纲维一身也。手之三阴，虽亦主里，然太阴肺、少阴心、厥阴胞络，并处上焦，不若肝、脾、肾之实居阴位也。是故手三阳经虽阳，而脉绌于表，惟足三阳为独主阳之表；手三阴脏虽阴，而位不处阴，惟足三阴为独主阴之里。伤寒之邪，所以恒在足而不在手欤！发明所谓伤寒止伤西北，而不伤东南，亦穿凿之语。夫邪气侵淫，自足及手者有之。如《玉机》所谓足经实，手经虚，故能冤热[①]，洁古所谓壬病传丙、丙病传丁者是也。然非汗下差误，或七情劳倦之故，焉有传及手经者哉？

阳结阴结

脉浮而数，能食，不大便者，名曰阳结，十七日当剧。脉沉而迟，不能食，身体重，大便反硬，名曰阴结，十四日当剧。盖天人之气，十五日一更，更则结者当解，设不解，其病则剧。云十七日者，阳结能食，故过期；十四日者，阴结不能食，故不及期也。成氏过结再传之说，失之泥矣。

纵　横

伤寒，腹满，谵语，寸口脉浮而紧，此肝乘脾也，名曰纵，刺期门；伤寒，发热，啬啬恶寒，大渴欲饮水，其腹必满，自汗出，小便利，此肝乘肺也，名曰横，刺期门。按腹满、谵语，其脉当实沉，而反浮紧，此非里实，乃肝邪乘脾，气窒而实也；发热，恶寒，病为在表，其证本不当渴，而反大渴，此非内热，乃肝邪乘肺，气郁而燥也。以里无热，不能消水，故腹满，而汗出便利，则肺气已行，故愈。二者俱泻肝邪则愈，设不知而攻其实热，则误矣。此病机之变，不可不审也。

战　栗

邪气入，正气抑，则病；正气复，邪气退，则汗出而愈矣。然邪犹未强而未即服；正犹微而未即胜，此所以战也。

邪气外与正争，则为战；内与正争，则为栗。栗者，心内鼓栗。经曰：阴中于邪，必内栗也。若战，则但肢体战摇而已。战者，正气胜，则有得汗而解者；栗

---

① 冤热：冤，屈也，不舒畅。冤热，热而烦闷。

者，内气虚，不能御邪，遂成厥脱也。

热入血室

热入血室三条，其旨不同。第一条，是血舍空而热乃入者，空则热不得聚，而游其部，故胸胁满。第二条，是热邪与血俱结于血室者，血结亦能作寒热，柴胡亦能去血结，不独和解之谓矣。第三条，是热邪入而结，经尚行者，经行则热亦行而不得留，故必自愈，无犯胃气及上二焦，病在血而不在气，在下而不在上也。若诛伐无过，变证随出，乌能自愈耶？

圊血[①]

下利，寸脉反浮数者，阳之盛也；尺中自涩者，阴之虚也。以阳加阴，必圊脓血。

少阴热在膀胱而便血者，脏邪还腑，血去热出，当愈；强发少阴汗而动血者，热邪内迫，血去阴竭，多死。

吐利烦躁四逆

少阴病吐利，烦躁，四逆者死，为阴极而阳绝也；少阴吐利，手足厥冷，烦躁欲死者，吴茱萸汤主之，为阴盛而阳争也。病症则同，而辨之于争与绝之间，盖亦微矣。

亡阳无阳

亡阳，阳不守也；无阳，阳之弱也。阳亡者，藩篱已彻，故汗出不止；阳弱者，施化无权，故不能作汗。

绝阳

阳为津液之源，津液为阳之根。汗出过多，胃气生热，津液竭矣。阳气虽存，根本则离，故曰绝阳。

厥

伤寒脉促，手足厥逆者，可灸之。按本论云：脉阳盛则促，则手足厥逆。而脉促者，非阳之虚，乃阳不通也；灸之，所以引阳外通。若厥而脉微者，则必更以四逆温之。

病人手足厥冷，脉乍紧者，邪结在胸中。胸中，阳也，阳实气于四肢。邪结胸中，其阳不布，则手足无气而厥冷。胸邪最高，高者因而越之，故曰当吐之，宜瓜蒂散。脉促者，阳结不通，故宜引其阳；脉紧者，阳为邪遏，故须吐其邪。二者皆与阳虚厥逆不同。

脉微而厥者，阳之虚也，宜四逆辈；脉细而厥者，血虚不营于四末也，宜酸甘辛药温之、润之、行之，当归四逆是也。

厥热

伤寒先厥者，寒邪乍中，阳气暴折也；后热者，阳气渐复，阴邪将却也。五日厥，热亦五日者，阴胜阳复之常也。厥深者，热亦深；厥微者，热亦微。谓有胜则有复，胜之甚者，其复亦甚。非以外厥之微甚，卜里热之浅深也。

伤寒前厥而后热者，其病多吉，阳复而阴剥也；前热而后厥者，其病多凶，阴进而阳退也。

---

① 圊血：便血。

厥四日，热反三日，即显阳微之机，不待复厥，至五日而知其病之进也；热四日，厥反三日，即显阴负之兆，不待复热，至五日而知其病之必愈也。

三 阴 下 症

太阴，有桂枝加大黄汤下之一症；少阴，有大承气急下三症；厥阴，有小承气下之一症。夫邪入三阴，病已深矣，其幸而不死者，其邪仍从阳而出耳！张季明所谓太阴脾经，温燥不行，亦当温利自阳明出，如桂枝加大黄是也；少阴肾经，虽用附子，复使麻黄，厥阴肝经用桂枝，则知少阴亦自太阳出，厥阴亦自少阳出；及其太阳、少阳郁闭不行，则当自阳明出。故三阴皆有下症也。

桂 枝 汤

风之为气，能动阳气而泄津液，所以发热、汗自出，与伤寒之发热、无汗不同。此用桂枝外发邪气，即以芍药内安津液；炙甘草合桂枝之辛，足以攘外，合芍药之酸，足以安内；生姜、大枣甘辛相合，亦助正气去邪之用。盖以肌解而邪不去，故不用麻黄发表，而以桂枝助阳以为表；以其汗出而营自和，故不用石膏之清里，而用芍药敛阴以为里。此桂枝汤之所以大异于麻黄、大青龙也。

麻 黄 汤

寒邪伤人，阳气郁而成热，皮肤闭而成实。麻黄轻以去实，辛以发阳气，温以散寒气。杏仁佐麻黄通肺气，使腠理开泄，王好古谓其为治卫实之药者是也。然泄而不收、升而不降，桂枝、甘草虽以佐之，实监制之耳！东垣云：麻黄汤是阳经卫药也，开膝理使阳气申泄，此药为卫实也。

大小青龙汤

大青龙治风寒外壅，而闭热于经者；小青龙治风寒外壅，而伏饮于内者。夫热郁于经，而不用石膏，汗为热隔，宁有能发之者乎？饮伏于内，而不用姜、夏，邪与饮抟，宁有能散之者乎？其芍药、五味，不特靖逆气而安肺气，抑且制麻、桂、姜、辛之势，使不相骛而相就，以成内外协济之功也。

桂枝去芍药加蜀漆
龙骨牡蛎救逆汤

伤寒脉浮，医以火迫劫之，亡阳，必惊狂、起卧不安者，桂枝去芍药加蜀漆龙骨牡蛎救逆汤主之。按此所谓阳者，乃心之阳，盖即神也。火气通于心，神被迫而不收，与发汗亡阳者不同。发汗者，动其肾，则厥逆、筋惕肉瞤，故当用四逆；被火者，伤其心，则惊狂、起卧不安，故当用龙、牡。其去芍药，加蜀漆者，盖欲甘辛急复心阳，而不须酸味更益营气也。与发汗后，其人叉手自冒心、心下悸欲得按者，用桂枝甘草汤同。蜀漆即常山苗，味辛，能去胸中邪结气。此症火气内逼心包，故须以逐邪而安正耳。

五 苓 猪 苓

五苓、猪苓，并治脉浮，发热，渴而小便不利之症。然五苓则加桂枝、白术，而治太阳；猪苓则加滑石、阿胶，而治阳明。盖太阳为开，阳明为阖。太阳为表之表，其受邪也，可以热发，可以辛散；阳明为表之里，其气难泄，其热易蓄，其发散攻取，自与太阳不同。是以五苓散加甘辛温药，假阳气以行水；猪苓汤加甘咸寒药，假阴气以利水也。

泻心诸汤

伤寒下后，心下满而不痛者，为痞，半夏泻心汤主之。盖客邪内陷，既不可从汗泄；而痞不实，又不可从下夺。故惟半夏、干姜之辛，能散其结；芩、连之苦，能泄其满。然其所以泄、散者，虽药之能，而实胃气之使也。此用人参、甘草者，非以下后中伤，故以益气而助其能耶！

甘草泻心、生姜泻心，虽同为治痞之剂，而生姜泻心意在胃中不和，故加辛温以和胃；甘草泻心意在下利不止与客气上逆，故不欲人参之增气，而须甘草之安中也。

大黄黄连泻心汤，治伤寒汗下后心下痞，按之濡，其脉关上浮者。成氏云：此虚热也，与大黄、黄连以导其虚热。按成氏所谓虚热者，对燥屎而言也。盖邪热入里，与糟粕相结，则为实热；不与糟粕相结，则为虚热，非阴虚、阳虚之谓。本方以大黄、黄连为剂①，而不用枳、朴等药者，盖以泄热，非以荡实热也。

白 通 四 逆

白通、四逆，俱用姜、附，俱为扶阳抑阴之剂。而白通意在通阳，故用葱白，凡厥而下利脉微者用之；四逆意在救里，故用甘草，凡厥而清谷不止者用之。若通脉四逆，则进而从阳，以收外散之热；白通加人尿猪胆汁，则退而就阴，以去格拒之寒也。

麻杏甘石汤

汗出而喘，无大热者，其邪不在经腠，而在肺中，故非桂枝所能发。麻、杏辛甘，入肺散邪气；肺被邪郁而生热，石膏辛寒，入肺除热气；甘草甘温，安中气，且以助其散邪清热之用。乃肺脏邪气发喘之的剂也。

饮证类伤寒

伤寒若吐若下后，心下逆满，气上冲胸云云。按此非伤寒症，乃属饮家也。《金匮》云：膈间支饮，其人喘满，心下痞坚，得之数十日，医吐下之不愈，木防己汤主之。又云：其人振振身瞤动者，必有伏饮。又云：心下有痰饮，胸胁支满、目眩是也。成氏以为里虚气逆，与此药和经、益阳、散气，恐未切当。

病如桂枝症，头不痛，项不强，寸脉微浮，胸中痞硬，气上冲咽喉不得息者，此为胸有寒也，当吐之，宜瓜蒂散。寒，谓寒饮，非寒邪也。此亦痰饮类伤寒症。《活人书》云：痰饮之为病，能令人憎寒发热，状类伤寒，但头不痛、项不强为异耳！

简　误

汗多则热愈，汗少则便难。疑是汗少则热愈，汗多则便难。《太阳篇》云：脉阳微而汗出少者，为自和也；汗出多者，为太过。阳脉实，因发其汗出多者，为亦太过，太过为阳绝于里，亡津液，大便因

———————
① 为剂：原本为"之为剂"，今据医学大成本改。

鞭也。成氏谓汗少则邪热不尽，又走其津液者，非。

太阳病十日已去，脉浮细而嗜卧者，外已解也。设胸满、胁痛者，与小柴胡汤；脉但浮者，与麻黄汤。谓脉但浮而不细，嗜卧者，邪犹在外，宜麻黄汤；脉浮细，不嗜卧，而胸满、胁痛者，邪又在少阳，宜小柴胡汤。非外已解，而又和之、发之之谓也。

太阳病，脉浮紧，无汗，发热，身疼痛，八九日不解，表症仍在，此当发其汗。服药已微除，其人发烦，目瞑，剧者必衄，衄乃解。所以然者，阳气重故也，麻黄汤主之。按"麻黄汤主之"句，当在"此当发其汗"下。谓服麻黄汤已，病虽未除，而又发烦，目瞑；剧者，阳邪上盛，必将衄血而后解。非既衄血，而又以麻黄汤发之也。然亦须审微、甚而处之。若其欲衄而血不流，虽衄而邪不解者，则仍宜发汗。仲景云：伤寒脉浮紧，不发汗，因致衄者，麻黄汤主之是也。

伤寒脉浮滑，此表有热，里有寒，白虎汤主之。按《阳明篇》云[①]：伤寒无大热，口燥渴，心烦，背微恶寒者，白虎汤主之。《厥阴篇》云：伤寒脉滑而厥者，里有热也，白虎汤主之。审此，本文当作里有热，表有寒；表寒即手足厥、背恶寒之谓。盖传写之误，不必曲为之解也。

症象阳旦一条，盖即前条之意，而设为问答，中间语意殊无伦次，岂后人之文耶？昔人读《考工记》，谓不类于周官。余于此条亦云。

下利清谷，汗出，必胀满者，伤其阳而气不行。成氏谓亡津液者，非也。

寒实结胸，无热证者，与三物小陷胸汤，白散亦可服。当作寒实结胸，无热证者，与三物白散。旧本必有误也。既已寒实，何可更用瓜蒌、黄连寒药耶？

伤寒杂论

太阳病，初服桂枝汤而反烦者，阳邪痹于阳而不散也，故先刺风池、风府，以通其痹。

阳邪被抑而未服者，仍当从阳因而去之。此桂枝汤去芍药之意。

病在阳而反下之，邪气被抑而未复，正气方虚而不振，是以其脉多促，然当辨其仍在表者，则纯以辛甘发之，桂枝去芍药汤是也；辨其兼入里者，则并以苦寒清之，葛根黄芩黄连汤是也。

余寇未平，复合为乱；余邪未净，复集为病。伤寒发汗解，半日许复烦是也。

大下之后，复发汗三条，均是汗、下之后。然小便不利者，伤其阴也；振寒脉微细者，阴阳俱伤也；昼日烦躁不得卧者，伤阳而不伤阴也。于此见病变之不同。发汗则动经者，无邪可发，而反动其经气也。余谓此条为饮症者，未必谬也。

发汗后，水、药不得入口者，是动其经气也。

但阳脉微者，先汗之而解；但阴脉微者，下之而解。此逐坚攻瑕之法。

喘而汗出，有阳气虚脱者，亦有热气内迫者。太阳病下之，下利，脉促，喘而汗出，葛根黄连黄芩汤主之是也。

利水、逐血，为热入膀胱两大法门。利水分清、温，五苓、猪苓是也；逐血辨微、甚，桃仁承气、抵当汤丸是也。

青龙汤主散表寒，而兼清里热，故麻黄多于石膏；麻杏甘石主清肺热，而兼散肺邪，故石膏多于麻黄。桂枝汤主散表邪，故桂枝倍芍药，而益生姜之辛；建中

---

① 云：原本作"去"，据上下文当为"云"之形误，径改。

汤主立中气，故芍药倍桂枝，而益饴糖之甘。品味相同，而君臣异用，表里、补泄，因之各异矣。

太阳转入阳明，其端有二：一者汗出不彻，邪气不服而传。曰：太阳初得病时，发其汗，汗先出不彻，因转属阳明也。一者汗出过多，胃中干燥而传。曰：太阳病，若发汗、若吐、若下、若利小便，此亡津液，胃中干燥，因转属阳明也。

经邪不能聚，故传入腑，则聚而不传。经邪未变，故恶寒；入腑，则变热而不寒。曰：阳明居中土也，万物所归，无所复传。始虽恶寒，二日自止，此为阳明入腑症也。

阳明病，法多汗，反无汗，其身如虫行皮中状者，气内蒸而津不从也。

痞症表未解者，宜先解表，不可便治其痞。若兼下利不止者，则不拘此例，宜合表里而并治。太阳病外症未除，而数下之，遂协热而利，利下不止，心下痞硬，表里不解者，桂枝人参汤主之是也。

阳明津涸，舌干口燥者，不足虑也；若并亡其阳，则殆矣。少阴阳虚，汗出而厥者，不足虑也；若并伤其阴，则危矣。是以阳明燥渴，能饮冷者生，不能饮者死；少阴厥逆，舌不干者生，干者死。

少阴病八九日，一身手足尽热者，邪自本而之标，自脏而入腑也，虽便血可治。

卷 下

制方用药必本升降浮沉之理

《易》曰：天道下济而光明，地道卑而上行，故上下升降而气乃和。古人制方用药，一本升降浮沉之理，不拘寒热补泻之迹者，宋元以来，东垣一人而已。盖四时之气，春升、夏浮、秋降、冬沉，而人身之气，莫不由之。然升降浮沉者，气也；其所以升降浮沉者，人之中，犹天之枢也。今人饥饱、劳役，损伤中气，于是当升者不得升，当降者不得降，而发热、困倦、喘促、痞塞等症见矣。夫内伤之热，非寒可清；气陷之痞，非攻可去。惟阴阳一通，而寒热自已；上下一交，而痞隔都损。此东垣之学，所以能为举其大软！李濒湖曰：升降浮沉则顺之，寒热温凉则逆之，故春宜辛温，夏宜辛热，长夏宜甘苦辛温，秋宜酸温，冬宜苦寒。愚谓升降浮沉则顺之者，所以顺天时之气也；寒热温凉则逆之者，所以救气化之过也。李氏辛甘酸甘之用是已，若春宜温、夏宜热、冬宜寒之谓，是助之也，岂逆之谓哉？

五 行 问 答

客曰：五行生克之说，非圣人之言也，秦汉术土之所伪撰也。余曰：于何据也？曰：《易》言八卦，而未及五行，《洪范》言五行，而未及生克，是以知其为无据之言也。曰：子曷[1]不观诸河图、洛书乎？河图之数：一、六居下，水也；二、七居上，火也；三、八居左，木也；四、九居右，金也；五、十居中，土也。洛书之数：戴九、履一，一，水之生数也；一之右为七，七，火之成数也；七之右为九，九，金之成数也；九之右为三，三，木之成数也；五居于中，五，土之成数也。夫河图逆而左旋，以次相生；洛书顺而右转，以次相克。克者反顺，生者反逆，此造化之妙也。且河图左旋相生，而其对待则皆相克；洛书右转相克，而其对待则皆相生。是以生机恒寓于消落之中，而生气每藏于盛长之内。生而无克，则有进无退而气易尽；克而无生，则消者不长而机以穷。生也，克也，天地自然之理，莫知其然，而不得不然者也。子又何疑焉？

曰：河图、洛书，古未必有此，亦秦汉人所撰，以神其说者乎！曰：《易》不云乎，河出图，洛出书。圣人则之，何子之不察也？且五行生克，天地之数也；河图、洛书，亦天地之数也。未有图、书以前，天地之数，昭然已备；即图、书至今不出，而图、书之象，昭然亦备。图、书可假，天地之数不可假也。夏之暑，肇于春之温，冬之寒，始于秋之凉，气之默运

————
[1] 曷：何故。

然也；一阳转而土膏僭动，天气肃而海水西盛，杲日①出而霜露立消，凉风至而万木凋落，象之显呈者也，而又何疑于图焉？

曰：水生于天者也，岂生于金乎？方诸取水，月为水母，月亦生于金乎？水生木，未有木生于江湖波涛者！水辅土以生木，而专归之水可乎？曰：天者，乾之体也；月者，金之精也；坤也者，万物皆致养焉。五行皆不能离土而生，独木然也哉！

曰：岱石出火，汉井出烟，是土生火也；海中阴晦，波如火燃，是水生火也；火热而水干，是火反克水也；水冲而土溃，是水反克土也；丛灶燎原，火亦克木，锄圃耜②田，金亦克土。生克之道，不亦乱而无序乎？曰：河图、洛书，水上，火下，木东，金西；天地之位，前南，后北，左东，右西。其序秩然而不可紊乱者也。其序秩然不可紊乱，则其生、其克，亦循序旋转而不可紊乱者也。若深井有火，高原出泉，则二气相更之妙耳！火燃水干，水冲土溃，则盛衰胜复之常耳！是以穷五行之变则可，以为是即五行之事则不可也。且所谓相克者，不过制其太过，而使归于平，非斩绝灭竭之谓也。又以抑其浮盛，而使还于根，以为生发之兆，虽相克而实相成也。若金斫、土掩、火燃、水冲，此立尽之数，岂足语造化生成之妙哉！

通一子③ 杂论辨

君火凝命于心，为十二官禀命之主；相火一位于命门，一寄于三焦，为十二经生气之原。由是神机不息，而造化成焉，此千古不易之道也。而通一子之言，总言大体，则相火寄在命门；析言职守，则脏腑各有君相。若然，则十二官有十二君相矣！五脏六腑将乱而自用，心君不其守府乎？曰：凡以心之神，肺之气，脾胃之仓廪，肝胆之谋勇，肾之伎巧变化，皆发见之神奇，使无君相，何以能此？不知心、肺、脾、肝、胃、胆、肾之能变化出入者，皆禀心之君火以为主，命门、三焦之相火以为用，犹庶司百职，共禀大君之命而效成于下，岂一脏有一君相之谓哉？即尔谓脏腑各有相可矣，而谓脏腑各有君可乎？夫立言所以明道，若此者求之太深，出之反晦，亦贤知之过也。

元气是生来便有，此气渐长渐消，为一生盛衰之本。元精者与气俱来，亦渐长渐消，而为元气之偶。元神者，元气、元精之灵者也，能变化往来，而为精气之主也。景岳谓无形之火，神机是也，亦曰元气；无形之水，天癸是也，又曰元精。元精、元气，即化生精气之元神也。以神为火，以气为神，以精为无形，以精、气为神所化，语殊未莹④。

丹溪之治吞酸，必以黄连为君，而以吴茱萸佐之；治心腹痛症，谓宜倍用山栀，而以炒干姜佐之。夫既谓其热，寒之可也，何又并用如此？余谓丹溪所治吞酸、心腹痛，并皆火热郁结之病。火热则宜清，郁结则宜散，茱萸、干姜，盖资其散，不资其热也；且既曰佐矣，则所用无多，自无掣肘矛盾之虞，而有相助为理之益。屡试屡验，不可废也。

曰：头、目、口齿、咽喉等症，方书悉云风热，多以升降并用，逆从兼施，独不虑升者碍降，降者碍升乎？从者碍逆，

①　杲日：明亮的太阳。
②　耜：古农具名。
③　通一子：张景岳的别号。
④　莹：明白。

塑得碍从乎？以愚所见，风热交炽之症，多有挟身中之阴火上从，而为面赤、足冷者。古方之升降并用者，所以散其外，且以安其内也。若升而无降，则有躁烦、厥逆之变；降而无升，则有瞀闷、喘逆之忧。不可不知也！

丹溪之所谓阳有余、阴不足者，就血与气言之也；景岳之所谓阳不足、阴有余者，就神与形言之也。形神切于摄养，气血切于治要，各成一说而已矣。

痢之为病，气闭于下，而火复迫之，是以腹痛里急、糟粕不出而便肠垢也。其源皆由于暑湿，与疟病俱发于夏秋。盖伤于经络则成疟，而入于肠脏则为痢也。经络之邪，可散而愈，故治宜辛苦温之药；肠脏之热非清不愈，故治宜①辛苦寒之药。亦发表不远热，攻里不远寒之意。河间之主用清寒，盖亦有见于此。景岳不审痢病之所从来，而以五脏五行为说，谓惟心可言火，其余则均不可言火。此但足资辨论而已，岂足补于治要哉！

脉来动而中止，更来小数，中有还者反动，名曰结阴也；脉来动而中止，不能自还，因而复动，名曰代阴也。得此脉者，必难治。盖结脉止而即还，不失至数，但少差池②耳！代脉止而不还，越期乃还，有此绝而彼来代之意。此余之所亲历有如是者也。而景岳云：凡见忽大、忽小、乍迟、乍数，更变不常者，均谓之代。似此燌③乱旧法，未足多也。

上、下、来、去、至、止六字，景岳因滑氏之言，而复传其蕴。而来、去二义，尤为精切。

曰：风之与寒，本为同气，但风邪浅而寒邪深，浅属阳而深属阴耳！此言最为明了。

今时皆合并病之名，语详而理确。

曰：气虚于中，不能达表，非补其气，肌能解乎？血虚于里，不能化液，非补其血，汗能生乎？又有火盛而水涸于经者，譬如干锅赤裂，润自何来？但加以水，则郁蒸沛然，而气化四达。又曰：或发表，或微解，或温散，或凉散，或补中托里，而为不散之散，或补阴助阴，而为云蒸雨化之散。此公于发表一法，独能得其精奥，故其言之尽而无敝、确而可守如此。

口眼歪斜之病，按仲景云，络脉空虚，贼邪不泻，或左或右，邪气反缓，正气即急，正气引邪，㖞僻不遂；及前贤针灸膏摩之法，俱云左歪治右，右歪治左。以余所见，凡手废在左者，则口眼歪于右；废在右者，则口眼歪于左。大法散邪养血，往往获愈，若纯施补，则留连转剧。而景岳乃云以药治者，左右皆宜从补；以艾治者，当从其急处而灸之。余常谓景岳之学，得于推测者，此类是也。

中风者，风从外入，天地之邪气也；类中风者，风自内生，肝脏之厥气也。肝之生气暴而病速，肝气即厥，诸气从之，诸液又从之；诸气化火，诸液化痰，辐凑④上焦，流溢经络，如风雨之骤至，如潮汐之乍涌，而不可当也。岂特如景岳所谓气血虚败而已哉？昔贤于此症，或云火，或云痰，或云气虚。三者诚俱有之，余惜其终属模糊，而未中肯綮⑤也。

补下治下制以急，大承气之无甘草，肾气丸之有苓、泽，盖谓此也。左归、右归二饮，亦仿肾气之意，乃去泽泻之咸，而加甘草之甘，既减下趋之势，更与缓中之权，虽与之归，其可得乎哉？

---

① 治宜：原本作"宜治"，今据医学大成本改。

② 差池：参差不齐。

③ 燌：销毁。

④ 辐凑：聚集之意。

⑤ 肯綮：筋骨结合部，后人喻作要害之处。

补中益气用芪、术,其意在求阳也,故加升、柴以引之;补阴益气用地、药,其意在求阴也,而亦用升、柴,是将之燕而越其指也。若曰阴气必资阳气而后升,则是附子、桂心之任,而非升、柴之轻脱所得而与者已。若谓阴虚而邪留者设,则是古方柴胡四物之例,以为补阴散邪则可,以为补阴益气则不可也。

柴胡等饮六方,分温、凉、脾、胃、血气、邪气六法,颇尽表法之变。但不得以柴胡一味印定眼目,学者善师其意可也。

景岳五福饮,于八物汤中去茯苓、川芎之通,芍药之摄,仅参、术、归、地、草五味,则呆钝不灵矣。而云五脏俱补,既无向导,又失统御,未足法也。

土具冲和之德,而为生物之本。冲和者,不燥、不湿、不冷、不热,乃能化生万物。是以湿土宜燥,燥土宜润,使归于平也。熟地之补脾,盖补脾之阴耳!若湿胜者,非所宜也。要知熟地入肾,则补肾阴;入脾,则补脾阴。景岳乃谓地黄是太阴、阳明之药,则泥而不通矣。

一阴、二阴等煎,盖即天一、地二诸数而明其方,故五阴煎为补脾阴之剂,方中不宜更杂白术、扁豆、莲肉。盖白术燥脾湿,扁豆、莲肉益脾气,而不能长脾阴也。二阴煎即导赤散加麦冬、枣仁、元参、黄连清润之品,殊觉有力。

喻氏春温论辨

喻氏论春温,以冬伤于寒,春必病温,为一例;以冬不藏精,春必病温,为一例;以既伤于寒,又藏精,为一例。愚按《金匮》云:大邪中表,小邪中里。大邪漫风,虽大而力微;小邪户牖隙风,虽小而气锐。以其锐也,故深入在里;以

其小也,故藏而不觉。冬伤于寒者,冬时所受之寒,本自小而不大,而又以不能蛰藏之故,邪气得以深伏于里;伏之既久,寒变为热,至春人气升浮,邪气与之俱出,则发热而渴。是以冬伤于寒者,春月温病之由;而冬不藏精者,又冬时受寒之源耳!嘉言所分三例,其实不过一端,而强为区画,辞愈烦而理愈晦矣。

寒毒藏于肌肤,此叔和之谬说也。喻氏亦云冬伤于寒,藏于肌肤,感春月之温气而始发。肌肤,阳明胃之所主也。愚意肌肤非能藏之地,阳明亦无受寒不发之理,惟少阴为阴,寒邪亦为阴,以阴遇阴,故得藏而不发。是以伤寒之邪,自太阳递入三阴;温病之邪,自少阴传出三阳。岂肌肤与胃之云乎哉?

喻氏云:仲景治温症,凡用表药,皆以桂枝汤,以示微发于不发之意。又云:温病二三日间,当用麻黄附子细辛汤、麻黄附子甘草汤,深入肾中,领出外邪,则重者愈矣。此喻氏之臆说,非仲景之旧章也。盖温邪非发散可愈,即有表症,亦岂辛温可发?且桂枝汤为伤寒表病而里和者设,温症邪从里发,而表且未病,若用桂枝,适足以助温邪而留病气。又温病伏寒变热,少阴之精已被劫夺,更用辛、附,是绝其本而资之脱也。即曰少阴本寒标热,邪入其界,非温不散,然而温病之发,寒已变热,其欲出之势,有不待引之而自甚者。其不能出者,必皆阴精已涸者也,不然宁有不出者耶?喻氏强引经文,傅会己意,自误误人,不容不辨!

喻氏云:冬伤于寒者,太阳膀胱主之;冬不藏精者,少阴肾经主之。与两感伤症中,一日太阳受之,即与少阴俱病,则头痛、口干、烦渴而满之例,纤毫不差。遇谓温病有新旧合邪,而无表里两感。盖温病是伏气所发,少阴有伏气,太

阳而亦能伏气者，未必然也。不能伏，则感而即发，乃是伤寒，而终非温病矣。

喻氏云：少阴为阴脏而少血，所以强逼少阴汗者，重则血从耳、目、口、鼻出，而厥竭可虞；轻亦小便不利，而枯涸可待。余每用桂枝，必加生地，以匡[①]芍药之不逮，功效历历可纪。此论最善，可以稍补前言之失。盖温病之发，阴气先伤，设有当行解散者，必兼滋阴清热之品参其间，昔贤于葱豉汤加童便，栀豉汤中加生地、麦冬，亦此意也。

又曰：今人见热胜烦枯之症，而不敢用附子者，恶其以热助热也。孰知不藏精之人，肾中阳气不鼓，津液不得上升，故枯燥外见。才用附子助阳，则阴精上交于阳位，如釜底加薪，则釜中之气水上腾，而润泽有立至者。数语亦有至理，惟于温病不能无弊。盖阴凝之枯燥，与阴竭之枯燥，霄壤悬殊，万一误投，死生立判，不可不细审也！

柯[②] 氏《伤寒论翼》辨

柯氏云：仲景之书，撰同《素问》。《皮部论》云：阳主外，阴主内。故仲景以三阳主外，三阴主内。又曰：在阳者主内，在阴者主出，以渗于内。故仲景又以阳明主内。少阴亦有反发热者，故仲景于表剂中用附子，是因其渗也。又曰：少阴之阴，名曰枢儒，其入于经也，从阳部注于经；其出者，从阴内注于骨。故仲景制麻黄附子汤，治发热，脉沉，无里症者，是从阳部注经之意也；制附子汤，治身体骨节痛，手足寒，背恶寒，脉沉者，是从阴内注于骨之义也。按《内经》所谓阳主外，阴主内者，是言阳明之阳，以阳明为阳之阖，故出则从阳而主外，入则从阴而主内也。所谓在阳者主内，在阴者主外，以渗于内者，是言少阳之阳，以少阳为枢为机之地[③]，故在阳者其用反从阴而主内，在阴者其用反从阳而主出，以渗于内。渗于内，如便液之属，盖从内出外之意也。少阴亦枢机之地，故其入[④]者反从阳而注于经，其出者反从阴内注于骨也。此《皮部论》之义，柯氏似此援引，未尽的确。

柯氏援地理兵法，喻病邪之浅深，方药之大小，可谓深切著明。而于兵法又多精义，非好为夸大者可比。张千秋口陈乌桓兵事，了如指掌，非达识经事，不能如此。

柯氏因阴阳十脉，而立对待正看六法，曲尽其变，几无遁形矣。

太阳膀胱之经，起于足小指，循股上行，至头，为三阳之表。而寒邪伤人，多自表入，故太阳得先受邪，有头项强痛、背疼等症。而柯氏云：心为太阳，故得外统一身之气血，内行脏腑之经隧；若膀胱位列下焦，为州都之官，所藏津[⑤]液，必待上焦之气化而后出，何能外司营卫，为诸阳主气哉？又曰：伤寒最多心病，以心当太阳之位也。心为君主，寒为阴邪，君火不足，寒气得以伤之，所以名为大病。按少阴心经，起于手小指，循臂上行，入缺盆，注心中。今伤寒初病，不闻有是经所生症者，而邪入心经，亦不复见头项强痛等症。夫心以为太阳之位，则不应无太阳之症，以心为一身之主，不得易膀胱之位；况仲景所谓太阳者，只就经脉而言，自表邪传经入里，热结膀胱，乃始

---

① 匡：帮助，救助。
② 柯：原本作"轲"，今据成都昌福公司本改。下同。
③ 枢为机之地："为"字疑为衍文。
④ 入：原本误作"人"，今径改。
⑤ 津：原本作"精"，今据江苏科技本改。

及于脐。轲氏但知其位卑在下，不得为都会之地，而不思其经络所过，实为一身之表耶！徇尊卑之名，忘经野之实，亦何取焉？且伤寒虽曰大病，未必便是死症。若寒邪犯心，水来克火之说，自是寒邪直入心脏之病，而非大概伤寒在表之病矣。必如其说，则伤寒之病，十无一生，虽救疗之不及，而何有延至十数日之久哉？且以心当太阳之位，则太阳随经入里之邪，将直犯君主，而何以仍归膀胱，为小便不利，为结血不行？炫新说而变旧章，智者之过也，道其不明矣夫！

膀胱有下口而无上口，处大肠、小肠交接之间，即阑门也。阑门者，泌别水谷之处，气通命门。人之水谷入胃，以次传入小肠，斯时虽已熟腐，而清浊犹未分也；至于阑门，而得命门之火，薰蒸分布，于是水液渗入膀胱，糟后下入大肠。入大肠者，以渐而下；入膀胱者，满而后泻。轲氏乃谓膀胱有上口而无下口，能入而不能出，必待太阳气化，而溺始出。非也。果尔，则胞中之水，其渗已多，而犹未溺之时，更于何处可蓄耶？且《内经》所谓气化则能出者，亦非太阳之气化，乃肺经之气化也。肺经之气化，则膀胱之气亦化，满而后出，虚而复受；不然，虽满不能出也。是以膀胱虽主津液，而非命门之火蒸之，则不能入；非肺金之气化，则不能出。不入，则溏泻之病生；不出，则癃闭之病作矣。

《宣明》人参白术散方论

宣明人参白术散，治遍身燥湿相搏[1]，玄府致密，遂致悗[2]悸，发渴，饮食减少，不为肌肤。方以人参、甘草，甘以益虚也；生地黄润以滋燥；石膏、黄芩、滑石，寒以除热也；白术、茯苓，燥以除湿也。而意特在湿热，故白术、滑石、石膏数独多焉。其用参、地、甘草者，热积则真气消，湿聚则坚燥生也。尤妙在薄荷、藿香以行表气，缩砂仁以行里气，表里气通，而后湿可行、热可去，此画龙点睛法也。白术汤方论，与此略同，学者宜究心焉。

柴胡梅连散
罗氏秦艽鳖甲散方论

风劳骨蒸，久而咳嗽吐血，脉来弦数者，柴胡梅连散主之。盖邪气既久积于表里之间而不退，非可一汗而去者，故用柴胡之辛散，必兼乌梅之酸收；而久积之风内蕴骨髓者，已变风之体而为热，则宜用胡黄连之苦寒以清之。然兵无向导则不达贼境，药无引使则不通病所。新病且然。况伏邪乎？故胆以合胆，髓以合骨，韭白之通阳，童便之通阴，而表里肌骨之邪，庶尽出欤！[3]

罗氏秦艽鳖甲散，与柴胡梅连同意，亦治风劳骨蒸肌热之症。然减前胡之泄气，而加当归之和血，去黄连之苦寒，而用青蒿之辛凉，气味为较和矣。久病之人，未必不宜缓法也。

补中益气汤
六味地黄汤方[4] 合论

阳虚者，气多陷而不举，故补中益气多用参、芪、术、草，甘温益气，而以升、柴辛平助以上升；阴虚者，气每上而

---

[1] 搏：原本作"抟"，今据医学大成本改。
[2] 悗：怔悗，惶惧貌。
[3] 原本此后有"秦艽鳖甲散"标题，今据目录删。
[4] 方：原本无，今据目录补。

不下，故六味地黄丸多用熟地、萸肉、山药，味厚体重者，补阴益精，而以茯苓、泽泻之甘淡助之下降。气陷者多滞，陈皮之辛所以和滞气；气浮者多热，牡丹之寒所以清浮热。然六味之有苓、泽，犹补中之有升、柴也；补中之有陈皮，犹六味之有丹皮也。其参、芪、归、术、甘草，犹地黄、萸、山药也。法虽不同而理可通也。

归脾汤方论

归脾汤兼补心脾，而意专治脾。观于甘温补养药中，而加木香醒脾行气，可以见矣。龙眼、远志，虽曰补火，实以培土，盖欲使心火下通脾土，而脾益治，五脏受气以其所生也，故曰归脾。

凤髓丹方论

凤髓丹为太阴湿热下注，少阴遗浊者设。黄柏苦能燥湿，寒能除热，故以为君；湿热易成壅滞，砂仁之辛香可以利之；脾邪不独伤肾，亦且自伤，炙甘草之甘温可以益之。然诸治湿热药不用，而独取黄柏、砂仁者，以其气味兼通少阴也。

小投杯汤方论

上气有热者，麻杏甘石汤；无热者，小投杯汤，盖即麻杏甘石而以桂心易石膏。同一通肺下气，而寒温易用，法斯备矣。

清暑益气汤清燥汤合论

清暑益气汤，盖谓其人元气本虚，而又伤于暑湿，脾得湿而不行，肺得暑而不肃，以致四肢倦怠，精神短少，懒于动作，胸气短促，不思饮食，脉浮缓而迟者设。故用人参、黄芪、白术、甘草、归身，甘温气味，以补中益气；苍术、黄柏、泽泻，以除湿热；升麻、葛根，以除客热；而肺喜清肃，得热得烦，故以麦冬、五味清而收之；脾喜疏通，得湿则壅，故以炒曲、青皮、陈皮温而行之。此正治脾肺气虚而受暑湿，若体实脉盛，或虽虚而不甚，及津涸烦渴多火者，则不可混投也。清燥汤亦治长夏湿热蒸人，气体困倦，腰足痿软之症，故比清暑益气多黄连、茯苓、猪苓、柴胡，无泽泻、葛根、青皮，则清利之力差多，疏滞之力差少。是名清燥，清以降逆，燥以胜湿也。

方 法 余 论

治外感，必知邪气之变态；治内伤，必知脏腑之情性。治六淫之病，如逐外寇，攻其客，毋伤及其主，主弱则客不退矣；治七情之病，如抚乱民，暴[①] 其罪，必兼矜[②] 其情，情失则乱不正矣。

营道者，知其雄，守其雌；制方者，知其奇，守其正。

攻除陈积之药，可峻而不可快，宜专而不宜泛；快则急过病所，泛则搏[③] 击罕中。由是坚垒如故，而破残已多，岂徒无益而已哉？

母之与子，气本相通。母旺则及其子，子旺亦气感于母。故《删繁论》云：肝劳病者，补心气以益之。余脏皆然。则不特"虚则补其母"一说已也。

阳与阴反，然无阴则阳不见矣；邪与

---

① 暴：揭露，显露。
② 矜：怜悯，顾惜之意。
③ 搏：原本作"抟"，今据医学大成本改。

正反，然无正则邪不显矣。是以热病饮沸汤而不知热，痿痹手足反无痛者，阴盛而无与阳忤，正衰而不与邪争也。如是者，多不可治。

木、火有相通之妙，金、水有相涵之益。故不特木能生火，而火亦生木；不特金能生水，而水亦生金。水之生金，如珠之在渊；火之生木，如花之含日。

续　记

寸口分诊脏腑定位

脾与胃合，肝与胆合，肾与膀胱合，皆足经也。其脏腑皆相依附，则其诊候亦应同在一部。如左关候肝、胆，右关候脾、胃，左尺候肾与膀胱是已。肺与大肠合，心与小肠合，心包络与三焦合，皆手经也。其脏腑不相依附，则其诊候亦不必同在一部。按《内经》云：尺外以候肾，尺里以候腹。又云：前以候前，后以候后。上竟上者，胸喉中事。是以大肠当候于右尺之里，小肠当候于左尺之里，三焦分立上、中、下三部。如此，则左心、小肠，右肺、大肠之谬，可不辨而自著矣。

古方权量

古方汤液分两，大者每剂二十余两，小有十余两，用水六七升或一斗，煮取二三升或五六升，并分三服，一日服尽。为剂似乎太重，后世学者，未敢遵式。按陈无择《三因方》云：汉铜钱质如周钱，文曰半两，则汉方当用半两钱二枚为一两。且以术附汤方校，若用汉两计，一百八十铢，得开元钱二十二个半重，若分三服，则是今之七钱半重一服。此说最有根据。《千金》以古三两当今一两，古三升为今一升。仍病其多，不如陈说为是。

火　齐　汤

仓[①]公治病，恒用火齐汤，而其方不传。刘宗厚云即古方黄连解毒汤。是。未知何据？按仓公用治齐郎中令之涌疝中热，不得前溲；齐王太后之风瘅热客脬，难于大小便，溺赤。则亦清寒彻热之剂也夫！

蛲　瘕

蛲瘕为病，腹大，上黄，肤粗，循之戚戚然。上黄，面黄也。盖即今人虫蛊之病，腹大、面黄而肌肤粗涩者也。

葱　豉　汤

《肘后》云：伤寒有数种，庸人卒不能分别，今取一药兼疗者，用葱白一虎口，豉一升，水煮顿服，汗出即愈。按《本草》淡豉，治伤寒时疾热病发汗。元素云：葱茎白，通上下阳气。合而用之，故能通治数种伤寒。然其方亦有数变：一加葛根三两；一加升麻三两；若不汗，更加麻黄三两，助之散也。一加米三合，益气以出汗也。一加童便三升，汗出于阳而生于阴，火多者宜之也。深师又加乌梅十

_____

① 仓：原本作"苍"，今据医学大成本改。

四枚，葛根半斤，兼治烦满也。《圣济总录》加人参、蒌①蕤、羚羊角，治劳风项强急痛，四肢烦热。《千金》加栀子、黄连、黄柏、大黄各半两；一加生地、石膏各八两，生葛四两，为表里证治之别。以意斟酌，投之辄验，诚良方也。

枳实栀子豉汤

仲景治大病差后，劳复者，枳实栀子豉汤主之。广剂加葱白、粟米、雄鼠粪。范汪加桂枝、大黄、麻黄；又方去栀、豉，加甘草、桂心、大黄、芒硝。《千金》加石膏、鼠粪。崔氏单加鼠粪一味。《古今录验》加麻黄、大黄；一加鼠粪、大黄；一去栀、豉，加鼠粪；一加鼠粪、麻黄；一去栀子，加甘草、大黄、芒硝。许仁则又加葱白、生姜、干葛、麦冬、生地。或主表，或主里，或兼主表里，或兼养，或兼滋，或表里与滋养兼施，凡十余变，而栀豉之法尽矣。

咸　　寒

热淫于内，治以咸寒，《内经》之旨也。仲景疗伤寒，加芒硝于苦寒药中。文仲又加芒硝于甘寒药中，其方以生麦冬一升，生地黄一升，知母二两，生姜二两半，芒硝二两半，水煮，分五服，取利为度。由是，而咸寒之用乃广矣。

酸　苦　涌　泄

院河南治天行热，解毒多用苦酒、猪胆、生艾汁、苦参、青葙、葶苈之属。《外台》单用苦参一两，酒煮，并服，取吐如烊胶便愈。张文仲疗伤寒、温病等，三日以上，胸中满，用苦酒半升，猪胆一枚，和服，取吐。盖即《内经》酸苦涌泄之义。然今人之用此者罕矣。

五　疰　鬼　气

五疰鬼气之病，或助正气以辟之，如苏合香丸之属是也；或假鬼气以引之，如死人枕、天灵盖之属是也。徐嗣伯、刘大用恒用此法，而嗣伯云：鬼气伏而不起，故令人沉滞，得死人枕促之，魂气飞越，不得攸附体，故尸疰可瘳。刘氏治妇人因人②入庙，为邪鬼所凭③，致精采荡越，与死人枕煎汤饮之，大泻数行而愈。则是死人之枕引鬼气，或从上越，或从下出，随其攸利，与草木气味升降浮沉，各具一体性者不同。今人亦罕有闻用之者矣。

《千金》疗尸疰方：发灰、杏仁，熬令紫色，等分，捣如泥，以猪膏和酒服，如桐子三丸，日三，神良。愚谓此治血枯经络涩闭成劳者之良方也，亦即百劳䗪虫之意，而气味和调，可以无弊，或以桃仁易杏仁，亦得。

疟

疟之病，热气舍于营，寒气居于卫。寒居于卫，则束其营之热，不得外越；热舍于营，则阻其卫之寒，不得内乘。气相抑而适相持，是以伤寒易变，而疟病不迁也。疟邪不能自发，必得人之正气而后发，故曰卫气之所在，与邪气相合则病作。

疟邪外不在皮肤，内不在脏腑，是以汗之而不从外泄，下之而不从里出也。

----

① 蒌：原本作"菱"，今据医学大成本改。
② 人：疑系衍文。
③ 凭：依附。

风气常在,疟有时而休。常在者,其气舒;蓄而作者,其气暴,故工不能治其已发也。

疟发已而邪递浅者,其作日蚤[1];发已而复伏愈深者,其作日晏[2]。日蚤者易已,日晏者难已。其始晏而终蚤者,邪气下行极而之上也。是以疟病欲愈,一日反二三发,其邪愈浅,辄与卫气相薄故也。

疟之为病,邪正分争,往来不已,有战之义也。治之必先助其正气,或急去其邪气。盖正旺则邪自解,邪去则正亦安也。今有人体虚患疟,不数日而作渐晏,势渐衰,神气反昏而不可救,非正虚而邪陷之故欤?

阴 阳 交

阴阳交之病,古有其名,而无能抉其义者。愚谓"交"非交通之谓,乃错乱之谓也。阴阳错乱,而不可复理,攻其阴则阳捍之不得入,攻其阳则阴持之不得通,故曰交者死也。郭白云所谓即是两感之病,盖从汗出而热不退处悟入。然两感究竟是阴阳齐病,而非阴阳交病,是以与先表后里,或表里并治之法,以其未尝混合为一也。

崩 中 下 血

妇人崩中下血,多因湿热伤脾胃而致。盖脾统血,伤则失守也。医者不知其脾湿,而但与固脱之剂,血虽止而湿转郁矣。是以崩中之后,多成胀满、黄病,医多不能识此。

耳聋治肺鼻塞治心

古云:耳聋治肺,肺主声;鼻塞治心,心主臭[3]。愚谓耳聋治肺者,自是肺经风热、痰涎闭郁之症。肺之络会于耳中,其气不通,故令耳聋,故宜治其肺,使气行则聋愈。夫声从外入,非无声也,有声而不能入也,而谓肺主声何哉?其鼻塞治心者,经云:心肺有病,而鼻为之不利。治心者,盖以利鼻,岂曰致臭哉?

噎膈反胃之辨

噎膈、反胃,自是二病,世医每连称而并举之者,丹溪实作之俑也。丹溪曰:其槁在上,近咽之下,水饮可行,食物难入,入亦不多,名之曰噎;其槁在下,与胃为近,食虽可入,良久复出,名之曰膈,亦曰反胃。是以噎膈分上、下二病,而以反胃属之膈,殊欠分明。愚谓噎膈之所以反胃者,以食噎不下,故反而上出,若不噎则并不反矣。其反胃之病,则全不噎食,或迟或速,自然吐出,与膈病何相干哉?二者病本不同,治法亦异,不可不辨!

泻 痢 不 同

痢与泄泻,其病不同,其治亦异。泄泻多起寒湿,寒则宜温,湿则宜燥也;痢病多成湿热,热则宜清,湿则宜利也。虽泄泻亦有热症,然毕竟寒多于热;痢病亦有[4]寒症,然毕竟热多于寒。是以泄泻经久,必伤胃阳,而肿胀、喘满之变生;痢病经久,必损其阴,而虚烦、痿废之疾起。痢病兜涩太早,湿热流注,多成痛

---

[1] 蚤:通"早"。
[2] 晏:晚,迟。
[3] 臭:闻。后作"嗅"。
[4] 有:原本作"多",今据江苏科技本改。

痹；泄泻疏利或过，中虚不复，多作脾劳。此予所亲历，非臆说也。或曰：热则清而寒则温是已，均是湿也，或从利，或从燥，何欤？曰：寒湿者，寒从湿生，故宜苦温[1]燥其中；湿热者，湿从热化，故宜甘淡利其下。且燥性多热，利药多寒，便利则热亦自去，中温则寒与俱消。寒湿必本中虚，不可更行渗利，湿热郁多成毒，不宜益以温燥也。

温病风温温疫湿温温毒温疟之异

温病者，冬月伏寒化热，至春而发，所谓春时阳气发，于冬时伏寒者是也。风温者，温病而兼新风，发汗已则风气去，而温气发，故身灼热也。温疫者，温气盛而成疠也。湿温者，温气而兼湿邪，湿能生温，温亦生湿也。温毒者，温气发而不能遽散[2]，怫郁成毒，犹伤寒之有阳毒、阴毒也。温疟者，温病系在少阳，时作时止，乍进乍退者也。春温之症，轻重不同。旧有冬伏寒邪，新感春时之风气，其寒从风而并于外者轻，其风从寒而并于内者重矣。并于内者治其内，毋遗其外；并于外者治其外，毋伤其内。若旧伏之寒已变为热，而更感春时之风，风热相激，多成风疟。其引之而随出者轻，其发之而转陷者危矣。又有七情、饥饱、劳倦之人，复受六气风寒暑湿之邪，若内就外而甚于外者，先治其外而后调其内；若外就内而甚于内者，先治其内而后调其外。王好古云：治内兼外者，不可寒下，若寒下，则经邪陷于内矣；治外兼内者，不可热发，若热发，则益中热于外矣。又曰：外重而内轻者，先治其外，后治其内；若积寒伤冷，脉已从阴，虽有标病，不须治标，独治内也，内既得温，标病不

发而自愈。何以然？发表之药不远热也。故曰：阴症治本不治表，表[3]本俱得；治标不治本，标本俱失。

温邪之发，阴必先伤，设有当行解散者，必兼滋阴之品于其中。昔人于葱豉汤中加童便，于栀豉汤内加地黄、麦冬，亦此意也。

温毒发斑[4]，与伤寒发斑不同。温毒之邪，从内之外；伤寒之邪，从外入内，是以温毒发斑者，邪气离里而之表，其症轻；伤寒发斑者，邪气盛于内而见于外，其症重。盛于内者，必使下泄，而后邪可去，华元化所谓须要下之，不可留于胃中是也；之于外者，可从表而出之，郭白云所谓其毒久郁而发，病不在里，故不可下，必随表症治之，当用药解肌热者是也。

目赤肿痛

目赤肿痛，人知降火，而不知活血，所以多不得力。只用四物汤，内地黄用生，芍药用赤，加酒蒸大黄、赤茯苓、薄荷叶，治之甚妙，此戴复庵法。余谓目赤肿痛，人知活血，而不知治痰。脾胃壅滞，积热生痰，积痰生热，辗转相因，气冲头目，昏痛不已者，须用半夏、石菖蒲、黄芩、枳[5]实、茯苓、陈皮，微兼菊花、白蒺藜之属治之。

口糜

王肯堂治许少薇口糜，谓非干姜不

---

[1] 苦温：医学大成本作"温苦"。
[2] 不能遽散：医学大成本作"不散"。
[3] 表：疑为"标"之误。
[4] 斑：原本作"班"，今据医学大成本改。
[5] 枳：原本作"只"，今据医学大成本改。

愈，卒如其言。又从子懋锴，亦患此，势甚危急，欲饮冷水，与人参、白术、干姜各二钱，茯苓、甘草各一钱，煎成冷饮，日数服，乃已。盖土温则火敛，人多不能知。此所以然者，胃虚食少，肾水之气逆而乘之，则为寒中，脾胃虚衰之火被迫上炎，作为口疮。其症饮食少思，大便不实，或手足逆冷，肚腹作痛是也。

冷　劳

虚劳之人，气血枯耗，生气不荣，则内生寒冷，张鸡峰所谓冷劳者是也。宜建中、复脉、八味肾气之属，甘温辛润，具生阳化阴之能者治之。亦有邪气淹滞，经络瘀郁者，元珠所谓体虚之人，最易感于邪气，当先和解，微利微下之，次则调之。医不知而遽行补剂，邪气不解，往往致死。是故虚劳之治，固不必专以补阴降火为事也。

热　风

热风，热化为风也。患人头目昏眩痛，口鼻燥，热气出，微恶风，时时有热者是也。是虽辛凉，不能解之。孟诜云：患热风人，宜食牛乳，谓其气味甘寒，而性濡润，能使肌热除而风自熄。求之草木，芦根、蔗浆、梨汁之属，性味相似，亦《内经》风淫于内，治以甘寒之旨也。

食咸头汗出

一人食咸，头汗如注，食淡则否。诊之心脉独大而搏① 指，因问曰：燥欲饮乎？曰：然。每晨起舌必有刺，因悟所以头汗出者，心火太盛，而水不胜之也。味咸属水，而能降火，火与水搏，火盛水微，不能胜之而反外越也。其出于头者，水本润下，而火性炎上，水为水激，反从其化也。食淡则否者，咸味涌泄为阴，淡味渗泄为阳，阳与阳从，不相激射，故得遂其渗泄之性而下行也。

杂　识

《医悟》融会群经，贯穿百家，不为名言高论而义理自著，以视夸大其言而不适于用者，奚啻霄壤！

《医读》平易简要，可为中人以下说法，要非熟读群书，通晓方药者，不能为此。

《正本书》辨论古方铢量权衡，甚为详悉，以及唐宋医局官制医书本草汤液脉病，并有卓见。亦好古博雅之士欤！

《韩氏十四药定经》因时和解之法，极意分晰，而眉目未清，绝无准绳，而多所裁制。逞一己之私意，乱先圣之旧章，不足为后学法也。

---

① 搏：原本作"抟"，今据医学大成本改。

跋①

夫治病犹治国也。治国者，必审往古理乱之事迹，与政治②之得失，而后斟之以时，酌之以势，而后从而因革之；治病者，必知前哲察病之机宜，与治疗之方法，而后合之气体，辨之方土，而从而损益之。盖未有事不师古，而有济于今者；亦未有言之无文，而能行之远者。予自弱冠，即喜博涉医学，自轩岐以迄近代诸书，搜览之下，凡有所得，或信或疑，辄笔诸简，虽所见未广，而日月既多，卷帙遂成。昔真西山修《读书记》谓门人曰：此人君为治之门，如有用我者，执此以往。予之是集，即西山读书记之意也，执此以往，亦可以应变无穷矣。

饲③ 鹤山人尤怡识

---

① 跋：原本无，据《中国医学大成》本补。
② 政治：《中国医学大成》作"正治"。
③ 饲：原本作"饮"，今据《江苏科技本》改。

附静香楼医案三十一条

罗氏论虚劳之证，都因邪伏、血郁而得，不独阴亏一端也。至晚寒热时减时增，其为阳陷入阴可知。滋肾生肝，最为合法，略加损益，不必更张可也。

熟地 白芍 丹皮 茯苓 怀药 柴胡 鳖甲 炙草

真阳气弱，不荣于筋则阴缩，不固于里则精出，不卫于表则汗泄，三者每相因而见。其病在三阴之枢，非后世方法可治。古方八味丸，专服、久服，当有验也。

眩晕，呕恶，胸满，小便短而数，口中干。水亏于下，风动于上，饮积于中，病非一端。

羚羊角 钩藤 半夏 小生地 天麻 竹茹 广皮 茯苓

肝阳化风，逆行脾胃之分，液聚成痰，流走肝胆之络，左体麻痹、心膈痞闷所由来也。而风、火性皆上行，故又有火升、气逆、鼻衄等症。此得之饥饱劳郁，积久而成，非一朝一夕之故矣。治法清肝之火，健脾之气，亦非旦夕可图也。

羚羊角 橘红 白术 枳实 天麻 半夏 茯苓 甘草 麦冬

肺阴不足，肺热有余，咳则涕出，肌体恶风，是热从窍泄，而气不外护也。他脏虽有病，宜先治肺。

阿胶 杏仁 贝母 北参 兜铃 茯苓 炙草 糯米

干呛无痰，是肝气冲肺，非肺本病。仍宜治肝，兼滋肝[1] 气可也。

川连 白芍 乌梅 甘草 当归 牡蛎 茯苓

络脉空隙，气必游行作痛。最虑春末夏初，地中阳气上升，血从气溢。趁此绸缪，当填精益髓。盖阴虚咳嗽，是他脏累及于肺，若治以清凉，不但病不能去，而胃伤食减，立成虚损，难为力矣。

海参 熟地 金樱膏 麋角胶 湘莲肉 北味 萸肉 怀药 茯苓[2] 芡实 即将二膏捣丸。

阴不足而阳有余，肝善逆而肺多郁。脉数，气喘，咳逆见血，胁痛。治宜滋降，更宜静养。不尔，恐其血逆不已也。

小生地 荆炭 白芍 童便 郁金 小蓟 藕汁

离经之血未净而郁于内，寒热之邪交煽而乱其气，是以腹满，呕泄，寒热，口燥。治当平其乱气，导其积血。元气虽

---

① 肝：似应为"肺"。
② 茯苓：成都昌福本作"茯神"。

虚，未可骤补也。

丹皮　查炭　泽兰　赤芍　郁金　丹参　牛膝　小蓟

凡有瘀血之人，其阴已伤，其气必逆。兹以血紫黑无多，而胸中满闷，瘀犹未净也；而舌绛无苔，则阴之亏之也；呕吐不已，则气之逆也。且头重、足冷，有下虚上脱之虑；恶寒、谵语，为阳弱气馁之征。此症补之不投，攻之不可，殊属棘手！

人参　茯苓　山漆①　吴萸　乌梅牡蛎　川连　郁金

少阴为阴之枢，内司启闭，虚则失其常矣。宜以法壮其枢，或通或塞，皆非其治。

熟地　杞子　菟丝　茯苓　丹皮　萸肉　怀药　沙苑

中气虚寒，得冷即泻，而又火升、齿衄等症，古人所谓胸中聚焦之残火，腹内积久之沉寒。此当温补中气，俾土厚则火自敛。

人参　茯苓　白术　炙草　干姜　益智仁

肺实于上、肾虚于下、脾困于中之候也。然而实不可攻，姑治其虚；中不可燥，姑温其下。且肾为胃关，而火为土母，或有小补，未可知也。

金匮肾气丸

汗出偏沮②，脉来不柔，时自歇止，肝阳有余，而胃阴不足，于是稠痰浊火，扰动于中，壅滞于外。目前虽尚安和，然古人治未病不治已病，知者见微知著，自当加意调摄为佳。

人参　川斛　南枣　半夏　茯苓　炙草　麦冬　丹皮　小麦

表虚易感风邪，里虚易作泻，上虚则眩，下虚则梦泄。宜玉屏风散。

黄芪　防风　白术　茯苓　牡蛎　炙草

脐中时有湿液腥臭，按脉素大，此少阴有湿热也。六味能除肾间湿热，宜加减治之。

六味去山药，加川柏、萆薢、车前、女贞。

下体失血之余，阴气必伤，邪乃乘虚直入阴中，挟身中之虚阳而上逆，头热、肢冷、咳呛、气冲，至夜尤甚，皆其验也。此症邪少虚多，下虚上实，不与大概时病同法。此愚一偏之见也，未识高明以为然否？

生地　白芍　茯苓　麦冬　炙草　元参

疟发而血上下溢，得之中虚，而邪复扰之也。血去既多，疟邪尚炽，中原之扰犹未已也。谁能必其血之不复来耶？谨按古法中虚血脱之症，从无独任血药之理。而疟病经久，亦必先固中气。兹拟理中一法，止血在是，止疟亦在是，惟高明裁之！

人参　于术　炮姜　炙草

心者藏之脏，心太劳则神散而心虚，心虚则肾气乘之，故恐，经所谓厥气上则恐也。是病始因心而及肾，继因肾而心益困矣。经云：心欲软，肾欲坚。心软则善

---

① 山漆：即三七。

② 汗出偏沮：身体一侧无汗。

下，故软之必咸；肾坚则不浮，坚之者必以苦。又云：高者抑之，散者收之。治心肾神志不收者，法必本乎此。以心为血脏，肾为精脏；欲神之守，必养其血，欲志之坚，必益其精。则甘润生阴、质重味厚之品，又足为收神志之地也。

人参　川连　怀药　天冬　熟地　茯神　五味　牡蛎　萸肉　柏仁　桂心

骤惊恐惧，手足逆冷，少腹气冲即厥，阳缩，汗出。下元素亏，收摄失司，宜乎助阳以补纳；第消渴、心悸、忽然腹中空洞，此风消肝厥，非桂、附刚剂所宜。

炒黑杞子　舶茴香　当归　桂木　紫石英　白龙骨　细辛

肝阴素亏，风温扰之，发为痉病，神昏，龄齿，瘈疭不定。法当滋养肝阴，以荣筋脉；清涤痰热，以安神明者也。若能应手，尚可无虑。

羚羊角　茯神　钩藤　川贝　真阿胶　鲜菖蒲　鲜竹沥

风热上甚，头痛不已，如鸟巢高巅，宜射而去之。

制军　犀角　川芎　细茶

此肾厥心痛，背胀映及腰中。议用许学士香茸丸。

鹿茸　杞子　沙苑　大茴香　麝香

久咳胁痛，不能左侧，病在肝，逆在肺，得之情志，难以骤驱。治法不当求肺，而当求肝。

阿胶　白芍　茯苓　丹皮　茜草　炙草　鲍鱼汤代水。

肝脏失调，侵脾则痛，侮肺则干咳。病从内生，非外感客邪之比，是宜内和脏气，不当外夺卫气者也。但脉弱而数，形瘁色槁[1]，上热下寒，根本已漓，恐难全愈，奈何？

当归建中汤

风气乘虚入于肾络，腰中痛，引背胁。宜寄生汤，补虚通络祛风。

生地　当归　黑豆　独活　怀药　杜仲　白蒺　炙草　桑寄生

肺之络会于耳中。肺受风火，久而不清，窍与络俱为之闭，所以鼻塞不闻香臭，耳聋、鸣不闻音声也。兹当清通肺气。

苍耳　薄荷　桔梗　连翘　辛荑　黄芩　山栀　杏仁　甘草　木通

风热久蓄脑髓，发为鼻渊，五年不愈。此壅疾也，则宜通，不通则不治。

犀角　苍耳　黄芩　杏仁　川芎　郁金

寒热后，邪走手少阴之脉，猝然不语，肩臂牵引不舒。宜以辛通之。

菖蒲　远志　甘草　木通　当归　丹皮　丹参　茯神

脾虚生湿，气为之滞，血为之不守。此与血热经多者不同。

焦术　泽泻　白芍　陈皮　炙草　茯苓　川芎　牛角腮灰

胎前病子肿，产后四日即大泄，泄已一笑而厥，不省人事，及厥回神清，而右

———————

[1]　槁：原本作"稿"，今据医学大成本改。

胁前后痛满，至今三月余矣。形瘦，脉虚，食少，腹都满，足渐肿，小便不利。此脾病传心，心不受邪，即传之肝，肝受病而更传之脾也。此五脏相贼，与六腑食气水血成胀者不同，所以补攻递进，而绝无一效也。姑拟泄肝和脾法治之。

台术　木瓜　广皮　椒目　茯苓　白芍

静香楼医案

清·尤在泾　原 著

柳宝诒　张国骏　选 评
张丽箸　孙中堂　校 注

柳　序

　　此案为尤在泾先生所著。先生名怡，字在泾，自号饲鹤山人，江苏长洲县人。邃于医学，于仲景书尤能钻研故训，独标心得。时吴下以医名者，如叶氏桂、徐氏大椿、王氏子接，均煊耀一时。先生与之联镖接轸，辉映后先，于医道中可谓能树一帜者。所著有《伤寒论贯珠集》、《金匮心典》、《医学读书记》，均刊行。惟此案未经授梓，其附刻于读书记后者，仅有三十余条，非全本也。此本为吾邑吴氏所钞藏，咸丰兵燹后，诒于詹文桥张氏斋头见之，假归钞录。复就其中选精粹者，得十之五，评录如左，分上下两卷。窃念近时医学荒废，其简陋剽袭，毫无心得者无论已，间有钻研古籍，不知通变者，动辄以仲景为家法，而咎今人不能用古方，目为庸陋。其实古方今病，往往枘凿不相入，执而用之，偾事者多矣。及读先生此案，而不觉憬然有悟也。先生博极群籍，尤服膺仲景之书，所著伤寒论金匮两注，上溯仲景心传，独抒己见。读其书者，无不知先生之于仲景，不啻升其堂而入其室已。乃观此案，论病则切理餍心，源流俱澈，绝不泛引古书，用药则随证化裁，活泼泼地，从不蹈袭成方。可见食古期乎能化，裁制贵乎因时。彼徒执古书者，不且与王安石之周官，房琯之车战，其弊适相当哉！是故读他人之案，有不用古方者，或犹疑其服古未深，未能得力于仲景也。若先生则读书不可谓不多，用功不可谓不切，其沉酣于仲景之书，尤不可谓其不深，乃其论病之平易近情也如是，立方之妥贴易施也如是。是则此案不第为治病之良规，并可为读古之心法已。用①书之以谂②后之读此案者。

光绪二十六年庚子二月下旬江阴后学柳宝诒识。

---

① 用：通“因”。
② 谂：音义同“审”，俗字。

目　录

上 卷

内伤杂病门

阴亏于下，阳浮于上。服八味丸不效者，以附子走窜不能收纳耳。宜加减法。

桂都气丸

讱按：议论精细，可为用药者开一悟境。

肝阳盛，肝阴虚，吸引及肾，肾亦伤矣。益肝体，损肝用，滋养肾阴，俾水木相荣，病当自愈。

生地 白芍 小蓟 赤芍 当归 血余 丹皮 阿胶 甘草 茅根

讱按：此必因肝火而见血者，故方药如此。

左关独大，下侵入尺。知肝阳亢甚，下吸肾阴，阴愈亏则阳益张矣。滋水清肝，乃正法也。

知柏八味丸加天冬 龟板 杞子

讱按：方中似宜再增清肝之品。

阴不足者，阳必上亢而内燔。欲阳之降，必滋其阴，徒恃清凉无益也。

生地 知母 甘草 黑栀 麦冬 玄参 丹皮 地骨皮

讱按：案语精粹，有名隽气。

肾精不足，肝火乘之，故有筋挛骨痿，耳窍二阴气出等证。夫肝火宜泄，肾精宜闭，于一方之中，兼通补之法，庶几合理，然非旦夕所能奏功也。

生地 川楝子 茯苓 阿胶 丹皮

女贞子

讱按：论病深中肯綮，方中可增白芍、牡蛎。

肝阴不足，肝火偏胜，伤肺则咳，自伤则胁痛。

阿胶 兜铃 丹参 炙草 归身 白芍 玉竹 川斛

讱按：既有胁痛见证，似当兼与通络清肝，宜加丹皮、山栀、青皮、橘络、旋覆等味。

咯血胁痛，项下有核，脉数恶热，咽痛便溏。此肝火乘脾之证，反能食者，脾求助于食，而又不能胜之则痞耳。治在制肝益脾。

白芍 茯苓 川连 牡蛎 炙草 木瓜 益智 阿胶

讱按：论病明快，方中拟加丹、栀、夏枯草。

饮食既少，血去过多，阴气之伤，盖已甚矣。兹复忧劳惊恐，志火内动，阴气益伤，致有心烦、体痛、头疼等证。是当滋养心肝血液，以制浮动之阳者也。

生地 石斛 麦冬 丹皮 玄参 知母 茯苓 甘草

讱按：肝阴既亏，肝火上升，宜再加归、芍，以滋养之，羚羊、菊、栀，以清泄之。

肝脏失调，侵脾则腹痛，侮肺则干咳，病从内生，非外感客邪之比。是宜内和脏气，不当外夺卫气者也。但脉弱而数，形瘦色槁，上热下寒，根本已漓，恐难全愈。

归身　白芍　炙草　茯苓　桂枝　饴糖

诒按：此内补建中法，宜于腹痛，而不宜于干咳。宜加清肝保肺之味，乃为周匝。

形盛脉充，两尺独虚，下体麻痹，火浮气急。此根本不固，枝叶虽盛，未足恃也。

熟地　山药　沙苑　杞子　丹皮　茯苓　桑椹　牛膝

诒按：如此脉证，似可参用肾气法以温摄之。

真阳以肾为宅，以阴为妃，肾虚阴衰，则阳无偶而荡矣。由是上炎则头耳口鼻为病，下走则膀胱二阴受伤。自春及秋，屡用滋养清利之剂，欲以养阴，而适以伤阳，不能治下，而反以戕中。内经所谓热病未已，寒病复起者是也。鄙意拟以肾气丸，直走少阴，据其窟宅而招之，同声相应，同气相求之道也。所虑者，病深气极，药入不能制病，而反为病所用，则有增剧耳。

肾气丸

诒按：立论透切，医案中仅见之作。

真阳气弱，不荣于筋则阴缩，不固于里则精出，不卫于表则汗泄。此三者，每相因而见，其病在三阴之枢，非后世方法可治。古方八味丸，专服久服，当有验也。

八味丸

诒按：见识老到，议论明确，此为可法可传之作。

胃寒背冷，食入则倦，喜温恶清。以背为阳位，胃为阳土，土寒则食不运，阳伤则气不振也。治宜温养阳气。

人参　桂枝　益智仁　厚朴　炮姜

茯苓　炙草　白术

诒按：此温中和气，平正通达之方。

中气虚寒，得冷则泻，而又火升齿衄。古人所谓胸中聚集之残火，腹内积久之沉寒也。此当温补中气，俾土厚则火自敛。

四君子汤加益智仁　干姜

诒按：议病立方，均本喻氏。近时黄坤载亦有此法。

类 中 门

类中偏左，于法为逆，犹幸病势尚轻，可以缓图取效。原方补少通多，最为合理。惟是阳脉则缓，阴脉则急，所以指节能屈不能伸，此亦病之关键处，不可忽也。经云：肝苦急，宜食甘以缓之。于前方中增进阴药之甘润者一二，更为美[①]备。

人参　茯苓　半夏　白术　炙草　橘红　麦冬　竹沥　姜汁

诒按：此六君加麦冬、竹沥、姜汁也。

再诊：加当归

脉虚而涩，左半手足麻痹，食不知味。此气血不能运行周体，乃类中之渐也。

桂枝　茯苓　归身　半夏　炙草　黄芪　天麻　首乌

诒按：滋养疏化，虚实兼到。

内风本皆阳气之化，然非有余也，乃二气不主交合之故。今形寒跗冷，似宜补阳为是。但景岳云：阳失阴而离者，非补阴无以摄既散之元阳。此证有升无降，舌绛牵掣，喑不出声，足躄不堪行动。当与河间肝肾气厥同例，参用丹溪虎潜法。

---

① 美：江苏科技本作"完"。

熟地　萸肉　牛膝　锁阳　虎骨　龟
板

诒按：持论明通，立方简当。

再诊：地黄饮子去附子，加鹿鞭子，
煎胶打丸。

热风中络。口歪、舌謇、咽痛。治以
清滋。

羚羊角　玄参　钩藤　甘菊　甘草
石菖蒲　生地　竹沥

再诊：生地　阿胶　麦冬　知母　贝
　　　母　甘菊　甘草　玄参

三诊：咽喉干痛。滋清不愈，宜从降
　　　导。

肾气丸　淡盐汤送下

诒按：先清之，继滋之，终用引火下
行之法。步伐井然，凌躐急功者，可取法
焉。

方书每以左瘫属血虚，右痪属气虚。
据述频年已来，齿疼舌赤，常有精浊。纳
谷如昔，卒然右偏，肢痿舌强，口喎语
謇，脉浮数动。此乃肝肾两虚，水不涵
木，肝风暴动，神必昏迷。河间所谓肝肾
气厥，舌暗不语，足痱无力之证。但肾属
坎水，真阳内藏，宜温以摄纳，而肝藏相
火内寄，又宜凉以清之。温肾之方，参入
凉肝，是为复方之用。

地黄饮子去桂附　加天冬　阿胶

诒按：即古法而化裁之。参详脉证，
斟酌尽善。

寒热后，邪走手少阴之络，猝然不
语，肩背牵引不舒。宜辛以通之。

菖蒲　远志　甘草　木通　当归　丹
皮　丹参　茯苓

诒按：方法轻灵，恰合余邪入络治
法。

脉濡，按之则弦，右肩及手指麻木，
两腿痠痒，难以名状。此脾饮肝风，相合
为病，乃类中之渐，不可不慎。

首乌　天麻　刺蒺藜　羚羊角　炙草
茯苓　半夏　白芍　丹皮　广皮　姜汁
和竹沥泛丸

诒按：以二陈、姜汁、竹沥除痰饮，
以丹、芍、羚、蒺、首乌、天麻治肝风，
两层俱到。就见证论，归身、牛膝、橘
络，亦可加入。

痿痹门

脉虚而数，两膝先软后肿，不能屈
伸。此湿热乘阴气之虚而下注，久则成鹤
膝风矣。

生地　牛膝　茯苓　木瓜　丹皮　薏
仁　山药　萸肉　泽泻　草薢

诒按：正虚着邪，故补散宜并用。湿
而兼热，故滋燥不可偏。此以六味治阴
虚，增入牛膝、木瓜、薏仁、草薢以除湿
热，所谓虚实兼顾也。

内风门

肢麻头运，此肝病也。便溏食减，脾
亦病矣。宜节劳养气，毋致风动为佳。

羚羊角　白术　刺蒺藜　茯苓　炙草
天麻　白芍　广皮

诒按：肝脾两治，方法周到。

眩运呕恶胸满，小便短而数，口中
干。水亏于下，风动于上，饮积于中，病
非一端也。

羚羊角　细生地　钩勾　天麻　茯苓
广皮　半夏　竹茹

诒按：病非一端，方欲打成一片，非
熟于制方之义者不能。拟再增生牡蛎。

再诊：前方去生地　加麦冬

三诊：人参　茯苓　麦冬　羚羊角
天麻　半夏　炙草　石斛　广皮

肝阴不足，则火动生风，脾失健运，

则液聚成痰。调理肝脾，当渐愈也。

半夏　茯苓　广皮　钩勾　生地　竹
沥　麻仁汁

诒按：案属通论。方中宜加用白芍，
方能顾到肝经。

再诊：和养中气。

人参　陈皮　生谷芽　石斛　茯苓
木瓜

肝阳化风，逆行脾胃之分，胃液成
痰，流走肝胆之络。右腿麻痹，胸膈痞
闷，所由来也。而风火性皆上行，故又有
火升气逆鼻衄等证。此得之饥饱劳郁，积
久而成，非一朝一夕之故也。治法清肝之
火，健脾之气，亦非旦夕可图也。

羚羊角　广皮　天麻　甘草　枳实
半夏　茯苓　白术　麦冬

诒按：持论明通，立方周匝，看似平
淡无奇，实非老手不办。亦当加入白芍。

此肝风挟痰上逆之证，肢冷自汗，有
似阳脱，实非脱也。目与唇口牵引，时复
歌笑。治宜先却邪气，而后养正。

羚羊角　白茯苓　竹茹　郁金　半夏
甘草　钩勾　橘红

诒按：治法的当。时复歌笑，是心脏
受邪之象。菖蒲、远志、胆星、清心牛黄
丸之类，均可选入。

肝属风木，性喜冲逆，其变动为振摇
强直，其治法宜柔木熄风。

细生地　钩勾　归身　茯苓　阿胶
天麻　羚羊角　山药　柏子仁　刺蒺藜

诒按：此方可加木瓜、白芍。

脾失运而痰生，肝不柔而风动，眩运
食少所由来也。

白术　天麻　首乌　广皮　半夏　羚
羊角　茯苓　钩勾

诒按：案语简炼，方亦纯净。

四肢禀气于脾胃，脾胃虚衰，无气以
禀，则为振颤。土虚木必摇，故头运也。

归芍六君子汤加黄芪　天麻

诒按：案语说理朴实，立方以扶正为
主。似宜再加熄风之品。其所加之黄芪，
恐非肝风升动者所宜。

木旺乘土，土气不宣，痰涎郁聚，传
走经络，故头旋脚弱，有似虚象，实则未
可徒补也。

首乌　橘红　茯苓　薏仁　木瓜　钩
藤　刺蒺藜　半夏　炙草

诒按：首乌似嫌其涩，不如用生于术
为妥。拟再加牛膝、竹沥、姜汁。

神 志 门

骤尔触惊，神出于舍，舍空痰入，神
不得归，是以有恍惚昏乱等证。治当逐痰
以安神藏。

半夏　胆星　钩藤　竹茹　茯神　橘
红　黑栀　枳实

诒按：叙病如话如画。此等方案，非
有切实功夫者不能。所谓成如容易却艰辛
也。

惊悸易泄，腰疼足软，有似虚象，而
实因痰火。盖脉不弱数，形不枯瘁，未可
遽与补也。

半夏　炙草　秫米　橘红　茯苓　竹
茹　远志　石菖蒲

诒按：此秫夏合温胆加味也。认证既
确，立方自然入彀。

抽搐厥逆，合目则发。此肝胆痰热，
得之惊恐，病名痫厥。

半夏　橘红　竹茹　胆星　炙草　石
菖蒲　枳实　茯苓

诒按：痰火之邪，因惊恐而直犯肝
胆，故见证如此。卧则阳气入于阴，合目
则发，是阳气扰动阴脏，致痰火猝发而病
作也。方中拟加羚羊角、黄连。

骤惊恐惧，手足逆冷，少腹气冲即

厥，阳缩汗出。下元素亏，收摄失司。宜乎助阳以镇纳。第消渴心悸，忽然腹中空洞。此风消肝厥见象，非桂附刚剂所宜。

炒黑杞子　舶茴香　当归　紫石英　细辛　桂枝

诒按：风消肝厥之证，当于温养中佐以滋阴。方中细辛一味，不识何意。愚意再加牛膝、白芍、牡蛎。

肝火挟痰上逆，为厥颠疾。

半夏　钩藤　茯苓　枳实　广皮　竹茹　郁金　羚羊角

诒按：方极清稳。

痰 饮 门

肺饮

紫菀　半夏　桑皮　白前　杏仁

诒按：饮邪在肺，不及于胃，故专用肺药。

饮邪射肺为咳

半夏　杏仁　干姜　北五味　白芍　炙草　茯苓　桂枝

诒按：此治饮正法也。

秋冬咳嗽，春暖自安，是肾气收纳失司，阳不潜藏，致水液变化痰沫，随气射肺扰喉，喘咳不能卧息，入夜更重，清晨稍安。盖痰饮乃水寒阴浊之邪，夜为阴时，阳不用事，故重也。仲景云：饮病当以温药和之。金匮饮门，短气倚息一条，分外饮治脾，内饮治肾，二脏阴阳含蓄，自然潜藏固摄。当以肾气丸方，减牛膝、肉桂，加骨脂以敛精气。若以他药发越阳气，恐有暴厥之虑矣。

肾气丸减牛膝肉桂　加补骨脂

诒按：此案推阐病原，极其精凿。

往昔壮年，久寓闽粤，南方阳气易泄。中年以来，内聚痰饮，交冬背冷喘嗽，必吐痰沫，胸脘始爽。年逾六旬，恶

寒喜暖，阳分之虚，亦所应尔。不宜搜逐攻劫，当养少阴肾脏。仿前辈水液化痰阻气，以致喘嗽之例。

肾气丸减牛膝肉桂　加北五味　沉香

诒按：议论明确，立方亦极精当。

久遗下虚，秋冬咳甚，气冲于夜，上逆不能安卧，形寒足冷，显然水泛而为痰沫。当从内饮门治，若用肺药则谬矣。

桂枝　茯苓　五味　炙草　白芍　干姜

诒按：古人云：内饮治肾。据此证情，似可兼服肾气丸，以摄下元。

肝风与痰饮相搏，内壅脏腑，外闭窍隧，以致不寐不饥，肢体麻痹。迄今经年，脉弱色悴，不攻则病不除，攻之则正益虚，最为棘手。

钩藤　菖蒲　刺蒺藜　远志　竹沥　郁金　胆星　天竺黄　另指迷茯苓丸临卧服。

诒按：病属难治，而立方却周匝平稳，非学有本原者，不能办此。

肝阳因劳而化风，脾阴因滞而生痰，风痰相搏，上攻旁溢，是以昏运体痛等证见也。兹口腻不食，右关微滑，当先和养胃气，蠲除痰饮。俟胃健能食，然后培养阴气，未为晚也。

半夏　秫米　麦冬　橘红　茯苓

诒按：审察病机，以为立方步伐，临证者宜取法焉。

咳 喘 门

风热不解，袭入肺中，为咳为喘，日晡发热，食少体倦，渐成虚损，颇难调治。勉拟钱氏阿胶散，冀其肺宁喘平，方可再商他治。

阿胶　茯苓　马兜铃　薏米　杏仁　炙草　糯米　芡实

再诊：青蒿　丹皮　鳖甲　茯苓　石斛　甘草　归身　广皮　白芍

诒按：此正虚而兼感外邪之证，乃内伤挟外感病也。

久嗽脉不数，口不干，未必即成损证。此为肺饮，郁伏不达故也。

厚朴　煨姜　桑皮　杏仁　广皮　甘草　半夏

诒按：此属饮寒伤肺，乃内因之实证也。

体虚邪滞，肺络不清，脉弦而细，幸不数耳。

沙参　桑叶　杏仁　茯苓　马兜铃　贝母　甘草　粳米

诒按：案语得看病之窍，最宜留意。

肺阴不足，肺热有余，咳则涕出，肌体恶风。此热从窍泄，而气不外护也。他脏虽有病，宜先治肺。

阿胶　贝母　沙参　马兜铃　杏仁　茯苓　炙草　糯米

诒按：此等证，虚实错杂。若粗工为之，或与疏散，或与补涩，均足致损。

肺病以中气健旺，能食便坚为佳。兹喘咳已久，而大便易溏，能食难运，殊非所宜。诊得脉象与前无异，但能节饮食，慎寒暖，犹可无虞。

沙参　贝母　炙草　杏仁　苡仁　橘红　枇杷叶

又丸方：六味丸加五味子、肉桂。

诒按：不刊之论，读者最宜记好。

咳嗽，食后则减。此中气虚馁所致。治宜培中下气法。

人参　半夏　粳米　南枣　麦冬　炙草　枇杷叶

诒按：此证不甚多见，学者须记之。

久嗽便溏，脉虚而数。脾肺俱病，培补中气为要。恐后泄不食，则瘦削日增也。

人参　白芍　扁豆　薏仁　广皮　茯苓　炙草　山药蜜炙　炮姜炭

诒按：此亦脾肺两治之法，较前数方为切实。亦以此证中气虚寒，无咽干溺涩等虚热亢炎之证，故用药稍可着力耳。然欲求效难矣。

阴虚于下，阳浮于上。咳呛火升，甚于暮夜。治肺无益，法当补肾。

熟地　杞子　天冬　白芍　茯苓　山药　丹皮　龟板

诒按：此方即胡桃、五味，均可加入。

干咳无痰，是肝气冲肺，非肺本病。仍宜治肝，兼滋肺气可也。

黄连　白芍　乌梅　甘草　归身　牡蛎　茯苓

诒按：方中少润肺之品。拟加北沙参、桑白皮。再肝之犯肺，必挟木火，栀、丹亦应用之药也。

风伤于上，湿伤于下，上为咳嗽痰多，下为跗肿疼痛。宜先治上，而后治下。

薄荷　杏仁　桔梗　旋覆花　甘草　象贝　连翘　前胡

诒按：肺主一身之治节，故以治肺为先。

咳甚于夜间，肌热于午后，此阴亏也。浊痰咳唾，鼻流清涕，是肺热也。病本如是，奏功不易。拟甘咸润燥法。

阿胶　燕窝　沙参　海浮石　瓜蒌霜　川贝　杏仁　甘草

诒按：此证痰必干粘，故用药如是。

内热与外热相合，肺胃受之，则咳而不能食，头胀肌热心烦。宜清上中二焦。

竹叶　芦根　花粉　杏仁　贝母　知母　桔梗　橘红

诒按：此外感温燥之咳，故专用清泄。

脉细数促，是肝肾精血内耗，咳嗽必吐呕清涎浊沫。此冲脉气逆，自下及上，气不收纳，喘而汗出，根本先拔，药难奏功。医若见血为热，见嗽治肺，是速其凶矣。

人参秋石制　熟地　五味子　紫衣胡桃

诒按：此难治之证，在咳嗽门中，亦别是一种也。

脉虚数，颧红声低，咳甚吐食，晡时热升，多烦躁。此肝肾阴亏，阳浮于上，精液变化痰沫。病已三年，是为内损，非消痰治嗽可愈。固摄下焦，必须绝欲。以饮食如故，经年可望其愈。

都气丸加女贞子　枸杞子　天冬

诒按：用药颇为切实。

脉微小，形寒，久嗽失音。是气馁阳损，议固胃阳，取甘温之属。

蜜炙生姜　炙草　白芍　黄芪　大枣

诒按：此亦虚咳中另一法门。

咽痛声哑，有肺损肺闭之分。所谓金破不鸣，金实亦不鸣也。此证从外感风热而来，当作闭治，温补非宜。所虑者，邪不外达而内并耳。

阿胶　杏仁　桔梗　贝母　牛蒡　玄参　甘草　粳米　马兜铃

诒按：此钱氏补肺之类，乃虚实兼治之法。

用复脉甘润法。呛止音出，得益水濡润之力也。无如胃弱便溏，此药不宜再用。仿金匮麦门冬汤义，取养土之阴，以生肺金。

麦门冬汤

诒按：此用药转换法也。

久咳，便溏腹满。脾肺同病，已属难治。况脉数口干潮热，肝肾之阴，亦不足耶。

白芍　薏仁　茯苓　莲肉　炙草　广皮　扁豆

诒按：病重药轻，恐难奏效。且于肝肾，亦未顾到。拟加用水泛六味丸一两，绢包入煎。

咳而吐沫，食少恶心，动作多喘，中气伤矣。非清肺治咳所能愈也。

人参　半夏　麦冬　炙草　茯苓　粳米　大枣

诒按：此胃虚咳嗽也。方宗金匮大半夏、麦门冬两汤之意。

咳而衄。阴不足，火内动也。恶心不食，宜先治胃。

竹茹　粳米　广皮　石斛　贝母　杏仁

诒按：既有火动而衄见证，宜兼清降。

浮肿咳喘，颈项强大，饮不得下，溺不得出，此肺病也。不下行而反上逆，治节之权废矣。虽有良剂，恐难奏效。

葶苈大枣泻肺汤

诒按：此痰气壅阻之证，故重用泻肺之剂。

脉寸关大而尺小，口干，上气不下，足冷不温。此阳气不潜。当用阴中阳药治之。

六味丸加牛膝　车前　五味　肉桂

诒按：此兼肾气、都气两方之意。

脉数减，咳亦缓。但浮气不得全归根本。宜补益下焦。以为吸受之地。

六味丸加五味子　菟丝子

又丸方：六味丸加五味子　杜仲　芡实　莲须　菟丝子　杞子　蜜丸每服五钱

诒按：议论稳实，方亦妥贴。

气喘足冷至膝，唇口干，鼻塞，脉虚小。下气上逆，病在根本。勿以结痰在项，而漫用清克也。

肾气丸三钱，盐花汤送下。

诒按：识见老当。

久咳喘不得卧，颧赤足冷，胸满上气，饥不能食。此肺实于上，肾虚于下，脾困于中之候也。然而实不可攻，姑治其虚，中不可燥，姑温其下。且肾为胃关，火为土母，或有小补，未可知也。

金匮肾气丸

诒按：拟再用旋覆代赭汤送下，则上中两层，亦可关会矣。

两寸浮大，关迟沉小，气上而不下，喘咳多痰。肝肾之气，上冲于肺。宜以肾气丸，补而下之。

肾气丸

诒按：此治本之法。

下虚上实，当治其下，勿清其上，真气归元，痰热自降。宜以十味肾气丸主之。

十味肾气丸

诒按：识见卓老。

失 血 门

络热血溢，时气所触，非阴虚火浮之比。慎勿以滋腻治也。

荆芥　丹皮　茺蔚子　丹参　郁金　藕汁　细生地　小蓟炭

诒按：勘证用药，老眼无花。

吐血得劳与怒即发，脉小数微呛。病在肝心，得之思虑劳心，宜早图之，勿使延及肺家则吉。

阿胶　丹皮　牛膝　丹参　小蓟炭　三七　藕汁　童便

诒按：此治吐血之正法。能止血而无流瘀之弊，最为稳当。

再诊：前方去丹参　三七　藕汁　童便，加生地　白芍　茺蔚子

又丸方：六味丸加阿胶　五味子　小蓟炭　莲须　水泛丸

失血咳逆，心下痞满，暮则发厥，血色黯，大便黑，肝脉独大。此有瘀血，积留不去。勿治其气，宜和其血。

制大黄　白芍　桃仁　甘草　当归　丹皮　降香

诒按：此专治瘀积之法。

病后失血，色紫黑不鲜。此系病前所蓄，胸中尚满，知瘀犹未尽也。正气虽虚，未可骤补，宜顺而下之。

小蓟炭　赤芍　生地　犀角　郁金　丹皮　茺蔚子　童便

诒按：此必尚有郁热见证，故方中有犀角。既有留瘀未尽，可加醋炙大黄炭。

凡有瘀血之人，其阴已伤，其气必逆，兹吐血紫黑无多，而胸中满闷，瘀犹未尽也。而舌绛无苔，此阴之亏也。呕吐不已，则气之逆也。且头重足冷，有下虚上脱之虑。恶寒谵语，为阳弱气馁之征。此证补之不投，攻之不可，殊属棘手。

人参　茯苓　三七　吴萸　乌梅　牡蛎　川连　郁金

诒按：论病则层层俱透，用药亦步步着实，此为高手。

失血后，气从下逆上，足冷头热，病在下焦，真气不纳。

六味丸加五味　牛膝　牡蛎

诒按：方亦妥当。若再进一层，可用金匮肾气法，以导火下行。

血去过多，气必上逆，肺被其冲，故作咳嗽。此非肺自病也。观其冲气甚则咳甚，冲气缓则咳缓，可以知矣。拟摄降法，先治冲气。

金匮肾气丸去肉桂　加牡蛎

诒按：认证独的，法亦老当。

脉寸静尺动，屡经失血，觉气从下焦上冲则呛，劳动则气促不舒。此病不在肺而在肾。治嗽无益，宜滋肾阴。

熟地　天麻　牡蛎　茯苓　杞子　黄肉　五味子

诒按：病与上条相同。方中用天麻，不知何意？

心脉独大，口干易汗，善怒血逆。此心阴不足，心阳独亢。宜犀角地黄汤。

犀角地黄汤加茅根 甘草 山栀

诒按：方案均精简熨帖。

痰中有血点散漫，此心病也。口干心热，当是伤暑，因暑喜归心故耳。

生地 茯神 扁豆 甘草 丹皮 竹茹 麦冬 藕汁

诒按：方法清灵可喜。

葛可久论吐血治法，每于血止瘀消之后，用独参汤以益心定志。兹以阴药参之，虑其上升而助肺热也。

人参 沙参 生地 阿胶 牛膝 茯苓

诒按：此失血后服人参，一定之法。

劳伤失血，心下痛闷，不当作阴虚证治。但脉数咳嗽潮热，恐其渐入阴损一途耳。

生地 桃仁 楂炭 郁金 赤芍 制大黄 甘草 丹皮

诒按：此证如早服补涩，则留瘀化热，最易致损。须看其虚实兼到，绝不犯手。

阴不足而阳有余，肝善逆而肺多郁。脉数气喘咳逆，见血胁痛。治宜滋降，更宜静养，不尔，恐其血逆不已也。

小生地 荆芥炭 白芍 童便 郁金 藕汁 小蓟炭

诒按：此亦气火上逆之证。可加牛膝、丹皮。

离经之血未净，而郁于内，寒热之邪交煽，而乱其气，是以腹满呕泄，寒热口燥。治当平其乱气，导其积血，元气虽虚，未可骤补也。

丹皮 楂炭 泽兰 赤芍 郁金 丹参 牛膝 小蓟

诒按：此证挟外感之邪，可加荆芥炭、黑稆豆衣。

久咳见血，音喑咽痛，乍有寒热。此风寒久伏，伤肺成劳。拟钱氏补肺法，声出则佳。

阿胶 杏仁 马兜铃 牛蒡 薏仁 贝母 糯米

又膏方：阿胶 贝母 甘草 橘红 杏仁 苏子 米糖 白蜜 姜汁 紫菀 木通 梨汁 桔梗 牛膝 萝卜汁 茯苓

诒按：此正虚邪实之证，用药能两面兼顾，尚称稳适。

虚 损 门

虚损至食减形瘦，当以后天脾胃为要。异功散五六服，颇得加谷。今春半地气上升，肝木用事，热升心悸，汗出复咳，咳甚见血，肝阳上炽，络血遂沸。昨进和阳养阴之剂，得木火稍平，仍以前方加白芍，制肝安土。

生地 白芍 麦冬 阿胶 女贞子 甘草

诒按：方亦稳合。可加牡蛎、丹皮。

罗氏论虚劳之证，多因邪伏血郁而得，不独阴亏一端也。临晚寒热，时减时增，其为阳陷入阴可知。滋肾生肝，最为合法，略加损益，不必更张也。

熟地 白芍 茯苓 丹皮 山药 柴胡 炙草 鳖甲

诒按：于养阴中，加柴胡以达邪，佐鳖甲以搜阴。虚实兼到，极为灵巧。然既云邪伏血郁，似宜加当归。

再诊：热渐减，头中时痛，脉数不退，喉中痰滞不清。

青蒿 丹皮 熟地 鳖甲 炙草 牛膝 茯苓 小麦

诒按：似当兼清痰滞。两方中熟地，

不如改用生地为稳。

三诊：体虽不热，脉仍细数，宜养阴气。

六味丸去萸肉、泽泻 加白芍、牛膝、青蒿、鳖甲。

面黧形瘦，脉虚而数，咳嗽气促，腰膝无力，大便时溏。此先后天俱虚，虑其延成虚损。清润治肺之品，能戕中气，勿更投也。

紫河车 熟地 山药 萸肉 五味子 丹皮 茯苓 杜仲 泽泻 牛膝 加蜜丸每服五钱

诒按：案语得治虚要旨，方亦精当。

络脉空隙，气必游行作痛，最虑春末夏初，地中阳气上升，血随气溢，趁此绸缪，当填精益髓。盖阴虚咳嗽，是他脏累及于肺，若治以清凉，不独病不去而胃伤食减，立成虚损，难为力矣。

熟地 金樱子膏 鹿角霜 五味子 湘莲子 萸肉 山药 茯苓 海参漂净熬膏 右为细末即以二膏捣丸

诒按：此必有遗精、腰痠等证，故用药亦不重在咳嗽也。

汗 病 门

汗出偏沮，脉来不柔，时自歇止。知肝阳有余，而胃阴不足，于是稠痰浊火，扰动于中，壅滞于外。目前虽尚安和，然古人治未病，不治已病。知者见微知著，须加意调摄为当。

人参 川石斛 麦冬 南枣 制半夏 丹皮 茯苓 炙草 小麦

诒按：此想系左半有汗，右半无汗之证。细绎案语，是防其将患偏痱之意。

心阴不足，心阳易动，则汗多善惊，肾阴不足，肾气不固，则无梦而泄。以汗为心液，而精藏于肾故也。

生地 茯神 甘草 麦冬 川连 柏子仁 玄参 小麦 大枣

诒按：案语心肾并重，方药似专重于心。再加五味子、牡蛎、沙苑等摄肾之品，则周匝矣。

诸 郁 门

中年脘闷，多嗳多咳，此气郁不解也。纳谷已减，未可破泄耗气，宜从胸痹例，微通上焦之阳。

薤白 瓜蒌 半夏 桂枝 茯苓 姜汁

诒按：方法轻灵。

郁气凝聚喉间，吞不下，吐不出，梅核气之渐也。

半夏 厚朴 茯苓 苏梗 旋覆花 橘红 枇杷叶 姜汁

诒按：此于《金匮》成方中，加旋覆、杷叶，最有巧思。

寒热无期，中脘少腹遄痛，此肝脏之郁也。郁极则发为寒热，头不痛，非外感也。以加味逍遥散主之。

加味逍遥散

诒按：此木散达之之法。

病从少阳，郁入厥阴，复从厥阴，逆攻阳明，寒热往来，色青，颠顶及少腹痛，此其候也。泄厥阴之实，顾阳明之虚，此其治也。

人参 柴胡 川连 陈皮 半夏 黄芩 吴萸 茯苓 甘草

诒按：此从左金、逍遥化裁而出。若再合金铃子散，似更周到。

此血郁也，得之情志，其来有渐，其去亦不易也。

旋覆花 薤白 郁金 桃仁 代赭石 红花

诒按：此必因血郁，而络气不通，有

胸膈板痛等见证，故立方如此。

呕 哕 门

胃虚气热，干呕不便。

橘皮竹茹汤 加芦根 粳米

再诊：呕止热退。

石斛 茯苓 半夏 广皮 麦冬 粳
米 芦根 枇杷叶

三诊：大便不通。

生首乌 玄明粉 枳壳

四诊：大便通，脉和。惟宜滋养。

石斛 归身 秦艽 白芍 丹皮 炙
草 茯苓 广皮

诒按：迭用四方，运意灵巧，自能与
病机宛转相赴。

下既不通，势必上逆而为呕，所谓幽
门之气，上冲吸门是也，治法自当疗下。
但脉小目陷，中气大伤，宜先安中止呕。
呕定再商。

人参 茯苓 刺蒺藜 竹茹 半夏
广皮 芦根 石斛

诒按：似当兼通幽门，乃能止呕，拟
加生枳实。

痛呕之余，脉当和缓，而反搏大，头
运欲呕，胸满不食，神倦欲卧，虑其土
隤[1] 木张，渐致痉厥。法当安胃清肝，
亦古人先事预防之意。

半夏 茯苓 广皮 白风米 钩藤
竹茹 枇杷叶 鲜佛手

诒按：议论极是，但恐药力不足以济
之，然方却清稳。所谓清肝者，只不过钩
藤、竹茹而已，拟再加木瓜、白芍，较似
有力。

病从肝起，继乃及胃，兹又及于肺
矣，然当以胃气为要。久病之体，必得安
谷不呕，始可图功。

石斛 芦根 茯苓 麦冬 广皮 木

瓜 枇杷叶 粳米

诒按：叙病简要清沏，非绩学者不
能。方亦中窾[2]。

胃有火邪，故呕而不食，胆有热邪，
故合目自汗。

橘皮竹茹汤 加石斛

诒按：山栀必不可少，以其专清胆热
故也，川连亦在应用之列。

再诊：前方去石斛 加木瓜

嘈杂得食则已。此痰火内动，心胃阴
气不足。

生地 山栀 半夏 麦冬 茯苓 丹
皮 竹茹 炙草

诒按：阴虚而挟痰者，用药最难恰
好。方中可加石斛、广皮。

痰气阻逆咽嗌，时自呕恶。此证利在
清降，失治则成噎膈。

半夏 枇杷叶 旋覆花 竹茹 茯苓
麦冬 橘红 郁金 生姜

诒按：用药灵动。

气郁痰凝，阻隔胃脘，食入则噎，脉
涩，难治。

旋覆花 代赭石 橘红 半夏 当归
川贝 郁金 枇杷叶

诒按：旋覆代赭为噎膈正方。食入则
噎，肺气先郁，故加郁、贝、枇杷叶，惟
脉涩者正虚，可加人参。

脉疾徐不常，食格不下。中气大衰，
升降失度。

旋覆花 代赭石 麦冬 茯苓 半夏
广皮 人参 枇杷叶

诒按：此因中气大伤，故用参、麦。

朝食暮吐，肝胃克贼，病属反胃。

旋覆花 代赭石 茯苓 半夏 吴萸
生姜 粳米 人参 枇杷叶

————————

① 隤（tuí 音颓）：倒塌，坠落。

② 窾（kuǎn 音款）：孔窍。

诒按：此专治吐，故加姜、萸。

谷之不入，非胃之不纳，有痰饮以阻之耳。是当以下气降痰为法，代赭之用，先得我心矣。

旋覆代赭汤

诒按：识既老当，笔亦爽健。

因气生痰，痰凝气滞，而中焦之道路塞矣。由是饮食不得下行，津液不得四布，不饥不食，口燥便坚，心悸头运，经两月不愈。以法通调中气，庶无噎膈腹满之虑。

旋覆代赭汤加石菖蒲　枳实　陈皮

诒按：论病则源流俱彻，用药则标本兼到，细腻熨帖，传作何疑。

中气叠伤，不能健运，朝食暮吐，完谷不腐。诊得脉虚色黑，腰脚少力，知不独胃病，肾亦病矣，此岂细故哉。

人参　附子　川椒　茯苓　益智仁

再诊：前方去川椒益智　加川连　肉桂

诒按：完谷不腐，色黑腰软，肾伤之征也，改方加桂、连，是交济法。

下　卷

伏　气　门

肝阴素亏，温邪扰之，发为痉病，神昏骱齿，瘛疭不定。法当滋养肝阴，以荣筋脉，清涤痰热，以安神明者也。若能应手，尚可无虑。

羚羊角　茯神　钩藤　贝母　阿胶　鲜菖蒲　竹沥

诒按：此证若表邪未解，当去阿胶，加小生地或鲜生地。

又按：此系伏气发温之证，与外感风温有外内之别。此证邪由少阴外发，溃入厥阴，故见证如此。羚羊角、钩藤、熄风清热，皆治标之品也。若图其本，当从阴分托邪，俾得外达三阳，再与随经清泄，乃奏全功。病原治法，详载《温热逢原》中，兹不赘述。

热伤津液，脉细口干，难治。

芦根　知母　川斛　蔗浆　细生地　麦冬　甘草　梨汁

诒按：此存阴泄热之正法，所云难治，想因脉细之故。

热不止，头痛不已，紫斑如锦纹，咽痛。表里邪盛，最为重证。

犀角　豆豉　赤芍　玄参　牛蒡　丹皮　黄芩　甘草

诒按：当加鲜生地。

再诊：去豆豉　丹皮　加桔梗　鲜生地　射干

热病，十二日不解，舌绛口干，胸满气促，邪火为患，亦已甚矣。宜景岳玉女煎，清热而存阴，否则神识昏冒矣。

鲜生地　石膏　麦冬　知母　竹叶　甘草

诒按：此气血两燔之治法。

热病，四日不汗，而舌黄、腹中痛、下利，宜先里而后表，不尔，恐发狂也。

大黄　柴胡　枳实　厚朴　赤芍

诒按：先里后表，因里证已急，于病机固当如是。

舌干脉数，汗为热隔，虽发之亦不得，惟宜甘寒养液。虽不发汗，汗当自出，然必足温，而后热退乃吉。

青蒿　知母　芦根　生地　蔗浆　竹叶

诒按：养液以为作汗之源，是治温要旨。

外　感　门

头面肿痛，此风邪上盛，宜辛凉解散。

荆芥　杏仁　桔梗　牛蒡　薄荷　甘草　马勃　苍耳子

风温挟痰，留滞上焦，辛凉解散，原为合法，时至自解，不足忧也。

牛蒡　连翘　薄荷　川贝　豆豉　杏仁　桔梗　葱白

诒按：此风温初起之方。

风温郁于肺胃，咳而胸满，痰多胁下痛，脉数口干。

芦根　薏米　瓜蒌　甘草　杏仁　红花　桃仁　贝母

诒按：桃仁、红花，因胁痛而用之，以和血络也。若邪郁可加豉、蒡，口干可加翘、芩。

脉右大，舌黄不渴，呕吐粘痰，神躁语言不清，身热不解。此劳倦内伤，更感湿温之邪，须防变端。

厚朴　茯苓　滑石　陈皮　竹叶　蔻仁　菖蒲根汁

诒按：此温邪而挟湿者，湿热上蒙，故证情如是，此方可以为法。

湿　病　门

脐中时有湿液腥臭，按脉素大。此少阴有湿热也。六味能除间湿热，宜加减用之。

六味丸去山药　加黄柏　萆薢　女贞子　车前子

诒按：六味治肾间湿热，前人曾有此论，借以治脐中流液，恰合病机。

疟　疾　门

暑风成疟，恶心胸满，和解则愈。

半夏　黄芩　茯苓　知母　厚朴　陈皮　竹叶　生姜

诒按：小柴胡法之和解，和其表里两歧之邪也，此之和解，和其湿热两混之邪也。姜、夏、朴、广，去其湿也，芩、知、竹叶，清其热也，两意兼用，故亦云和解也。

又按：此湿热并重者，故清燥兼用。此与下条皆属暑湿内伏，发为时疟之病。苦辛宣泄，最为和法。若拘拘于疟疾之成方，概用柴胡、鳖甲则误矣。

暑风相搏，发为时疟，胸满作哕，汗不至足。邪气尚未清解。当以苦辛温法治之。

藿香　半夏　杏仁　通草　厚朴　广皮　竹叶

诒按：此湿重于热者，故用药稍偏温燥。

疟发而上下血溢，责之中虚，而邪又扰之也。血去既多，疟邪尚炽，中原之扰，犹未已也，谁能必其血之不复来耶。谨按古法，中虚血脱之证，从无独任血药之理。而疟病经久，亦必固其中气。兹拟理中一法，止血在是，止疟亦在是，惟高明裁之。

人参　白术　炮姜　炙草

诒按：识见老确，议论精切。所立理中一法，诚属血脱益气，固中止血之要药。惟愚意所欲商者，疟来而上下血溢，必因疟疾之热，扰及血络而然。于理中法内，参用安宫清络之意，似乎更为周到。且标本兼顾，于立方正意，亦不相刺谬也。

三疟，是邪伏阴分而发，非和解可愈。久发不止，补剂必兼升阳，引伏邪至阳分乃愈。

人参　归身　鹿角胶　杞子　鹿茸　附子　茯苓　沙苑

诒按：阴疟本有此法，而不能概用此法，须相题为之。

疟病方已，遂得脾约，脾约未已，又增厥疼。心腹时满时减，或得身热汗出，则疼满立止。明系疟邪内陷于太阴阳明之间，是必邪气仍从少阳外达，则不治疼而疼自止，不治胀而胀自消矣。

诒按：论病已得要领，惜方佚未见。

疟后，胁下积癖作疼，夜热口干溺赤。阴虚邪伏。宜鳖甲煎。

鳖甲 白芍 青皮 丹皮 首乌 柴胡 知母 炙草

诒按：此邪伏阴分之治法。当归亦可加入。

疟后，胁下积痞不消，下连少腹作胀。此肝邪也。当以法疏利之。

人参 柴胡 青皮 桃仁 茯苓 半夏 甘草 牡蛎 黄芩 生姜

诒按：此小柴胡法也。加青皮以疏肝，桃仁以和瘀，牡蛎以软坚，用意可云周到。惟少腹作胀，乃肝邪下陷之证。若再加川楝子、归尾、延胡，似更完密。

疟止复发，汗多作呕，中气虚逆，宜益阳明。

半夏 茯苓 广皮 人参 石斛 芦根 姜汁

再诊：寒热已止，汗呕并减。宜和养营卫。

人参 桂枝 石斛 广皮 归身 炙草 麦冬 白芍

诒按：此膏粱虚体治法，两方俱清稳熨帖。

黄 疸 门

面黑目黄，脉数而微，足寒至膝，皮肤爪甲不仁。其病深入少阴，而其邪则仍自酒湿得之及女劳也。

肾气丸

诒按：此证载在《金匮》，近于《爱庐医案》中，见一方甚佳。此病兼有瘀血，不但湿也。肾气丸能否见效，尚未可定。

面目身体悉黄，而中无痞闷，小便自利。此仲景所谓虚黄也。即以仲景法治之。

桂枝 黄芪 白芍 茯苓 生姜 炙草 大枣

诒按：案明药当。

湿停热聚，上逆则咽嗌不利，外见则身目为黄，下注则溺赤而痛。

茵陈 厚朴 豆豉 木通 猪苓 橘红 茯苓 黑栀

诒按：论病能一线穿成，用药自丝丝入筘。

又按：咽嗌不利，可加桔梗、前胡之类。

痹 气 门

胸背为阳之分，痹着不通，当通其阳，盖阳不外行而郁于中，则内反热而外反寒。通阳必以辛温，而辛温又碍于脏气，拟辛润通肺以代之。

紫菀三两煎汤服

诒按：此巧法也。特未知效否若何？

湿邪郁遏，阳气不宣，外寒里热，胸满溺赤。宜开达上焦。

紫菀 桔梗 郁金 白蔻 枳壳 杏仁 贝母 甘草

诒按：此治肺痹之正法。

气窒不散，便闭喘急，不能偃卧，猝难消散也。

紫菀 葶苈 厚朴 杏仁 橘红 郁金 枳壳

诒按：此证较前更急，兼有便闭，故用药从中焦泄降。

再诊：大黄 厚朴 槟榔 枳壳 杏仁

诒按：轻剂不效，故更与通腑以泄肺。

胸中为阳之位，阳气不布，则窒而不通。宜温通，不宜清开，愈开则愈窒矣。

桂枝 茯苓 干姜 炙草 益智仁

诒按：再参入开痹之品，如杏、菀、橘、桔等，似更灵动。

食入，则胸背痞塞作胀，噫气不舒。
此阳气不通。宜辛通之法。

草蔻仁　半夏　桂枝　茯苓　干姜
炙草

诒按：此证亦与胸痹相似。

脘腹痛门

蛔厥心痛，痛则呕吐酸水，手足厥
冷。宜辛苦酸治之。

川连　桂枝　归身　延胡　乌梅　川
椒　茯苓　川楝子　炮姜

诒按：此乌梅丸法也。

此肾厥也。心疼背胀，引及腰中。议
用许学士香茸丸。

鹿茸　杞子　沙苑　大茴香　麝香

诒按：寒袭于肾，而气上逆，故用温
养。胀及腰背者，督阳不用也。鹿茸温通
督脉，麝香开泄浊阴，故以之为君。

脉弦小腹痛，食后胃脘痛，上至咽
嗌。肝火乘胃。宜泄厥阴、和阳明。

川楝子　木通　茯苓　甘草　石斛
木瓜

诒按：拟加延胡、山栀仁。

心腹痛，脉弦，色青，是肝病也。

川楝子　归身　茯苓　石斛　延胡
木瓜

诒按：立方稳合。

痃癖门

脐下积块，扪之则热，病者自言，前
后二阴，俱觉热痛，其为热结可知。况自
来之病，皆出于肝耶。鄙见非泄厥阴，不
能获效。

龙荟丸五十粒酒下。

络病瘀痹，左胁板实，前年用虫蚁，
通血升降开发已效，但胸脘似是有形，按

之微痛。前药太峻，兹用两调气血，以缓
法图之。

醋炒延胡　姜黄　阿魏　桃仁　生香
附　麝香　归须

为末蜜丸，每服二钱。

诒按：承前方来，虽曰两调气血，而
仍以疏瘀为主。

脉虚数，色白不泽，左胁有块杯大，
大便小便自利。病在肝家，营血不和，此
为虚中有实，补必兼通。

白术　归身　炙草　白芍　生地　茯
苓　琥珀　广皮　桃仁　红花　沉香　郁
金

诒按：方治亲切不肤。

时病食复，至今不知饥饱，大便不
爽，右胁之旁，虚里天枢，隐隐有形。此
阳明胃络循行之所，多嗳气不化，并不烦
渴，岂是攻消急驱实热之证耶。拟用丹溪
泄木安土法。

小温中丸　如半月后有效仍以前法。

诒按：此中焦湿积阻结之证。

左胁积块，日以益大，按之则痛，食
入不安。凡痞结之处，必有阳火郁伏于
中，故见烦躁口干心热等证。宜以苦辛寒
药，清之开之。然非易事也。

川连　枳实　香附　川芎　神曲　茯
苓　青皮　赤芍

诒按：胁块有形益大，则营络必窒，
似宜兼通乃效。

大腹右有形为聚，脉大，食入即作
胀，治在六腑。

白术　茯苓　广皮　生香附汁　三棱
厚朴　草果　山楂

诒按：方以疏通气分为主。

心下高突，延及左胁有形，渐加腹
胀。思正月暴寒，口鼻吸受冷气，入胃络
膜原，清阳不用，浊阴凝阻，胃气重伤，
有单腹之累，殊非小恙。

厚朴 草果 半夏 干姜 茯苓 荜拔

另苏合香丸一粒化服。

诒按：寒邪闭于营络，故用温通，方中可加桂枝尖。

肿 胀 门

脉迟胃冷，腹胀，气攻胸胁，恶心少食泄泻。宜振脾胃之阳。

干姜 益智仁 半夏 厚朴 神曲 槟榔 川椒 茯苓

诒按：此温中调气法也。

命门阳衰，脾失温养，不克健运，食入辄胀，法当温补下焦。

肾气丸去桂，加沉香、椒目。

诒按：此补火生土之法。

湿热内陷太阴而成胀。

茅术 川柏 厚朴 陈皮 桑皮 木通 泽泻 大腹皮 草果仁

诒按：此专治脾土湿热，古方小温中丸亦可服。

脉微迟，左胁宿痞，腹渐胀大，便溏溺少。此是浊阴上攻，当与通阳。

熟附子 远志 椒目 小茴香 泽泻 茯苓

诒按：此温通治胀之正法。

脾气本弱，而更受木克，克则益弱矣，由是脾健失职，食入不消，遂生胀满。脾愈弱则肝愈强，时时攻逆，上下有声。半载之疾，年逾六旬，非旦夕可图也。

人参 茯苓 川楝子 楂核 甘草 木瓜 白芍 吴萸 橘核

诒按：此肝脾两治，而偏重于肝者，以其不特胀满，而兼有攻逆之证也。

脉弦中满，病在肝脾。

人参 吴萸 木瓜 厚朴 广皮 半夏

诒按：此肝脾两治之正法。立方精简可法。

右关独大而搏指，知病在中焦，饮食不化，痞闷时痛，积年不愈，喉间自觉热气上冲，口干作苦，舌苔白燥。此脾家积热郁湿。当以泻黄法治之。

茅术 葛根 茯苓 石膏 藿香 木香

诒按：此痞满门中不常见之证，存之以备一格。

脉证合参，乃气结在上，津不运行，蒸变浊痰，由无形渐变有形。徐之才谓轻可去实，非胶固阴药所宜。

白蔻 薏仁 杏仁 厚朴 枇杷叶汁 降香汁

诒按：此方具有轻、清、灵三字之妙。

劳郁交伤，营卫不和，胸中满痛，时有寒热。与六淫外感不同。治宜和养气血。

逍遥散

诒按：再增枳、朴等宽中之品，则更周到矣。

脾以健运为职，心下痞不能食，食则满闷，脾失其职矣。但健运之品，迂缓无功，宜以补泻升降法治之。

人参 干姜 半夏 茯苓 川连 枳实 陈皮 生姜

诒按：此方仿泻心法加味。

胁下素有痞气，时时冲逆，今见中满，气攻作痛，吞酸呕吐，能俯而不能仰。此厥阴郁滞之气，侵入太阴之分，得之多怒且善郁也。病久气弱，不任攻达，而病气久郁，亦难补养为掣肘耳。姑以平调肝胃之剂和之，痛定食进，方许万全。

半夏 广皮 川楝子 橘核 茯苓 青皮 炙甘草 木瓜

诒按：审察病机，至为精细，立方亦周到熨帖。

胃阳衰惫，气阻痰凝，中脘不快，食下则胀。宜辛温之品治之。

草果仁　厚朴　茯苓　半夏　甘草　槟榔

诒按：此湿痰阻遏中宫之证。

热结气闭，腹胀便难。

厚朴　杏仁　滑石　黄芩　大腹皮　茯苓皮　木通

诒按：此运中兼泄热法也。

腹胀、面浮、跗肿，食不下，欲呕。脾虚受湿，健运失常。非轻证也。

茅术　茯苓　广皮　桑皮　木通　厚朴　泽泻　半夏　猪苓

诒按：此运中利湿法也。

面黑，目黄，腹满，足肿，囊肿。湿热壅滞，从脾及肾，病深难治。

苍术　制军　厚朴　陈皮　木通　茵陈　猪苓　椒目　泽泻

诒按：邪机壅滞，正气已伤，故云难治。

卧则喘息有音，此肿胀，乃气壅于上。宜用古人开鬼门之法，以治肺通表。

麻黄　杏仁　薏仁　甘草

诒按：此兼喘逆，故专治肺。

风湿相搏，面浮腹满足肿，大小便不利。

杏仁　苏子　厚朴　陈皮　猪苓　大腹皮　姜皮　木通

诒按：此表里两通法也。

肿胀之病，而二便如常，肢冷气喘。是非行气逐水之法所能愈者矣。当用肾气丸，行阳化水。然亦剧病也。

肾气丸

诒按：此病阳衰气窒，不治之证也。

头 痛 门

火升，头痛，耳鸣，心下痞满，饭后即发。此阳明少阳二经痰火交郁，得食气而滋甚，与阴虚火炎不同。先与清理，继以补降。

竹茹　茯苓　橘红　炙草　半夏　羚羊角　石斛　嫩钩藤钩

诒按：案语分析病机，极其圆到。惟立方似未恰合，阳明药少，宜加知母、枳实。

头疼偏左，耳重听，目不明，脉寸大尺小。风火在上，姑为清解。

羚羊角　生地　甘草　菊花　丹皮　石决明　连翘　薄荷

诒按：此内风而兼外感者，故清散兼施。

风热上甚，头痛不已。如鸟巢高巅，宜射而去之。

制军　犀角　川芎　细茶

诒按：此虽前人成法，而选药颇精简。据此则大黄当用酒炒，以使之上行。

肢体诸痛门

风邪中入经络，从肩脾至项强痛，舌干唇紫而肿，痛处如针刺之状。此是内挟肝火，不宜过用温散，惟宜养阴熄肝火而已。

羚羊角　细生地　甘菊　黄芩　钩勾　秦艽　丹皮

诒按：因唇紫舌干，故知内挟肝火。方中黄芩，不若山栀为当。

项背痛如刀割。治宜养血通络。

桂枝　钩藤　白芍　知母　羚羊角　阿胶　炙草　生地

诒按：拟去知母，加归须、刺蒺藜、

丝瓜络。

身半以上，痛引肩臂，风湿在于太阴之分，行动则气促不舒，胸肤高起，治在经络。

大活络丹

诒按：拟用旋覆新绛汤送下。

脾肾寒湿下注，右膝肿痛，而色不赤，其脉当迟缓而小促，食少辄呕，中气之衰，亦已甚矣。此当以和养中气为要，肿痛姑置勿论。盖未有中气不复，而膝得愈者也。

人参　半夏　木瓜　炒粳米　茯苓　广皮　益智仁

诒按：议论明通。

背脊为督脉所过之处，风冷乘之，脉不得通，则恶寒而痛。法宜通阳。

鹿角霜　白芍　炙草　桂枝　归身　半夏　生姜　南枣

诒按：方中半夏无所取义。拟再加杜仲、狗脊以通阳。

身痛偏左。血不足，风乘之也。

半夏　秦艽　归身　广皮　茯苓　丹参　川断　炙草

诒按：案只一二句，却有简逸之致。

久咳胁痛，不能左侧。病在肝，逆在肺，得之情志，难以骤驱。治法不当求肺，而当求肝。

旋覆花　丹皮　桃仁　郁金　猩绛　甘草　牛膝　白芍

诒按：审证用药，巧力兼到。拟再加青皮、桑皮、紫苏、山栀、瓦楞子壳。

胁疼遇春即发，过之即止，此肝病也。春三月肝木司令，肝阳方张，而阴不能从，则其气有不达之处，故痛。夏秋冬肝气就衰，与阴适协，故不痛也。

阿胶　白芍　茯苓　丹皮　茜草　炙草　鲍鱼汤代水

诒按：朴实说理，绝无躲闪。方用

胶、芍、鲍鱼，滋肝配阳，亦觉妥贴易施。

风气乘虚入于肾络，腰中痛引背胁。宜寄生汤补虚通络祛风。

生地　归身　黑大豆　独活　山药　白蒺藜　杜仲　炙草　桑寄生

诒按：立方妥贴，层折俱到。

脉数、耳鸣、吐痰，天柱与腰膝痠痛，两足常冷。病属阴亏阳升。法当填补实下。

熟地　鹿角霜　菟丝子　山药　萸肉　杞子　龟板胶

诸窍门

风热蓄于脑髓，发为鼻渊，五年不愈，此壅疾也。壅则宜通，不通则不治。

犀角　苍耳子　黄芩　郁金　杏仁　芦根

诒按：既欲其通，则辛夷、白芷，似不可少。

肺之络会于耳中，肺受风火，久而不清，窍与络俱为之闭，所以鼻塞不闻香臭，耳聋耳鸣不闻音声也。兹当清通肺气。

苍耳子　薄荷　桔梗　连翘　辛夷　黄芩　山栀　杏仁　甘草　木通

诒按：语云耳聋治肺，观此信然。

少阳之脉，循耳外，走耳中。是经有风火，则耳脓而鸣。治宜清散。

薄荷　连翘　甘菊　芍药　黄芩　刺蒺藜　甘草　木通

诒按：案既老当，方亦清灵。

肾虚齿痛，入暮则发，非风非火，清散无益。

加减八味丸　每服三钱，盐花汤下。

诒按：立方精到。

脚 气 门

厥阴之邪，逆攻阳明，始为肿痛，继而腹疼，胸满呕吐。此属脚气冲心，非小恙也。拟《外台》法治之。

犀角 槟榔 茯苓 枳实 杏仁 橘红 半夏 木通 木瓜

再诊：半夏 木瓜 广皮 芦根 枳实 茯苓 竹茹 枇杷叶

诒按：脚气一证，前人归入类伤寒中，必憎寒壮热，病与伤寒相似，甚则有冲心之患，故谓之重证。《外台》有大犀角汤及风引汤，后人有鸡鸣散等方，均为专治脚气之重剂。乃今时所谓脚气者，则以脚膝瘫软而肿者，谓之湿脚气，不肿者，谓之干脚气，专用防己、木瓜、牛膝、薏米等风湿之药治之。与前人所称者，大相径庭。学者不可不辨。

遗 精 门

遗精无梦，小劳即发，饥不能食，食多即胀，面白唇热，小便黄赤。此脾家湿热，流入肾中为遗精，不当徒用补涩之药，恐积热日增，致滋他族。

萆薢 砂仁 茯苓 牡蛎 白术 黄柏 炙草 山药 生地 猪苓

诒按：此等证，早服补涩，每多愈服愈甚者。先生此案，可谓大声疾呼。

再诊：服药后遗滑[①]已止，唇热不除，脾家尚有余热故也。

前方去砂仁黄柏 加川连苦参

诒按：唇热属脾。

少阴为三阴之枢，内司启闭，虚则失其常矣。法宜填补少阴。或通或塞，皆非其治。

六味丸去泻 加菟丝子 沙苑 杞子

诒按：此补肾之平剂，可以常服无弊。

遗精伤肾，气不收摄，入夜卧著，气冲上膈，腹胀呼吸不通，竟夕危坐，足跗浮肿清冷，小便渐少。此本实先拨，枝将败矣，难治之证也。

都气丸 加牛膝 肉桂

诒按：此阴阳两损，气不摄纳之重证，舍此竟无良法，然亦未能必效也。

阴亏阳动，内热梦泄。

六味丸 加黄柏 砂仁

诒按：六味合封髓法也，亦妥贴易施。

小 便 门

两尺软弱，根本不固，小便浑浊，病在肾脏，久久不愈，则成下消。

六味丸 加天冬 麦冬 杞子 五味子

诒按：方法稳切。

形伟体丰，脉得小缓。凡阳气发泄之人，外似有余，内实不足，水谷之气，不得阳运，酿湿下注，而为浊病，已三四年矣。气坠宜升阳为法，非比少壮阴火自灼之病。

菟丝子 茴香 车前子 韭子 蒺藜 茯苓 覆盆子 蛇床子 黄鱼骨捣丸每服五钱

诒按：此证当以脾土为主。但与温养下元，尚非洁源清流之道。

又按：此与相火下注者不同，故用药如是。

烦劳四十余天，心阳自亢，肾水暗伤，阳坠入阴，故溲数便血，不觉管窒痛痹，实与淋证不同。其中虽不无湿热，而

---

① 滑：文瑞楼本作"精"。

寝食安然。不必渗泄利湿，宜宁心阳益肾阴，宣通肾气以和之。

熟地炭　人参　霍石斛　丹皮　泽泻　茯苓　远志　柏子仁　湖莲肉

诒按：此治本之方，由其论病亲切，故立方自稳。

泄泻门

恼怒伤中，湿热乘之，脾气不运，水谷并趋大肠，而为泄。腹中微疼，脉窒不和，治在中焦。

藿梗　川朴　神曲　泽泻　茯苓　陈皮　扁豆　木瓜

诒按：此方妙在木瓜一味，兼能疏肝。须知此意，乃识立方选药之妙。

又按：案中脉窒句，不甚明了。

痢疾门

暑湿外侵经络则为疟，内动肠藏则为痢，而所恃以攘外安内者，则在胃气。故宜和补之法，勿用攻削之剂，恐邪气乘虚，尽入于里也。

诒按：案语殊妙，惜此方之佚也。

大便门

气郁不行，津枯不泽，饮食少大便难，形瘦脉涩。未可概与通下。宜以养液顺气之剂治之。

生地　当归　桃仁　红花　枳壳　麻仁　甘草　杏仁

诒按：此气阻液枯之证，拟加鲜首乌。

大便闭结，水液旁流，便通则液止矣。

大承气汤　加甘草

诒按：据吴鞠通之论，用调胃承气法为稳。

再诊：前方加当归　白芍

三诊：改用制军　加浔桂　厚朴

下血后，大便燥闭不爽，继而自利，白滑胶粘，日数十行，形衰脉沉。必因久伏水谷之湿。府病宜通，以温下法。

生茅术　制军　熟附子　厚朴

诒按：自利胶滑，有因燥矢不行，气迫于肠，而脂膏自下者。当专行燥矢，兼养肠液，未可概以湿论也。

脾约者，津液约束不行，不饥不大便。备尝诸药，中气大困。仿古人以食治之法。

黑芝麻　杜苏子

二味煎浓汁如饴，服三五日，即服人乳一杯，炖温入姜汁二匙。

诒按：此无法之法也。良工心苦矣。

便血，不独责虚，亦当责湿，所以滋补无功，而疏利获益也。兹足痿无力，其湿不但在脾，又及肾矣。当作脾肾湿热成痹治之。

草薢　薏仁　白术　石斛　牛膝　生姜

诒按：案语明确，方亦简当。

泻痢便血，五年不愈，色黄心悸，肢体无力。此病始于脾阳不振，继而脾阴亦伤。治当阴阳两顾为佳。

人参　白术　附子　炙草　熟地　阿胶　伏龙肝　黄芩

诒按：此理中合黄土汤法也。方案俱切实不肤。

鼻痒心辣，大便下血，形瘦，脉小而数，已经数年。

黄芩　阿胶　白芍　炙草

诒按：此阴虚而有伏热之证，方特精简。

外 疡 门

肝经液聚气凝，为项间痰核。病虽在外，其本在内。切不可攻，攻之则愈甚矣。

首乌 象贝 白芍 牛膝 甘草 牡蛎粉 归身 生地 丹皮

诒按：议论平和，立方清稳。牡蛎粉一味，可以化痰消坚。

疡证以能食为要。兹先和养胃气。

石斛 茯苓 益智仁 谷芽 木瓜 广皮

诒按：案语片言居要，惟用药嫌少力量。

脉虚细数，阴不足也。鼠漏未愈，热在大肠。

六味丸 加杞子 天冬 龟板 黄柏 知母 五味子

诒按：此肛门漏也。名为鼠漏，未知所本。脉证已属损象，故以滋补肝肾为主。

妇 人 门

脾虚生湿，气为之滞，血为之不守。此与血热经多者不同。

白术 泽泻 白芍 广皮 炙草 茯苓 牛角腮灰 川芎

诒按：认证既的，药亦丝丝入筘。

腹满、足肿、泄泻。此属胎水，得之脾虚有湿。

白术 茯苓 泽泻 广皮 厚朴 川芎 苏叶 姜皮 黄芩

诒按：方案俱老当。

胎前喘咳肿满，是脾湿不行，上侵于肺，手足太阴病也。治在去湿下气。

茯苓 陈皮 白芍 泽泻 厚朴 当归 苏梗 杏仁

诒按：方颇灵动，再加紫菀、枇杷叶何如？

产后恶露不行，小腹作痛，渐见足肿面浮喘咳。此血滞于先，水渍于后。宜兼治血水，如甘遂、大黄之例。

紫菀 茯苓 桃仁 牛膝 青皮 杏仁 山楂肉 小川朴 延胡

诒按：用其例而易其药，因原方太峻也。

再诊：瘀血不下，走而上逆。急宜以法引而下之，否则冲逆成厥矣。

归身 滑石 蒲黄 通草 牛膝 瞿麦 五灵脂 赤芍

三诊：膈宽而腹满。血瘀胞中。宜以缓法下之。

大黄 青皮 炙草 丹皮 桃仁 赤芍 归身

又丸方：牛膝一两 赤芍 延胡 蒲黄 五灵脂 川芎 桂枝 桃仁各五钱 归尾 丹皮各八钱

诒按：递换四方，一层深一层，次序秩然，恰与病机宛转相赴。

胎前病子肿，产后四日即大泄，泄已一笑而厥，不省人事，及厥回神清，而左胁前后痛满，至今三月余矣。形瘦，脉虚，食少，少腹满，足肿，小便不利。此脾病传心，心不受邪，即传之于肝，肝受病而更传之于脾也。此为五脏相贼，与六腑食气水血成胀者不同。所以攻补递进，而绝无一效也。宜泄肝和脾法治之。

白术 木瓜 广皮 椒目 茯苓 白芍

诒按：此等证情，非胸中有古书者，不能道只字。

尤在泾医学学术思想研究

孙中堂

尤在泾医学学术思想研究

尤怡（? - 1749），字在泾，一作"在京"，号拙吾，别号饲鹤山人，清代长洲（今江苏吴县）人。《清史稿》第502卷有传，清嘉庆二十五年《吴门补乘》第5卷及民国二十二年《吴县志》第75卷亦载其事略。其父在世时有田千亩，至尤怡而家道中落，虽贫而好学，曾卖字于佛寺以谋生计。性格沉静恬淡，不务名利。好诗文，多与文人名士往来，如番禺方东华，钱塘沈方舟，宁国洪东岸等人皆与之交好。所著除医书而外尚有《北田吟稿》二卷，他的同乡沈德潜（字归愚）系清代诗人，曾出任内阁学士兼礼部侍郎，常以诗文与尤怡往来，在其所辑《清诗别裁》一书中就收录有尤怡的诗，并称赞他的诗作得唐诗三昧，由此可见其文采之高。尤怡做为平民百姓，其在医学方面勤于学习而不求医名，因此早年并不为世人所知，而晚年医术颇精，为人治病多奇中。

尤怡在医学方面的主要贡献是对张仲景《伤寒论》及《金匮要略》有深入的研究，堪成一家之言，其次是对中医的内科杂病具有广泛的研究和丰厚的临床基础。尤怡在医学的师承方面有两条线索可寻，他的入门老师是马俶（字元仪），马俶与尤怡是同乡，晚年收尤怡为弟子，甚为赏识他的才学，曾对其妻说：吾今日得一人（指尤怡），胜得千万人矣。马俶的师承有两个方面，一是明代名医薛立斋，再是苏州沈郎仲，而沈郎仲学医于云间名医李中

梓。由此可见尤怡的医学师承出自名家。

尤怡所流传下来的医学著作有《伤寒贯珠集》8卷，《金匮要略心典》3卷，《金匮翼》8卷，《医学读书记》3卷，《续记》1卷，《静香楼医案》2卷。另《全国中医图书联合目录》收录有《吴门尤北田在泾氏大方杂证集议》一书，藏于中国中医研究院图书馆，经核查，无此书。其中《伤寒贯珠集》的初刻本是清嘉庆十五年朱陶性刊白鹿山房活字本，《金匮要略心典》的初刻本是清雍正十年遂初堂刊本，《金匮翼》的初刻本是嘉庆十八年赵亮彩刻本吴门徐氏心太平轩藏版，《医学读书记》的初刻本是乾隆四年程氏校刻本，《静香楼医案》的初刻本是光绪三十年上海文瑞楼石印本。上述各书首刊之后，除《静香楼医案》版本较少之外，另外四种均经多次反复刻印，其中以《金匮要略心典》版本流传最为广泛，截止到清朝末年已达到十一种，再加上民国以后一直到现在，则多达二十余种，由此也就可以看出尤怡的医学著作对于后世中医的影响是不可忽视的。以下拟从五个方面对尤怡在中医方面的治学方法、学术价值与特色做一个概括性的介绍。

一、条贯《伤寒论》，辨析发明　张仲景论治伤寒的微言大义

尤氏对张仲景《伤寒论》的研究，

正如《伤寒贯珠集》这个书名所言，即条分缕析，细致透彻，又如群珠在贯，细而不乱，整体合一。首先对伤寒病六经病证从总体上对太阳病、阳明病、少阳病、太阴病、少阴病、厥阴病给予概括的说明和阐发，然后对六经病证的各种具体情况进行阐述和发明。

关于太阳病的基本脉证，尤氏归纳为三条，即《伤寒论》原文的一至三条，其中"太阳之为病，脉浮，头项强痛而恶寒"是为太阳病证总的提纲，其次又有太阳中风和太阳伤寒的不同，这本是仲景《伤寒论》原文中已经很明确的，尤氏亦无异议。所不同者，尤氏认为虽然风温、温病、中湿、风湿、湿温、痉、暍等证，仲景都将其列在太阳篇中，而实际其所受之邪各不相同，治疗方法当然也就不能一样，所以尤氏便将上述诸病证归属在太阳病中的"类病法"条下，这是很有见地的。虽然上述诸病也都有发热，也都能传变，但是感受邪气的性质不同，那么治疗的方药理应有所不同。分而言之，"太阳病，发热而渴，不恶寒者，为温病。"这是《伤寒论》原文第6条的第一句，尤在泾认为，这是温病的确切证候，因为"伤寒变乃成热，故必传经而后渴；温邪不待传变，故在太阳而即渴也。伤寒，阳为寒郁，故身发热而恶寒；温病，阳为邪引，故发热而不恶寒也。"（见《伤寒贯珠集·太阳类病法第五·温病一条》），这里，尤氏以发热是否与恶寒同在，以及口渴出现的早晚，用来分别伤寒与温病的不同，辨理精切，很能给人以启迪。又伤寒与风温的区别，"伤寒寒邪伤在表，汗之则邪去而热已；风温温与风得，汗之则风去而温胜，故身灼热也。且夫风温之病，风伤阳气而温损阴气，故脉阴阳俱浮，不似伤寒之阴阳俱紧。风泄津液而温伤肺气，故

自汗出身重，不同于伤寒之无汗而体痛也。"（《伤寒贯珠集·太阳类病法·风温一条》）这就从症状特点上将风温与伤寒辨析得一清二楚。治疗上，风温当以"辛散风而凉胜温"的治法，从方药性质上已与麻黄汤、桂枝汤迥异。基于上面的辨析，尤氏指出，"夫治病者，必先识病，欲识病者，必先正名，名正而后证可辨，法可施矣。"这就提示人们必须从概念和内涵上搞清楚伤寒与温病，与风温等的区别。其他中湿、湿温、风湿、痉、暍等病证，尤氏也都作了明白的辨析。

仲景《伤寒论》一书，以太阳病的内容为最多，治病的方剂及其相应的证候也最多而且复杂，尤其是初学《伤寒论》的人，往往觉得太阳病篇的内容繁杂无绪，难得要领，而尤在泾则将太阳病篇的内容概括地分为五大类别。即太阳病正治法、太阳病权变法、太阳病斡旋法、太阳病救逆法和太阳病类病法。这种分类方法不仅能够执简驭繁，从宏观上分析和认清太阳病篇内各种病证的具体情况及治疗方药，而且也可以认为是深得仲景《伤寒论》原书旨意的，从中可以看出尤在泾研究《伤寒论》的深厚功底。太阳病正治法包括太阳中风的桂枝汤证，太阳伤寒的麻黄汤证，太阳与阳明合病的葛根汤证，葛根加半夏汤证，太阳与少阳合病的黄芩汤证、黄芩加半夏生姜汤证，以及三阳合病的白虎汤证。风寒之邪致人发病，有时是比较复杂的，这是因为"人的体质有虚实之殊，脏腑有阴阳之异，或素有痰饮、痞气，以及咽燥、淋、疮、汗、衄之疾。或适当房室、金刃、产后亡血之余，是虽同为伤寒之候，不得竟从麻、桂之法矣。"（《伤寒贯珠集·辨列太阳条例大意》）正是由于这种原因，所以尤氏在太阳病的正治法之后，列太阳病的权变法为第二类，用

来治疗太阳病中因为体质等因素而出现的种种变化情况。太阳病的权变法中包括桂枝二越婢一汤证、桂枝麻黄各半汤证、大青龙汤证、小青龙汤证、十枣汤证、五苓散证、四逆汤证、调胃承气汤证、小建中汤证和炙甘草汤证。其中对于大青龙汤证尤氏提出了自己的看法，自从研究《伤寒论》的成无己、方有执、喻嘉言等人提出"三纲鼎立"的说法以后，对后人产生了一定的影响，认为桂枝汤主风伤卫，麻黄汤主寒伤营，大青龙汤主风寒两伤营卫，这就是所谓的三纲鼎立。尤在泾认为大青龙汤证不应与桂枝汤证和麻黄汤证并列起来，因为大青龙汤的辨证关键并不在于营卫俱病，而在于烦躁一症，而大青龙汤的立方旨意，也不在于并用麻黄、桂枝，而在于独加石膏，加用石膏的用意，则是因为本证的病机特点是"表不得泄而闭热于中"所决定的，也就是说，大青龙汤主治的关键是在于外泄表邪，内清郁热。

太阳病的桂枝汤证及麻黄汤证，如果在治疗用药的过程中出现太过或不及，因而出现汗出过多而内伤阳气，或汗出不彻而邪不外散，以及蓄血、发黄、筋惕肉瞤等种种变证，这就需要进一步的调治，于是就有了第三类的太阳病斡旋法，在这一类中尤氏归纳为服桂枝汤以后的证治六条，发汗后脉证并治十五条，发汗吐下解后脉证并治三条，太阳传本证治七条，方剂则有桂枝二麻黄一汤、白虎加人参汤、甘草干姜汤、芍药甘草汤、桂枝加附子汤、真武汤、麻杏甘石汤、旋覆代赭石汤、苓桂术甘汤、桃核承气汤、抵当汤等20余首。如果本为太阳病却治疗失误，应汗而反下，或既下而复汗，以及温针、艾灸等误治，就使病情变得复杂，这些由于太阳病误治而出现的种种病证的治疗方药，尤氏将其归属于太阳病救逆法的范畴，属于第四类。这一类病证包括了大小结胸、痞证、懊憹烦满、下利、下后变证、误用汗下吐后诸变证及火逆，方剂包括大小陷胸汤、文蛤散、三物白散、五泻心汤、五栀子汤、葛根芩连汤、赤石脂禹余粮汤、桂枝加厚朴杏子汤、桂枝甘草龙骨牡蛎汤等近30首。在这一部分当中，尤氏将大陷胸汤与大承气汤二方所治病证的不同作了比较，指出"大陷胸与大承气，其用有心下与胃中之分，以愚观之，仲景所云心下者，正胃之谓，所云胃中者，正大小肠之谓也。胃为都会，水谷并居，清浊未分，邪气入之，夹痰杂食，相结不解，则成结胸。大小肠者，精华已去，糟粕独居，邪气入之，但与秽物结成燥粪而已。大承气专主肠中燥粪，大陷胸并主心下水食，燥粪在肠，必藉推逐之力，故须枳、朴；水食在胃，必兼破饮之长，故用甘遂。且大承气先煮枳、朴，而后纳大黄，大陷胸先煮大黄而后纳诸药。夫治上者制宜缓，治下者制宜急。"（《伤寒贯珠集·太阳救逆法第四》），这就从二方所治病证位置的上下，药物的不同效能特性方面指出了各自的治病特点所在。

关于阳明病篇，尤怡首先指出了"胃家实"为阳明正病，而仲景所谓的胃家实者，其原因系由于"邪热入胃，与糟粕相结而成，实非胃气自盛也。"所以从症状表现来说，"凡伤寒腹满便闭，潮热，转失气，手足濈濈汗出等症，皆是阳明胃实之证也。"关于阳明病总体的脉证治法，尤怡归纳为正治法、明辨法和杂治法三类。正治法包括阳明经病和腑病。明辨法对阳明病的攻下之法以及病机变化中经腑相连，虚实交错，可下不可下，下之早晚，各种脉症表现及各种治法的应用，都作了辨析和论述。杂治法记述发黄、蓄血诸病的证治方药。

　　阳明病的经病和腑病，尤怡先从病机角度与太阳病做了比较，认为太阳病是邪从外而入，所以经病多于腑病。而阳明病则是腑病多于经病，这是因为阳明病的经病虽有传经与自受之不同，但经邪不能久留，而腑邪常聚而不散不行的缘故，治疗上虽然腑病有宜下、宜清、宜温之不同，但都属于正治法的范畴。关于阳明病胃家实的治疗方剂，最主要者莫过于三承气汤，即调胃承气汤、小承气汤、大承气汤三方，这三首方剂总的治病特点以及各自的细微区别，尤在泾作了细致的分析，谓"承者，顺也。顺而承者，地之道也。故天居地上，而常卑而下行；地处天下，而常顺承乎天。人之脾胃，犹地之上也，乃邪热入之，与糟粕结，于是燥而不润，刚而不柔，滞而不行，而失其地之道矣，岂复能承天之气哉？大黄、芒硝、枳、朴之属，涤荡脾胃，使糟粕一行，则热邪毕出，地道既平，天气乃降，清宁复旧矣。曰大曰小曰调胃，则各因其制而异其名耳，盖以硝、黄之润下，而益以枳、朴之推逐，则其力颇猛，故曰大。其无芒硝，而但有枳、朴者，则下趋之势缓，故曰小。其去枳、朴之苦辛，而加甘草之甘缓，则其力尤缓，但取和调胃气，使归于平而已，故曰调胃。"（《伤寒贯珠集·阳明正治法第三》）

　　在阳明病的明辨法中，尤怡结合《伤寒论》原文第221、222、223三条，对原文中所论证候的虚实以及病变部位的在上、在中、在下作了辨析。原文谓"阳明病，脉浮而紧，咽燥口苦，腹满而喘，发热汗出，不恶寒，反恶热，身重。若发汗则躁，心愦愦，反谵语。若加烧针，必怵惕、烦躁、不得眠。若下之，则胃中空虚，客气动膈，心下懊侬，舌上苔白者，栀子豉汤主之。若渴欲饮水，口干舌燥者，白虎加人参汤主之。若脉浮发热，渴欲饮水，小便不利者，猪苓汤主之。"从上述原文来看，其脉证表现是比较复杂的，阳明病却出现脉浮而紧的类似太阳病的脉象，脉虽浮紧而症状方面又有汗出，不恶寒，反恶热的表现，然后又记述了种种误治的情况及其处理方法。尤怡对此段原文是这样分析的："浮而紧，阳明表里之脉然也。咽燥口苦，腹满而喘，发热汗出，不恶寒，反恶热，身重，阳明入里之证然也。是为邪已入里，而气连于表，内外牵制，汗下俱碍，是以汗之而邪不能出于表，则躁，心愦愦然昏乱而谵语。火之而热且扰于中，则怵惕烦躁不得眠。下之而邪不尽于里，则胃气徒虚，客气内动，心中懊侬。若舌上苔白者，邪气盛于上焦，故以栀子豉汤，以越胸中之邪，所谓病在胸中，当须吐之是也。若渴欲饮水，口干舌燥者，则邪气不在上而在中，故以白虎加人参，以清胃热，益胃液，所谓热淫于内，治以甘寒也。若脉浮发热，渴欲饮水，小便不利者，邪热不在上中，而独在下，故与猪苓汤以利水泄热，兼滋阴气，所谓在下者，引而竭之也。"（《伤寒贯珠集·阳明明辨法第二》）

　　在阳明病的杂治法中，尤怡对治疗发黄证的三首方剂的功效特点作了简捷的辨析，指出茵陈蒿汤是下热之剂，栀子柏皮汤是清热之剂，麻黄连轺赤小豆汤是散热之剂也。这对黄疸的辨证施治很有指导意义。

　　关于少阳病的脉证治法，尤怡首先对少阳病证的病机做了分析，指出"足少阳，胆也，""胆受邪而热，其气上溢，故口苦。咽门者，肝胆之候，目锐眦者，胆脉之所起，故咽干目眩也。"（《伤寒贯珠集·少阳正治法第一》）然后将少阳病的治法归纳为正治法、权变法和针刺法三类。

少阳病的正治法是和解表里，方剂用小柴胡汤。这是因为"少阳居表里之间，当肓膜之处，外不及于皮肤，内不及于脏腑，汗之而不从表出，下之而不从里出，故有汗吐下之戒，"所以只有用和解表里的小柴胡汤才是正治法。如果少阳病而兼有太阳之表，则宜和解而兼发汗，如柴胡桂枝汤是也。如果少阳病而兼有阳明之里，则宜和解而兼攻下，如大柴胡汤是也。这些和解而兼用发汗、攻下的治病方法是为权变法。如果出现肝邪乘脾、乘肺的情况，则当使用刺法，刺肝之募穴期门以泻肝邪，或兼刺大椎、肺俞、肝俞等穴。

关于太阴病篇，尤怡首先指出太阴病的证候特点是"腹满而吐，食不下，自利益甚，时腹自痛。"然后指出太阴病有传经与直中的区别，谓传经而入太阴之证与寒邪直中太阴之证虽然都有腹满吐利等症，但有肢温与肢冷，脉数与脉迟，口渴与不渴的不同，这是因为传经之邪属热，而直中之邪属寒的缘故。然后分别记述了太阴病在脏与在经的不同证治，并指出"凡阴病在脏者宜温，在经者则宜汗。"（《伤寒贯珠集·太阴诸法·太阴经病证治》）而太阴脏病之所以用桂枝加芍药汤，是用桂枝以发越外入之邪，用芍药以安伤下之阴。之所以用桂枝加大黄汤，是用桂枝发越内陷之邪，用大黄以去除脾胃实滞。太阴经病之所以用桂枝汤，是以桂枝汤的甘辛之性内入阴经而发散太阴之邪。并提出这与少阴病之用麻黄附子细辛汤，厥阴病之用麻黄升麻汤的用意是相同的。如果太阴经脏俱病，则应以四逆汤先温其里，再以桂枝汤后攻其表，并指出先温里的目的是为了使脏气内充，如果脏气不充，则外攻亦无力。反之如果先攻其表，则势必使阳气外泄而里寒转增。这就对张仲景先用四逆汤，后用桂枝汤的精微用意做了明白

的注解。

关于少阴病篇，尤怡首先论述了少阴与其他五经在伤寒病变传变发展过程中的相互关系和影响，谓"少阴为太阳之里，居厥太二阴之间，故有邪在太阳而已内及少阴者；有寒中少阴而仍外连太阳者；有邪在少阴而或兼厥阴，或兼太阴者。大抵连太阴者多发热，连厥阴者多厥利也。"（《伤寒贯珠集·论列少阴条例大意》）这就从宏观上对少阴病证与其他五经的相互联系和影响先有了一个总体的认识。关于寒热的演化，尤怡指出直中少阴多寒，传经于少阴多热，但直中之寒，久亦化热；传经之热，极必生寒，这又须要仔细审证，方可治疗无误。对于少阴病证的治疗，尤怡归纳为少阴清法、少阴下法和少阴温法三类，另又对少阴病的生死预后及治疗禁忌做了阐述。

少阴病的基本脉证是"脉微细，但欲寐"，对于出现这种脉证的病机尤怡做了细致深入的分析。尤怡指出，因为人体的经脉具有阳浅而阴深，阳大而阴小的特点，所以邪气传入少阴之后，其脉之浮者则转为微，大者转而为细。另外，人体阳气盛者多寤，阴气盛者多寐，所以邪气传入少阴之后，其目不瞑者转而成为但欲寐的症状表现。尤怡还指出，少阴为三阴之枢机，阳于此而入，阴于此而出，仲景之所以单单用脉微细、但欲寐来概括少阴病的基本脉证，也是为了晓喻后人少阴正处于从阳入阴的枢机位置。

少阴病证的治疗，在清法一类中有黄连阿胶汤、四逆散、猪苓汤、猪肤汤、苦酒汤、甘草汤、桔梗汤和半夏散（汤）八首方剂，其中尤怡对四逆散和半夏散（汤）的方制机理及治病特点都做了细致透彻的阐发。认为四逆散实际与小柴胡汤有异曲同工之处，二方都具有辅正逐邪，

和解表里的功效特点。因为少阴为三阴之枢机，犹如少阳为三阳之枢机同理。邪气居于少阴，有可进可退，时上时下之势，其在外内之间，正宜和解而分消之法，使邪气半从外散而半从内消。所以四逆散中"用柴胡之辛，扬之使从外出，枳实之苦，抑之使其内消，而其所以能内能外者，则枢机之用为多，故必以芍药之酸益其阴，甘草之甘养其阳。……四逆之柴胡、枳实，犹小柴胡之柴胡、黄芩也；四逆之芍药、甘草，犹小柴胡之人参、甘草也。……特以为病有阴阳之异，故用药亦分气血之殊也。"（《伤寒贯珠集·少阴清法》）所谓气血之殊是指小柴胡汤中用人参，四逆散中用芍药而言。

半夏散（汤）证见于《伤寒论》原文第313条，原文很简单，谓"少阴病，咽中痛，半夏散及汤主之。"尤怡是这样注解的："少阴咽痛，甘不能缓者，必以辛散之；寒不能除者，必以温发之。盖少阴客邪，郁聚咽嗌之间，既不得出，复不得入，设以寒治，则聚益甚，投以辛温，则郁反通。《内经》微者逆之，甚者从之之意也。半夏散及汤甘辛合用，而辛胜于甘，其气又温，不特能解客寒之气，亦能劫散咽喉怫郁之热也。"（《伤寒贯珠集·少阴清法》）这种注解是能够令人信服的，也显示了尤怡在方药治法理论上的深厚功底。

少阴病温法包括了麻黄附子细辛汤、麻黄附子甘草汤、附子汤、通脉四逆汤、白通汤、桃花汤等方。其中对于附子汤证的病变机理及附子汤的组方意义，尤怡分析说："气虚者，补之必以甘，气寒者，温之必以辛，甘辛合用，足以助正气而散阴邪，人参、白术、茯苓、附子是也，而病属阴经，故又须芍药以和阴气，且引附子入阴散寒，所谓向导之兵也。"又解释

白通汤的脉证及制方机理说："少阴病，下利脉微者，寒邪直中，阳气暴虚，既不能固其内，复不能通于脉，故宜姜附之辛而温者破阴固里，葱白之辛而通者入脉引阳也。"若服汤以后，下利仍不止，而且又出现厥逆无脉，干呕而烦者，则是阴寒太盛，格阳于外所致，所以于其方中加人尿之咸寒，猪胆汁之苦寒，反佐以同其气，使不相格而适相成。又解释桃花汤的方证机理说："少阴病，下利便脓血者，脏病在阴，而寒复伤血也。血伤故腹痛，阴病故小便不利，与阳经挟热下利不同。故以赤石脂理血固脱，干姜温里散寒，粳米安中益气。"（《伤寒贯珠集·少阴温法十五条》）这些分析和解释都是很精当的。

关于厥阴病篇的脉证治法，尤怡首先论述了伤寒病传至厥阴经之后寒热进退与生死预后的转变机理，指出"厥阴为阴之尽，为脏之极，阴极而尽，则必复反而之阳，故厥阴之生死，在厥热之进退也。"又对"除中"必死的机理给予解释，《伤寒论》原文第333条记载："伤寒脉迟六七日，而反以黄芩汤彻其热。脉迟为寒，今以黄芩汤复除其热，腹中应冷，当不能食，今反能食，此名除中，必死。"尤怡认为"除中"的病理变化是由于误用黄芩汤致使脾胃阳气消亡而阴寒独盛，这种情况下本应出现腹中冷而不能食的症状表现，如果反而能食，则是胃中之阳气"发露无余"，"譬之贫儿夸富，整诸所有而暴之于外，虽炫耀目前，然其尽可立而待也，"这就是说胃气已经消亡殆尽，故曰"必死"。

厥阴病的治法，尤怡也归纳为清法与温法两类，指出"厥阴有热，虑其伤阴，必依法清之。厥阴有寒，虑其伤阳，必依法温之。"清法有白头翁汤、麻黄升麻汤等方，温法有乌梅丸、当归四逆汤、干姜

芩连人参汤等方。其中尤怡对麻黄升麻汤证的病变机理以及麻黄升麻汤的组方配伍旨意做了细致透彻的分析。《伤寒论》原文第356条记载："伤寒六七日、大下后，寸脉沉而迟，手足厥逆，下部脉不至，咽喉不利，吐脓血，泄利不止者，为难治，麻黄升麻汤主之。"尤怡对此段经文是这样分析的："伤寒六七日，寒已变热而未实也，乃大下之，阴气遂虚，阳气乃陷。阳气陷，故寸脉沉而迟。阴气虚，故下部脉不至。阴阳并伤，不相顺接，则手足厥逆。而阳邪之内入者，方上浮而下溢，为咽喉不利，为吐脓血，为泄利不止，是阴阳上下并受其病，而虚实冷热亦复混淆不清矣。是以欲治其阴，必伤其阳，欲补其虚，必碍其实，故曰此为难治。麻黄升麻汤合补泻寒热为剂，使相助而不相悖，庶几各行其事而并呈其效。方用麻黄、升麻，所以引阳气，发阳邪也，而得当归、知母、葳蕤、天冬之润，则肺气已滋，而不蒙其发越之害矣。桂枝、干姜，所以通脉止厥也，而得黄芩、石膏之寒，则中气已和，而不被其燥热之烈矣。其芍药、甘草、茯苓、白术，则不特止其泄利，抑以安中益气，以为通上下，和阴阳之用耳。"（《伤寒贯珠集·厥阴清法》）这种分析和阐发显示了尤怡对《伤寒论》研究的深厚功力。

在厥阴篇中，尤怡还提到了错简的问题，认为现存《伤寒论》厥阴篇中有些条文原本不应属于厥阴篇，而是王叔和在编次整理《伤寒论》时，将太阴、阳明、少阳等篇中的内容错误地放在厥阴篇中。具体而言，如《伤寒论》第375条，"呕家有痈脓者，不可治呕，脓尽自愈。"尤怡认为此属胃痈杂病，当隶属于阳明。第380条"伤寒，哕而腹满，视其前后，知何部不利，利之则愈。"尤怡认为"此热

入太阴而上攻阳明之证，与厥阴无涉也。"第373条"下利谵语者，有燥屎也，宜小承气汤。"尤怡认为是太阴转入阳明之证。第363条"下利清谷，不可攻表，汗出必胀满。"尤怡认为是寒邪直中太阴之证。第350条"伤寒，脉滑而厥者，里有热也，白虎汤主之。"尤怡认为是阳明热极发厥之证。第378条"呕而发热者，小柴胡汤主之。"尤怡认为是邪在少阳经证。此类属于简误者共有九条，这显示了他在学习研究《伤寒论》时敢于突破前人藩篱，提出个人见解的精神。

二、精摩《金匮要略》，深研细讨张仲景论治杂病的底蕴奥旨

《金匮要略心典》三卷，系尤怡研究探讨张仲景《金匮要略》的心得之作。尤怡认为，张仲景《金匮要略》一书，是为医方之祖，治杂病之宗也，其方约而多验，其文简而难通，虽然自明代以后研讨注释《金匮》者不乏其人，亦颇多发蒙解惑之处，但仍有欠缺，或曲逞其说，或拘泥狭隘，使仲景《金匮》之学仍然不能为世人充分地理解和运用。有鉴于此，尤怡在学习和研究《金匮要略》的过程中，覃精研思，务求当于古人之心而后已，心有所得，即随笔录出，以为他日考验学问之地，经历十年的时间，著成《心典》一书，"谓以吾心求古人之心，而得其典要云尔。"清代名医徐大椿对尤怡所编《心典》一书倍加赞赏，谓此书"条理通达，指归明显，辞不必烦而意已尽，语不必深而旨已传"，"由此以进，虽入仲景之室无难也。"这种评价是并不过分的。

尤怡《心典》一书刻印刊行之后，对后人学习研究张仲景《金匮要略》确实提供了很多便利，通过阅读《心典》的注

文，既能进一步深刻的理解《金匮》原文的旨意，也可以从中看出尤怡对《金匮》原文有很多阐扬发明之处，可以说他对《金匮要略》一书中的医学理论以及治病的思想和方法都有进一步的发扬光大。

《金匮要略》第一篇首论"上工治未病"一段有"见肝之病，知肝传脾，当先实脾"的说法，尤怡解释说："实脾者，助令气旺，使不受邪，所谓治未病也。"然后，尤怡又指出，原文中"酸入肝以下十五句，疑非仲景原文，类后人谬添注脚，编书者误收之也。盖仲景治肝补脾之要，在脾实而不受肝邪，非补脾以伤肾，纵火以刑金之谓。果尔，则是所全者少，而所伤者反多也。"这种观点的提出，说明尤怡是很有个人独创见解的，他不因循守旧，敢于提出此段原文不是仲景本意，怀疑是后人谬添注脚之语，这一方面表明了尤怡师古而不泥古，严谨求实的治学作风，同时也说明尤怡在医学方面具有高超的才学与胆识。最后，尤怡综合本段的旨意："细按语意，见肝之病以下九句，是答上工治未病之辞。补用酸三句，乃别出肝虚正治之法。观下文云：肝虚则用此法，实则不再用之，可以见矣。盖脏病惟虚者受之，而实者不受。脏邪惟实则能传，而虚则不传。故治肝实者，先实脾土，以杜滋蔓之祸。治肝虚者，直补本宫，以防外侮之端。此仲景虚实并举之要旨也。"这种提纲挈领的综合性理解，的确深得仲景旨意。

《金匮》原文有一段关于外邪致病的论述，谓"人禀五常，因风气而生长，风气虽能生万物，亦能害万物，如水能浮舟，亦能覆舟。"这种观点包含着深刻的医学辩证法思想，尤怡对此段论述做了进一步的阐发，谓"人禀阴阳五行之常，而其生其长，则实由风与气。盖非八风，则无以动荡而协和，非六气，则无以变易而长养。然有正气，即有客气，有和风，即有邪风。其生物害物，并出一机，如浮舟覆舟，总为一水。故得其和则为正气，失其和即为客气，得其正则为和风，失其正即为邪风，其生物有力，则其害物亦有力。"进一步阐明了人与自然的辩证关系。

《金匮》治痉病，有栝蒌桂枝汤及葛根汤二方，尤怡认为，葛根汤是治疗刚痉而无汗者之正法。葛根汤的组成即桂枝汤加麻黄、葛根，对于此方治疗痉证的机理，尤怡解释说："痉病多在太阳、阳明之交，身体强，口噤不得语，皆其验也。故加麻黄以发太阳之邪，加葛根兼疏阳明之经。而阳明外主肌肉，内主津液，用葛根者，所以通隧谷而逐风湿。加栝蒌者，所以生津液而濡经脉也。"

百合病是《金匮》中比较特殊的一种内伤杂病，其治疗以百合地黄汤为主方。尤怡《心典》认为此病的根本在于肺经虚热，谓"人之有百脉，犹地之有众水也。众水朝宗于海，百脉朝宗于肺，故百脉不可治，而可治其肺。百合味甘平微苦，色白入肺，治邪气，补虚清热，故诸方悉以之为主，而随证加药治之。"从尤怡对百合一药性味功用的描述来看，可以推测出来百合病的根本乃是在于肺经虚热。再结合此前一段尤怡对百合病各种症状的分析来看，可以说他对百合病病机的分析和认识是很深入透彻的。

《金匮》中治疗历节风的方剂主要有两个，尤怡认为，桂枝芍药知母汤的适应证是用于治疗湿热历节，他解释该方的方义说："桂枝、麻黄、防风散湿于表，芍药、知母、甘草除热于中，白术、附子驱湿于下，而用生姜最多，以止呕降逆，为湿热外伤肢节，而复上冲心胃之治法也。"另外一方是乌头汤，尤怡认为其适应证是用于治疗寒湿历节，尤怡分析其组方机理说：“寒湿之邪，非麻黄、乌头不能去。而病在筋节，又非如皮毛之邪可一汗而散者，故以黄芪之补，白芍之收，甘草之缓，牵制二物，俾得深入而去留邪，……乃制方之要妙也。”尤怡对这两首方剂组方机理的分析是比较恰当的。

血痹的病因和治疗方法在《金匮》中已有比较明确的论述，而尤怡的阐发则使《金匮》原文的意义更加明朗，他说：“阳气者，卫外而为固也。乃因疲劳汗出而阳气一伤。卧不时动摇，而阳气再伤。于是风气虽微，得以直入血中而为痹。经云：邪入于阴则痹也。脉微为阳微，涩为血滞，紧则邪之征也。血中之邪，始以阳气伤而得入，终必得阳气通而后出。而痹之为病，血既以风入而痹于外，阳亦以血痹而止于中，故必针以引阳使出，阳出而邪去，邪去而脉紧乃和，血痹乃通，以是知血分受痹，不当独治其血矣。”文中对脉象出现微涩而紧的解释，认为是阳虚血滞而风邪内入，这种认识的确很深刻，这不仅使人们能对血痹的病因病机有了更加深入的认识，而且在治疗上也为人们提示了更为广泛的思路，让后人不仅可以用黄芪桂枝五物汤治疗血痹，还可以据此制定新的治疗方剂。

虚劳的脉证表现，《金匮》原文有“男子平人，脉大为劳，脉极虚亦为劳”的说法。尤怡解释说：“阳气者，烦劳则张，故脉大。劳则气耗，故脉极虚。李氏曰：脉大非气盛也，重按必空濡。大者，劳脉之外暴者也。极虚者，劳脉之内衰者也。”在这里他结合《内经》的理论，对“脉大为劳”的机理做了更为清楚透彻的分析。虚劳的治疗，《金匮》中记载有多首方剂，其中有薯蓣丸一方，其治疗的适应证是“虚劳诸不足，风气百疾。”对此

方的方制机理，尤怡解释说：“虚劳证多有挟风气者，正不可独补其虚，亦不可着意去风气。仲景以参、地、芎、归、苓、术补其气血，胶、麦、姜、枣、甘、芍益其营卫，而以桔梗、杏仁、桂枝、防风、柴胡、白敛、黄卷、神曲去风行气。其用薯蓣最多者，以其不寒不热，不燥不滑，兼擅补虚祛风之长，故以为君，谓必得正气充而后风气可去耳。”也就是说，薯蓣丸一方兼有扶补正气与驱散风邪两方面的功能，用于治疗正气虚而风邪外侵者最为适宜。又有大黄䗪虫丸一方，《金匮》原文治疗“五劳虚极羸瘦，腹满不能饮食，食伤、忧伤、饮伤、房室伤、饥伤、劳伤、经络荣卫气伤，内有干血，肌肤甲错，两目暗黑者。”尤怡认为，“虚劳证有挟瘀郁者，则此所谓五劳诸伤，内有干血者是也。干血不去，则足以留新血而渗灌不周，故去之不可不早也。此方润以濡其干，虫以动其瘀，通以去其闭，而仍以地黄、芍药、甘草和养其虚，攻血而不专主于血，一如薯蓣丸之去风而不着意于风也。”对大黄䗪虫丸以破血去瘀为主，而兼以养血扶正的组方机理做了进一步的阐发。

寒气腹痛的治疗，《金匮》中有附子粳米汤一方，原文谓：“腹中寒气，雷鸣切痛，胸胁逆满，呕吐，附子粳米汤主之。”对于此证的发病机理以及此方的组方旨意，尤怡解释说：“下焦浊阴之气，不特肆于阴部，而且逆于阳位，中土虚而堤防撤矣。故以附子辅阳驱阴，半夏降逆止呕，而尤赖粳米、甘（草）、（大）枣培令土厚，而使敛阴气也。”文中对此方驱寒邪、止疼痛、降呕逆、养脾胃的功用特点做了分析，所遗憾的是，尤怡对此方中附子与半夏相反为用的方法未予述及。又有治疗“寒疝”的一首大乌头煎，《金匮》

原文是这样的："腹满脉弦而紧，弦则卫气不行，即恶寒，紧则不欲食，邪正相搏，即为寒疝。寒疝绕脐痛，若发则白津出，手足厥冷，其脉沉紧者，大乌头煎主之。"对此证的机理以及大乌头煎的功能特点，尤怡解释说："弦紧脉皆阴也，而弦之阴从内生，紧之阴从外得。弦则卫气不行而恶寒者，阴出而痹其外之阳也。紧则不欲食者，阴入而痹其胃之阳也。卫阳与胃阳并衰，而外寒与内寒交盛，由是阴反无畏而上冲，阳反不治而下伏，所谓邪正相搏，即为寒疝者也。绕脐痛，发则白津出，手足厥冷，其脉沉紧，皆寒疝之的证。白津，汗之淡而不咸者，为虚汗也。"文中所谓"卫阳与胃阳并衰，外寒与内寒交盛"一句，准确而又全面地概括了此证病理变化的关键所在。治疗方面，尤怡指出"大乌头煎，大辛大热，为复阳散阴之峻剂，故云不可一日更服。"也就是说此药一日只能服一次，不可过量。

肾着一病的治疗，《金匮》有甘姜苓术汤一方，又名肾着汤。对于肾着的发病机理以及甘姜苓术汤的组方机理，尤怡首先指出此证为冷湿着肾，阳气不化所致，而后又指出"其病不在肾之中脏，而在肾之外腑，"也就是指腰部而言，所以其治疗方法，"不在温肾以散寒，而在燠土以胜水。甘、姜、苓、术，辛温甘淡，本非肾药，名肾着者，原其病也。"也就是说，甘姜苓术汤的方制机理在于温化脾土以胜水湿之邪，因其发病部位于肾之外腑的腰部，故又名为肾着汤。

对于饮证的治疗，《金匮》有甘遂半夏汤一方治疗留饮，原文谓："病者脉伏，其人欲自利，利反快，虽利，心下复坚满，此为留饮欲去故也，甘遂半夏汤主之。"按甘遂半夏汤方中以甘遂与甘草同用，是一种超出常规的用法，因为这违犯

了"十八反"的用药禁忌。尤怡对这一条原文的注解，不但阐发了留饮的病理，还对甘遂与甘草的同用做了解释，他说："脉伏者，有留饮也。其人欲自利，利反快者，所留之饮从利而减也。虽利，心下续坚满者，未尽之饮，复注心下也。然虽未尽而有欲去之势，故以甘遂、半夏因其势而导之。甘草与甘遂相反，而同用之者，盖欲其一战而留饮尽去，因相激而相成也。芍药、白蜜不特安中，抑缓药毒耳。"又有己椒苈黄丸一方，治疗肠间有水气之证，《金匮》原文是："腹满，口舌干燥，此肠间有水气，己椒苈黄丸主之。"原文叙证比较简略，尤怡做了进一步的阐发，他说："水既聚于下，则无复润于上，是以肠间有水气而口舌反干燥也。后虽有水饮之入，只足以益下趋之势，口燥不除而腹满益甚矣。防己疗水湿，利大小便，椒目治腹满，去十二种水气，葶苈、大黄泄以去其闭也。"

消渴是中医内科杂病中的一个大证，《金匮》中有用肾气丸治疗消渴的记载，原文是："男子消渴，小便反多，以饮一斗，小便一斗，肾气丸主之。"按消渴一证，后世中医多以虚热论治，而肾气丸为温补之剂，对此尤怡做了深刻的阐发，他说："男子以肾为事，肾中有气，所以主气化，行津液，而润心肺者也。此气既虚，则不能上至，气不至，则水亦不至，而心肺失其润矣。盖水液属阴，非气不至，气虽属阳，中实含水，水之与气，未尝相离也。肾气丸中有桂、附，所以斡旋肾中颓堕之气，而使上行心肺之分，故名曰肾气。不然，则滋阴润燥之品同于饮水无济，但益下趋之势而已，甚至阳气全消，有降无升，饮一溲二而死不治。夫岂知饮入于胃，非得肾中真阳，焉能游溢精气，而上输脾肺耶?"这段论述首先揭示

了肾中阳气与上中二焦心肺脾胃的关系，然后指出肾气丸中附子、桂枝的用意所在，这就将肾气丸治疗消渴的道理分析得明明白白，使人信服。此外，尤怡还对消渴的辨证分型以及各自的发病机理做了进一步的阐发，他说："按消渴证，有太阴、厥阴、阳明、少阴之异。系太阴者，心热移肺也；系厥阴者，风胜则干，抑火从木出也；系阳明者，火燔而土燥也；系少阴者，水虚不能制火也。然此不言水虚不能制火，而言火虚不能化水，则法之变而论之精也。惟火不化水，故饮一斗，水亦一斗，不然，未有不为火所消者矣。推而言之，厥阴内热之渴，水为热所消，其小便必不多。阳明内坚之渴，水入不能内润而从旁转，其小便虽数，而出亦必少也。"由此段论述可以看出，尤怡能以通常达变的思维方式对中医学理论给以深刻理解，因而也说明了尤怡在医学方面的高深造诣。

《金匮》水气病篇中记载了多种水病的证治方药，其中有一条记载"黄汗"的原文是这样的："黄汗之为病，身体肿，发热汗出而渴，状如风水，汗出沾衣，色正黄如柏汁，脉自沉，何从得之？师曰：以汗出入水中浴，水从汗孔入得之，宜芪芍桂酒汤主之。"因原文中有"状如风水"一句，所以尤怡依据此条所载"黄汗"的证候特点与"风水"做了一番辨证方面的分析鉴别，他说："黄汗之病，与风水相似，但风水脉浮，而黄汗脉沉。风水恶风，而黄汗不恶风为异。其汗沾衣，色正黄如柏汁，则黄汗之所独也。风水为风气外合水气，黄汗为水气内遏热气，热被水遏，水与热得，交蒸互郁，汗液则黄。"这种在病证及病理方面的分析和鉴别是细致而又精微的。至于芪芍桂酒汤的方制机理，尤怡的理解是："黄芪、桂枝、芍药

行阳益阴，得酒则气愈和而行益周，盖欲使荣卫大行，而邪气毕达耳。云苦酒阻者，欲行而未得遽行，久积药力，乃自行耳，故曰服至六七日乃解。"

黄疸的证治，《金匮》中载有黄疸、谷疸、酒疸、黑疸、女劳疸等多种，其中有一条记载黑疸的证治，原文如下："黄家日晡所发热而反恶寒，此为女劳得之。膀胱急，少腹满，身尽黄，额上黑，足下热，因作黑疸。其腹胀如水状，大便必黑，时溏，此女劳之病，非水病也。腹满者难治，硝石矾石散主之。"尤怡认为，此条的证治关键在于女劳伤肾，谓"黄家日晡所本当发热，乃不发热而反恶寒者，此为女劳肾热所致，与酒疸、谷疸不同。酒疸、谷疸热在胃，女劳疸热在肾，胃浅而肾深，热深则外反恶寒也。膀胱急，额上黑，足下热，大便黑，皆肾热之征。虽少腹满胀，有如水状，而实为肾热而气内蓄，非脾湿而水不行也。……硝石咸寒除热，矾石除痼热在骨髓，骨与肾合，用以清肾热也。大麦粥和服，恐伤胃也。"方后谓服药后病随大小便而排出，小便正黄，大便正黑，是其候也。

《金匮》中对瘀血证的论述，在卷下第十六篇中有这样一段记载："病人胸满唇痿，舌青口燥，但欲漱水不欲咽，无寒热，脉微大来迟，腹不满，其人言我满，为有瘀血。病者如有热状，烦满，口干燥而渴，其脉反无热，此为阴伏，是瘀血也，当下之。"尤怡对此条做了更为清楚明白的阐发，他说："此二条辨瘀血之见证。胸满者，血瘀而气为之不利也。唇痿舌青，血不荣也。口燥欲漱水者，血结则气燥也。腹不满，其人言我满，外无形而内实有滞，知其血积在阴，而非气壅在阳也。故曰为有瘀血。如有热状，即下所谓烦满口干燥而渴也。脉无热，不数大也。

有热证而无热脉，知为血瘀不流，不能充泽所致，故曰此为阴伏，阴伏者，阴邪结而伏于内也，故曰当下。"通过尤怡的进一步阐述，使原文所述瘀血的脉证及病理更加明了，治疗方面，当以破血逐瘀之法。

大便下血的治疗，《金匮》中有黄土汤一方，治疗先便后血的"远血"。对于"远血"的病理以及黄土汤的组方机理，尤怡做了这样的解释："下血先便后血者，由脾虚气寒失其统御之权，而血为之不守也。脾去肛门远，故曰远血。黄土温燥入脾，合白术、附子以复健行之气。阿胶、生地黄、甘草以益脱竭之血。而又虑辛温之品转为血病之厉，故又以黄芩之苦寒防其太过，所谓有制之师也。"这种解释是合乎理法的。又有泻心汤治疗吐血、衄血一条，原文谓"心气不足，吐血，衄血，泻心汤主之。"对于此条的理解，关键在于"心气不足"一句，尤怡认为："心气不足者，心中之阴不足也。阴不足则阳独盛，血为热迫，而妄行不止矣。大黄、黄连、黄芩泻其心之热，而血自宁。"

综合上述内容来看，可以认为，尤怡对张仲景《金匮要略》的学习研究和阐发，具有以下两个方面的特点，一是谨遵《金匮》原文而无旁骛曲引之弊，二是对《金匮》原文中涉及到的一些不易理解的地方，诸如诊断、病理、病证以及治法方药等各方面做了进一步的解释和阐发，为后人学习理解和运用《金匮要略》一书提供了诸多便利。

三、羽翼《金匮要略》，增广发扬内科杂病的论辨证治及方药

尤怡编著的《金匮翼》8卷，除记载有少量的头面五官科疾病之外，其余内容都是记载内科杂病的证治方药，所载病证达70余种，其内容广泛地选取历代医家医著，并附以自己的观点及尤怡本人制定的治疗方剂。对每种病证的记载都是既有病因病机、诊断辨证等理论方面的叙述，又广泛地记载有丰富的治疗方剂，具有较高的临床实用价值。此书一个明显的特点是长于辨证分型，对多种病证的证候分型甚为详细，同时又对各种病证的不同证候类型分别载有相应的治法和方药，很适合于临床选用，如对于内伤发热的证候类型辨析为8种，头痛的证候类型辨析为12种，腰痛的证候类型辨析为6种，咳嗽的证候类型辨析为9种，泄泻的证候类型辨析为6种，便秘的证候类型辨析为6种，猝中风的治疗方法分为8种，痰（饮）病的治法分为7种，呕吐的治疗方剂分为9种（类），痢疾的治疗方剂分为7种（类），另外如虚劳、消渴、黄疸、水肿、血证、痛证、痹证、淋证等多种中医内科中的大病大证，书中也都载有丰富的证治方药，显示了尤怡在中医内科方面的广泛阅历和坚实的临床功底。

对于中风的病因，中医有真中风、类中风之分。尤怡认为，中风病的根本在于肝，而中风的发作则往往是内邪与外邪互相感召，互相影响所致，"以愚观之，人之为病，有外感之风，亦有内生之风，而天人之气，恒相感召，真邪之动，往往相因。故无论贼风邪气从外来者，必先有肝风为之内应；即痰火食气从内发者，亦必有肝风为之始基。……由此观之，则中风之病，其本在肝。（《金匮翼·中风统论》卷一）这种观点应该说是把握住了中医对中风病机认识的关键所在。关于中风的治疗，尤怡归纳总结了"猝中八法"：一曰开关，二曰固脱，三曰泄大邪，四曰转大气，五曰逐痰涎，六曰除热风，七曰通窍

隧，八曰灸腧穴。八法当中，"开关"与"固脱"是针对中风闭证与脱证而设置的，而其中最重要也最常用的当属"泄大邪"与"除热风"二法。所谓泄大邪也就是驱泄外风，尤怡认为，即使其属于痰、火、气、虚所致的类中风，也常兼有贼风邪气，所以驱散外风的治法在中风的治疗中不可偏废。驱泄外风的治疗方剂，尤怡首选小续命汤和三化汤两方，以前者通治诸风，以后者通泄里实而兼散外风，并对小续命汤的临床加减运用做了详细的记述。"除热风"治法的提出，是因为"内风之气，多从热化。昔人所谓风从火出者是也，"同时还依据《内经》中"风淫于内，治以甘凉"的论断为之佐证。除热风的常用方剂，尤怡记载了竹沥汤与地黄煎二方，其中竹沥汤虽然只由竹沥、荆沥、生姜汁三味药物组成，却具有通泄脏腑经络痰热风邪的作用，该方通而不滞，泄而不峻，如能遵循其组方主旨进一步扩大其药物组成，则对中风的治疗当能具有颇为广泛的适用性。

关于痰（饮）病，尤怡首先援引张仲景《金匮要略》的内容做为总论，并对"病痰饮者，当以温药和之"的提法作了进一步的阐述。然后具体地论述了痰病的成因、病证及其治法，谓"痰之源不一，有因热而生者，有因气而生者，有因风而生者，有因惊而生者，有因积饮而生者，有多食而生者，有因暑而生者，有伤冷物而成者，有因脾虚而成者。其为病也，惊痰则成心痛、癫疾；热痰则成烦躁、懊憹、头风、烂眼；风痰则成瘫痪，大风眩晕，暗风闷乱；饮痰成胁痛、四肢不举，每日呕吐；食痰成疟、痢、口臭、痞气；暑痰头昏、眩晕、黄疸、头疼；冷痰骨痹、四肢不举，气刺痛；酒痰饮酒不消，但得酒次日又吐；脾虚生痰，食不美，反

胃呕吐；气痰攻注，走刺不定。"治疗方面，认为治脾治肾为其关键，"又随气而升，宜顺气为先，分导次之。又气升属火，顺气在于降火。热痰则清之，湿痰则燥之，风痰则散之，郁痰则开之，顽痰则软之，食痰则消之。在上者吐之，在中者下之"。（《金匮翼·痰饮统论》卷二）然后将痰病的治法方药归纳为七类：一曰攻逐，二曰消导，三曰和，四曰补，五曰温，六曰清，七曰润。攻逐法的适应证是："停积既甚，譬如沟渠淤壅，久则倒流逆上，污浊臭秽，无所不有。若不决而去之，而欲澄治已壅之水而使之清，无是理也，故须攻逐之剂。"常用方剂有神仙坠痰丸、控涎丹、礞石滚痰丸等。消导法的适应证是："凡病痰饮未盛，或虽盛而未至坚顽者，不可攻之，但宜消导而已。消者，损而尽之，导者，引而去之也。"常用方剂有二陈汤、导痰汤、青州白丸子等。和法的适应证是："始因虚而生痰，继因痰而成实，补之则痰益固，攻之则正不支。惟寓攻于补，庶正复而痰不滋。或寓补于攻，斯痰去而正无损。"这实际相当于补泻兼施的治法，常用方剂有橘皮汤、六君子汤等。补法的适应证是："在肾者气虚水泛，在脾者土虚不化，攻之则弥盛，补之则潜消。"这是针对于脾肾两虚的痰病治法，常用方剂有济生肾气丸、四君子汤等。温法的适应证是："凡痰饮停凝心膈上下，或痞，或呕，或利，久而不去，或虽去而复生者，法当温之。盖痰本于脾，温则能健；痰生于湿，温则易行也。"常用方剂有《千金》半夏汤、沉香茯苓丸等。清法的适应证是："或因热而生痰，或因痰而生热，交结不解，相助为虐，是以欲去其痰，必先清其热，昔人所谓痰因火盛逆上者，治火为先也。其证咽喉干燥，或塞或壅，头目昏重，或咳吐稠

粘，面目赤热。"常用方剂有洁古小黄丸、《圣济》鹅梨煎丸等。润法的适应证是："肺虚阴涸，枯燥日至，气不化而成火，津以结而成痰。是不可以辛散，不可以燥夺，清之则气自化，润之则痰自消。"常用方剂有杏仁煎、节斋化痰丸等。这样，就将痰之为病的辨证治法及方药做了一个比较全面的归纳总结。

对于各种出血性疾病的辨症治疗，书中所载甚为全备，首先论述各种血证的病机，谓"失血诸证，妄行于上则吐衄，衰涸于内则虚劳，妄返于下则便红，积热膀胱，癃闭尿血，渗透肠间，则为肠风，阴虚阳搏，则为崩中，湿蒸热郁，则为滞下，热极腐化，则为脓血。"对于血证的治疗，书中告诫"不可单行单止，又不可纯用寒凉，必加辛温升药，"这可以看做是血证治疗的反佐法。又"凡呕吐血，若出未多，必有瘀于胸膈者，当先消而去之。骤用补法，血瘀成热，多致不起。"这是提醒人们要兼用化瘀之法。这在各种出血性疾病的治疗方面都是很有指导意义的。

对各种血证具体的辨证治法和方药，书中载有风热吐血、郁热失血、暑毒失血、蓄热吐血、气逆失血、劳伤吐血、阳虚失血、伤胃吐血、鼻衄、齿衄、舌衄、大衄、大便下血、肠痔下血、溲血等病证。其中郁热失血的病机是"寒邪在表，闭热于经，血为热迫，而溢于络外也。"治疗"勿用止血之药，但疏其表，郁热得舒，血亦自止。若表已解而热不消、血不止者，然后以清热降血之药治之。"方剂如大蓟饮子、龙脑鸡苏丸都是治疗郁热失血的较好方剂。对蓄热吐血的治疗，尤怡重点提出要在止血的同时兼用化瘀之法，认为此类吐血证"去者自去，生者自生，人易知也。瘀者未去，则新者不守，人未

易知也，细心体验自见。"治疗方剂有藕汁茯苓饮一方，由生藕汁、生地黄汁、小蓟根汁、茯苓、蒲黄组成，性质平和而具有凉血止血化瘀的作用，治疗胃虚有热的吐血证，是一首良好的方剂。此外还有四生丸、十灰散等方。气逆失血的病因，尤怡指出系得之暴怒而厥，血从气逆所致，必有胸胁满痛等证，治疗宜芍药、陈皮、枳壳、贝母之属，行其气而血自下。另有肝火因气而逆者，必有烦躁、烦渴等证，治疗宜芍药、生地黄、丹皮、黄芩、黄连之属，降其火而血自宁。阳虚失血的病因，尤怡指出是"脾胃气虚，不能固护阴气也，""亦有气虚挟寒，阴阳不相为守，荣气虚散，血亦错行，所谓阳虚阴必走是耳。外证必有虚冷之状，其血色必暗黑而不鲜。法当温中，使血自归经络。"治疗方剂除理中汤外，又有黑神散，是治疗阳虚失血的一首较好方剂。鼻衄的病因，尤怡指出有表寒里热之别，表寒者，为伤寒表邪未解而闭热于经，治疗当遵伤寒之法。里热者，阳明之热，而血为热迫，治疗宜用犀角地黄汤主之。又有大衄一证，其症状特点是口鼻耳目皆出血是也，原因是由热气乘虚入血，则血妄行，与卫气错溢于窍也，治疗以阿胶汤主之，该方由阿胶、蒲黄、生地黄汁组成，是养血止血的效方。其他如治疗胃热齿衄用东垣清胃饮，治疗湿热便血用莲蒲散，治疗下焦结热的溲血用小蓟饮子，治疗阳虚尿血用鹿茸散等，都是较好的治疗方剂。

虚劳的形成，尤怡认为是一个逐渐的过程，"盖积劳成虚，积虚成弱，积弱成损也。"并对五劳、五蒸、六极、七伤、损证均有述及。对于虚损的治法，尤怡很赞赏《难经》的一段论述，即"损其肺者，益其气；损其心者，调其荣卫；损其脾者，调其饮食，适其寒温；损其肝者，

缓其中；损其肾者，益其精。盖肺主气，益之使充也；心主血，而营卫者，血之源，和之使无偏也；脾运水谷，而主肌肉，调之适之，勿困其内，亦无伤其外也；肝苦急，缓之使疏达也；肾主精，益之使不匮也。"（《金匮翼·虚劳统论》卷三）虚劳证的具体治疗，书中记载了五脏之劳，虚劳营卫不足、风劳、热劳、干血劳、传尸劳的证治方药，所载方剂大多合于临床实用。

发热之病证，临床甚为多见，既有表证，又有里证，既有实证，也有虚证。尤怡认为，表证发热当用辛药以发之，里证发热当用苦药以降之。饮食劳倦，内伤元气之发热，当用东垣补中益气之法。劳心好色、阴虚火旺之发热，当用丹溪养血滋阴降火之法。对于发热证具体的辨证治疗，书中记载了十多种证候，如劳倦发热者，积劳成倦，阳气下陷，则虚热内生也。其症身热心烦，头痛恶寒，懒言恶食，脉洪大而空，状类伤寒。治疗切戒汗下，但服补中益气汤一二服，得微汗则已，非正发汗，乃阴阳气和，自然汗出也。火郁发热者，阳气为外寒所遏，不得宣行，郁而成火，或因胃中过食冷物，郁遏阳气于脾土之中，令人心烦，手足心热，骨髓中热如火燎，此为郁热，经云：火郁则发之。治疗用东垣火郁汤。血虚发热者，亦从劳倦得之，肌热烦躁，困渴引饮，目赤面红，昼夜不息，其脉大虚，按之无力，症象白虎汤证，惟脉不长实为辨。阳浮发热者，其因有二：一为脾胃气虚，阳浮于外，其症上见呕恶，下为溏泄，其脉大而不实，身虽大热，切忌寒凉，宜甘辛温药温其中，使土厚则火自敛也，方剂用理中汤。一为肾虚，火不归经，游行于外，其症烦渴引饮，面赤，舌刺，唇黑，足心如烙，或冷如冰，其脉洪

大无伦，按之微弱，治宜导火下行，方剂用八味肾气丸。积痰发热者，其脉弦滑，其症胸膈痞塞，背心疼痛，憎寒发热，状类伤寒，但头不痛，项不强为异。治疗当以温化痰湿，佐以辛散之法。瘀血发热者，其脉涩，其人但漱水而不欲咽，两脚必厥冷，少腹必结急。但通其血，则发热自止，治疗方剂用当归承气汤。骨蒸发热者，热伏于内而气蒸于外，其症肌热盗汗，黄瘦口臭，此营卫不通之所致也，治疗方剂用柴胡梅连散。食积发热者，当暮发热，恶闻食臭，时时嗳腐，其脉滑实，治疗方剂用加味越鞠丸。酒毒发热者，脉数溺赤，热遍于身，治疗方剂用酒煮黄连丸。此外书中还记载了分别治疗脏腑上下气血诸热的方剂，如治疗肝热用钱氏泻青丸、龙荟丸等，治疗心热用黄芩汤、麦门冬饮等，治疗脾热用泻黄散等，治疗肺热用泻白散，治疗肾热用东垣滋肾丸、三黄汤等，治疗胆热用栀子煎，治疗小肠热用导赤散，治疗大肠热用泻白汤，治疗胃热用竹叶汤，治疗上焦积热用凉膈散，治疗下焦积热用八正散，治疗血分热用四顺清凉饮，治疗气分热用海藏桔梗汤等。

头痛作为一种临床症状也是很常见的，既可见于外感，更广泛地见于多种内伤杂病之中。对于头痛的辨证，尤怡指出，有"因风而痛者，抽掣恶风，有汗而痛；因暑热而痛者，或有汗，或无汗，则皆恶热而痛；因湿而痛者，痛而头重，遇天阴尤甚；因痰饮而痛者，亦头昏重而痛，愦愦欲吐；因寒而痛者，恶寒而脉细急；气虚而痛者，遇劳则痛甚，其脉大；血虚而痛者，善惊惕，其脉芤。"（《金匮翼·头痛统论》卷五）关于各种头痛病证的治疗，书中记载颇为详细，如风头痛者，风气客于诸阳，随经上入，或偏或正，或入脑中，与真气相击则痛。治疗方

剂用三五七散、芎辛汤等。热厥头痛者，胃热气盛，不能下行也，其证头中热痛，虽严寒犹喜风寒，微来暖处，或见烟火，则痛复作，其脉数或大者是也。治疗有尤怡新定一方，由生地、知母、黄芩、薄荷、黑山栀、甘菊、甘草、荆芥、红花组成，便秘者加大黄。湿热头痛者，湿与热合，交蒸互郁，其气上行，与清阳之气相搏，则作痛也，治疗方剂如清空膏、子和神芎丸等。寒湿头痛者，用透顶散。痰厥头痛者，其证头重闷乱，眩晕不休，兀兀欲吐者是也，治疗用半夏白术天麻汤、芎辛导痰汤等。肾虚头痛者，肾阴不足，虚阳无附而上攻所致，治疗用黑锡丹。肝厥头痛者，肝火厥逆，上攻头脑，其痛必在巅顶，又兼眩晕，或厥逆抽掣，治疗用龙荟丸、泻青丸。血虚头痛者，血脉空虚，自鱼尾上攻头痛是也，产后多有此证，治疗用川芎当归汤。气虚头痛者，清阳气虚，不能上升，其脉必弦而微，其证必倦怠气短，恶风寒，不能食。治疗用罗太无的一首方剂，由黄芪、人参、白术、当归、白芍、陈皮、炙甘草、升麻、柴胡、蔓荆子、川芎、细辛组成，是一首治疗气虚头痛的良好方剂。偏头痛者，由风邪客于阳经，其经偏虚，邪气凑于一边，痛连额角，久而不已，治疗用芎犀丸。雷头风者，头痛而起核块，或头中如雷之鸣，盖为邪风所客，或因痰热生风，治法轻则散之，甚则吐之，下之，方剂如新定消风散热方。大头痛者，头痛而肿大如斗，乃天行疫疠之病，治疗用普济消毒饮。

眩晕证的病因，尤怡认为总的来说属于风病的范畴，但有内外之分，痰热相感而动风者，风自内生者也。血气虚，风邪入脑者，风从外入者也。内风多从热化，外风多从虚入。从脏腑的角度而言，则眩晕多从肝出，故有肝虚头晕，肾虚头痛之

说。另外，亦有胸膈之上，痰水结聚，复犯大寒，阴气逆上，风痰相聚而结，上冲于头者，亦令头旋。眩晕的治疗，风虚眩晕者用川芎散、守中丸等，肝厥头晕者用钩藤散，下虚上盛眩晕者，用沉香磁石丸，热风头眩者，用羚羊角汤。

对于心、胃脘、腹、胁、腰等部位的多种痛证的治疗，《金匮翼》中记载有较多的辨证分型和治疗方剂，如治疗热厥心痛用金铃子散、左金丸，治疗心胃寒痛用大建中汤、扶阳益胃汤，治疗心胃虚痛用妙香散，治疗心胃气刺疼痛用气针丸、新定乌附丸等，治疗血瘀心胃疼痛用拈痛丸、经验失笑散等，治疗蛔咬心胃疼痛用乌梅丸、芜荑散等。治疗痰积胃脘痛用加味二陈汤，治疗肝乘胃痛用新定吴茱萸汤，治疗肾逆胃痛用新定桂苓汤，治疗寒冷腹痛用《本事》温脾汤、《外台》附子汤等，治疗死血腹痛用桃仁承气汤，治疗风虚腰痛用独活寄生汤，治疗湿冷腰痛用生附汤、牵牛丸等，治疗湿热腰痛用东垣苍术汤，治疗肾虚腰痛用青娥丸，治疗瘀血腰痛用复元通气散，治疗肝郁胁痛用枳壳煮散，肝虚胁痛用补肝汤，肝火胁痛用龙荟丸，污血胁痛用东垣复元活血汤、芍药散等。

对于痹证的治疗，书中除记载了行痹、痛痹、著痹、热痹的辨证治疗方剂之外，还对《内经》中记述的肠痹、胞痹补充了治疗方剂，肠痹以吴茱萸散治疗，胞痹以肾沥汤治疗。并指出其各自的病因，谓胞痹为肾虚而热壅膀胱所致，肠痹为风寒湿邪内著于脾胃所致。

对于咳嗽的辨证施治，书中记载其为详细，而且大多具有较高的临床实用价值。尤怡首先概括地指出咳嗽的病因，"有自外而入者，风寒暑湿燥火是也。有自内而发者，七情饥饱劳伤是也。"对于

咳嗽的治疗，尤怡也先做了概括性地论述，谓"治嗽最要分别肺之虚实，痰之滑涩，邪之冷热，及他脏有无侵凌之气，六腑有无积滞之物。虚者，人参、黄芪之属补之，使气充则脏自固。实者，葶苈、杏仁之属泻之，使邪去则肺自宁。痰滑者，南星、半夏之属燥其湿。痰涩者，瓜蒌、杏仁之属润其燥。寒者，干姜、细辛温之。热者，黄芩、栀子清之。气侵者，五味子、芍药收其气，使不受邪也。积滞者，枳实、瓜蒌逐其客，使无来犯也。"（《金匮翼·咳嗽统论》卷七）对于咳嗽的具体辨证治疗，书中分列了冷嗽、热嗽、郁热嗽、饮气嗽、积食咳嗽、燥咳、虚寒嗽、肾咳及咳嗽失音共九个证候类型。冷嗽者，身受寒气，口饮寒浆得之，即《内经》所谓形寒饮冷，外内合邪，因而客之，则为肺咳是也。其症呼吸不利，呕吐冷沫，胸中急痛，恶寒声嘶，得温则减，得寒益甚。治疗用张仲景小青龙汤、加减麻黄汤、三拗汤等方。尤怡还指出，咳嗽经年不愈，余无他症，服药无效者，得三拗汤恒愈。多用清凉，屡发屡甚，别无热症者，得饴糖煎遂瘥。这当是尤怡的临床经验心得。热嗽者有久暴之异，暴者，时热伤肺也，得之则脉数，气促口渴，胸膈不利，咽喉肿痛。久者风寒不解，入而化火，肺受火邪，气从火化，有升无降，其候咳唾痰浊，烦热口渴，或吐脓血，甚者身热不已，则成肺劳。治疗用紫菀丸、人参清肺汤、定肺丸等方。郁热嗽者，肺先有热，而寒复客之，热为寒郁，肺不得通，则喘咳暴作，其候恶寒，时有热，口中干，咽中痛，或失音不出是也。治疗宜辛药以散寒，凉药以除热，慎不可用苦寒之药，若误用苦寒以折之，则邪气被抑，遗祸不小，方剂用利膈汤。饮气嗽者，其症喘咳上气，胸膈注闷，难于仰卧，由所

饮之物停滞在胸，水气上冲入肺而成。治疗用深师白前汤、苏子降气汤等方。此外，尤怡还指出痰饮有寒热之异，凡咳而面赤，胸腹胁常热，唯手足乍有凉时，其脉洪者，热痰在胸膈也，宜寒润清膈之剂下之。面白善嚏，胁急胀痛，脉沉细弦迟者，寒痰在胸腹，宜以辛热之药去之。食积咳嗽者，谷肉过多，停凝不化，转为败浊，随呼吸之气而上溢入肺，因痰而致咳者，痰为重，主治在脾，只治其痰，消其积，而咳自止，不必用肺药也。方剂用二陈汤加瓜蒌、莱菔子、山楂、枳实、神曲，甚为合拍。燥咳者，肺虚液少而燥气乘之也，其状咳甚而少涎沫，咽喉干，气哽不利，治疗宜辛甘润肺之法，用《延年》天门冬煎等方。虚寒嗽者，其寒不从外入，乃上中二焦阳气不足而寒动于中气，脉微气少，饮食不入，治宜温养脾肺之法，方剂用加味理中汤、《济生》紫菀汤等。肾咳者，肾虚气逆，或肾中阴火上炎入肺，或肾中阴水随经入肺，或水饮与里寒合而作嗽，并兼有腹痛下利者。治疗方面，阴水入肺者以济生肾气丸补而逐之，阴火入肺者以都气丸引而下之，水饮与里寒合邪者以真武汤加减治之。咳嗽失音者，有新久虚实之异，新者多实，痰火郁闭，所谓金实不鸣也。久者多虚，肺损气脱，所谓金破亦不鸣也。实者，治宜逐邪蠲饮，虚者治宜补肺养气，方剂有诃子饮、杏仁煎、清咽宁肺汤、款冬花散等方。

呕吐一证的治疗，《金匮翼》中将治疗的方剂归纳为九个类别，有刚壮之剂，用于治疗胃寒呕吐，方剂用吴茱萸汤等。有清凉之剂，用于治疗胃热呕吐，方剂用《本事》竹茹汤、清中止呕方等。有消痰逐水之剂，用于治疗痰饮水邪内停之呕吐，方剂用《金匮》小半夏加茯苓汤等。

有消食去积之剂，用于治疗食积呕吐，方剂用洁古紫沉丸等。有行气之剂，用于治疗气郁呕吐，方剂有加减七气丸。有去风和胃之剂，治疗外邪犯胃之呕吐，方剂用藿香正气散等。有理中安蛔之剂，治疗蛔虫性呕吐，方剂用安蛔丸。有导利之剂，治疗胃肠不通之呕吐，方剂用《金匮》大黄甘草汤、东垣通幽汤等。有益胃之剂，治疗胃虚气逆之呕吐，方剂用《广济》豆蔻子汤等。

泄泻一证的辨证分型，书中引用戴复庵的话说："泻水腹不痛者，湿也。饮食入胃辄泻之，完谷不化者，气虚也。腹痛，泻水肠鸣，痛一阵泻一阵者，火也。或泻或不泻，或多或少者，痰也。腹痛甚而泻，泻后痛减者，积也。飧泄者，水谷不化而完出，湿兼风也。溏泄者，渐下污积粘垢，湿兼热也。鹜泄者，所下澄彻清冷，小便清白，湿兼寒也。濡泄者，体重软弱，泄下多水，湿自甚也。滑泄者，久下不能禁固，湿胜气脱也。"（《金匮翼·泄泻诸证统论》卷七）关于泄泻的治疗，书中分为六种证型给予辨治，有湿泄者，一名濡泄，其脉濡细，其症泄水虚滑，肠鸣，身重，腹不痛。由脾胃有湿，水谷不化，清浊不分所致。治疗方剂有《本事》芎䒷丸、刘草窗泻湿汤等方。寒泄者，一名鹜溏，水粪并趋大肠也。脾气衰弱，不能分布，则津液糟粕并趋一窍而下，《金匮》所谓脾气衰则鹜溏也。又寒气在下，亦令人水粪杂下，而色多青黑，所谓大肠有寒则鹜溏也，治疗用补本丸、白术散、附子温中汤等方。热泻者，夏月热气乍乘太阴，与湿相合，一时倾泻如水之注，亦名暴泻，《内经》所谓暴注下迫，皆属于热是也。其症腹痛自汗，烦渴面垢，脉洪数或虚，肛门热痛，粪出如汤，或兼呕吐，治疗用香薷饮、六和汤等方。久泄

者，百药不效，或暂止而复来，此必有陈积在肠胃之间，必先逐去陈积而复补之，庶几获益。或系脏虚滑泄，审无腹痛，脉微虚不沉滞者，可以温涩之药固之。治疗用《本事》温脾汤、河间诃子散、加味平胃散等方。肾泄者，五更溏泄也，肾阳既虚，即不能温养于脾，又不能禁固于下，故遇子后阳生之时，其气不振，阴寒反胜，则腹鸣奔响作胀，泻去一二行乃安。治疗用四神丸、椒朴丸等方。飧泄者，完谷不化也，脾胃气衰，不能熟腐水谷，而食物完出。又清气在下，则生飧泄者，谓阳气虚则下陷也。又风气入脾，亦令飧泄，风木克脾土，经所谓久风入中，为肠风飧泄者也。治疗用胃风汤、防风芍药汤、升阳除湿汤等方。

此外，书中对痢疾、便秘、梦遗滑精、癃闭遗尿、各种淋证、疝症的辨证治疗，也都记载有丰富的治法方药。总之，就整部《金匮翼》来说，虽然其中的大部分内容系从历代医书中整理而来，但此书作为一部以辨证治疗内科杂病为主的医籍，其丰富的内涵具有较高的临床实用价值，同时也说明尤怡在继承和发扬前代医学方面是有其贡献的。

四、学古穷经，古为今用，读书临证有心得

《医学读书记》三卷，又《续记》一卷，基本上是尤怡在医学方面读书和临证的心得笔记。正如他在该书的跋文中所言："夫治病犹治国也。治国者，必审往古理乱之事迹，与政治之得失，而后斟之以时，酌之以势，而后从而因革之。治病者，必知前哲察病之机宜，与治疗之方法，而后合之体气，辨之方土，从而损益之。盖未有事不师古，而有济于今者，亦

未有言之无文，而能行之远者。"他自称自己在医学方面"自轩岐以迄近代诸书，搜览之下，凡有所得，或信或疑，辄笔诸简，虽所见未广，而日月既多，卷帙遂成。"全书内容虽篇幅无多，但涉及的范围面比较广泛，所记内容共分86个标题，涉及中医基础、诊断、辨证、治法、方药、病证、针灸、五运六气、医籍校勘正误析疑以及医家述评等多方面的内容。作为读书与临床的心得笔记，书中所载不乏精要之处，对后学当有不少可供参考借鉴的地方。

在中医基础理论方面，尤怡以设问设答的形式对五行生克之理做了肯定的论述。有人对五行生克之说表示疑问，谓其非圣人之言，乃秦汉术士之伪撰，其根据是《周易》言八卦，而未及五行，《尚书·洪范》言五行，而未及生克。尤怡则根据河图、洛书之理阐述了五行生克的客观性及合理性，谓"河图逆而左旋，以次相生。洛书顺而右转，以次相克。克者反顺，生者反逆，此造化之妙也。且河图左旋相生，而其对待则皆相克，是以生机恒寓于消落之中，而生气每藏于盛长之内。生而无克，则有进无退而气易尽，克而无生，则消者不长而机以穷。生也，克也，天地自然之理，莫知其然而不得不然者也。"（《医学读书记》卷下《五行问答》）

又有人提出，河图、洛书不一定是古代就有的，也是秦汉时人所撰。尤怡则指出河图、洛书在《周易》中已有明确记载，五行生克为天地之数，河图、洛书也是天地之数。然后又进一步指出，河图、洛书没出现以前，五行生克之理已经昭然具备于天地之间，即使河图、洛书至今仍然不出现，而天地之数及五行生克之理仍然是一种客观存在的自然现象，并援引自然现象作了说明，谓"夏之暑，肇于春之

温。冬之寒，始于秋之凉。""一阳转而土膏憯动，天气肃而海水西盛，杲日出而霜露立消，凉风至而万木凋落。"这乃是一种客观存在的自然现象，河图、洛书只不过是发现和总结了这种自然现象而已。

此外还指出了五行生克的一些特殊现象，谓"木、火有相通之妙，金、水有相涵之益。故不特木能生火，而火亦生木；不特金能生水，而水亦生金。水之生金，如珠之在渊；火之生木，如花之含日。"（《医学读书记》卷下《方法余论》）

诊断方面，尤怡对寸、关、尺的脏腑定位提出了自己的看法，认为左关以候肝胆，右关以候脾胃，左尺以候肾与膀胱是对的，而右寸以候大肠，左寸以候小肠则不一定正确，因为肺与大肠，心与小肠，心包络与三焦，"其脏腑不相依附，则其诊候亦不必同在一部。"然后根据《内经》中提出的"尺外以候肾，里以候腹"以及"前以候前，后以候后"的说法，认为"大肠当候于右尺之里，小肠当候于左尺之里"，三焦则应分立于上、中、下三部。（《医学读书记·续记·寸口分诊脏腑定位》）。

治法方面，尤怡根据《内经》中提出的"心欲软，急食咸以软之。肾欲坚，急食苦以坚之"的说法，进一步阐述说："盖心于象为离（火），肾于象为坎（水），坎之明在内，以刚健而行之于外，故欲坚。离之明在外，当柔顺而养之于中，故欲软。软者必以咸，坚者必以苦，咸从水化，苦从火化也。""然则所以坚之，软之者，固欲其水上火下，而成心肾交通之妙软！"（《医学读书记》卷上《心欲软肾欲坚》）这就将心火与肾水的脏腑生理与治法方面药物五味的理论结合在了一起。

对于药物治病的升降浮沉理解，尤怡阐发说："古人制方用药，一本升降浮沉

之理，不拘寒热补泻之迹者，宋元以来，东垣一人而已。盖四时之气，春升、夏浮、秋降、冬沉，而人身之气，莫不由之。"又根据具体的病理变化指出："夫内伤之热，非寒可清。气陷之痞，非攻可去。惟阴阳一通，而寒热自已，上下一交，而痞隔都损。"（《医学读书记》卷下《制方用药必本升降浮沉之理》）又针对李时珍所言"升降浮沉则顺之，寒热温凉则逆之"的说法指出："愚谓升降浮沉则顺之者，所以顺天时之气也。寒热温凉则逆之者，所以救气化之过也"。这对指导临床用药是有实际意义的。

又在方法余论中指出："治外感，必知邪气之变态。治内伤，必知脏腑之性情。""攻除陈积之药，可峻而不可快，宜专而不宜泛。快则急过病所，泛则搏击罕中。"这可以看做是尤怡治病的临床心得。

尤怡对张仲景的治病方剂有很深入的认识，这方面的内容大多见于《伤寒贯珠集》及《金匮要略心典》中，此外在《医学读书记》中也有一些分析论述。如对五苓散和猪苓汤的比较分析，谓"五苓、猪苓，并治脉浮发热，渴而小便不利之症。然五苓散则加桂枝、白术，而治太阳；猪苓汤则加滑石、阿胶，而治阳明。盖太阳为开，阳明为阖。太阳为表之表，其受邪也，可以热发，可以辛散。阳明为表之里，其气难泄，其热易蓄，其发散攻取，自与太阳不同。是以五苓散加甘辛温药，假阳气以行水。猪苓汤加甘咸寒药，假阴气以利水也。"这种分析是细致深入的。

又如对大青龙汤与麻杏甘石汤的比较，谓"青龙汤主散表寒，而兼清里热，故麻黄多于石膏。麻杏甘石汤主清肺热，而兼散肺邪，故石膏多于麻黄。"对桂枝汤与小建中汤的比较，谓"桂枝汤主散表邪，故桂枝倍芍药，而益生姜之辛。建中

汤主中气，故芍药倍桂枝，而益饴糖之甘。""品味相同，而君臣异用，表里补泻，因之各异矣。"这些都说明尤怡对张仲景的方剂具有细致深入的研究。

在病证方面，尤怡对《内经》中所记载的一些病证作了分析或阐发。如对肠覃、石瘕阐述说："覃，延也，瘜肉蔓延，与肠相着。瘕，假也，假血成形，积于胞中。血积易去，故曰可导而下，瘜肉渐大，则消之非易，故曰状如怀子。"又如对肺消阐述说："心移寒于肺，为肺消。肺消者，饮一溲二，死不治。"尤怡对其病机的分析是："肺居上焦，而司气化。肺寒则气不化，不化则水不布，不特所饮之水直趋而下，且并身中所有之津，尽从下趋之势。有降无升，生气乃息，故曰饮一溲二，死不治。"这是消渴病中的重症。对煎厥阐述说："煎厥即热厥也，火迫于下，气逆于上，为厥逆而热烦也。溃溃乎若坏都，汩汩乎不可止，言其精神散败，若土之崩，若水之放，而不可复收之掩之也。"对"阴阳交"病名阐述说："阴阳交之病，古有其名，而无能抉其义者。愚谓交非交通之谓，乃错乱之谓也。阴阳错乱，而不可复理，攻其阴则阳捍之不得入，攻其阳则阴持之不得通，故曰交者死也。"

对于伤寒的受邪部位及传变途径，尤怡指出其具有多样性，认为"寒邪六经俱受，不必定自太阳。"谓"伤寒传经次第，先太阳，次阳明，次少阳，次太阴，次少阴，次厥阴，此其常也。"也就是说这只是伤寒受邪及传变的一般情况。除此之外，"风寒之邪，亦有径中阳明者，仲景云：阳明中风，口苦，咽干，腹满，微喘，发热恶寒，脉浮而紧。""又少阳中风，两耳无所闻，目赤，胸中满而烦者是也。""不独阳明、少阳为然，即三阴亦有

之。云少阴病始得之，反发热，脉沉者，少阴初受寒邪之症也。厥阴中风，脉微浮为欲愈，不浮为未愈。此厥阴初受风邪之脉也。太阴中风，四肢烦疼，阳微阴涩而长者，太阴初受风邪之症也。"然后尤怡又指出，上述的三阴受邪又与三阴直中者不同，"直中者，病在脏，此则病在经也"。"是以六经皆能自受风寒"，"即从太阳传入，亦不必循经递进"。这说明尤怡对伤寒的受邪及传变机理有深入细致的认识。

对于针刺治病的方法，《内经》中曾有记载："刺久病者，深纳而久留之，间日而复取之，必先调其左右，去其血脉。"尤怡阐释说："此刺道也，可通药之用矣。以其病久入深，故必深纳。以其阴气难得，故必久留。间日者，休其气也。调其左右，去其血脉者，调其未病之处，使血脉流通也。以丸药攻其病，以甘药养其正，且进且止，勿速其效，以平为期，药之道尽矣。"

对于泄泻与痢疾的不同病因及治法，尤怡阐述说："痢与泄泻，其病不同，其治亦异．泄泻多起寒湿，寒则宜温，湿则宜燥也。痢病多成湿热，热则宜清，湿则宜利也。虽泄泻亦有热症，然毕竟寒多于热。痢病亦有寒症，然毕竟热多于寒。是以泄泻经久，必伤胃阳，而肿胀、喘满之变生。痢病经久，必损其阴，而虚烦、痿废之疾起。痢病兜涩太早，湿热流注，多成痛痹。泄泻疏利太过，中虚不复，多作脾劳。此予所亲历，非臆说也。"治法方面，痢病与泄泻都有湿邪，而痢病湿热之湿治法以利，泄泻寒湿之湿治法以燥，尤怡辨述说："寒湿者，寒从湿生，故宜苦温燥其中。湿热者，湿从热化，故宜甘淡利其下。"从这些论述和分析当中，可以看出尤怡对临床病证辨析的精微恰当。

有些病证的治法超出常规，尤怡也给予分析，如古代有耳聋治肺的提法，尤怡辨析说："愚谓耳聋治肺者，自是肺经风热，痰涎闭郁之症。肺之络会于耳中，其气不通，故令耳聋，故宜治其肺，使气行则聋愈。"这种分析并不旁征空泛的理论，而是结合临床实际切实地论述其具体病情，显示了尤怡务实的治学态度。又如对畏寒病机的阐发，认为"气瘠精少皆能生寒，"寒证不一定都是阳虚，谓"人身非衣寒也，中非有寒气也，寒从中生者何？是人多瘠气也。又肾者，水也，而生于骨，肾不生则髓不能满，故寒甚至骨也。是故气瘠，精少，皆能生寒，不必谓其定责阳虚也。"由此可见尤怡在临床辨证方面的思路是广泛的，也说明他在医学方面的知识积累是丰厚的。

在五运六气方面，尤怡对主气、客气、客主加临的情况都做了进一步的阐发，认为"气相得则和，不相得则病，"是主气、客气运行的一般情况。同时也指出了其特殊情况，"其有相得而亦病者，如水临金、金临土、土临火之属，以子临母，以下临上，所谓不当位也，故亦病矣。"另外，对天符、岁会、太乙天符也都做了进一步的解释。尤其值得一提的是，尤怡对五运六气的理解和对待是灵活的而不是拘泥，提出如果将五运六气的内容拘泥死板地使用，则"验之于事，合之于时，往往不能相符，且也一年之间，九州之内，有东南旱干而西北淫雨者，有西北焦槁而东南大水者，则九州分野，上应九宫，为地气之不齐也。""是故五运六气之理，不可不知也，亦不易知也。而况古今度数之有差等，天人感召之有休咎，执而泥之，刻舟而求剑者也；废而弃之，亡筌而求鱼者也。非沉潜之士，而具圆机之智者，乌足以语此？"这足以表明尤怡对五运六气理解和运用的灵活性。

在医籍校勘正误方面，尤怡对《内经》《甲乙经》《伤寒论》以及《素问》王冰注的有关章句和内容提出了自己的看法。如关于脏腑的阴阳属性，《素问·六节脏象论》中谓心为阳中之太阳，肺为阳中之太阴，肾为阴中之少阴，肝为阳中之少阳。而《灵枢·九针十二原》又说：阳中之阴肺也，阳中之太阳心也，阴中之少阳肝也，阴中之太阴肾也。对于这两种不同的论述，尤怡解释说："按《素问》以肝为阳者，言其时；《灵枢》以肝为阴者，言其脏也。《素问》以肺为太阴，肾为少阴者，举其经之名；《灵枢》以肺为少阴，肾为太阴者，以肺为阴脏而居阳位，肾为阴脏而居阴位也。"

又如《素问·生气通天论》中有"苍天之气，清净则志意治，顺之则阳气固，虽有贼邪，弗能害也。故圣人传精神，服天气而通神明"这样一段记载，尤怡认为，其中"传精神"的"传"字当作"专"，并进一步解释说："言精神专一，则清净弗扰，犹苍天之气也。老子所谓专气致柔。太史公所谓精神专一，动合无形，赡足万物。班氏所谓专精神以辅天年者是也。若作传，于义难通。王（冰）注精神可传，惟圣人得道者乃能尔，予未知精神如何而传也。"这段解释首先依据原文认为"传"字于义难通，然后援引老子《道德经》、司马迁《史记》以及班固《汉书》中的有关内容作为佐证，最后又对王冰注释的"精神可传"提出了批评。

此外还对《内经》中的个别文句提出疑意，如对"血温身热者，死"一句，提出"温"字当作"溢"，并进一步解释说："夫血寒则凝而不流，热则沸而不宁，温则血之常也。身虽热，何遽至死，惟血既流溢，复见身热，则阳过亢而阴受逼，有

不尽不已之势，故死。今人失血之后，转增身热，咳嗽者，往往致死，概可见矣"。这样的分析是很符合医学理论的，而在文字方面，温、溢二字由于字形相近也很容易出现传写之误。

《素问·生气通天论》中还有这样一段记载：味过于苦，脾气不濡，胃气乃厚。味过于辛，筋脉沮弛，精神乃央。这段文字王冰的注释是这样的：苦性坚燥，又养脾胃，故脾气不濡，胃气强厚。辛性润泽，散养于筋，故令筋缓脉润，精神长久。尤怡对王冰的这段注释提出了疑意，按经云：阴之所生，本在五味；阴之五宫，伤在五味。是以五脏资生于味，而味过反伤五脏。此所谓"脾气不濡，胃气乃厚"者，由脾不能为胃行其津液，而胃亦不能输其精气于脾也。胃不输，脾不行，则津液独滞于胃，而胃乃厚，"厚"犹"滞"也，宁"强厚"之足言哉？"沮"，消沮也。"弛"，懈弛也。由辛散太过，而血气消沮，筋脉懈弛，精气衰及其半也，岂润泽长久之谓哉？以过为正，以伤为益，误矣！误矣！这段对王冰注文的批评以及尤怡本人对《内经》原文的理解，说明尤怡对《内经》具有深刻的研究和认识。

《伤寒论·太阳篇下》原文第176条记载：伤寒，脉浮滑，此表有热，里有寒，白虎汤主之。尤怡认为这段文字的记载有误，他援引《伤寒论·阳明篇》有"伤寒无大热，口燥渴，心烦，背微恶寒者，白虎汤主之。"以及《厥阴篇》有"伤寒脉滑而厥者，里有热也，白虎汤主之"的记载，认为第176条原文当是里有热，表有寒，原文存在传写之误，这种认识无疑是正确的。又原文第141条的结尾有"寒实结胸，无热证者，与三物小陷胸汤，白散亦可服。"尤怡认为此条的记载亦有错误，

当作"寒实结胸，无热证者，与三物白散。"理由是"既已寒实，何可更用瓜蒌、黄连寒药耶？"从小陷胸汤与三物白散的不同药物性质以及所叙证候的寒热性质来看，尤怡这种观点的提出其理由也是很充分的，这也显示了尤怡敢于怀疑，善于思考的治学作风。

尤怡还对古代一些医家的治病思想和治病方法做了评论，比如他针对朱丹溪提出的"阳有余，阴不足"以及张介宾提出的"阳不足，阴有余"这两种相反的观点提出了自己的看法，谓"丹溪之所谓阳有余，阴不足者，就血与气言之也；景岳之所谓阳不足，阴有余，就神与形言之也。形神切于摄养，气血切于治要，各成一说而已矣。"对于痢疾病因病机的认识，尤怡赞同刘河间火热病机的观点，不同意张介宾的寒湿或虚寒之说，"痢之为病，气闭于下，而火复迫之，是以腹痛里急，糟粕不出而便肠垢也。其源皆由于暑湿，与疟病俱发于夏秋，盖伤于经络则成疟，而入于肠脏则为痢也。……肠脏之热非清不愈，故治宜辛苦寒之药。……河间之主用清寒，盖亦有见于此。景岳不审痢病之所从来，而以五脏五行为说，谓惟心可言火，其余则均不可言火，此但足资辨论而已，岂足补于治要哉？"（《医学读书记·通一子杂论辨》卷下）又"口眼歪斜之病，按仲景云：络脉空虚，贼邪不泻，或左或右，邪气反缓，正气即急，正气引邪，喝僻不遂。及前贤针灸膏摩之法，俱云左歪治右，右歪治左。以余所见，凡手废在左者，则口眼歪于右，废在右者，则口眼歪于左。大法散邪养血，往往获愈。若纯施补，则留连转剧。而景岳乃云以药治者，左右皆宜从补，以艾治者，当从其急处而灸之，余常谓景岳之学得于推测者，此类是也。"这是批评张景岳的论述大多流于理论上的臆测，而实际并不切合于临床实用。此外对张景岳制定的一些方剂，尤怡也提出了不同看法，如左归饮、右归饮、五福饮等方剂，谓"补下治下制以急，大承气之无甘草，肾气丸之有苓、泽，盖谓此也。左归、右归二饮，亦仿肾气丸之意，乃去泽泻之咸，而加甘草之甘，既减下趋之势，更与缓中之权，虽与之归，其可得乎哉？""景岳五福饮，于八物汤中去茯苓、川芎之通，芍药之摄，仅参、术、归、地、草五味，则呆钝不灵矣，而云五脏俱补，既无向导，又失统御，未足法也。"应该说这些批评，也都有一定的参考价值。

对于喻嘉言使用辛热之药附子治疗枯症，尤怡也提出了自己的看法，喻氏的观点是："今人见热胜烦枯之症，而不敢用附子者，恶其以热助热也。孰知不藏精之人，肾中阳气不鼓，津液不得上升，故枯燥外见。才用附子助阳，则阴精上交于阳位，如釜底加薪，则釜中之气水上腾，而润泽有立至者。"尤怡对这种观点的评价是："数语亦有至理，惟于温病不能无弊，盖阴凝之枯燥，与阴竭之枯燥，霄壤悬殊，万一误投，生死立判，不可不细审也。"（《医学读书记·喻氏春温论辨》卷下）可以看出，尤怡的这种评价是两方面的，一方面肯定了喻氏观点的正确性、合理性，另一方面又指出枯症有"阴凝"与"阴竭"之别，用附子治枯症，只适用于阴凝者，而不可用于温病中之属于阴竭者，这样的评述与喻氏的观点相比而言，就显得更加全面了。

五、析证严谨，遣药平正，治病医案垂后世

《静香楼医案》两卷，尤怡生前并

未刊行，咸丰以后，江阴医者柳宝诒得当地吴氏抄本，精选整理之后于光绪二十六年（1900）刊行。据柳氏所言，其整理刊行以后内容只占原抄本的二分之一。内容包括 32 个病证门类的诊治验案，医案总数为 200 余则。纵观《静香楼医案》的全部内容，虽然其记述比较简单，所载方药也大多没有标明剂量，但细细揣摩，其中仍有不少可供借鉴及给人以启发的地方。

就总体而言，尤氏医案对于病证的具体记述一般都比较简略，而是以分析病机见长，其对于症状、脉诊、舌诊等内容的记述多是夹带于对病机的分析之中。具体的用药方面，大抵以补法居多，但又不是局限于单纯的补，更不是滥补、误补，其多数情况下是于补法之中兼入调和疏理的方法，而总的宗旨大抵离不开平正稳妥的指导原则。如在"内伤杂病门"中有这样一则医案："真阳气弱，不荣于筋则阴缩，不固于里则精出，不卫于表则汗泄。此三者，每相因而见，其病在三阴之枢，非后世方法可治，古方八味丸，专服久服，当有验也。"其中八味丸也就是《金匮》肾气丸，因为此证的根本在于肾阳气弱，抓住了这个根本，以肾气丸补助肾中精气，则阴缩、精出、汗泄等证就可以慢慢痊愈。又如在"内风门"中记载这样一则医案："肢麻头运（晕），此肝病也。便溏食减，脾亦病矣。宜节劳养气，毋致风动为佳。"治疗方剂由羚羊角、白术、刺蒺藜、茯苓、炙草、天麻、白芍、广皮组成。临床症状只记述了肢麻头晕，便溏食减，便指出其病机为肝脾俱病，叙症之中精析病机，言词简炼而又切中肯綮，以羚羊角、刺蒺藜、天麻、白芍平熄肝风而止眩晕，以白术、炙甘草、茯苓、陈皮健脾化湿理气，肝脾同治，用药平稳而妥贴。又如在"诸郁门"中记载一则医案："寒热无期，

中脘少腹遽痛，此肝脏之郁也。郁极则发寒热。头不痛，非外感也。以加味逍遥散主之。"恶寒发热以表证居多，而此案恶寒发热却无头痛，故知不属外感表证。再参以中脘少腹遽痛的症状特点，就得出了肝气内郁的结论。这样精微的辨证方法显示了尤怡在临床方面的深厚功底。

尤氏医案的另一特点，是善于灵活运用张仲景的方剂。尤怡对仲景《伤寒论》及《金匮要略》都有深入的研究和心得，因而在临床方面对张仲景的方剂常能灵活加减而运用自如，如"呕哕门"以橘皮竹茹汤加芦根、粳米治疗胃虚气热的干呕便秘；"黄疸门"中以黄芪建中汤治疗面目身体悉黄而中无痞闷、小便自利的虚黄证；"诸郁门"用半夏厚朴汤加旋覆花、橘红、枇杷叶治疗郁气凝结喉间、吞吐不利的梅核气，用旋覆花代赭石汤加减治疗气郁痰凝，阻隔胃脘，食入则噎之证。又如"伏气门"有这样一则医案："热病，四日不汗，而舌黄，腹中痛，下利。宜先里而后表，不尔，恐发狂也。"治疗方药以大黄、柴胡、枳实、厚朴、赤芍组成，这实际是大柴胡汤的灵活运用。""疟疾门"中记载一则医案："疟发而上下血溢，责之中虚，而邪又扰之也。血去既多，疟邪尚炽，中原之扰，犹未已也，谁能必其血之不复来耶？谨按古法，中虚血脱之证，从无独任血药之理。而疟病经久，亦必固其中气。兹拟理中一法，止血在是，止疟亦在是，惟高明裁之。"方剂则用仲景理中汤原方。按理中汤原本不是治疟的方剂，而此证疟疾又兼失血，又加之疾病日久，尤怡认为中气之虚是本病的关键，所以直接使用理中汤原方治疗，只是将方中的干姜改用炮姜，以加强其温中止血的功效。后人柳宝诒评论此案谓其"识见老确，议论精切，所立理中一法，诚属血脱

益气，固中止血之要药。""脘腹痛门"有一则医案："蛔厥心痛，痛则呕吐酸水，手足厥冷，宜辛苦酸法治之。"方剂由川连、桂枝、归身、延胡、乌梅、川椒、茯苓、川楝子、炮姜组成，这是乌梅丸的灵活运用。麻黄杏仁薏苡甘草汤原为《金匮要略》中治疗寒湿之邪郁闭腠理的一首方剂，尤怡却将此方灵活地用于治疗肺闭喘息之证。《静香楼医案·肿胀门》的一则医案这样记载："卧则喘息有音，此肿胀，乃气壅于上，宜用古人开鬼门之法，以治肺通表。"方剂则为麻黄杏仁薏苡甘草汤原方。因肺主皮毛，故尤怡认为此证之喘息乃表邪郁肺所致，不但灵活地运用了麻杏苡甘汤，而且还与《内经》"开鬼门"的治病方法相结合，于此可见尤怡食古能化，融会贯通的学医和治病方法。《静香楼医案·大便门》记载："泻痢便血，五年不愈，色黄心悸，肢体无力。此病始于脾阳不振，继而脾阴亦伤，治当阴阳两顾为佳。"方剂由人参、白术、附子、炙甘草、熟地、阿胶、伏龙肝、黄芩组成，这是黄土汤加人参的临床运用。

《静香楼医案》还对张仲景以外的名家名方也有适宜的运用，并常常在记述医案的同时，还对治疗某些疾病的指导原则及病证分型做了提示。如在"类中门"记载这样一则医案："方书每以左瘫属血虚，右痪属气虚。据述频年以来，齿痛舌赤，常有精浊，纳谷如昔，猝然右偏，肢痿舌强，口㖞语謇，脉浮数动。此乃肝肾两虚，水不涵木，肝风暴动，神必昏迷。河间所谓肝肾气厥，舌暗不语，足痱无力之证。但肾属坎水，真阳内藏，宜温以摄纳，而肝脏相火内寄，又宜凉以清之。温肾之方，参入凉肝，是为复方之用。"方剂使用地黄饮子去桂枝、附子，加天冬、阿胶，这是对刘河间地黄饮子的灵活运

用。"伏气门"有医案记载："热病，十二日不解，舌绛口干，胸满气促，邪火为患，亦已甚矣，宜景岳玉女煎，清热而存阴，否则神识昏冒矣。"方剂使用玉女煎原方。又"热不止，头痛不已，紫斑如锦纹，咽痛，表里邪盛，最为重证。"治疗方剂由犀角、豆豉、赤芍、玄参、牛蒡、丹皮、黄芩、甘草组成，这是对《千金方》犀角地黄汤的灵活运用。在治疗疾病的指导原则方面，如在"痰饮门"提示了"病痰饮者，当以温药和之"的原则，在"汗病门"中提示了《内经》不治已病治未病的原则，在"外疡门"中指出"疡证以能食为要，当先和养胃气，"也是治疗外科疮疡的指导原则之一种。关于有些疾病的证候分型，在"咳喘门"的一则医案中指出："咽痛声哑，有肺损肺闭之分，所谓金破不鸣，金实亦不鸣也。"指出声音嘶哑有肺损虚证与肺闭实证的分别，所谓金破不鸣即虚证音哑，金实不鸣即实证音哑，这对指导临床的辨证施治是有实际意义的。

下面对《静香楼医案》中某些有代表性的病案再做一些介绍。如在"类中门"中有一则医案："脉濡，按之则弦，右肩及手指麻木，两腿痿痹，难以名状。此脾饮肝风相合为病，乃类中之渐，不可不慎。"治疗以首乌、天麻、刺蒺藜、羚羊角、炙草、茯苓、半夏、白芍、丹皮、广皮、姜汁、竹沥组成方剂。此案辨证诊断为脾饮与肝风相合为病，其主要依据当是脉诊的濡而弦，濡为脾虚痰湿之象，弦为肝血不足、肝阳有余之象。又有手指麻木等症，故谓之为"类中之渐。"治疗方药以半夏、陈皮、茯苓、姜汁、竹沥健脾气、化痰湿、通经络，以天麻、羚羊角、刺蒺藜平熄肝风，以首乌、白芍、丹皮养肝阴、和肝血，又以炙甘草与白芍并用，

健脾柔肝以缓肝风之劲切坚急，符合《内经》肝欲缓，急食甘以缓之的原则，又有酸甘化阴之意。全方肝脾同治，标本兼顾，组方很有法度。又如在"伏气门"中有这样一则医案："舌干脉数，汗为热隔，虽发之亦不得，惟宜甘寒养液，虽不发汗，汗当自出，然必足温而后热退，乃吉。"治疗以青蒿、知母、芦根、生地、蔗浆、竹叶组成方剂。这是一则以养阴发汗法治疗伏气温病的案例，温病后期阴血已伤而身热不退，热邪深入血分，欲使热邪外达则必须发汗，而发汗又势必进一步损伤阴血，所以必须首先滋养阴液，阴血充足之后再以清热透表之药，使热随汗出而邪气外达，所以治疗方剂以生地、蔗浆养阴滋液，知母、芦根、竹叶生津清热，只以青蒿一味疏表达邪，这种组方用意深得血汗同源、养阴发汗之旨。

"遗精门"中有这样一则医案："遗精无梦，小劳即发，饥不能食，食多即胀，面白唇热，小便黄赤。此脾家湿热，流入肾中为遗精。不当徒用补涩之药，恐积热日增，致滋他疾。"治疗以萆薢、砂仁、茯苓、牡蛎、白术、黄柏、炙草、山药、生地、猪苓组成方剂。此案的辨证从脾肾二脏入手，诊断为脾家湿热下流入肾之证，是为虚实夹杂且以实证为主，因此治疗以清化而兼涩敛之法，通补兼行，照顾周到。方中以萆薢、砂仁、茯苓、猪苓、黄柏清化湿热之邪，以治其实，以白术、山药、炙甘草、生地、牡蛎健脾补肾，涩精止遗，以治其虚，用于治疗湿热下注而脾肾不足的遗精当是效方。"妇人门"中有医案记载："腹满、足肿、泄泻，此属胎水，得之脾虚有湿。"治疗以白术、茯苓、泽泻、广皮、厚朴、川芎、苏叶、姜皮、黄芩组成方剂。案中所谓"胎水"，大概类似于西医妇产科的羊水过多，属于中医妇产科的子肿范畴，此证尤氏责之于脾虚有湿，所以治法以健脾利水消肿为主，兼以行气、散湿、除胀之药。又因胎前多热，故以黄芩配伍白术，健脾之中又能清热，使全方除以健脾、利水、消胀满的功效为主而外，又兼有安胎之功效。

综上所述，虽然《静香楼医案》的大部分内容，没有什么独到、出奇之处，但在继承和发展前人的治病方法以及对方剂、药物的灵活运用等诸多方面还是有所贡献的。

附：尤在泾医学研究论文题录
（1950～1997）

张迪蛟. 尤在泾学术思想初探. 浙江中医杂志　1980；（2）：87

沈敏南. 浅谈尤在泾《伤寒贯珠集》. 河南中医　1981；（5）：21

李振洲. 尤怡临证经验初探. 中医杂志　1982；（9）：9

王祖雄. 条分缕析　层次井然——论尤在泾"治痰七法". 上海中医药杂志　1985；（5）：3

董继林. 尤在泾治血秘旨. 浙江中医杂志　1986；21（2）：90

竹剑平. 尤在泾及其《伤寒贯珠集》. 北京中医　1986；（5）：45

李惠林. 从《伤寒贯珠集》看尤在泾治伤寒学说的主要学术观点. 陕西中医函授　1987；（4）：1

史欣德. 尤在泾养肺阴五法. 南京中医学院学报　1989；（2）：61

刘晓西.《金匮要略心典》治学方法探析. 中医教育　1993；（5）：47

顾瑞生，等. 浅论尤在泾对《金匮要略》的贡献. 上海中医药杂志　1993；（12）：10

潘桂娟，等. 论尤在泾治痰七法. 中医杂志　1994；35（9）：520

王鹤龄. 评尤在泾"煎厥即热厥"之误. 国医论坛　1996；11（5）：42

安艳秋. 尤怡学术思想探讨. 光明中医　1996；11（6）：3